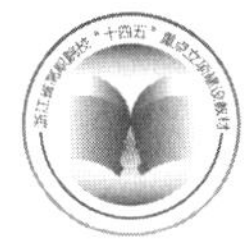

浙江省高职院校“十四五”重点立项建设教材

MEDICATION
NURSING

用药护理

（第2版）

陈　群　◎主编

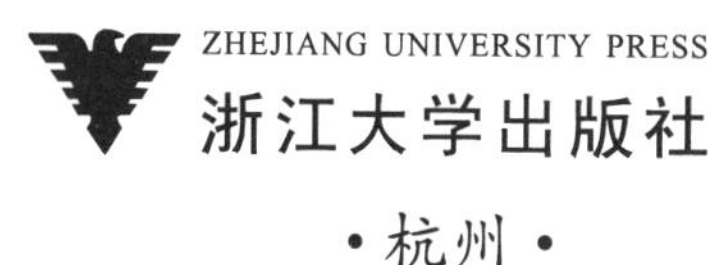

·杭州·

图书在版编目（CIP）数据

用药护理 / 陈群主编. —2 版. —杭州：浙江大学出版社，2024.2
ISBN 978-7-308-24660-6

Ⅰ.①用… Ⅱ.①陈… Ⅲ.①临床药学 Ⅳ.①R97

中国国家版本馆 CIP 数据核字(2024)第 018088 号

用药护理(第二版)
陈　群　主编

责任编辑　秦　瑕
责任校对　徐　霞
封面设计　春天书装
出版发行　浙江大学出版社
（杭州市天目山路 148 号　邮政编码 310007）
（网址：http://www.zjupress.com）
排　　版　杭州青翊图文设计有限公司
印　　刷　浙江临安曙光印务有限公司
开　　本　889mm×1194mm　1/16
印　　张　28
字　　数　927 千
版 印 次　2024 年 2 月第 2 版　2024 年 2 月第 1 次印刷
书　　号　ISBN 978-7-308-24660-6
定　　价　79.00 元

编　委　会

主　编　陈　群

副主编　李高文　盛芝仁　秦志华

编　者　（以姓氏笔画为序）

王　梅（沧州医学高等专科学校）
孙明振（漯河医学高等专科学校）
李　琴（湖北三峡职业技术学院）
李高文（宁波卫生职业技术学院）
吴光亮（宁波市医疗中心李惠利医院）
陈　群（宁波卫生职业技术学院）
林益平（金华职业技术学院医学院）
胡　珏（浙江医学高等专科学校）
秦志华（天津医学高等专科学校）
夏　晴（宁波卫生职业技术学院）
徐真真（滨州职业学院）
盛芝仁（宁波大学医学院附属医院）

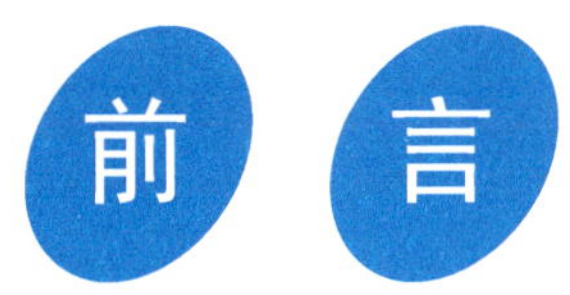

前言

为贯彻落实党的二十大精神，进一步落实立德树人根本任务，培养德智体美劳全面发展的社会主义建设者和接班人，根据高职教育特点，充分挖掘思政元素，紧密对接科技发展趋势和产业需求，及时吸收行业发展新知识、新技术、新工艺、新方法的总体要求，我们启动了本次浙江省高职院校“十四五”首批重点教材《用药护理》的修订工作。《用药护理》为浙江省“十一五”重点教材、职业教育国家“十二五”规划教材和浙江省普通高校“十三五”新形态教材。在此基础上，我们对教材的内容和呈现形式进一步优化，使其更贴近职业、贴近岗位、贴近学生，与现行高等职业教育人才培养目标一致。

本教材共分为八篇。第一篇是总论，包括用药护理基础理论和相关知识。第二至八篇为各系统用药。每章或节设置学习目标、案例、正文、用药护理小结、常用制剂与用法。正文重点介绍各种代表药物的基本作用、主要临床应用、不良反应及其用药护理。本教材充分利用融媒体技术，配备知识导图、课件、微课、知识拓展、练习题、护考模拟和思政学堂等数字资源，其中护考模拟、思政学堂是本教材的特色。

本教材的附录是用药护理实训教程，以进一步深化理论教学，着重培养和训练学生正确用药、监测与处理药物不良反应、进行用药宣教等能力。根据技能掌握过程，实训项目划分为基本技能训练、核心技能训练和综合能力训练三大模块，每一模块下编排 3～8 个实训项目，在具体教学中可选择适合的实训场所实施教学。

本教材涉及的药物主要遴选自 2018 年版《国家基本药物目录》及《国家基本药物处方集》。药名、药物的剂量和用法统一以《中华人民共和国药典》(2020 年版)为准，同时参考了陈新谦主编的第 18 版《新编药物学》以及国内高等医学院校近期出版使用的《用药护理》《药理学》《临床药理学》等教材。参编人员为教学经验丰富的一线药理学教师和长期从事医院临床工作的资深护师及药学专家，编委们对本教材的修订付出了大量辛勤的劳动，在此深表谢意。

本教材所提供的药物剂量、用法等仅供参考，并无法律意义，请读者在使用时以药品说明书为准或遵医嘱。

限于编者水平，书中纰漏之处恳请同行专家和读者给予批评指正。

陈　群

2023 年 9 月

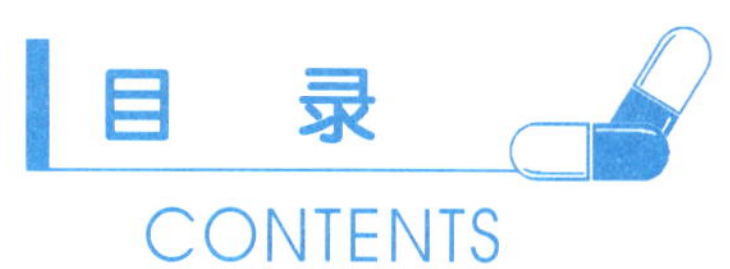

第一篇　总　论

第一章　用药护理基础理论 …… 3

第一节　绪　言　/3
第二节　药效学　/5
第三节　药动学　/12
第四节　影响药效因素及合理用药原则　/20

第二章　用药护理相关知识 …… 26

第一节　药品的一般知识　/26
第二节　医用处方的基本知识　/30
第三节　用药护理注意事项　/35
第四节　药物不良反应的监测与报告　/41
第五节　护理程序在临床用药中的运用　/47

第二篇　化学治疗药物

第三章　化学治疗药物概论 …… 53

第四章　抗生素 …… 56

第一节　β-内酰胺类抗生素　/56
第二节　大环内酯类抗生素　/62
第三节　林可霉素类抗生素　/64
第四节　糖肽类抗生素　/65
第五节　氨基糖苷类及多黏菌素类抗生素　/66
第六节　四环素类及氯霉素类抗生素　/68
第七节　其他抗生素　/71

第五章　人工合成抗菌药 …… 75

第一节　喹诺酮类药物　/75

第二节　磺胺类药及甲氧苄啶　/78
第三节　硝基咪唑类及硝基呋喃类药　/80

第六章　抗结核病药及抗麻风病药 …… 83

第一节　抗结核病药　/83
第二节　抗麻风病药　/86

第七章　抗真菌药及抗病毒药 …… 89

第一节　抗真菌药　/89
第二节　抗病毒药　/91

第八章　消毒防腐药 …… 96

第九章　抗菌药的合理应用 …… 102

第十章　抗寄生虫药 …… 104

第一节　抗疟药　/104
第二节　抗阿米巴病药和抗滴虫病药　/108
第三节　抗血吸虫病药和抗丝虫病药　/110
第四节　抗利什曼原虫病药　/111
第五节　抗肠道蠕虫药　/111

第十一章　抗恶性肿瘤药 …… 116

第一节　概　述　/116
第二节　常用抗恶性肿瘤药　/119
第三节　抗恶性肿瘤药联合应用原则　/126

第三篇　传出神经系统药物

第十二章　传出神经系统药物概述 …… 133

第一节　传出神经系统的分类　/133
第二节　传出神经系统的受体和效应　/135
第三节　传出神经系统药物的作用方式和分类　/137

第十三章　拟胆碱药 …… 139

第一节　胆碱受体激动药　/139
第二节　胆碱酯酶抑制药　/141

第十四章 抗胆碱药 …… 144

第一节 M 受体阻断药 /144
第二节 N_N 受体阻断药 /149
第三节 N_M 受体阻断药 /149

第十五章 拟肾上腺素药 …… 153

第一节 α、β 受体激动药 /153
第二节 α 受体激动药 /156
第三节 β 受体激动药 /157

第十六章 抗肾上腺素药 …… 160

第一节 α 受体阻断药 /160
第二节 β 受体阻断药 /162
第三节 α、β 受体阻断药 /165

第四篇 中枢神经系统药物

第十七章 麻醉药 …… 169

第一节 局部麻醉药 /169
第二节 全身麻醉药 /173

第十八章 镇静催眠药 …… 175

第一节 苯二氮䓬类药物 /175
第二节 巴比妥类药物 /177
第三节 其他镇静催眠药 /179

第十九章 抗癫痫药和抗惊厥药 …… 182

第一节 抗癫痫药 /182
第二节 抗惊厥药 /187

第二十章 抗精神失常药 …… 189

第一节 抗精神病药 /189
第二节 抗躁狂症药 /192
第三节 抗抑郁症药 /193

第二十一章 抗中枢神经系统退行性疾病药 …… 196

第一节 抗帕金森病药 /196
第二节 抗阿尔茨海默病药 /198

第二十二章　镇痛药 …… 200

第一节　阿片生物碱类镇痛药　/200
第二节　人工合成镇痛药　/202
第三节　其他类镇痛药　/204
第四节　阿片受体阻断药　/204

第二十三章　解热镇痛抗炎药 …… 207

第一节　基本药理作用及作用机制　/207
第二节　常用药物　/209

第二十四章　中枢兴奋药 …… 214

第一节　主要兴奋大脑皮质的药物　/214
第二节　主要兴奋呼吸中枢的药物　/215
第三节　促进大脑功能恢复的药物　/216

第五篇　心血管系统药物

第二十五章　泌尿系统药物 …… 221

第一节　利尿药　/221
第二节　脱水药　/227

第二十六章　钙通道阻滞药 …… 230

第一节　钙通道阻滞药的分类　/230
第二节　钙通道阻滞药的药理作用　/231
第三节　钙通道阻滞药的临床应用　/232
第四节　钙通道阻滞药的不良反应　/233

第二十七章　抗心律失常药 …… 236

第一节　心律失常的电生理学基础　/236
第二节　抗心律失常药物分类及基本电生理作用　/238
第三节　常用抗心律失常药　/239
第四节　抗心律失常药的治疗原则　/246

第二十八章　抗心力衰竭药 …… 250

第一节　心力衰竭的病理生理学及治疗药物分类　/250
第二节　肾素-血管紧张素-醛固酮系统抑制药　/252
第三节　利尿药　/254
第四节　β受体阻断药　/254

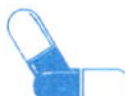

第五节　正性肌力药　/255
第六节　扩血管药　/259
第七节　钙增敏药及钙通道阻滞药　/259

第二十九章　抗高血压药 ······ 262

第一节　抗高血压药分类　/262
第二节　常用抗高血压药　/263
第三节　其他抗高血压药　/267
第四节　抗高血压药的应用原则　/270

第三十章　抗心绞痛药 ······ 275

第一节　硝酸酯类　/275
第二节　β受体阻断药　/277
第三节　钙通道阻滞药　/278
第四节　其他抗心绞痛药　/279

第三十一章　调血脂药与抗动脉粥样硬化药 ······ 282

第一节　调血脂药　/282
第二节　抗氧化剂　/286
第三节　多烯脂肪酸类　/287
第四节　黏多糖和多糖类　/287

第六篇　内脏和血液系统药物

第三十二章　血液及造血系统药物 ······ 293

第一节　作用于凝血系统药物　/293
第二节　抗贫血药　/303
第三节　促白细胞增生药　/305
第四节　血容量扩充药　/307

第三十三章　呼吸系统药 ······ 310

第一节　平喘药　/310
第二节　镇咳药　/315
第三节　祛痰药　/316

第三十四章　消化系统药 ······ 320

第一节　助消化药　/320
第二节　抗消化性溃疡药　/321
第三节　止吐药　/325
第四节　泻药与止泻药　/326

第五节　肝脏疾病辅助用药　/327

第三十五章　生殖系统药 …… 333

第一节　子宫兴奋药　/333
第二节　子宫平滑肌松弛药　/336
第三节　雌激素类药和抗雌激素类药　/336
第四节　孕激素类药　/337
第五节　雄激素类药和同化激素类药　/338
第六节　避孕药　/339

第三十六章　组胺和抗组胺药 …… 343

第一节　组胺和组胺受体激动药　/343
第二节　抗组胺药　/344

第七篇　内分泌系统药物

第三十七章　肾上腺皮质激素类药物 …… 349

第一节　肾上腺皮质激素类药物　/349
第二节　糖皮质激素　/350
第三节　盐皮质激素　/355
第四节　促肾上腺皮质激素　/355
第五节　皮质激素抑制药　/355

第三十八章　甲状腺激素及抗甲状腺药 …… 358

第一节　甲状腺激素　/358
第二节　抗甲状腺药　/360

第三十九章　降血糖药 …… 365

第一节　胰岛素　/365
第二节　口服降血糖药　/368

第八篇　电解质及营养类药

第四十章　电解质与酸碱平衡调节药 …… 377

第一节　电解质平衡调节药　/377
第二节　酸碱平衡调节药　/379

第四十一章　营养药及全胃肠外营养液的合理配置 …… 383

第一节　营养药　/383

第二节　全胃肠外营养液的合理配置　/388

第四十二章　维生素类 ······ 392

第一节　水溶性维生素　/392
第二节　脂溶性维生素　/396

附　录

用药护理实训教程 ······ 403

第一部分　基本技能训练模块　/403
第二部分　核心技能训练模块　/406
第三部分　综合能力训练模块　/408

中英文药名索引 ······ 415

参考文献 ······ 431

第一篇　总　论

第一章　用药护理基础理论

课件 1

知识导图 1

第一节　绪　言

1-1-1　微课：用药护理概述

学习目标

知识目标：掌握药物、药理学、药效学、药动学的概念；掌握用药护理的研究内容；熟悉护士在临床用药中的职责；了解药物及药理学的发展简史。

能力目标：能灵活运用用药护理的学习方法。

素质目标：培养学生对我国医药发展的自豪感和自信心，激发学生对护理职业的认同感。

一、用药护理研究的内容与任务

药物(drug)指能影响机体生理、生化和病理过程，用以预防、诊断、治疗疾病和计划生育的化学物质。根据来源，药物可分为天然药物、人工合成药物和基因工程药物。药物与毒物之间并无明显界限，用药不当，可能会损害机体，引起毒性反应，导致药源性疾病，甚至危及患者生命。

药理学(pharmacology)是研究药物与机体间相互作用规律及其机制的学科，主要研究内容包括药物效应动力学(pharmacodynamics，简称药效学)和药物代谢动力学(pharmacokinetics，简称药动学)。前者研究药物对机体的作用及其作用机制；后者研究机体对药物的处置过程(吸收、分布、代谢及排泄)及其规律(血药浓度随时间变化)。

用药护理(medication nursing)是以药理学和临床整体护理为基础，阐述药物与机体相互作用的规律及其机制，指导护理工作者正确、合理用药的一门课程。其主要研究内容包括：①药效学，如药物作用及作用机制、临床应用及不良反应；②药动学，如药物的体内过程及常用药动学参数对护理用药的指导意义；③影响药物作用的因素，如药物方面及机体方面的影响因素；④用药护理，如用药注意事项、不良反应监测与防治措施以及合理用药咨询与宣教等。

本课程的主要任务是：使学生学习和掌握药理学的基础理论、用药护理理论知识与技能，增强学生对药物治疗发展变化的适应力，培养其接受终身教育的能力，为指导临床合理用药，保障患者用药安全奠定基础。

二、护士在临床用药中的作用

药物治疗是疾病治疗的重要手段，随着优质护理理念的不断推进，护士不再是医嘱的被动执行者（如注射、发药），而应是医嘱的主动实施者、药物疗效的评价者、不良反应的监测者以及合理用药的咨询与宣教者。因此，迫切需要护士掌握足够的药理学知识，守好药物治疗的最后一道防线，防止和减少药源性疾病和药物治疗事故的发生，确保临床用药的安全和有效。护士在临床用药中发挥以下主要作用。

1. 正确执行医嘱　护士在药物治疗中不应盲目地执行医嘱，而应主动参与。执行医嘱前，应了解患者的诊断和病情，明确用药目的，掌握所用药物的药理作用、临床应用、给药途径、剂量及用法、不良反应与其防治措施以及用药护理注意事项等知识。执行医嘱时，认真审核医嘱，若有疑问应先与主治医师联系再执行。要严格按医嘱给患者用药，准确掌握药物剂量和用法，避免发生理论及技术性药物治疗事故，提高护理用药质量。

2. 开展药物疗效评价　实施药物疗效的评价是决定治疗是否继续或修正的重要环节。护士与患者经常接触，是评价药物疗效的最佳人选。护士必须掌握足够的药理学知识才能胜任此项工作，如明确药物的治疗目的、药物疗效的体征表现、客观监测指标以及药物的作用时间（起效及维持时间）等。当发现药物治疗效果未达预期时，应及时向主治医师反馈，以便适当调整用药方案，达到药物治疗最佳效果。

3. 监测和防治药物不良反应　由于药物的品种繁多，患者的个体差异较大，药物不良反应的发生率逐年增加，给患者的身心造成了巨大的危害。护士在药物治疗环节中处在最后关卡的重要地位，正确执行医嘱是安全用药的前提，在药物治疗过程中，要密切观察和监测药物的不良反应，做好用药记录，主动询问和检查有关症状，及时判断和发现不良反应，并进行有效的防治和处理，避免药源性疾病的发生。

4. 对患者进行合理用药咨询的讲解和宣教　①利用与患者接触的每一次机会，向患者及家属讲解药物治疗的必要性和重要性，说服患者积极配合治疗，以提高患者用药的依从性。②嘱咐患者按时服药，按医嘱进行治疗，不随意自服药品。③强调不可因故漏服药物而自行加倍补服，以免发生毒性反应。④用药期间应向患者介绍所用药物的主要不良反应及其表现，教会患者识别不良反应以及其简单的处理方法。如一些药物常引起尿液等排泄物变色，应及时告知患者，以防患者产生错觉，引起恐慌；告知患者服用降糖药过量时发生的低血糖反应症状及防治方法等。⑤讲解正确的用药方法及注意事项，如最佳服药时间及方法、膳食对药物作用的影响等。⑥患者出院时，为患者及其家属设计用药表，讲解所带药物的有关知识。如督促老年患者按时、准确服药；对于需自行注射的药物，还应教会正确的给药方法，如胰岛素皮下注射方法；教会患者识别药物有效期及药物正确保存方法；教会患者及家属初步评价药效及判断不良反应的相关知识，指导患者合理用药。

三、药物及药理学的发展简史

药物是劳动人民在长期的生产和生活过程中与疾病做斗争所积累、总结、丰富和发展起来的。药理学的建立和发展与现代科学技术的发展密切相关，其经历了本草学、近代药理学及现代药理学 3 个发展阶段。

1. 本草学　《神农本草经》是世界上最早的药物学专著，全书收载了药物 365 种，其中不少药物沿用至今，如人参、麻黄、大黄等。唐代的《新修本草》是世界上最早的一

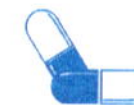

部药典，收载药物 884 种。明代伟大药物学家李时珍，穷其毕生精力，历时 27 载写成了闻名世界的巨著《本草纲目》。《本草纲目》共 52 卷，约 190 万字，收载药物 1892 种，附方 11000 余条，插图 1160 幅，先后被译成多种文字，广为流传，成为国际上研究药物的宝贵参考资料。

2. 近代药理学　19 世纪初，由于化学和实验生理学的发展，药物从古老的粗制剂发展成化学纯品。1804 年德国药师从阿片中提取出吗啡，随后又相继提取出咖啡因(1819 年)、奎宁(1820 年)、阿托品(1831 年)等纯生物碱。1932 年，Domagk 发现百浪多息能治疗链球菌感染的小鼠，由此证明磺胺是有效的抗菌成分，人工合成的磺胺类药物于 1936 年用于临床治疗，开创了细菌化学治疗的新纪元。1928 年，Alexander Fleming 从青霉菌的培养液中发现了青霉素，使化学治疗进入了抗生素时代。

3. 现代药理学　自 20 世纪 30 年代以来，由于生命科学的发展和各种新技术的广泛应用，对药物作用机制的研究不断深入，由原来的系统、器官水平发展到细胞、亚细胞、受体、分子及量子水平；同时也促进了分支学科和交叉学科的形成。近年来，基因工程技术的进步使基因工程药物的研究迅速发展，常用的基因工程药物有干扰素、白细胞介素、表皮生长因子、促红细胞生成素、生长激素、重组人胰岛素等。在新药开发和新理论研究方面，我国尽管与发达国家存在一定的差距，但也取得了一些成果，如：1962 年张昌绍和邹岗发现吗啡的作用部位在大脑第三脑室周围灰质，口服抗血吸虫药呋喃丙胺的研制成功，抗疟药青蒿素的提取与研究等均引起了国际学界的重视。

四、用药护理的学习方法

1. 注重预习与复习　要养成课前、课后及时而有针对性地预习和复习生理、生化、病理以及疾病等相关知识的良好习惯，有助于深入理解和掌握药物的作用、作用机制、适应证、不良反应以及用药护理等知识。

2. 把握药物的共性与个性　根据药物分类及代表药，把握每类药物的共性；运用归纳、比较法等总结出常用药物的特点，以促进记忆，巩固知识。

3. 重视理论联系实际　通过案例分析及用药护理实训课程，训练临床用药护理所需的基本能力与技能，有助于理论联系实际，有利于对用药护理各项能力目标的培养，并可为护士更好地发挥其在临床用药中的作用奠定基础。

第二节　药效学

学习目标

知识目标：掌握药物作用的基本表现，亲和力、内在活性、激动药与阻断药的概念以及药物不良反应的类型；熟悉药物作用的选择性、量-效关系、效能与效价强度以及治疗指数的临床意义；了解药物作用的机制。

能力目标：能正确认识药物的防治作用和不良反应；能分析药物剂量与药物效应关系，能正确执行医嘱。

素质目标：培养学生工作中的慎独精神，严防用药差错的发生。

1-2-1 微课：药物的作用与作用方式

一、药物作用

(一)药物作用与药理效应

药物作用(drug action)是指药物与机体细胞间的初始作用，是动因。药物效应(drug effect)或称药理效应(pharmacological effect)，是指继发于药物作用之后的结果，是机体器官原有功能水平的改变。两者意义接近，习惯上相互通用。如肾上腺素与心脏 β_1 受体结合(作用)，使心率加快(效应)。

(二)药物作用的基本表现

疾病状态是机体的生理、生化功能失调而引起的表现为功能降低或增强的现象。药物则是通过调节机体的生理、生化功能，使降低的功能增强或使增强的功能降低，从而达到新的平衡。因此，药物作用基本表现为兴奋或抑制作用。①兴奋作用(excited action)：使机体生理、生化功能增强的作用，如肾上腺素升高血压、呋塞米增加尿量等。②抑制作用(inhibitory action)：使机体生理、生化功能减弱的作用，如阿托品抑制腺体分泌、吗啡镇痛等。兴奋作用和抑制作用在一定条件下可以互相转化，过度兴奋会转为衰竭，表现为难以再兴奋的深度抑制状态。如中枢兴奋药过量可致惊厥，持续惊厥可转为呼吸衰竭、麻痹，甚至死亡。

(三)药物作用的方式

1. 局部作用与吸收作用　①局部作用(local action)：药物未被吸收入血之前在用药局部发挥的直接作用。如碘酊、乙醇对于皮肤表面的消毒作用，口服抗酸药中和胃酸的作用等。②吸收作用(absorption)：药物被吸收入血后分布到机体各部位而产生的作用，也称全身作用。如肌内注射山莨菪碱缓解胃肠绞痛，口服地西泮引起的镇静催眠作用等。

2. 直接作用与间接作用　①直接作用(direct action)：药物与机体组织器官接触后首先产生的作用，又称原发作用。如去甲肾上腺素(NA)作用于血管平滑肌上的 α_1 受体，引起血管收缩，血压升高。②间接作用(indirect action)：由药物的直接作用引起的整体反射性和生理性调节所产生的作用，又称继发作用。如 NA 升高血压后可反射性地使心率减慢。

3. 选择作用和普遍细胞作用　多数药物在适当剂量时，只对少数器官和组织发生明显作用，而对其他器官和组织的作用较小或不发生作用的特性，称为药物的选择作用(selective action)或选择性(selectivity)。如治疗量的强心苷加强心肌收缩力作用。一般而言，作用特异性强和效应选择性高的药物应用时针对性强，不良反应较少；反之，选择性低的药物作用广泛，不良反应较多。与选择作用相反，若药物无所选择地影响机体各组织和器官，称为普遍细胞作用，能对许多组织产生损伤性毒性，如大部分的抗肿瘤药物。

产生选择作用的主要原因：①药物在体内的分布不均匀；②机体组织细胞的结构不同；③组织器官生化功能存在差异。但药物的选择作用是相对的，常与剂量有关，如大剂量的强心苷可导致心脏毒性、视觉障碍等。药物选择作用的意义在于：作为药物分类的基础，是临床选择用药的依据。

(四)药物作用的结果

药物作用的结果包括治疗作用(therapeutic effect)和药物不良反应(adverse drug reaction，ADR)。一般情况下，药物的治疗作用和药物不良反应常常同时存在，即药物

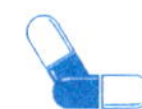

的双重性。因此，临床用药时要充分发挥药物的治疗作用，避免或减少药物不良反应。

1.治疗作用　指药物作用的结果符合用药目的，有利于防病治病。根据疗效，治疗作用又分为对因治疗（etiological treatment）和对症治疗（symptomatic treatment）。对因治疗的用药目的在于消除原发致病因子，彻底治愈疾病，或称治本，如抗生素杀灭体内致病菌的作用。对症治疗的用药目的在于改善或消除疾病的症状，或称治标，如高热患者应用阿司匹林的解热作用。对因治疗固然重要，但在病因未明或面对某些重危急症（休克、惊厥、高热、剧痛等）时，对症治疗显得更为迫切。因此，在临床药物治疗中，应遵循祖国医学“急则治其标，缓则治其本”“标本兼治”的原则，合理用药。

1-2-2　知识拓展：反应停事件

2.药物不良反应　指合格药物在正常用法用量下出现的与用药目的无关或意外的有害反应，包括副反应、毒性反应、变态反应、后遗效应、停药反应、特异质反应等。ADR 不包括药物过量、药物滥用和治疗错误。多数 ADR 是药物固有的效应，一般情况下可以预知，但不一定都能避免。少数较严重的 ADR 难以恢复，称为药源性疾病（drug induced diseases，DID），如链霉素引起的神经性聋。根据 ADR 的性质将其分为以下类型。

（1）副反应（side reaction）：药物在治疗剂量时产生的与治疗目的无关的作用，常称为副作用。副作用是药物的固有作用，可随用药目的不同而改变；一般较轻，多可预知和自行恢复。其产生的原因是药物的选择性低，作用广泛。当某一药理效应被用作治疗作用时，其他效应就成为副作用。如利用阿托品的平滑肌松弛作用治疗腹痛的同时，其抑制腺体分泌作用引起口干等成为副作用；然而将其用于全身麻醉前给药时，其抑制腺体分泌作用则为治疗作用，平滑肌松弛作用引起腹气胀、尿潴留等就成为副作用。

（2）毒性反应（toxic reaction）：在药物剂量过大或在体内蓄积过多时发生的危害性反应。毒性反应在性质和程度上均与副作用不同，毒性反应一般较重，危害较大，甚至可危及生命，但一般是可以预知的。用药后立即发生的毒性反应为急性毒性反应，多损害循环、呼吸及神经系统功能；长期用药逐渐发生的毒性反应为慢性毒性反应，多损害肝、肾、骨髓等重要脏器功能。“三致反应”（致癌、致畸和致突变）是药物的特殊毒性反应，属于慢性毒性反应范畴。临床用药应严格掌握剂量及疗程，定时做好相关监测，以避免或减轻毒性反应的损害。

（3）变态反应（allergic reaction）：机体受药物刺激后所发生的异常免疫反应，也称过敏反应，常见于过敏体质患者。其临床表现因人因药而异，且反应严重程度差异很大，从轻微的皮疹、发热至造血系统抑制、肝肾功能损害、休克，甚至死亡。药物本身、药物的代谢产物或制剂中的杂质等均可作为致敏原，刺激体内免疫系统产生相应的抗体，待药物再次进入机体后就可引起抗原抗体反应。变态反应的性质与药物原有效应和剂量无关，且不易预知。临床使用高致敏性药物（如青霉素、普鲁卡因等）前应询问药物过敏史，必须做皮内试验，皮内试验阳性者应尽量不使用该药，必须使用药物时要密切观察患者的反应，备好抢救药物如肾上腺素，以防出现紧急情况。

（4）特异质反应（idiosyncratic reaction）：少数特异体质的患者对某些药物产生的异常反应。其反应性质与平常人不同，但与固有药理作用有关，且反应的严重程度与剂量成正比，药理性拮抗药救治可能有效。如先天性缺乏葡萄糖-6-磷酸脱氢酶（G-6-PD）的患者，服用治疗量的磺胺类、伯氨喹及奎宁等药物可致急性溶血性贫血等反应。

（5）后遗效应（residual effect）：停药后血药浓度已降至阈浓度以下时残存的药理效应。如服用巴比妥类催眠药引起的次晨宿醉现象。

（6）继发反应（secondary reaction）：药物治疗所产生的不良后果，又称治疗矛盾。

如长期使用广谱抗生素，使敏感菌受抑制或被杀灭，而一些不敏感菌趁机大量生长繁殖，产生新的感染，造成二重感染。

（7）停药反应（withdrawal reaction）：是指长期用药后，突然停药引起原有疾病症状加剧，又称反跳现象。如长期服用普萘洛尔降压，突然停药，出现血压明显升高的现象。

（8）药物的依赖性（drug dependence）：长期用药后，患者主观和客观上认为需要持续用药的现象，可分为躯体依赖性和精神依赖性。①躯体依赖（physical dependence）：机体长期反复使用药物后产生了适应状态，以致需要足量的药物持续存在于体内，一旦突然停药，即会出现戒断综合征，轻者全身不适，重者出现抽搐，可危及生命，又称生理依赖性或成瘾性。②精神依赖（psychic dependence）：患者对药物在精神上的渴求，以获得服药后的特殊快感，停药后并不出现戒断综合征，又称心理依赖或习惯性。可引起依赖性的药物主要有麻醉药品、精神药品及乙醇等。

二、药物剂量与效应关系

药物剂量与效应之间的关系称为量-效关系（dose-effect relationship），即在一定剂量范围内，药物效应的强弱与其剂量大小或血药浓度高低成正比。通过对量-效关系的研究，可定量分析和阐明药物剂量（或浓度）产生相应效应的规律，为临床安全、合理用药提供理论依据。

（一）量反应型量-效关系

药物效应强弱可用具体数量表示（如心率、呼吸、血压、尿量、血糖浓度、酶活性等）的量-效关系称为量反应型量-效关系。以效应强度为纵坐标，剂量或浓度为横坐标作图，得到长尾 S 形量-效曲线（剂量为算术值）；剂量为对数值时，曲线为近似于对称的 S 形，量-效规律更为直观（图 1-1）。

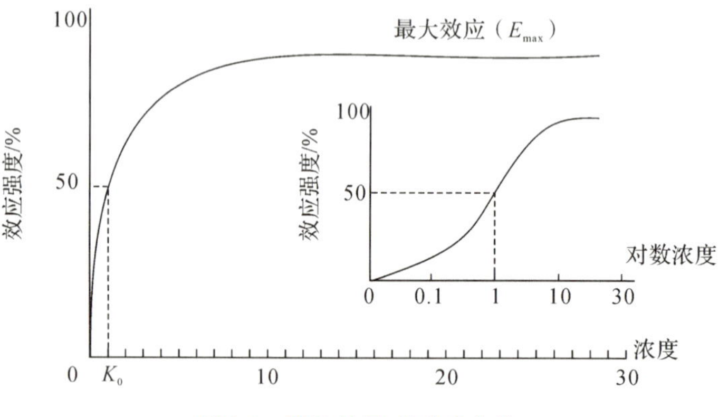

图 1-1　药物的量-效关系曲线

1. 药物剂量　一般指每日的用药剂量，可根据需要分次使用。剂量大小可决定血药浓度，在一定范围内，剂量越大，血药浓度越高，作用也越强。按剂量大小和药效的关系将剂量分为以下几种（图 1-2）。①无效量：剂量过小，不产生任何效应的剂量。②最小有效量（阈剂量）：刚能引起药物效应的最小剂量。③极量（maximal dose）：能引起最大效应而不至于中毒的剂量，又称最大治疗量。我国药典对毒性药物规定了每次或每天的极量，用药时一般不得超过极量，否则应对可能发生的医疗事故负法律责任。④治疗量（therapeutic dose）：介于最小有效量与极量之间的量。⑤常用量：比最小有效量大，比极量小，产生明显效应又不引起毒性反应的剂量。⑥最小中毒量：引起

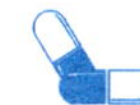

毒性反应的最小剂量。⑦致死量(lethal dose):导致死亡的剂量。⑧安全范围(margin of safety):最小有效量和最小中毒量之间的剂量。药物的安全范围越大越好,反之则易中毒。在临床用药过程中应注意单位时间内进入机体的药量,根据医嘱及病情需要控制静脉给药速度,若静脉注射或静脉滴注速度过快,将会造成单位时间内进入体内药量过大,引起毒性反应。

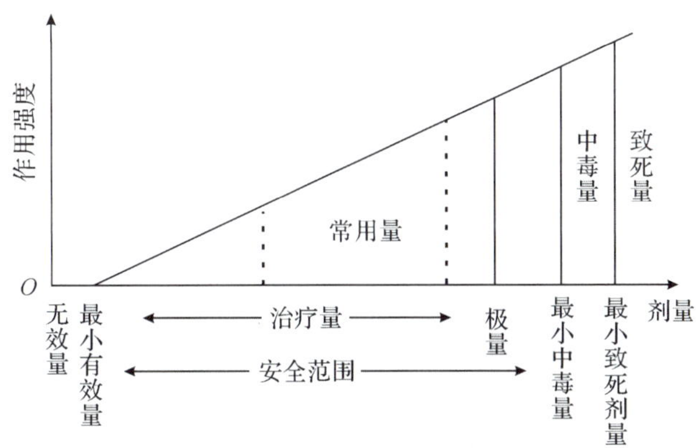

图 1-2　药物剂量与作用的关系

2. 效能和效价强度　①效能(efficacy):药物所能产生的最大效应(maximal effect, E_{max}),主要取决于药物内在活性的大小。当药物达到 E_{max} 时,若再增加剂量,效应不再增加。②效价强度(potency):药物达到一定效应时所需的剂量,主要取决于药物与受体的亲和力大小,其数值越小,强度越大。

能引起同等效应的两种药物的剂量称为等效剂量,两种药的效价与等效剂量负相关,即等效剂量大则效价强度小,等效剂量小则效价强度大。效能与效价强度概念有明显区别(图1-3)。能引起相同药理效应的药物,它们的最大效应与效价强度并不一定相同。如 B 药的效价强度明显大于 A 药;而 A 药的效能明显大于 B 药。一种药物的临床有效性并不取决于效价强度,效能是临床选药的主要因素,效能高的药物往往比效能低的药物有更好的治疗效果。

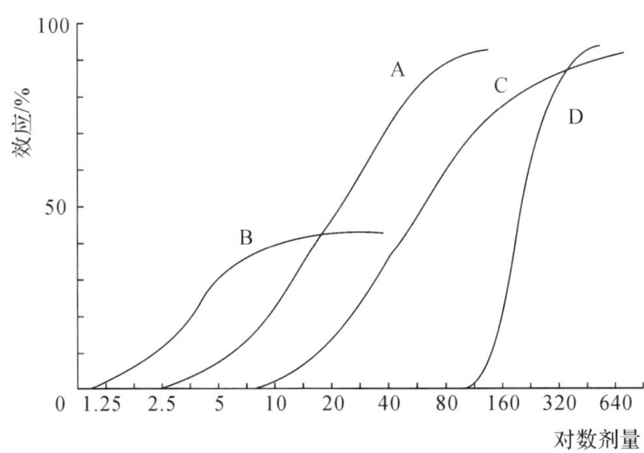

图 1-3　几种药物的效价强度及效能比较

(二)质反应型量-效关系

药物效应不能计量,而应用阳性或阴性、全或无(有效与无效、存活与死亡、抽搐或不抽搐等)表示。以出现阳性反应率表示的量-效关系称为质反应型量-效关系。以阳性反应率为纵坐标，以对数剂量为横坐标作图，呈典型对称的钟形曲线（正态分布曲线）；当纵坐标为累加的阳性反应率时，其曲线为对称的S形量-效曲线（图1-4）。质反应型量-效曲线可反映药物效应和毒性，用于药物安全性分析。

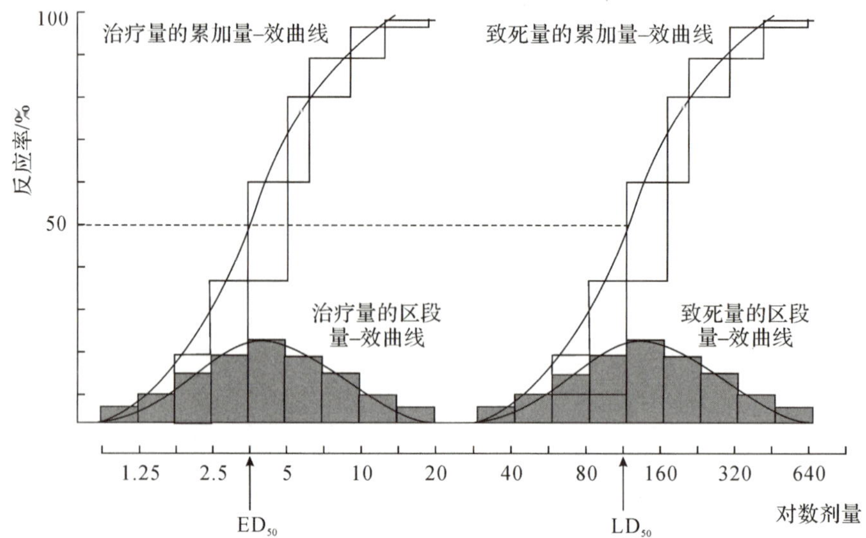

图1-4 质反应型频数分布曲线和累加量-效曲线

1. 半数有效量（median effective dose，ED_{50}） 指能引起50%最大效应（量反应）或50%阳性反应（质反应）的剂量或浓度，是反映药物治疗效应的重要指标。

2. 半数中毒量（median toxic dose，TD_{50}） 指达到引起半数动物中毒的剂量。

3. 半数致死量（median lethal dose，LD_{50}） 指能引起半数动物死亡的剂量，是反映药物毒性大小的重要指标。

4. 治疗指数（therapeutic index，TI） $TI=LD_{50}/ED_{50}$，是表示药物安全性的指标。TI愈大药物的安全性愈高（图1-5）。但TI未考虑最大有效量时的毒性，选用以下指标评价药物的安全性更为可靠。如：LD_1/ED_{99}和LD_5/ED_{95}（安全指数）或TD_1/ED_{99}和TD_5/ED_{95}。

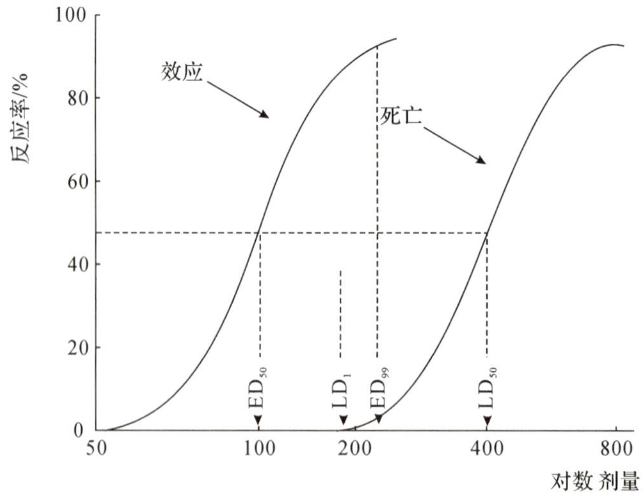

图1-5 药物效应和毒性的量-效曲线

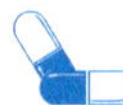

三、药物作用机制

药物作用机制(mechanism of drug action)是阐明药物在何处起作用及如何起作用的有关理论，是药效学研究的重要内容。研究药物的作用机制，有助于理解药物的治疗作用及不良反应，为临床合理用药及开发新药提供理论基础。药物的作用几乎涉及与机体生命代谢活动过程相关的所有环节，且药物品种繁多，结构各异，故药物作用机制多样，十分复杂。已知的药物作用机制涉及受体、酶、离子通道、核酸、载体、免疫系统、基因等，有些药物通过其理化作用(如抗酸药)或补充机体所缺乏的物质(如铁盐治疗缺铁性贫血)而发挥作用。以下主要介绍药物作用的受体机制。

(一)受体与配体结合的特性

受体是一类介导细胞信号转导的功能蛋白质，能识别周围环境中某种微量化学物质，首先与之结合，并通过中介的信息放大系统触发后续的生理反应或药理效应。体内能与受体特异性结合的物质(内源性递质、激素、自体活性物质及药物)称为配体，也称第一信使。受体具有以下特点：①特异性。受体对配体具有高度的选择性，特定受体及其亚型受体只与其特定的配体结合，产生特定的生理效应。②灵敏性。极微量的药物分子即可引起受体的激活，产生较显著的效应。③可逆性。配体和受体的结合是可逆的，配体与受体结合后可被其他特异性配体所置换。④饱和性。受体的数量有限，当配体达到一定浓度时受体可被全部结合而出现饱和，此时增加配体浓度，不再相应增加与受体的结合量。⑤多样性。同一受体可广泛分布于不同的细胞而产生不同的效应，受体多样性是受体亚型分类的基础。

(二)受体与药物结合

占领学说认为，受体只有与配体结合才能被激活从而产生生理效应。多数药物与受体结合是通过分子间的吸引力(范德华力)、离子键、氢键形成药物受体复合物，为可逆性结合，药物作用时间比较短暂。少数药物是通过共价键与受体结合形成药物受体复合物，结合牢固，不易解离，药效较为持久。修正的占领学说强调，药物与受体结合后要引起生理效应，必须具备两个条件：①亲和力(affinity)，指药物与受体结合的能力，是药物作用强度的决定因素；②内在活性(intrinsic activity)，指药物与受体结合后产生效应的能力，是药物效能或作用性质的决定因素。

(三)作用于受体的药物分类

根据药物与受体的亲和力及内在活性将药物分为以下两类。

1. 激动药(agonist，兴奋药)　指既有亲和力又有内在活性的药物。依其内在活性的大小又可分为完全激动药(full agonist)和部分激动药(partial agonist)。完全激动药具有较强亲和力和较强内在活性，如吗啡激动阿片受体产生镇痛作用；部分激动药有较强亲和力，但内在活性较弱，单独应用时产生较弱的激动效应，若与激动药合用则表现拮抗激动药的部分效应，如喷他佐辛单用时产生较弱的镇痛作用，但与吗啡合用可拮抗吗啡的镇痛作用。

2. 拮抗药(antagonist，阻断药)　指与受体有较强的亲和力而无内在活性的药物。如纳洛酮占据阿片受体后，不能激动受体，反而可阻碍激动药与受体结合，产生吗啡对抗作用。根据拮抗药与受体结合是否具有可逆性可将其分为竞争性拮抗药(competitive antagonist)和非竞争性拮抗药(noncompetitive antagonist)。竞争性拮抗药与受体的结合是可逆的，能通过增加激动药的剂量与拮抗药竞争结合部位，可使激动药的量-效曲线平行右移，但最大效能不变。如酚妥拉明是竞争性肾上腺素受体阻断药。非竞争性拮抗药与受体的结合是不可逆的，增加激动药的剂量不能达到激动药单独应用时产生的最大效应。非竞争性拮抗药与激动药并用时，可使激动药的亲和力和内在活性均降低，使其量-效曲线右移，最大效应降低。如酚苄明是非竞争性亲肾上腺素受体阻断药。

（四）受体调节

受体的调节是维持机体内环境稳定的重要因素，其调节方式有脱敏和增敏两种类型。

1. 受体脱敏（receptor desensitization） 指长期使用一种激动药后，组织或细胞对激动药的敏感性和反应性下降的现象。若仅对一种类型的受体激动药的反应性下降，则称之为激动药特异性脱敏；若对其他类型受体激动药也不敏感，则称为激动药非特异性脱敏。

2. 受体增敏（receptor hypersensitization） 指与受体脱敏相反的一种现象，因受体激动药水平降低或长期应用拮抗药造成。

若受体脱敏和增敏只涉及受体密度的变化，则分别称之为下调和上调。下调（down-regulation）：受体数量可因药物的反复应用而改变，连续应用激动药可使受体数量减少、亲和力降低或效应力减弱；上调（up-regulation）：连续应用拮抗药可使受体数量增加、亲和力增加或效应力增强，与长期应用拮抗药后敏感性增加或撤药现象有关。如长期应用受体阻断药普萘洛尔，突然停药可致“反跳”现象。

第三节 药动学

学习目标

知识目标：掌握药物体内过程及其影响因素；熟悉首关消除、酶的诱导、酶的抑制、生物利用度、血浆半衰期（$t_{1/2}$）、稳态血浓度的概念及临床意义。

能力目标：能根据肝药酶活性的变化理解药物剂量的调整；能根据血浆半衰期确定给药间隔及达到稳态血浓度的时间。

素质目标：培养学生认真仔细、严谨、求实的工作态度，重视用药监护的重要意义。

药动学主要研究机体对药物的处置过程（药物在体内的吸收、分布、代谢及排泄过程）及药物在体内随时间变化的规律。常通过药动学参数反映药物在机体内量的变化规律，为临床合理用药、制定和调整最佳给药方案提供理论依据。

一、药物的跨膜转运

药物从用药部位吸收至排出体外均需通过各种生物膜进行多次转运，故了解跨膜转运的类型和影响因素有助于理解药物体内过程的特点及其影响因素。药物的跨膜转运方式按其性质可分为被动转运和载体转运。

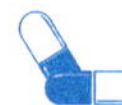

(一)被动转运

被动转运(passive transport)指药物从浓度高的一侧向浓度低的一侧进行的跨膜转运。其转运动力为膜两侧的浓度差,转运特点为不耗能、不需要载体、不受饱和限速及竞争抑制的影响。主要方式有简单扩散和膜孔扩散。

1. 简单扩散(simple diffusion)　指药物依其脂溶性溶解于细胞膜的脂质层,是顺浓度差的被动转运方式,又称脂溶扩散。大多数药物通过简单扩散进行转运,其转运主要受药物的脂溶性、解离度以及药物所在环境的 pH 值影响。脂溶性高、分子小、极性小、非解离型的药物易通过简单扩散进行跨膜转运。绝大多数药物均为弱酸性或弱碱性电解质,在体液中以解离型和非解离型两种形式存在。非解离型药物(分子状态,疏水而亲脂)极性小、脂溶性高、易扩散;相反,解离型药物(离子状态)极性大、脂溶性低、不易扩散。一般规律是:弱酸性药物在酸性体液中解离度小(非解离型多),脂溶性高,易扩散;弱酸性药物在碱性体液中解离度大(解离型多),脂溶性低,难扩散。弱碱性药物则反之。

2. 膜孔扩散(diffusion through pores)　指水溶性、小分子药物借助膜两侧流体静压或渗透压被动转运的方式,又称滤过。如乙醇、尿素等通过肾小球滤过。

(二)载体转运

载体转运(carrier transport)指药物首先与生物膜上相应的载体结合,载体再将药物转运到膜的另一侧的过程。载体转运主要发生在肾小管、胆道、血-脑脊液屏障和胃肠道,具有饱和限速及竞争抑制的特点。其转运方式主要有两种:①主动转运(active transport),指逆浓差、需耗能的载体转运,如青霉素自肾小管的分泌、儿茶酚胺通过胺泵进入囊泡等。②易化扩散(facilitated diffusion),指顺浓差、不耗能的载体转运,如氨基酸、葡萄糖、金属离子等的吸收,其转运速度远比简单扩散快。

二、药物的体内过程

药物的体内过程包括吸收、分布、代谢(生物转化)及排泄。吸收、分布和排泄过程中药物仅发生空间位置上的变化,统称为药物转运;而代谢过程中药物发生化学结构的改变,又称生物转化;药物在体内的分布、代谢和排泄过程统称药物消除。

(一)吸收

药物由给药部位进入血液循环的过程称为吸收(absorption)。药物吸收的速度和程度影响药物作用出现的快慢和强弱,吸收快而完全的药物,显效快,作用强;吸收慢的药物,显效慢,维持时间长。药物的吸收常受药物的理化性质、剂型、吸收环境、给药途径等影响,其中给药途径最为重要,不同的给药途径,药物吸收的快慢不同,依次为:吸入＞舌下＞直肠＞肌内注射＞皮下注射＞口服＞皮肤。血管内直接给药(如静脉注射)因直接入血,无吸收过程。

1-3-1　微课:药物的吸收

1. 口服给药(per os,p. o.)　安全、经济、简便而实用,药物吸收部位主要在小肠,主要吸收方式是简单扩散,影响其吸收的主要因素有以下几个。

(1)药物的理化性质:药物的脂溶性、解离度以及分子量等均能影响药物的简单扩散。

(2)药物的剂型及制剂工艺:剂量相同的药物,因剂型不同,药物的吸收速度、药效产生快慢与强弱均会有明显的差异。如水剂、注射剂较油剂、混悬剂及固体型制剂起效快，但维持时间短。即使药物的剂量、剂型相同，制剂工艺不同，也会使制剂的崩解时间、药物在胃肠中的稳定性等发生变化，影响口服药物的吸收程度（详见生物利用度）。

（3）药物的吸收环境：如胃的排空速度、肠蠕动的快慢、胃内的 pH 值以及胃内容物（食物量及性质）均可影响口服药物的吸收。

（4）首关消除（first pass elimination）：口服经胃肠吸收的药物，先由门脉系统入肝，部分药物在肝脏和肠壁被代谢失活，使进入体循环的有效药量明显减少的现象。如果药物的首关消除率高，则机体可利用的药量少，难以奏效，故首关消除率高的药物不宜口服。如硝酸甘油口服约 90% 被首关消除，常采用舌下或注射给药以避开首关消除。

2. 注射给药（injection administration）

（1）静脉给药：包括静脉注射（intravenous injection，i. v.）和静脉滴注（i. v. gtt.）。静脉给药直接入血，起效快，但应用不便且很危险。适用于急重症患者或麻醉。

（2）肌内注射（intramuscular injection，i. m.）：肌内注射吸收较口服快，给药量较为准确，临床比较常用。吸收速度受药物的水溶性及注射部位的血流量影响，如果药物的水溶性高、注射部位血流量大，则有利于药物吸收。

（3）皮下注射（subcutaneous injection，s. c.）：皮下注射吸收较慢，有刺激性的药物可引起剧痛。

3. 其他给药途径

（1）吸入给药（inhalation administration）：气体及挥发性药物（全麻药）经呼吸道直接由肺部进入体循环的给药方式。因肺泡表面积大，血流量大，故吸收速度极其迅速。一些易气化和水溶液不稳定的药物可制成直径约 5μm 的极微细粉末，以特制的吸入剂气雾吸入，如沙丁胺醇、色甘酸钠等。

（2）舌下和直肠给药：①舌下给药（sublingual administration），吸收迅速，无首关消除，适合于用量小、脂溶性高、首关消除率高的药物，如硝酸甘油等。②直肠给药（per rectum，p. r.），直肠吸收面积小，吸收不如口服迅速而规则。近年研究表明，直肠给药大部分药物可经上痔静脉入肝，避免不了首关消除，适用于少数刺激性强或不宜口服的药物。

（3）经皮给药（transdermal administration）：药物可通过皮肤而到达局部或全身。在制剂中加入透皮吸收剂氮酮可加快吸收速度，如硝酸甘油和硝苯地平的贴皮剂。

1-3-2 微课：药物的分布

（二）分布

药物吸收后经体循环到达机体组织器官的过程，称为分布（distribution）。药物在体内的分布不仅影响药物作用的快慢和药效，也影响药物消除的快慢和毒性。影响药物分布的主要因素有以下几个。

1. 药物与血浆蛋白结合　吸收入血的药物不同程度、可逆性地与血浆蛋白结合。未结合的药物称为游离型药物，具有药理活性。结合型药物具有以下特点：①不能跨膜转运，暂时失去药理活性；②不被代谢和排泄，暂时贮存；③可逆性；④饱和性和竞争性。由于血浆蛋白总量和结合能力有限，当一种药物结合达到饱和后，再继续增加药量，可使游离型药物迅速增加，药效及不良反应明显增强。同时使用两种或两种以上药物时，相互间可发生竞争性结合，一种药可被另一种药从结合部位置换，游离型成分增加，使药物作用增强，甚至引发中毒。如保泰松能置换口服抗凝药华法林，导致抗凝

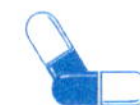

过度而发生出血倾向。

临床意义：①与血浆蛋白结合率高的药物，起效慢，维持时间长，反之则相反；②与血浆蛋白结合率高的药物和其他药物合用时，可出现置换现象，使另一药物作用增强或引发中毒；③机体血浆蛋白含量降低（慢性肾炎、肝硬化腹水、营养不良及老年人等）可影响药物与血浆蛋白的结合率，使游离型药物增多，易致中毒，用药时应适当减少剂量。

2.局部器官的血流量　药物分布的快慢与组织器官的血流量有关，肝、肾、心、脑等组织器官血流量大，药物分布较多；脂肪组织血流量小，但面积大，是脂溶性药物的巨大贮库。如静脉注射硫喷妥钠首先分布到脑，发挥麻醉作用，随后因其脂溶性高，转移至脂肪（药物在体内的再分布），以致患者迅速苏醒。

3.药物与组织的亲和力　某些药物对某些组织细胞具有特殊的亲和力，使药物分布表现出一定的选择性，如碘主要集中在甲状腺、钙沉积于骨骼、氯喹在肝内有较高的分布。

4.体液 pH 值　改变体液 pH 值可影响药物的解离度和脂溶性，从而影响药物的分布。生理情况下，细胞内液的 pH 值为 7.0，细胞外液的为 7.4。弱酸性药物在偏碱性的细胞外液中解离增多，细胞外液浓度高于细胞内液，升高血液 pH 值可使弱酸性药物由细胞内向细胞外转运，弱碱性药物则相反。如抢救巴比妥类药物（弱酸性药物）中毒，可采用碳酸氢钠碱化血液，促进巴比妥类由脑细胞向血浆转运；同时碱化尿液，减少药物在肾小管的重吸收，加速药物经尿排泄。

5.体内屏障　药物在血液和器官组织之间转运会受到某些阻碍，称为屏障现象，影响药物分布的主要有两种屏障。①血-脑脊液屏障（blood-brain barrier，BBB）：血液-脑细胞、血液-脑脊液及脑脊液-脑细胞之间的屏障。脂溶性低、分子量大及极性高的药物不易通过 BBB。新生儿 BBB 发育尚未完善，药物相对容易透过，可能影响其大脑发育。脑膜炎症时，BBB 的通透性会明显增强，可使药物达到有效治疗浓度。②胎盘屏障（placental barrier）：胎盘绒毛与子宫血窦间的屏障，其对药物的通透性与一般毛细血管无显著差异，绝大多数药物都能穿过该屏障进入胎儿体内，只是程度和快慢不同。故妊娠期禁用对胎儿发育有影响的药物。

（三）代谢

1-3-3　微课：药物的代谢

药物在体内经某些酶的作用发生化学结构的变化称为药物代谢（metabolism），又称药物的生物转化。主要代谢器官是肝，胃肠道、肾、肺及皮肤等也可产生有意义的代谢。

1.代谢方式与步骤　药物在体内的转化方式有氧化、还原、水解和结合，分两步进行。Ⅰ相反应：氧化、还原、水解反应。该过程使多数药物药理活性减弱或消失，称为灭活；极少数药物被转化后才具有药理活性，称为活化，如泼尼松在体内被还原为泼尼松龙后才具有药理活性。Ⅱ相反应：为结合过程，与体内葡萄糖醛酸、乙酸、硫酸、甲基等结合，使药物的极性增加，易于经肾排泄。

2.代谢的酶系　药物的代谢必须在酶的催化下完成，代谢的酶主要分两类。

（1）专一性酶：催化作用选择性高、活性很强的酶，如乙酰胆碱酯酶（AChE）灭活乙酰胆碱（ACh）、单胺氧化酶（MAO）转化单胺类药物等。

（2）非专一性酶：肝细胞微粒体混合功能氧化酶系统，一般称为细胞色素 P_{450} 单氧化酶系（cytochrome P_{450} 或 CYP_{450}，简称 CYP），又称肝药酶，是药物代谢的主要酶系统。CYP 是一个超家族，依次分类为家族、亚家族和单个酶 3 级（分别用阿拉伯数字、大写英文字母、阿拉伯数字表示），如 CYP3A4。非专一性酶具有以下 3 个特点：①专一性差，同一种酶如 CYP2D6、CYP3A4 等能催化多种药物代谢（表 1-1）。②变异性大，可受遗传、年龄、疾病等因素影响，有明显的个体差异。如 CYP3A4 是人类含量最丰富的 CYP 酶，代谢底物广泛，参与市场中 50%以上的药物代谢。③酶的活性易受外界因素的影响而呈现增强或减弱现象。

表 1-1　重要的 CYP 酶催化不同药物代谢

酶	药物
CYP1A2	咖啡因、对乙酰氨基酚、他克林、茶碱、他莫昔芬、*R*-华法林、维拉帕米、普罗帕酮、昂丹司琼、阿米替林、氯氮平、氯米帕明、普萘洛尔、美西律、硝苯地平等
CYP2A6	香豆素、烟碱、氯美噻唑、丙戊酸钠、异环磷酰胺等
CYP2C9	甲苯磺丁脲、格列吡嗪、海索比妥、苯妥英、美芬妥因、三甲双酮、*S*-华法林、双氯芬酸、布洛芬、氟比洛芬、吡罗昔康、替尼酸、托拉塞米、磺胺异噁唑、伊贝沙坦、氯沙坦、氟伐他汀、环磷酰胺、睾酮等
CYP2C19	*S*-美芬妥因、地西泮、西酞普兰、氯米帕明、*R*-华法林、喷他脒、普萘洛尔、奥美拉唑、兰索拉唑、萘普生、环磷酰胺、吲哚美辛、巴比妥类等
CYP2D6	右美沙芬、可待因、地西帕明、氯米帕明、丙咪嗪、氟西汀、帕罗西汀、氟哌啶醇、去甲替林、奋乃静、硫利达嗪、利螺环酮、氟卡尼、恩卡尼、异喹胍、美托洛尔、丁呋洛尔、噻吗洛尔、卡维地洛、司巴丁、美西律、普罗帕酮、曲马朵、苯乙双胍等
CYP2E1	氯唑沙宗、对乙酰氨基酚、咖啡因、乙醇、氟烷、甲氧氟烷、恩氟烷、茶碱
CYP3A4	睾酮、黄体酮、孕二烯酮、炔雌酮、他莫昔芬、氢化可的松、红霉素、克拉霉素、氨苯砜、环孢素、英地那韦、利托那韦、可待因、地西泮、咪达唑仑、阿普唑仑、洛伐他汀、卡马西平、非洛地平、硝苯地平、尼群地平、维拉帕米、奎尼丁、利多卡因、胺碘酮、地尔硫䓬、地高辛、奥美拉唑、*R*-华法林、对乙酰氨基酚、特非那定、氯苯那敏、醋竹桃霉素、酮康唑、依曲康唑、替拉扎特、他克莫司等

3. 药物对代谢的影响

(1)酶的诱导（enzyme induction）：增强肝药酶活性，加快药物代谢速率的现象。具有酶诱导作用的药物称药酶诱导剂，如苯巴比妥、苯妥英钠、利福平等。药酶诱导剂与被酶转化的其他药物合用时，可使合用药物代谢加快，血药浓度降低，药效减弱。如苯巴比妥与抗凝药双香豆素合用，使后者代谢加快，药效减弱，需适当增加双香豆素的剂量以维持其抗凝作用。

(2)酶的抑制（enzyme inhibition）：降低肝药酶活性，减慢药物代谢速率的现象。具有酶抑制作用的药物称药酶抑制剂，如氯霉素、异烟肼、西咪替丁等。药酶抑制剂与被酶转化的其他药物合用时，可使合用药物代谢减慢，血药浓度升高，药效增强，甚至产生毒性。如异烟肼与双香豆素合用，使后者代谢减慢，药效增强，需适当减少双香豆素的剂量以避免自发性出血的毒性反应。

许多药物通过影响肝药酶活性而影响药物代谢，使药物作用增强或减弱，在临床合用药物时应加以注意。常见的药酶诱导剂和药酶抑制剂对某些药物代谢的影响如表 1-2 所示。

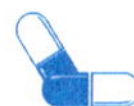

表 1-2　常见的药酶诱导剂和药酶抑制剂影响药物代谢

类型	药物种类	受影响的药物
药酶诱导剂	巴比妥类	巴比妥类、氯霉素、氯丙嗪、可的松、香豆素类、强心苷、多柔比星、雌二醇、保泰松、苯妥英钠、奎宁、睾酮
	苯妥英钠	可的松、地塞米松、地高辛、茶碱
	利福平	香豆素类、地高辛、糖皮质激素类、美沙酮、美托洛尔、口服避孕药
	格鲁米特	华法林
	保泰松	可的松、地高辛、灰黄霉素、华法林
药酶抑制剂	氯霉素、异烟肼	香豆素类、丙磺舒、甲苯磺丁脲
	红霉素、克拉霉素	华法林、茶碱、卡马西平、丙戊酸钠、环孢素
	环丙沙星、依诺沙星	华法林、茶碱、咖啡因
	西咪替丁	地西泮、氯氮䓬
	香豆素类	苯妥英钠
	保泰松	苯妥英钠、甲苯磺丁脲
	乙醇	地西泮
	别嘌醇	口服抗凝药、硫唑嘌呤
	肾上腺皮质激素	三环抗抑郁药、环磷酰胺

(四)排泄

1-3-4　微课：药物的排泄

药物及其代谢物排出体外的最终过程，称为排泄(excretion)。药物主要经尿排泄，其次经粪便排泄，挥发性药物主要经肺排泄，有些药物还可通过唾液腺、乳腺及汗腺排泄。

1. 肾脏排泄　肾脏是最重要的药物排泄器官，其对药物的排泄方式有 2 种。①肾小球滤过：肾小球毛细血管膜孔较大，除与血浆蛋白结合的结合型药物外，绝大多数游离型药物及其代谢产物可经肾小球滤过。②肾小管主动分泌：近曲小管细胞能以主动方式将药物自血浆分泌入肾小管内。除特异性转动机制分泌葡萄糖、氨基酸外，肾小管上皮细胞还存在有机酸转运系统和有机碱转运系统，分别通过主动分泌方式排泄酸性药物(青霉素、对乙酰氨基酚、呋塞米、丙磺舒等)及碱性药物(阿米洛利、多巴胺、哌替啶、氨苯蝶啶等)。分泌机制相同的药物经同一载体转运时，可发生竞争性抑制。如青霉素与丙磺舒合用，丙磺舒可抑制青霉素的分泌，使青霉素排泄速度减慢，作用时间延长。

2. 胆汁排泄　一些药物经肝代谢后从胆汁主动排泄，有些药物以原型从胆汁排泄，如红霉素、四环素、利福平等，有利于胆道感染的治疗。

肝肠循环(hepato-enteral circulation)：某些药物经肝转化后自胆汁排入肠，再被小肠重吸收进入体循环的过程。肝肠循环明显的药物(强心苷、地西泮等)，作用时间明显延长，易致蓄积中毒。

3. 其他途径　脂溶性高或弱碱性的药物(吗啡、阿托品等)可自乳汁排泄；挥发性药物和全身麻醉药可经肺排出；有些药物可自唾液排泄(异烟肼、利福平等)，故临床可采集唾液代替血液标本进行血药浓度的监测。

三、药物动力学过程

药物动力学过程是指药物在体内吸收、分布、代谢及排泄过程中，血药浓度随时间变化而变化的动态过程，也称速率过程。常用药物浓度-时间曲线、药物消除类型及一些药动学参数反映药物在体内的动态变化过程，为临床制定和调整给药方案、合理用药提供重要依据。

（一）药物浓度-时间曲线

用药后，血药浓度随时间的推移而不断发生变化，这种变化若以血药浓度为纵坐标，以时间为横坐标绘出曲线图，称药物浓度-时间曲线，简称药时曲线（图 1-6）。

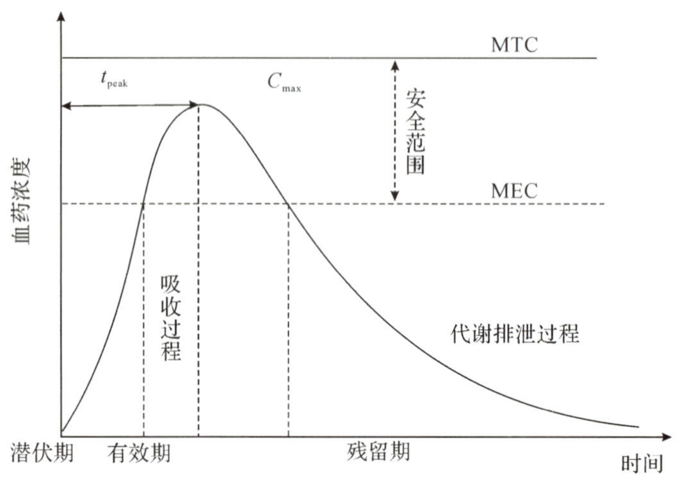

图 1-5　单次给药后的药物浓度-时间曲线

该曲线反映药物在体内吸收、分布、代谢及排泄的动态过程。曲线上升段反映药物的吸收和分布过程，曲线下降段反映药物的消除过程。当药物的吸收和消除速度相等时达到峰浓度（C_{max}），从给药至 C_{max} 的时间为达峰时间（t_{peak}）。药物在体内必须达到最小有效浓度（MEC）才能产生有效作用，但超过最小中毒浓度（MTC）时则可引起中毒。药物浓度在 MEC 和 MTC 之间所占的时间为有效期。药时曲线下所覆盖的面积称曲线下面积（area under the curve，AUC），其大小反映药物进入血循环的总量。

1-3-5　微课：药物的消除

（二）药物消除类型

药物在体内的分布、代谢和排泄过程统称药物消除，其消除类型有以下 3 种。

1. 一级动力学消除（恒比消除，线性动力学消除）　单位时间内以恒定比例消除药物，其消除速率总是与血药浓度成正比，药物半衰期是固定的。临床绝大多数药物在治疗剂量时是按此种方式进行消除的。

2. 零级动力学消除（恒量消除，非线性动力学消除）　单位时间内以恒定数量消除药物，其消除与血药浓度无关，药物半衰期随血药浓度而改变。大剂量应用时，超过机体最大消除能力按此种方式消除。

3. 米-曼动力学消除（混合消除）　即一些药物在低浓度或低剂量时，在体内按一级动力学消除，到达一定高浓度或高剂量时则按零级动力学消除。

（三）药代动力学的主要参数

1. 生物利用度（bioavailability，fraction of dose，F）　指血管外给药后，药物吸收进入体循环的相对数量和速度。通常用吸收百分率表示[式（1-1）]，也可用 AUC 表示，可按下列公式计算出绝对生物利用度[式（1-2）]和相对生物利用度[式（1-3）]，前者用于评价同一种药物不同给药途径时的吸收情况，后者则用于评价同种药物不同制剂或不同批号药物的吸收情况，是评价厂家药品质量的重要指标。

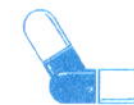

$$F(\text{生物利用度})=\frac{\text{吸收进入人体循环的药量}}{\text{给药量}}\times 100\% \quad (1\text{-}1)$$

$$F(\text{绝对生物利用度})=\frac{\text{AUC(血管外给药)}}{\text{AUC(血管内给药)}}\times 100\% \quad (1\text{-}2)$$

$$F(\text{相对生物利用度})=\frac{\text{AUC(供试药)}}{\text{AUC(标准药)}}\times 100\% \quad (1\text{-}3)$$

生物利用度的临床意义在于以下 3 方面。①是评价各种制剂质量的重要指标：制剂质量不合格，则生物利用度低，临床疗效差。即使是剂量、剂型相同的药物，如果厂家的制剂工艺不同，同一厂家生产的同一制剂的药物，批号不同其生物利用度也会有明显的差异，不同厂家生产的同一制剂生物利用度差距就更加显著(图 1-7)。因此，在临床用药时，换用同一厂家不同批号的产品或不同厂家生产的制剂(特别是苯妥英钠、地高辛等)时，应特别注意剂量的调整。②反映药物吸收速度对药效的影响：剂量、剂型相同，机体生理、病理状况不同，如空腹和饱食后给药，肝、肾功能不全时给药，均可引起生物利用度的改变，影响疗效的发挥或导致机体中毒。③首关消除可使生物利用度降低，口服用药时应重视。

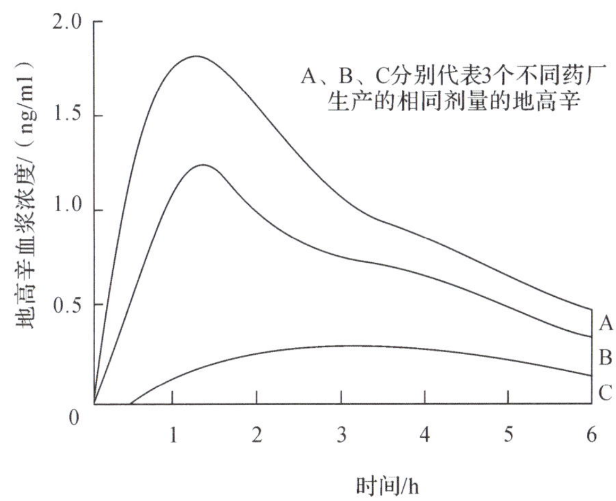

图 1-7　地高辛片剂生物利用度比较

2. 表观分布容积(apparent volume of distribution, V_d)　指药物进入机体后在理论上应占有的体液容积量。如静脉注射一定量的某药，待其分布达相对平衡后，按测得的血浆中药物浓度可计算出该药的体积容积(理论数值)，并非指药物在体内所实际占有的真正容积。V_d值大小可反映药物在体内分布的广泛程度，常用体内药物总量(A)与血浆浓度(C)的比值来表示。其计算公式为 $V_d=A(\text{mg})/C(\text{mg/L})$。

如一个 70kg 体重的正常人，总体液量约占体重的 60%，其中细胞内液约占 30L，细胞外液约占 15L(其中血浆约占 5L)。当一种药物 V_d 等于 5L 时，表示药物主要分布于血浆中；V_d 等于 10～20L 时，表示药物已进入细胞外液中；若 $V_d>40\text{L}$ 时，则表示药物已广泛进入到组织器官中；若 $V_d>100\text{L}$ 时，则表示药物高度集中于某个器官内。

已知：$V_d=10\text{L}$，C(药物浓度)$=100\text{mg/L}$

求：体内药物总量(A)，即需 i. v. 给予多少药量(mg)？

V_d的临床意义：①估计药物在体内的分布情况。V_d大，提示药物主要分布在外周组织器官，血药浓度低；V_d小，则提示药物在组织器官分布少，血药浓度高。②间接反映药物排泄的快慢和在体内存留的时间长短。③推算体内药物总量或达到某一血药浓度时所需的药量。

3. 血浆半衰期(half life time，$t_{1/2}$)　指血浆药物浓度下降一半所需的时间，反映药物在体内的消除速度，又称消除半衰期。绝大多数药物属一级动力学消除，因此 $t_{1/2}$ 是恒定值。

$t_{1/2}$ 具有重要的临床意义。①确定给药间隔时间：通常给药间隔时间为一个 $t_{1/2}$。②预测达到稳态血浓度的时间：按 $t_{1/2}$ 间隔给药，通常经过约 5 个 $t_{1/2}$ 血药浓度可保持稳定状态。③预测药物基本消除时间：一次给药经过 5 个 $t_{1/2}$ 血药浓度消除 95%以上，可认为基本消除。④药物分类的依据：根据药物 $t_{1/2}$ 长短通常将药物分为 5 类，即超短效类($t_{1/2}\leqslant$1h)、短效类($t_{1/2}$ 为 1～4h)、中效类($t_{1/2}$ 为 4～8h)、长效类($t_{1/2}$ 为 8～24h)、超长效类($t_{1/2}>$24h)。⑤肝肾功能不良的患者药物的消除能力下降，药物的 $t_{1/2}$ 将延长。

4. 稳态血浓度(steady state concentration，C_{ss})　按一级动力学消除的药物如每隔一个 $t_{1/2}$ 等量给药一次，需经 5 个 $t_{1/2}$ 血药浓度达到稳定水平，此时给药速度与消除速度相等，又称坪值。

C_{ss} 的意义：①为调整给药剂量提供依据，当疗效不佳或发生中毒反应时可通过测定 C_{ss} 调整剂量。②病情危重需立即达到有效血药浓度时，可采用“首次剂量加倍”法(负荷量)给药，1 个 $t_{1/2}$ 即可达 C_{ss}。当静脉滴注给药时，可将第一个 $t_{1/2}$ 内静脉滴注量的 1.44 倍在静脉滴注开始时注入静脉，即可立即达到 C_{ss}(图 1-8)。

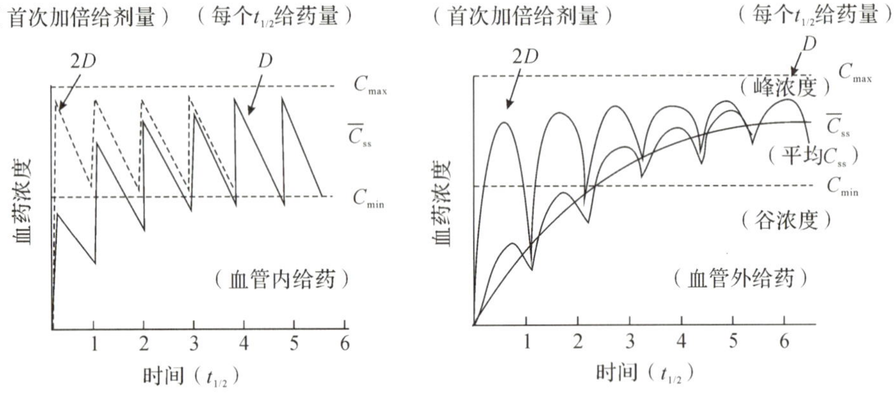

图 1-8　不同给药方案多次给药的药物浓度-时间曲线

第四节　影响药效因素及合理用药原则

学习目标

知识目标：掌握影响药物疗效的因素；熟悉耐受性与耐药性、精神依赖性与生理依赖性；了解合理用药原则。

能力目标：学会分析药物的相互作用；学会不同年龄、体重、剂量的换算。

素质目标：培养护理人员勤于思考、善于思考的工作习惯。

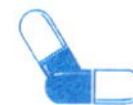

药物在机体内产生的药理效应是药物和机体相互作用的结果，受药物和机体多种因素的影响。在药物方面，受药物剂型与剂量、给药途径与给药时间以及联合用药与药物相互作用等因素的影响。机体因素主要有生理、遗传、心理、病理以及用药情况等。为使药物充分发挥疗效，减少或避免不良反应的发生，必须在合理用药原则的指导下，综合考虑各种因素对药物作用的影响，因人而异地选择适当的药物、剂量、给药途径及间隔时间等，并根据药效情况及时调整剂量，制定个体化治疗方案，达到合理用药的目的。

一、药物方面的因素

(一)药物剂型与剂量

同一药物的不同剂型，因生物利用度差异很大，故起效快慢、作用强弱、维持久暂有显著不同。口服时液体制剂比固体制剂吸收快，固体制剂中吸收速度：胶囊＞片剂＞丸剂；肌内注射时吸收快慢为水溶液＞混悬液＞油剂。近年来新制剂类型如肠溶剂、缓释剂、控释剂、靶向制剂以及透皮制剂等，具有高效、速效、长效、容易控制等优点。使用肠溶剂或缓释剂时应保持剂型的完整性，避免嚼碎或掰开分次服用，以免降低疗效，甚至产生不良反应。

药物剂量过小则疗效差，甚至无效；剂量过大，则可能发生毒性反应，重则危及生命；加之机体对药物反应存在个体差异，临床用药应因人而异，遵循剂量个体化原则。

(二)给药途径与给药时间

不同给药途径可因药物的体内过程不同而使药效强弱不同，甚至产生质的差异。如硫酸镁口服具有导泻作用，而肌内注射可产生中枢抑制作用。不同给药途径，药物吸收速度也明显不同。

给药时间可影响药物的疗效，给药间隔时间对于维持血药浓度甚为重要，需视具体药物而定。如催眠药应在睡前服；助消化药应在进餐时或餐前片刻服用；解热镇痛抗炎药阿司匹林等刺激性较强的药物宜餐后服用。给药间隔时间应根据病情需要和药物的 $t_{1/2}$ 及其他药动学参数而定。

机体内生物节律变化对药物作用有重要影响，给药时间的周期变化也会影响药物的作用。如氨茶碱早上给药，血药浓度可高于其他给药时段。地高辛宜 10:00 给药，因该时段血药浓度上升速度较慢，AUC 最大，安全而有效；而 15:00 给药，吸收速度较快，且峰浓度高，易导致中毒。肾上腺皮质激素宜 8:00 一次给予，使药效与体内激素正常分泌高峰同步，以减轻对垂体抑制的副作用。

(三)联合用药与药物相互作用

同时或相隔一定时间内使用两种或两种以上的药物，称为联合用药。其意义在于，减少药物的不良反应，延缓耐受性及耐药性的产生，延长疗程而提高药效。

药物相互作用(drug interaction)广义上是指联合用药时所发生的疗效变化。相互作用的结果只有两种可能：作用增强或作用减弱。不恰当的联合用药因药物的相互作用往往产生事与愿违的结果，即疗效降低或不良反应增加，甚至出现严重的毒性反应。药物相互作用一般均发生在体内，少数发生在体外，主要有以下 3 种作用方式。

1. 药动学方面的相互作用　是指一种药物使另一种合用的药物发生药动学的改变，从而使后一种药物的血浆浓度发生改变。其结果能影响药物在其靶器官的浓度，进而改变其作用强度(增强或减弱)。

(1)影响药物吸收:四环素与钙、镁、铁、铝等离子形成不溶性络合物而互相影响吸收。

(2)影响药物分布:多种药物同时使用,可因与血浆蛋白的竞争结合而影响药物在体内的分布。与血浆蛋白结合率高的药物合用时,一种药物被另一种药物从血浆蛋白上置换下来,游离型药物浓度增加,其药效和毒性均增强,如阿司匹林能将华法林(口服抗凝药)从血浆蛋白结合部位置换下来,引起自发性出血。

(3)影响药物代谢:药酶诱导剂可使合用的药物代谢加快,药效降低;药酶抑制剂可使合用药物代谢减慢,药效增强或产生毒性。

(4)影响药物排泄:合用经肾小管主动转运排泄的药物,可相互竞争转运系统而影响排泄;改变尿液 pH 值,可影响弱酸或弱碱性药物排泄速度。

2. 药效学方面的相互作用　是指一种药物增强或减弱另一种药物生理作用或药理效应,而对血药浓度无明显影响。其结果可分为药效的协同作用和药效的拮抗作用。

(1)协同作用(synergism):药理效应相同或相似的药物同时合用可能发生协同作用,表现为联合用药的效果等于或大于单用效果之和。可表现为:①药物的主要作用和副作用均可相加。最常见的协同作用类型是对同一系统、器官、细胞或酶的作用。乙醇具有非特异性中枢神经系统抑制作用,若在服用一般治疗剂量的巴比妥类药物、苯二氮䓬类药物、抗精神病药、镇静药、阿片类镇痛药、抗抑郁药、抗组胺药以及其他具有中枢神经系统抑制作用的药物时,饮少量酒即可引起昏睡。故对服用以上药物的患者应嘱咐服药期间禁饮酒。②改变电解质平衡产生的作用。如排钾利尿药呋塞米和氢氯噻嗪、皮质激素、两性霉素 B 均具有排钾作用,合用时易出现低血钾,与强心苷合用易致心脏毒性。③使毒性相加,如耳毒性、肾毒性及骨髓抑制。用药时应特别警惕,避免合用。

(2)拮抗作用(antagonism):两种或两种以上药物作用相反,或发生竞争性或生理性拮抗作用,表现为联合用药的效果小于单用效果之和。如静脉滴注 α 受体激动药 NA 外漏时,可用外受体阻断药酚妥拉明拮抗其强烈缩血管作用,防止局部组织坏死。

3. 药物在体外的相互作用　配伍禁忌是指药物在体外直接配伍使用时所发生的物理或化学性的相互作用而使药效降低甚至产生毒性结果。注射剂在混合使用或大量稀释时易产生化学或物理变化,静脉滴注时应特别注意配伍禁忌,避免发生严重后果。

二、机体方面的因素

(一)生理因素

1. 年龄　机体的生理功能、体液与体重的比例、血浆蛋白含量等因年龄而异。年龄对药物效应的影响主要表现在小儿和老人。

儿童各器官组织正处于生长发育阶段,肝、肾及中枢神经系统发育尚未完善,尤其是早产儿和新生儿,对中枢抑制药、中枢兴奋药、利尿药及激素类药物比较敏感,加之对药物的代谢和排泄能力较差,易发生严重不良反应,甚至产生后遗症。因此,小儿临床用药应特别注意剂量。下面主要介绍两种临床常用的小儿用药剂量的折算和计算方法。

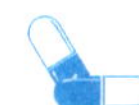

(1)根据年龄折算:如表 1-3 所示。

表 1-3　老幼药物剂量折算方法

年龄	相当于成人剂量	年龄	相当于成人剂量
初生至 1 个月	1/18～1/14	6—9 岁	2/5～1/2
1—6 个月	1/14～1/7	9—14 岁	1/2～2/3
6 个月至 1 岁	1/7～1/5	14—18 岁	2/3～全量
1—2 岁	1/5～1/4	18—60 岁	全量～3/4
2—4 岁	1/4～1/3	60 岁以上	3/4
4—6 岁	1/3～2/5		

此表仅供参考,使用时可根据患者体重、病情及药物性质等因素斟酌决定

(2)根据体重计算:最为常用,若无条件直接称重,可按年龄推算,公式如下。

1—6 个月　体重(kg)＝月龄(足月)×0.6＋3

7—12 个月　体重(kg)＝月龄(足月)×0.5＋3

1 周岁以上　体重(kg)＝年龄(周岁)×2＋8

①已知儿童体重按下式计算:小儿剂量＝每千克小儿剂量×小儿体重

②已知成人剂量按下式计算:小儿剂量＝成人剂量×小儿体重/60

③口算法:成人剂量的 2 倍与小儿体重相乘,将乘积的小数点向前移 2 位即得小儿剂量。

除此以外,按体表面积计算药物剂量是最为合理的方法,适用于各年龄段。

老年人生理功能逐渐减退,体液含量减少,脂肪增加,血浆蛋白量降低,肝、肾功能逐年衰退,对药物的代谢和排泄能力下降,导致药物 $t_{1/2}$ 延长,加之药物与血浆蛋白结合率低,游离型药物增加,故在使用血浆蛋白结合率高的药物以及主要经肝、肾消除的药物时,应适当调整剂量。老年人易健忘,应注意对其进行用药指导,以提高其用药的依从性。

老年人用药剂量应从小剂量开始,逐渐增加至个体获得满意疗效的最合适的治疗剂量,我国药典规定,60 岁以上老年人应用成年人剂量的 3/4。但一般来说,应根据年龄、体重以及体质等情况,以成年人用量的 1/5、1/4、1/2、2/3、3/4 的顺序用药,实行剂量个体化。

2. 性别　女性在月经、妊娠、分娩及哺乳期用药需特别注意。妇女月经期不宜服用峻泻药、抗凝药及利尿药等,以免发生盆腔充血、月经量过多等;妊娠期应避免使用易引起流产、早产以及具有致畸作用的药物,尤其是妊娠前 3 个月,除非特别需要,妊娠期一般不应使用药物;哺乳期应慎用经乳汁排泄的药物,如吗啡、氨茶碱等可致乳儿中毒;产前应禁用阿司匹林以及影响子宫平滑肌收缩的药物等。

(二) 遗传因素

遗传因素是药物代谢和效应的决定因素,基因是决定药物代谢酶、药物转运蛋白和受体活性及功能表达的结构基础,近年来日益受到重视,已有 100 余种与药物效应有关的遗传异常基因被发现。遗传因素对药物效应的影响主要表现为药物代谢的异常,常见以下几种。

1. 种族差异(race variation)　药物的乙酰化代谢存在遗传多态性,可将人群分为快代谢型及慢代谢型,中国人中快代谢型约占 50%,慢代谢型约占 26%,中间型约占 24%。如抗结核药异烟肼在快代谢型人群中 $t_{1/2}$ 短,需每日给药一次,易引起肝损伤;而在慢代谢型人群中 $t_{1/2}$ 长,血药浓度高,适合每周给药 1～2 次,易发生多发性周围神

经炎。该种异常只有在受到药物激发时才出现。

2. 个体差异(interindividual variation) 是指因人而异的药物反应。少数个体在质与量上对药物的反应表现出显著不同。

(1)量的差异:有些个体对药物特别敏感,应用小剂量即能产生明显的药理效应,甚至产生毒性反应,称为高敏性;而有些个体对药物的敏感性很低,必须使用较大剂量才能产生多数患者常用量时呈现的药理效应,称为低敏性或耐受性。首次用药即出现的耐受性,称为先天耐受性;反复连续用药后出现的耐受性,称为后天耐受性。

(2)质的差异:包括变态反应(如少数个体对极微量的青霉素会产生剧烈的反应,甚至发生过敏性休克而危及生命)及特异质反应(如 G-6-PD 缺乏者服用伯氨喹、磺胺类等药物易引起急性溶血性贫血等)。

(三)心理因素

患者的精神状态与药效关系密切,药物治疗的效应并非完全由药物本身这单一因素引起,一个患者服药后的效应包含药理学效应、非特异性药物效应、非特异性医疗效应和疾病的自然恢复 4 个因素。非特异性药物效应和非特异性医疗效应,加上疾病的自然康复是安慰剂效应,可占总疗效的 35%～40%。如安慰剂(placebo)在心绞痛、高血压、头痛、术后疼痛、神经症等治疗中可获得 30%～50%的疗效。狭义的安慰剂是指不具备药理活性的制剂(如乳糖、淀粉制成的片剂或仅含盐水的注射剂);广义的安慰剂还包括医护人员对患者的态度、家属的支持和鼓励(非特异性医疗效应)等。

患者的情绪、对药物的信赖程度以及医护人员的语言等均会影响药物的作用。在药物治疗中,护士要加强用药心理护理,即根据患者在用药时已经发生或可能发生的负性心理状态,从心理方面给予特殊的支持。患者对用药常见的心态有:对药物治疗信心不足或完全丧失信心;惧怕用药后产生的不良反应(如长期服用糖皮质激素所致的“满月脸”“水牛背”;抗恶性肿瘤药引起的脱发)以及怀疑某药的疗效等。护士在用药过程中要加强心理护理,用良好的语言、表情、态度和行为去影响患者,准确分析其用药心态,并针对用药心理问题主动关心、爱护和开导患者,调动其主观能动性,消除其心理顾虑,增强其战胜疾病的信心,取得护患之间的密切合作,提高药物治疗效果。

(四)病理状态

1. 疾病对药物效应的影响 神经功能状态不同可影响药效的发挥,如抑制时可耐受较大剂量的中枢兴奋药而不致惊厥;高度兴奋时又能耐受较大剂量的中枢抑制药。还应特别注意某些药物可诱发或加重某些疾病,如:氢氯噻嗪可加重糖尿病;非甾体抗炎药可诱发溃疡病;糖皮质激素可诱发或加重感染等。

2. 疾病对药物体内过程的影响 如肝、肾功能障碍分别影响药物的代谢和排泄;严重营养不良者,因血浆蛋白含量降低,游离型药物增多,药物作用增强,甚至出现毒性反应。

(五)长期用药引起的机体反应性变化

1. 耐受性与耐药性(tolerance and resistance)

(1)耐受性:机体对药物反应性降低的一种状态,有先天性和后天获得性之分。后者是在多次连续用药后,机体对药物反应性逐渐降低,需增加剂量才能保持疗效,但停药一段时间后机体可恢复原有的敏感性。如仅在应用几次后就产生耐受性,称快速耐受性(acute tolerance),如麻黄碱。有些机体对某药产生耐受性后,应用同类药物敏感性也会降低,称交叉耐受性(cross tolerance)。

(2)耐药性:病原体(微生物、寄生虫等)或肿瘤细胞对药物的敏感性降低的一种状

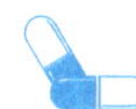

态。耐药性与耐受性是两个不同的概念，其本质的区别在于药物作用的对象不同，前者为病原体，而后者为机体。

2. 药物依赖性（dependence）　是指反复使用某些药物后，如果停药可能出现一系列的症候群，因此患者强烈要求继续服用以避免因停药而引起的不适。依赖性可表现为躯体依赖和精神依赖（见本章第二节）。

3. 停药反应（withdrawal reaction）　见本章第二节。

三、合理用药原则

合理用药原则是指在充分发挥药物疗效和尽量避免或减少不良反应的原则指导下用药。

1. 明确诊断，慎重选药　选药时必须权衡药物疗效与不良反应，从用药指征和药物经济学等角度综合考虑患者用药的适应证、禁忌证、不良反应以及经济承受能力等。

2. 制定最佳给药方案，用药个体化　根据药动学特点，制定给药方案。如选择适当的药物剂型、剂量、给药途径、给药间隔时间及疗程；不应单纯依靠书本提供的剂量，要注重患者的个体差异，做到因人而异，采用个体化治疗。

3. 合理联合用药，注意相互作用　要牢牢把握"能用一种药物就不要用两种药物"的原则，老年患者配伍用药一般不超过 4 种，避免撒网疗法。若病情需要合并用药，应尽量发挥协同作用，避免拮抗作用。

4. 对因与对症治疗并重　在采用对因治疗的同时，应采用必要的对症支持治疗，特别在严重感染和癌症化疗时，应注重增强机体免疫力，并及时处理发热及疼痛等症状。

5. 严密观察疗效，及时调整药物治疗方案　在治疗过程中，必须严密观察患者疗效及病情的变化，视病情及时调整用药种类、剂量、给药间隔时间及疗程。

思考题

1. 药物、药理学、药效学、药动学的定义是什么？
2. 用药护理研究的主要内容是什么？
3. 护士在临床用药中的职责有哪些？
4. 什么是药物不良反应？包括哪些类型？试举例说明。
5. 何谓效能和效价强度？简述其对临床用药的意义。
6. 一过量服用苯巴比妥（弱酸性药物）中毒患者应如何解救？请运用药物跨膜转运知识说明用药依据。
7. 口服给药影响药物吸收的因素有哪些？
8. 什么是血浆 $t_{1/2}$？有何临床意义？
9. 什么是酶的诱导和酶的抑制？举例说明。
10. 何谓联合用药？简述其意义。
11. 长期用药引起的机体反应性变化有哪些？
12. 简述合理用药原则。

（陈　群）

习题 1

护考模拟 1

思政学堂 1

课件 2

知识导图 2

第二章　用药护理相关知识

第一节　药品的一般知识

学习目标

知识目标：掌握常用药品的制剂与剂型特点；熟悉药品的一般知识及药品管理的相关法律和法规。

能力目标：能指导患者正确使用不同药品制剂与剂型。

素质目标：培养学生耐心细致的工作态度。

护士学习用药护理相关知识的目的在于更好地发挥其在疾病预防和药物治疗中的积极作用，不盲目地执行医嘱，而应主动参与，做到最大限度地发挥药物的疗效，防止和减少药源性疾病的发生，确保患者用药安全。

一、药品的概念与名称

药品是指用于预防、诊断、治疗人的疾病，有目的地调节人的生理功能并规定有适应证或者功能主治、用法和用量的物质，包括中药、化学药品及生物制品。药品的名称有以下 3 种。

1. 通用名　国家药典委员会按照中国药品通用名称命名原则制定的药品名称，被国家药政管理部门认定，可作为国家药典收载的法定名称。常用在处方、手册、书刊中，如“吗啡”。

2. 商品名　是药厂生产新药时，向政府管理部门申请的专属名称。如国内厂家生产的吗啡称“美非康”，而国外产品称“路泰”。近十年来商品名在临床应用广泛，同一化学成分的药物，因生产厂家不同，可有数十种名称，临床应用较为混乱。2007 年 5 月 1 日起，我国卫生部（现国家卫生健康委员会）规定处方中禁止使用商品名，必须使用通用名。

3. 化学名　按药物的化学组成及公认的命名法命名，因书写繁杂，很少被医护人员采用。如吗啡的化学名为“7,8-二脱氢-4,5-环氧-17-甲基吗啡-3,6-二醇”。

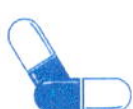

二、药品的制剂与剂型

2-1-1　知识拓展：药品各种剂型

制剂是按照国家颁布的药品规格及标准，将药物制成适合临床需要，并符合一定质量标准的制品。剂型是指将药物加工成适合患者需要的给药形式，即形态各异的制剂，便于应用、保存和携带。临床常用剂型如下。

(一)固体剂型

1. 片剂(tabella，Tab.)　将药物与适宜的辅料均匀混合，加工后压制成片状的制剂。依其制备工艺、用法和作用不同，可分为普通压制片、包衣片、含片(喉片)、舌下含片、咀嚼片、肠溶片、缓释片、植入片、纸型片等。片剂含量准确，使用方便，便于保存和运输，并适宜药厂大量生产，成本较低，是临床应用最广的固体剂型。易被胃酸破坏或需要在肠内释放的药物压制成片剂后应再包肠溶衣，如阿司匹林肠溶片；为延长某些药物的作用，减少药物的毒性反应，或使药物在单位时间内按一定比例或数量释放，制成如缓释片和控释片等；将药物经过灭菌，埋藏于皮下起长效作用的，称植入片，如睾酮植入片；将药物吸附于一定大小的可溶性纸片上的，称纸型片，如口服避孕片等。

2. 胶囊剂(capsules，Caps.)　指将药物装于空胶囊中制成的制剂。常用的胶囊剂有硬胶囊剂、软胶囊剂、肠溶胶囊剂。胶囊剂可掩盖药物的不良气味，便于吞服，生物利用度高。

3. 散剂(pulvis，Pulv.)　指一种或多种药物均匀混合制成的粉末状制剂，又称粉剂，可供内服或外用。一般将用于内服的称为散剂，如锡类散；外用的称为粉剂，如痱子粉。散剂易于分散，疗效快而强，而且制法简单，携带方便，特别适用于小儿服用。散剂可用纸袋或塑料薄膜袋分剂量包装，置于阴凉干燥处保存。

4. 冲剂(granule，Gran.)　又称颗粒剂，指药物(多半是中药)经加工制成体积小、干燥、易贮存、颗粒状、用开水冲服的制剂。其优点是不必煎熬、服用方便、易保存和携带，如板蓝根冲剂。

5. 丸剂(pilula，Pil.)　又称丸药，指药物与适宜的辅料(如蜂蜜、米糊等)均匀混合制成的球状或类球状制剂。包括蜜丸、水丸、糊丸等，如六神丸。

(二)半固体剂型

1. 软膏剂(unguent，Ung.)　指药物与适宜的基质(如油脂性、水溶性、乳剂型)混合均匀制成的半固体外用制剂。主要用于皮肤、黏膜，在局部发挥消炎杀菌、镇痛止痒、滋润防裂等作用，如氧化锌软膏。

2. 眼膏剂(oculent，Ocul.)　是无刺激性、极细腻的可专供服用的灭菌软膏剂，作用缓慢而持久，如红霉素眼膏。

3. 硬膏剂(emplast，Empl.)　指将药物混合均匀后涂于布或其他薄片上，遇热则软化而具有黏性，专供敷贴于体表的外用制剂，多具有消肿止痛、拔毒生肌作用，如伤湿止痛膏。

4. 栓剂(suppositorin，Supp.)　指药物与适宜基质制成供腔道给药的制剂，室温下为固体，进入腔道后能迅速溶化或软化，逐渐释放药物，如痔疮宁栓剂。

(三)液体剂型

液体剂型指一种或多种药物溶解或分散在溶媒中制成的剂型。按给药途径可区分为内服液体剂型和外用液体剂型。液体剂型给药途径广泛，供内服用的具有服用方便、易吸收、起效快等优点，尤其适合于婴幼儿与老年人。但也有性质不稳定，易霉变

（尤其是水溶液），必须加入防腐剂等缺点。此外，携带、运输、贮存均不方便。

1. 溶液剂（solution，Sol.） 指非挥发性药物的澄明水溶液。可内服或外用。内服溶液多装在有刻度的瓶中，瓶签（蓝色）上写明服药的格数和次数，如葡萄糖酸钙口服液。外用溶液剂必须在瓶签上注明“切勿内服”字样或贴以外用瓶签（红色）。

2. 糖浆剂（syrupus，Syr.） 指含有药物或芳香物质的浓蔗糖水溶液。可供内服，如小儿止咳糖浆等。

3. 混悬剂（suspensions） 指将难溶性固体药物，分散在液体介质中，制成混悬液供口服的液体制剂。也包括干混悬剂，临用时加水振摇即可分散成混悬液，如头孢氨苄干悬剂。

4. 乳剂（emulsions） 指两种互不相溶的液体，制成稳定的油-水型乳状液供口服的液体制剂，也包括固体药物溶解或混悬于乳状液中的口服乳剂。

5. 酊剂（tinctura，Tr.） 指药物用规定浓度的乙醇浸出或溶解而制成的澄清液体制剂，亦可用流浸膏稀释制成。供口服或外用，如阿片酊可口服，碘酊为外用。

6. 其他外用液体制剂 指一种或多种药物制成的水性、油性澄清溶液、混悬液或乳剂供外用。如供皮肤科用的有洗剂、搽剂等；供五官科用的有洗耳剂与滴耳剂、洗鼻剂与滴鼻剂、含漱剂、滴牙剂、涂剂等；供直肠、阴道、尿道用的有灌肠剂、灌洗剂等。

（四）气雾剂和喷雾剂

气雾剂和喷雾剂指药物和抛射剂一起，封装于带有阀门的耐压容器内的液体或粉状制剂。使用时，借助抛射剂的压力将内容物呈气雾状喷出。主要供呼吸道吸入，也有喷于皮肤和黏膜表面及空气消毒用，如沙丁胺醇气雾剂。

（五）注射剂（injection，Inj.）

注射剂指药物制成专供注入人体的灭菌制剂。有溶液、混悬液、乳状液以及供临用前配成溶液或混悬液的灭菌粉末制剂。多数均装于玻璃安瓿或小瓶中，又称安瓿剂或针剂。大容量（100ml 以上）的溶液态注射剂，多密封在玻璃瓶或特制的塑料袋内，称“大输液”。在溶液中不稳定的药品则以灭菌的干燥状态封装于安瓿中，称粉针剂。注射剂通过静脉、肌内、皮下注入体内，作用迅速可靠，适用不宜口服的药物和不宜口服用药的患者，是一类应用极广的剂型。但也存在制造工艺复杂、使用不便、使注射部位疼痛等缺点。

三、药品管理

（一）药品标准和药事法规

1. 药品标准 药典是一个国家记载药品标准和规格的最高法典，可作为药品生产、检验、供应和使用的依据。它是由国家药典委员会编写，由政府颁布施行的，具有法律约束力。我国迄今出版了 11 版《中华人民共和国药典》。从 1980 起，每 5 年修订颁布新版药典，现行版药典是 2015 年版。药典在我国药品的生产、药品质量的提高和确保人民用药安全有效等方面起到了重大作用。

2-1-2 相关知识：药品分类管理

生产厂家必须获得药品的批准文号、通过 GMP（药品生产质量管理规范）认证，其生产的药品才可在市场流通使用。进口药品必须拥有国家药品监督管理局批准的进口药品注册证，方可在我国销售。

2. 药事法规 为了提高药品质量，保障人民用药安全有效，从而制定出与药品生产、管理、应用有关的政策和法令。《中华人民共和国药品管理法》《中华人民共和国药

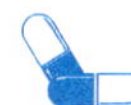

品管理实施条例》《麻醉药品和精神药品管理条例》《抗菌药物临床应用管理办法》《处方管理办法》等文件及地方行政管理部门的有关具体条文，统称为药事法规。制定目的是运用法律手段加强药品监督管理，严厉打击制售假劣药品的违法活动，保证药品质量，保障人民用药安全有效的合法权益，促进医药事业健康发展。

(二)处方药和非处方药

处方药和非处方药分类管理是世界各国通用的一种办法，其目的是确保人民用药安全、有效、便捷。我国自2000年1月1日起正式推行药品分类管理制度，按照药品安全有效、使用方便原则，依照品种、规格、适应证、剂量等，对药品分别按处方药和非处方药进行管理。处方药(prescription drugs)是必须经医生处方才能从药房或药店购买、在专业医护人员指导下使用的药物。非处方药(over the counter drugs，OTC)是不需医生处方，患者可自行判断、购买和使用的药物。

(三)特殊药品的管理和药品的贮存

1.特殊药品的管理　我国对特殊药品实行分类管理，并制定了相应的具体管理法规。一般将特殊药品分为以下4类。

(1)麻醉药品：连续使用易产生躯体依赖性、导致成瘾的药品，如阿片类、可卡因类、大麻类、人工合成麻醉性镇痛药，如哌替啶等。这类药品如为嗜好使用时，则称为毒品。麻醉药品的使用保管采用“五专”，即专人保管、专用账册、专柜加锁、专用处方、专册登记。在日常工作中，护理人员除做好以上工作外，还必须每班交接清点，护理人员对经手使用的情况必须进行专册登记，回收空安瓿或废贴。

(2)精神药品：直接作用于中枢神经系统，产生兴奋或抑制，连续使用可产生精神依赖性的药品。精神药品又分为：一类精神药品，如复方樟脑酊、安钠咖、哌甲酯、布桂嗪、司可巴比妥等；二类精神药品，如巴比妥类(司可巴比妥除外)、苯二氮䓬类及甲丙氨酯等。

(3)医疗用毒性药品：药理作用强烈、毒性极大、极量与致死量很接近、超过极量很可能导致中毒甚至死亡的药物，如士的宁、毒毛花苷K等。

(4)放射性药品：用于临床诊断和治疗的含有放射性元素的一类特殊药品。医疗单位必须持有放射性药品使用许可证方可使用。

2.药品的贮存

(1)药品的贮存：为使药品保质保效，防止因保管不当而发生变质，必须按药典或包装说明上规定的贮存方法进行保管，尤其是特殊药品。一般药品贮存应注意以下几点。①温湿度要求：一般冷藏温度为2～10℃；阴凉温度为不超过20℃；室温为10～30℃；相对湿度为35%～75%。②“五防”要求：防尘、防潮、防霉变、防虫咬、防盗。③内服、外用、注射药物必须分开存放并贴有明显不同的标签。④要求避光药品在贮存、使用过程中要有避光保护措施。应盛于棕色瓶中，也可用黑色纸或黑色布包裹。⑤定期检查药物的使用效期和质量。应按“近期先用，远期后用”的原则使用药品，绝对不能使用过期药品。发现药品颜色变化、有沉淀或异味等，应及时与药剂部门联系处理。

(2)药品的批号和有效期：①批号。我国按厂家各批药品生产的年、月、日编排。目前国内多采用8位数表示，前4位数表示年份，中间2位数表示月份，最后2位数表示日期，如20071015表示2007年10月15日生产。进口药品或国内著名的合资生产厂家有些采用新的防伪方法，与年、月、日编排方法不同。②有效期。为保证用药安全有效，我国对药品的有效期有以下明确规定。有效期是指药品在一定的贮存条件下，能够保证质量的期限。国产上市药品有效期的表示法有以下几种：一是直接标明有效期。如某药品的有效期为200705，表示该药品可使用到2007年5月31日，6月1日即过期。这是目前使用最广泛的一种表示方法。有效期标明月份的，其具体日期为该月份的最后一天。二是标明有效期年限。表示有效期几年，配合生产批号，判断有效期限是何日。如某药品标明批号20030112，有效期3年，则表示该药品可用到2006年1月11日，目前应用较少。国外进口药品一般采用EXP Date或Use before标明有效期，以表示有效期限，指药品到某一期限前使用是有效的，可看成是有效期的末端日期。如果某药标明“EXP Date：May2000”，则表示该药有效使用时限为2000年5月31日。

第二节　医用处方的基本知识

学习目标

知识目标：掌握处方的种类和管理办法；掌握处方中常用外文缩写词。
能力目标：能看懂处方，学会正确执行医嘱。
素质目标：培养护理人员执行处方过程中认真负责的态度，保障患者用药安全。

一、处方的概念和定义

医疗机构使用的处方是指由注册的执业医师和执业助理医师（以下简称医师）在诊疗活动中为患者开具的，由取得药学专业技术职务任职资格的药学专业技术人员（以下简称药师）审核、调配、核对，并作为患者用药凭证的医疗文书。处方包括医疗机构病区用药医嘱单。处方具有法律意义、经济意义和技术意义。

护理人员和药剂人员虽然没有处方权，但医生正确开具处方，药剂人员审核处方并及时、正确按处方发药，护理人员正确无误地执行处方并对用药患者具有监护责任，任何一个环节都是至关重要的。哪个环节失误都可能造成严重后果，甚至危及生命。一旦发生医疗事故，处方可作为法律凭证，追究责任。因此，医务、药剂、护理人员对处方均应高度负责，严防医疗事故的发生，保证患者用药安全。

二、处方的种类

医疗处方一般分为以下6种：

1. 普通处方　为临床用得最多的一种处方，其印刷用纸的颜色为白色。

2. 急诊处方　用于急诊患者，其印刷用纸的颜色为淡黄色，右上角标注“急诊”。

3. 儿科处方　小儿科专用处方，其印刷用纸的颜色为淡绿色，右上角标注“儿科”。

4. 麻醉药品处方　麻醉药品专用处方，其印刷用纸的颜色为淡红色，右上角标注“麻”。

5. 第一类精神药品处方　其印刷用纸的颜色为淡红色，右上角标注“精一”。

6. 第二类精神药品处方　其印刷用纸的颜色为白色，右上角标注“精二”。

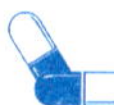

三、处方的结构与内容

处方由三部分组成：包括前记、正文和后记（图 2-1）。

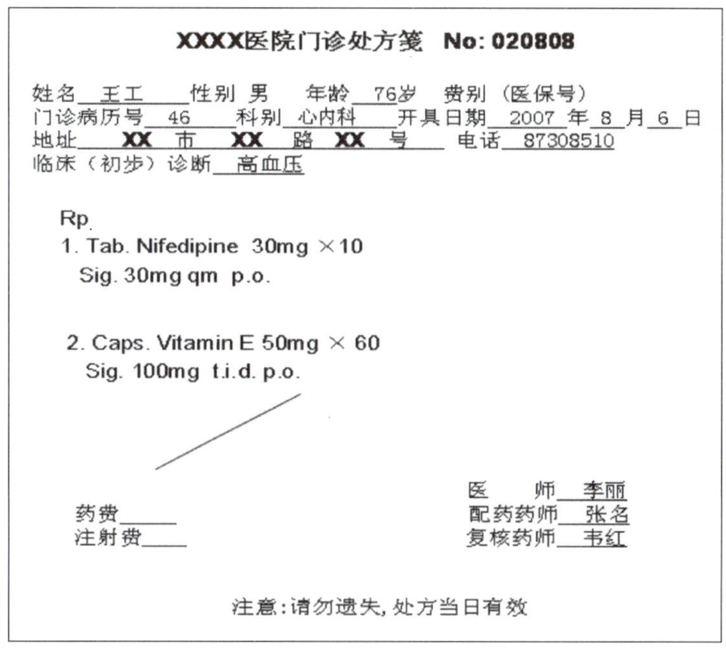

XXXX医院门诊处方笺　No: 020808

姓名 王工 性别 男 年龄 76岁 费别（医保号）
门诊病历号 46 科别 心内科 开具日期 2007 年 8 月 6 日
地址 XX 市 XX 路 XX 号 电话 87308510
临床（初步）诊断 高血压

Rp.
1. Tab. Nifedipine 30mg ×10
Sig. 30mg qm p.o.

2. Caps. Vitamin E 50mg × 60
Sig. 100mg t.i.d. p.o.

药费____
注射费____

医　　师 李丽
配药药师 张名
复核药师 韦红

注意：请勿遗失，处方当日有效

图 2-1　处方结构示例

1. 前记　包括医疗机构名称，费别，患者姓名、性别、年龄，门诊或住院病历号，科别或病区、床位号，临床诊断，开具日期等。

麻醉药品和第一类精神药品处方还应当包括患者身份证编号，代办人姓名、身份证编号。

2. 正文　以“Rp.”或“R.”（拉丁文 Recipe“请取”的缩写）标示，分列药品名称、剂型、规格、数量、用法用量。

3. 后记　医师签名或加盖专用签章，复核药师审核药品金额等，配药药师签名或加盖专用签章。

处方示例说明如下。请取：①硝苯地平控释片每片 30mg，共 10 片；用法：每次 1 片，每天早晨口服 1 次。②维生素 E 胶囊每粒 50mg，共 60 粒；用法：每次 2 粒，每日 3 次，口服。

四、开处方方法与处方管理办法

（一）处方的印制

处方标准由卫生部统一规定，处方格式由省、自治区、直辖市卫生行政部门统一制定，处方由医疗机构按照规定的标准和格式印制，其内容包括前记、正文和后记，使用 A5 纸。

（二）处方书写

处方书写应当符合下列规则：

1. 患者一般情况、临床诊断填写清晰、完整，并与病历记载相一致。

2. 每张处方限于一名患者的用药。

3.处方必须用钢笔书写，字迹清楚，不得涂改；如需修改，应当在修改处签名并注明修改日期，否则视为无效或错误处方。

4.药品名称要按国家规定的通用名书写，不得使用商品名、代号和自编的缩写。应当使用规范的中文或拉丁文名称书写，也可以使用世界通用的英文名称书写；医疗机构或者医师、药师不得自行编制药品缩写名称或者使用代号；书写药品名称、剂量、规格、用法、用量要准确规范，药品用法可用规范的中文、英文、拉丁文或者缩写体书写，但不得使用“遵医嘱”“自用”等含糊不清字句。

5.患者年龄应当填写实足年龄，对于新生儿、婴幼儿写日、月龄，必要时要注明体重。

6.西药和中成药可以分别开具处方，也可以开具一张处方，中药饮片应当单独开具处方。

7.开具西药、中成药处方，每一种药品应当另起一行，每张处方不得超过 5 种药品。

8.中药饮片处方的书写，一般应当按照“君、臣、佐、使”的顺序排列；调剂、煎煮的特殊要求注明在药品右上方，并加括号，如布包、先煎、后下等；对饮片的产地、炮制有特殊要求的，应当在药品名称之前写明。

9.药品用法用量应当按照药品说明书规定的常规用法用量选取，特殊情况需要超剂量使用时，应当注明原因，并再次签名。

10.除特殊情况外，应当注明临床诊断。

11.开具处方后的空白处画一斜线以示处方完毕。

12.药品剂量与数量用阿拉伯数字书写。剂量应当使用法定剂量单位：重量以克(g)、毫克(mg)、微克(μg)、纳克(ng)为单位；容量以升(L)、毫升(ml)为单位；国际单位(IU)、单位(U)；中药饮片以克(g)为单位。片剂、丸剂、胶囊剂、颗粒剂分别以片、丸、粒、袋为单位；溶液剂以支、瓶为单位；软膏及乳膏剂以支、盒为单位；注射剂以支、瓶为单位，应当注明含量；中药饮片以剂为单位。

(三)处方的有效性和合法性

1.经注册的执业助理医师在医疗机构开具的处方，应当经所在执业地点执业医师签名或加盖专用签章后方有效。经注册的执业助理医师在医疗机构独立从事一般的执业活动，可以在注册的执业地点取得相应的处方权。医师应当在注册的医疗机构签名留样或者专用签章备案后，方可开具处方。处方医师的签名式样和专用签章应当与院内药学部门留样备查的式样一致，不得任意改动，否则应当重新登记留样备案。

2.处方开具当日有效。特殊情况下需延长有效期的，由开具处方的医师注明有效期限，但有效期最长不得超过 3d。处方一般不得超过 7d 用量；急诊处方一般不得超过 3d 用量；对于某些慢性病、老年病或特殊情况，处方用量可适当延长，但医师应当注明理由。

3.医疗用毒性药品、放射性药品的处方用量应当严格按照国家有关规定执行。

4.医师应当按照卫生部制定的麻醉药品和精神药品临床应用指导原则，开具麻醉药品、第一类精神药品处方。门(急)诊癌症疼痛患者和中、重度慢性疼痛患者需长期使用麻醉药品和第一类精神药品的，首诊医师应当亲自诊查患者，建立相应的病历，要求其签署《知情同意书》。病历中应当留存下列材料复印件：①二级以上医院开具的诊断证明；②患者户籍簿、身份证或者其他相关有效身份证明文件；③为患者代办人员身

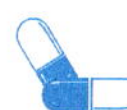

份证明文件。

5.除需长期使用麻醉药品和第一类精神药品的门(急)诊癌症疼痛患者和中、重度慢性疼痛患者外，麻醉药品注射剂仅限于医疗机构内使用。

6.为门(急)诊患者开具的麻醉药品注射剂，每张处方为一次常用量；控缓释制剂，每张处方不得超过7d常用量；其他剂型，每张处方不得超过3d常用量。

7.第一类精神药品注射剂，每张处方为一次常用量；控缓释制剂，每张处方不得超过7d常用量；其他剂型，每张处方不得超过3d常用量。哌甲酯用于治疗儿童多动症时，每张处方不得超过15d常用量。

8.第二类精神药品一般每张处方不得超过7d常用量；对于慢性病或某些特殊情况的患者，处方用量可以适当延长，医师应当注明理由。

9.为门(急)诊癌症疼痛患者和中、重度慢性疼痛患者开具的麻醉药品、第一类精神药品注射剂，每张处方不得超过3d常用量；控缓释制剂，每张处方不得超过15d常用量；其他剂型，每张处方不得超过7d常用量。

10.为住院患者开具的麻醉药品和第一类精神药品处方应当逐日开具，每张处方为1d常用量。

11.对于需要特别加强管制的麻醉药品，盐酸二氢埃托啡处方为一次常用量，仅限于二级以上医院内使用；盐酸哌替啶处方为一次常用量，仅限于医疗机构内使用。

12.医师利用计算机开具、传递普通处方(电子处方)时，应当同时打印出纸质处方，其格式与手写处方一致；打印的纸质处方经签名或者加盖签章后有效。药师核发药品时，应当核对打印的纸质处方，无误后发给药品，并将打印的纸质处方与计算机传递的处方同时收存备查。

(四)处方的保存

1.普通处方、急诊处方、儿科处方保存期限为1年，医疗用毒性药品、第二类精神药品处方保存期限为2年，麻醉药品和第一类精神药品处方保存期限为3年。

2.处方保存期满后，经医疗机构主要负责人批准、登记备案，方可销毁。

五、处方举例

例1

请取	Rp.
1.氧氟沙星片 0.3×6×2盒	1. Tab. Ofloxacin 0.3×6×2
用法：1片/次，2次/d，口服	Sig. 0.3 b.i.d p.o.
2.二甲双胍片 0.25×24×2盒	2. Tab. Metformin 0.25×24×2
用法：1片/次，3次/d，口服	Sig. 0.25 t.i.d p.o.

例2

请取	Rp.
1.5%葡萄糖注射液 500ml	1. Inj. 5%GS 500ml
2.头孢呋辛钠注射液 0.75×2×6	2. Inj. Cefuroxime 0.75×2 aa 1 ×6
用法：头孢呋辛钠每次2支加到5%葡萄糖溶液500ml中静滴，40滴/min，2次/d	Sig. aa 1 b.i.d i.v. gtt. 40drip/min

六、处方、医嘱中常用外文缩写词

处方、医嘱中常用外文缩写词与汉语对照表见表 2-1。

表 2-1 处方、医嘱中常用外文缩写词与汉语对照表

分类	外文缩写	中文	分类	外文缩写	中文
药物剂型	Aq.	水或水剂	给药途径和部位	i. v. 或(V)	静脉注射
	Tab.	片剂		i. v. gtt. 或 i. v. drip.	静脉滴注
	Caps.	胶囊剂		i. m. 或(M)	肌内注射
	Mist.	合剂		i. h. 或(H)	皮下注射
	Syr.	糖浆剂		i. d.	皮内注射
	Sol.	溶液剂		i. p.	腹腔内注射
	Inj.	注射剂		i. c. d.	脑室内注射
	Extr.	浸膏剂		i. a.	动脉注射
	Gtt.	滴剂、滴		us. int.	内服
	Drip.	滴		us. ext.	外用
	Amp.	安瓿剂		o. l.	左眼
	Tr.	酊剂		o. d.	右眼
	Ung.	软膏剂		pro. o.	眼用
	Ol.	油剂		pro. a.	耳用
	Lot.	洗剂		p. o.	口服
	Pil.	丸剂		p. r.	灌肠
	Pulv.	散剂	剂量单位	Gtt 或 drip	滴(量)
	Spt.	醑剂		g	克
	Ocul.	眼膏剂		mg	毫克
	Supp.	栓剂		μg	微克
给药时间和次数	a. c.	饭前		kg	千克
	p. c.	饭后		IU	国际单位
	a. m.	上午		U	单位
	p. m.	下午		L	升
	q. m.	每晨		ml	毫升
	q. n.	每晚		q. s.	适量
	h. s.	睡前、睡时		μl	微升
	p. r. n.	酌情而定(长期医嘱)	其他	aa	各
	q. h.	每 1 小时 1 次		ad	加至
	q. 4. h.	每 4 小时 1 次		Aq. dest	蒸馏水

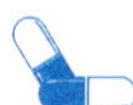

续表

分类	外文缩写	中文	分类	外文缩写	中文
给药时间和次数	q. d.	每天 1 次	其他	Co.	复方的
	b. i. d.	每天 2 次		et	和、及
	t. i. d.	每天 3 次		RP. 或 R.	请取
	q. i. d.	每天 4 次		Sig. 或 S.	用法
	q. 2. d.	每 2 天 1 次		No.	数目
	Sos.	必要时用(临时医嘱)		M. D. S.	混合、给予、标记
	St. 或 stat	立即			
	Cito.	急速地			
	lent.	慢慢地			

第三节　用药护理注意事项

学习目标

知识目标：掌握用药执行医嘱前后的注意事项，常用给药途径的护理要点；熟悉用药护理计算；了解注射液的配伍禁忌。

能力目标：能在药物治疗中正确进行护理操作；学会药物配制及输液速度调整。

素质目标：培养护理人员作为用药监护者的责任心。

一、药物治疗的护理须知

护理人员应掌握药物的基本知识并不断更新药物学的知识，了解所用药物的药理作用和理化性质、用法、用量，掌握用药时间和用药注意事项，严格按医嘱给患者用药，注意观察患者用药后的反应，评估药物的疗效，及时发现与药物有关的病情变化和不良反应，指导患者合理用药，对治疗提出合理化建议，对不合理的处方有责任提出意见，守好安全用药的最后一道防线。

1. 护理人员到药房领取药物或使用药物前，必须用肉眼进行外观质量的一般检查，对变质、包装破损、标签不清楚、超过有效期限等不符合质量要求的药物，拒绝领取及使用。

(1)对固体制剂的检查：主要指片剂、胶囊剂、散剂等，形态须完好无损，无潮解松软、结块或变硬、变色等；糖衣片的片面不应有色斑及粘连。

(2)注射剂的检查：除混悬剂或特殊药品另有规定外，必须澄明、无变色及沉淀异物。粉针剂必须加入适当溶媒后溶解至澄明，如有不溶物应与药房联系，切勿擅自使用。安瓿与输液包装有破损及瓶口松动者，不应使用。

(3)液体制剂的检查:不可用霉变、变色、出现絮状物或异味的制剂。

(4)软性制剂的检查:外观质地须均匀、无变色、无霉变、无酸败及异味等;对栓剂应要求质地较硬,便于使用。

2. 在执行医嘱前,应了解患者的诊断和病情,明确医嘱的目的,掌握所用药物的药理作用、给药途径、剂量、用法和不良反应。若对医嘱有疑问,要向医生问清楚后方可执行,对不熟悉的药物,要查阅书籍,绝对不能盲目执行医嘱。

3. 在执行医嘱时,严格执行“三查七对”制度。“三查”即给药前查、给药中查、给药后查;“七对”即对床号、姓名、药名、规格、剂量、用法、用药时间。对药名相近、异名同音的药物以及年老耳背的患者,发药时要呼唤患者的姓名,确认后再发给。

4. 在执行医嘱后,在患者用药期间,要严密观察药物的疗效和不良反应,主动询问和检查有关症状,做好记录,必要时报告医生处理。

5. 对易引起变态反应的药物,用前要仔细询问患者有无过敏史,除做过敏试验外,还要准备好急救药品。

6. 在病房发口服药或注射药物时,护士不能离开发药车,应把车推至病床旁发药或注射,保证发药车在视线之内。

7. 如在用药过程中发生差错,应立即报告医生和护士长,必要时报告临床药师,以便及时采取措施,防止进一步给患者造成危害。注意:此时护士不可慌张,在患者面前保持沉着冷静,以免加重患者心理负担。

8. 做好用药期间的心理护理,告诉患者有关药物治疗的知识,解除其对所用药物的疑虑,增强其坚持用药的信心和自我监护的能力。当患者提出疑问时,首先要表示重视,并立即查明原因,不论患者所提疑问对与错,都应向患者解释清楚后方能用药,以防发生差错。

9. 指导并教会患者合理用药是护士的职责,在整个药物治疗的过程中,护士要评估患者及家属对用药知识的掌握情况,因人而异地制订教育计划并逐步实施,使患者在住院期间和出院后能掌握所用药物的作用、用法、疗效评估、不良反应和注意事项等。如有的药物用后可能出现体位性低血压或眩晕反应,患者服后必须静卧一段时间,避免意外,尤其是老人所需知的注意事项,都应详细告诉患者或家属,以保证用药的安全有效。

二、常用给药途径的护理注意事项

不同给药方法对药物的吸收、分布、代谢和排泄都有很大的影响,可改变药物作用的性质和程度。因此,要根据药物的理化性质、药理作用、患者的情况和预期效果采取不同的给药途径,以期达到最好的治疗效果。

(一) 口服给药

口服给药是最常用、最方便、较安全的给药方法,因而患者较易接受,药物经口服后被胃肠道吸收进入血液循环,达到局部或全身起治疗作用。口服给药不适于急救、意识不清、呕吐不止、禁食等患者。服用时除应按规定的剂量及时间间隔给药外,还应注意:

1. 一般可根据药物作用特点和对胃肠道的刺激性来选择合适的给药时间。如助消化药宜饭前服,阿司匹林空腹服用对胃肠道有刺激故宜饭后服,催眠药在睡前服等。

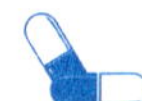

2.除特殊要求、规定，如复方氢氧化铝片等需嚼碎吞服外，一般不应破碎服用(如肠溶片、缓释片或胶囊必须吞服)，应用温开水(至少200ml)送服，以保证药物冲入胃内而不被黏附在食管壁上，以免影响吸收或产生刺激作用。不能用茶水、牛奶、唾液等送服，以免影响疗效。

3.舌下片应置于舌下，口含片应置于颊黏膜与牙龈间。告诉患者不宜吞咽或咬碎，让其慢慢溶化发挥作用，舌下片含服后30min内不应饮水或进食，以免影响药效。如硝酸甘油要舌下含服，不能吞服。

4.止咳糖浆对呼吸道黏膜有保护作用，服后不宜立即饮水，以免冲淡药液，降低疗效。如同时服用多种药物，应最后服用止咳糖浆。

5.散剂应注意正确灌服，防止呛入气管，尤其是在小儿应用时。

6.混悬液、冲剂应搅匀药液后吞服，以免残留沉淀致剂量不准。

7.一些有异味(如水合氯醛、氯化铵)或难以下咽(如液状石蜡、蓖麻油)等的药物服用时，为避免患者恶心、呕吐或拒服，应加适当矫味剂助服。有异味的可加果汁、牛奶等矫味剂，难以下咽的可加酱油等助服，但应注意加入的矫味剂不应与药物存在配伍变化。

8.有些药物(如铁盐的溶液制剂或其他酸性制剂)可腐蚀牙齿或使之变色，应让患者通过吸管吸入咽下，避免与牙齿接触。必要时可稀释后服用，并于服后及时漱口。

9.原则上应看患者服下或协助喂服后方可离开，尤其是安眠药及剂量较小的药物(如鱼肝油滴剂)，以保证用药准确、安全，防止一些依从性差的患者拒服或私自贮存药物。

(二)注射给药

注射给药包括皮下注射、皮内注射、肌内注射、静脉注射、静脉滴注等多种方法。

在尚无静脉药物配制中心的医院，注射药物的配制还需护士在病区配制室完成，因此，护士除要严格遵守有关操作规程外，还需注意以下几点。

1.在配制注射药物时的注意事项

(1)严格奉行“慎独”理念，不论有无旁人在场，严格遵守查对制度和无菌技术原则。分别在取注射剂时、配制时、放空安瓿(瓶)时查对药名(分3次查对)，并检查外观是否合格、是否在有效期内，保证用药无误。

(2)配制室光线充足，配制者注意力必须高度集中，排除一切干扰，切忌边交谈边配药。

(3)如需注射两种或两种以上药物，应核对有无配伍禁忌，确保用药安全。

(4)必须用指定的溶液稀释，剂量准确、浓度适当。粉末药须充分溶解后吸取，稠厚油类药液须加温融化后再吸取，以免引起栓塞或发热反应。

(5)水溶液不稳定的药物如青霉素及其他抗生素类，须现配现用，在规定时间内用完。

(6)加药时，要记录药名、剂量、日期及加药时间，并在输液瓶、袋上标明所加药物和加药者姓名。

2.在注射给药时的注意事项

(1)输液前应告诉患者输液目的。输液速度应根据患者年龄、病情及药液性质调整，对年老体弱者、儿童，心、肺、肾功能不良者，或滴注刺激性较强的药物时，务必谨慎，速度宜慢。输液过程中应经常检查滴速及观察输液是否畅通，瓶内液体是否流空，防止针头漏液及阻塞；并注意观察患者的反应。

(2)严格执行注射操作规程。

(3)凡对皮肤有刺激的药物，不能皮下注射，改用其他注射方式。

(4)混悬液肌内注射时，应摇匀后立即吸取并快速推入，以免药液沉淀造成阻塞或引起药液外溢。注意：混悬液切忌注入血管内。

(5)静脉注射药物必须是澄清水溶液。当药量较多且较黏稠时，要固定好针头推注，注速宜慢，并注意观察患者反应。可引起溶血反应或导致蛋白质沉淀的药物，均禁止静脉给药。

(6)输液过久时应检查有无静脉炎发生，如局部出现红肿、浸液或炎症压痛等应立即停止输液，采取局部热敷、理疗等措施，并及时报告医师做必要处理。

(7)在空气中易分解的药物，如氨茶碱、苯妥英钠等输注时，应注意观察药液的颜色及澄明度的变化。遇光易失效的药品，如对氨水杨酸、硝普钠等宜避光滴注，如采用棕色塑料袋或棕色输液器。

2-3-1 微课：常用用药护理计算

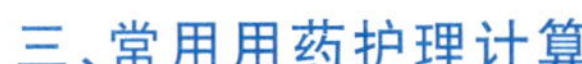

三、常用用药护理计算

常用用药护理计算和换算是护理人员在临床注射液配制、输液速度和时间的调整等操作中经常遇到的问题，必须熟练掌握。

(一)溶液浓度的计算和换算

1. 溶液稀释换算　临床常将较浓的溶液稀释成较稀溶液时使用。在溶质不变时，可依据溶液浓度与容量成反比的原理，即 $C_1V_1=C_2V_2$（C 为浓度，V 为体积）得出式(2-1)：

$$所需浓溶液(V_2)=\frac{稀释液浓度(C_1)\times稀释液量(V_1)}{浓溶液浓度(C_2)} \tag{2-1}$$

例 1　需 1%的苯扎溴铵 1000ml，而只有 5%苯扎溴铵原液，如何配制？

代入式(2-1)计算：

$$\frac{1\%\times1000}{5\%}=200(\text{ml})$$

即取 5%苯扎溴铵 200ml，加水至 1000ml，则配制成了所需要的 1%的苯扎溴铵 1000ml。

2. 不同浓度溶液混合配制的计算　适用于临床有多种浓度规格的药液，当品种不全时，可采用公式(2-2)配制所需浓度的药液（一般是配中间浓度的药液）。

$$所需浓溶液的量=\frac{所需浓度-低浓度}{高浓度-低浓度}\times所需配制溶液的量 \tag{2-2}$$

例 2　需 25%葡萄糖液 400ml，现只有 10%和 50%的两种葡萄糖液，如何配制？

代入式(2-2)计算：

$$所需\ 50\%葡萄糖溶液量=\frac{25\%-10\%}{50\%-10\%}\times400=150(\text{ml})$$

所需 10%葡萄糖液量：400－150＝250(ml)，即取 50%葡萄糖液 150ml 加入到 10%葡萄糖液 250ml 内混匀，得 25%葡萄糖液 400ml。

(二) 输液速度和时间的计算

一般医嘱多是要求规定时间内均匀输入一定量的液体药物，或医嘱只注明输注剂

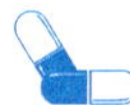

量和输注浓度，要求护理人员调整合适输液速度。可按式(2-3)、(2-4)计算：

$$\text{每分钟滴数}=\frac{\text{液体总量}}{\text{输液时间}}\times\text{滴注系数} \tag{2-3}$$

$$\text{每分钟滴数}=\frac{\text{输注剂量}}{\text{输注浓度}}\times\text{滴注系数} \tag{2-4}$$

滴注系数通常以滴管粗细及输液性质而定，普通输液为15～17滴/ml，全血为10～12滴/ml。

例3　医嘱5%葡萄糖生理盐水1000ml，加入10%氯化钾20ml，要求12h内持续滴完，求每分钟滴数。

代入式(2-3)：

$$\text{每分钟滴数}=\frac{1000}{12\times60}\times15\approx21(\text{滴})$$

例4　给一位心力衰竭患者的医嘱：硝普钠20mg加入5%葡萄糖液500ml中静滴，要求开始输注剂量为0.02mg/min，以后每5min增加0.02mg，求开始的滴速及输注剂量为0.08mg/min时的滴速？

①计算输液中硝普钠浓度：

$$\frac{20}{500}=0.04(\text{mg/ml})$$

②计算开始输注剂量为0.02mg/min时的滴速：

$$\text{每分钟滴数}=\frac{0.02}{0.04}\times15\approx8(\text{滴})$$

③计算输注剂量为0.08 mg/min时的滴速：

$$\text{每分钟滴数}=\frac{0.08}{0.04}\times15=30(\text{滴})$$

(三)微量输液泵应用的计算

1.注射泵　又称微量泵，一般所设置的计量单位为每小时毫升数，给药速度为0.1～99.9ml/h。而临床所要求的用量及速度往往是μg/(kg·min)或mg/min等，这一转换过程需要护士进行换算。

设置及换算公式如下：

$$M=\frac{V\times W\times60}{A\times K} \tag{2-5}$$

式中：V为临床要求的药物剂量[单位为μg/(kg·min)]；

W为患者的体重(单位为kg)；

A为剂量单位的换算常数；

K为液体药物浓度(单位为mg/ml，如500mg的药物置于50ml注射器内，则药物浓度为10mg/ml)；

M为应设定的每小时毫升数。

例5　需要给一体重为60kg的患者注射多巴酚丁胺5μg/(kg·min)，多巴酚丁胺浓度为10mg/ml，注射泵的设置值应该为多少？

代入式(2-5)：

$$\frac{5\times60\times60}{1000\times10}=1.8\text{ml/h}$$

注射泵应设置为每小时1.8ml。

2.输液泵　临床有时需要定量、定时滴注一定量的液体或某些药物必须定时溶解在一定量的液体中，常用输液泵来实现这一目的，通常输液泵的输液速度在1～999ml/h。多数输液泵有相配套的专用管道，以保证其流量的精确和均匀。输液泵还具有报警系统保证安全。其设置及换算如下：

例6　临床需要给患者在20min内输入20%甘露醇250ml，如何设置？

(1)根据要求换算得250ml/20min即750ml/h，故将输液泵设置为750ml/h。

(2)再设定输液总量：本例为250ml。当20min输完250ml液体时，输液泵会自动停机，并报警。

四、注射液的配伍禁忌

护理人员在临床用两种或两种以上药物同时混合静脉注射或静脉滴注给药时，可能发生变色、沉淀或肉眼觉察不到的变化，使药效下降或失效，甚至产生有毒物质，属于注射液的配伍禁忌。配伍禁忌分为物理性的、化学性的和药理性的。国内目前大多数医院注射液的配制是由护士完成的，虽然有静脉输液配伍禁忌表可供参照，但对易产生理化配伍禁忌的一些因素，护士必须掌握，从而防止配伍禁忌的发生，保证患者的安全和避免经济浪费。发生配伍禁忌有下列原因：

1.药液pH值改变　当注射液的pH值相差较大时，配伍易发生变化。如5%硫喷妥钠注射液(pH值为10.0～11.0)加至5%葡萄糖注射液(pH值为3.2～5.5)中，可产生混浊。

2.溶媒的改变　一些非水溶性药物的注射剂常用乙醇、丙二醇、甘油等作溶媒，当与水溶液混合时，因溶媒性质的改变，可有沉淀或结晶析出。如氢化可的松注射液(乙醇为溶媒)与氯化钾注射液混合时，可析出氢化可的松沉淀。

3.化学变化　即两种药物混合时产生新的化合物。如氯化钙注射液与碳酸氢钠注射液混合时，可生成难溶性碳酸钙沉淀。

4.离子间相互作用　通常阳离子型药物和阴离子型药物配伍时易发生变化，如青霉素G钠(钾)盐、巴比妥类、磺胺类等阴离子型药物与各种盐类药物混合时，可发生沉淀或结晶。而阴、阳离子型药物可与非离子型药物混合，如葡萄糖液、右旋糖酐等配伍时很少发生变化。

5.盐析作用　胶体溶液型的药物，如两性霉素B、右旋糖酐等注射液中加入盐类药物，如生理盐水、氯化钾、乳酸钠、葡萄糖酸钙等含有强电解质的注射液，会析出沉淀。故通常使用葡萄糖溶液稀释后静脉滴注。

6.药物浓度的影响　药物配伍时，有时其浓度会影响伍用效果，如间羟胺加入葡萄糖生理盐水中，一般情况下无变化，但当间羟胺浓度增至0.2g/ml时，可产生沉淀。

7.药物混合顺序的影响　输液中同时加入两种药物，直接混合可能发生配伍禁忌，如氨茶碱与四环素同时加入输液瓶内，可产生沉淀。但采取先加入氨茶碱，经摇匀后再加入四环素时，可避免沉淀。

8.输液时间的影响　有些药物如氯丙嗪、哌替啶及吗啡等配伍后分解较快，故应现配现用，并在短时间内用完，常加入莫菲滴管输入；切忌加入大输液中，以防久置变色、沉淀而失效。

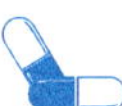

第四节　药物不良反应的监测与报告

学习目标

知识目标:掌握药物不良反应的概念和重要性;熟悉药物不良反应监测;了解药物不良反应报告的流程和填报内容。

能力目标:能填写药物不良反应的监测报告。

素质目标:培养护理人员监测药品不良反应的责任感。

一、药物不良反应监测概述

从20世纪60年代震惊世界的"反应停"事件,到近年来发生在我国的"齐二药"事件、安徽华源的"欣弗"药害事件,药物不良反应的危害不断向人类敲响了警钟。近几十年来随着化学药物种类的迅速增加,加上临床上习惯于大剂量用药、长期用药和多药合用,药物不良反应(adverse drug reaction,ADR)明显增多。身居临床第一线的护士,既是药物治疗的执行者,又是患者用药前后的监护者,在ADR监测报告过程中,起着非常重要的作用。

ADR是指合格药物在正常用法用量下出现的与用药目的无关或意外的有害反应,与药物应用有因果关系。药物不良事件(adverse drug event,ADE)是指使用药物治疗期间发生的不良医疗事件,但不一定与药物治疗有因果关系。

ADR是在药物和机体相互作用下产生的,受药物、机体、环境等因素的影响。由于新药上市前临床试验的样本有限,病种单一,多数情况下排除了特殊人群(老人、孕妇和儿童),因此,一些罕见迟发性、发生于特殊人群的不良反应难以被发现,有些ADR必须在药物大量使用后方能被发现。ADR可引起机体组织、器官产生功能性甚至器质性损害,引发一系列临床症状和体征,导致药源性疾病(drug-induced disease,DID),重者致死,这些严重的ADR又称为"药害事件"。

为了确保人民用药安全有效,很多国家建立了ADR监测制度,以加强ADR信息交流。世界卫生组织在1968年建立了国际药物监测合作计划,并建立了相应的国际ADR监测合作中心。我国1988年开始执行ADR监测制度,并于1998年成为国际ADR监测网成员国,拓宽了我国ADR监测的信息交流渠道。《药品不良反应报告和监测管理办法》的颁布健全和完善了各级ADR监测网络。

二、药物不良反应监测的主要内容

ADR监测主要是监测药物上市后的不良反应情况,是药物再评价的一部分,主要内容是:

1. 收集药物不良反应信息,对药物不良反应的危害情况进一步调查,发现各种类型的不良反应,特别是那些严重的、罕见的不良反应,要及时向药品监督管理部门报告。

2. 及时向药品生产、经营企业，医疗预防保健机构和社会大众反馈 ADR 信息，防止 ADR 的重复发生，保证人民用药安全。

三、药物不良反应监测报告

(一)ADR 报告方法

1. 自愿报告制度　又称“自发呈报”“黄卡制度”，因英国的报告卡为黄色而得名，是一种自愿而有组织的报告制度。监测中心通过把大量分散的不良反应病例收集起来，经加工、整理、因果关系评定后储存，将不良反应信息及时反馈给各监测报告单位以保障用药安全。目前，世界卫生组织(WHO)国际 ADR 监测中心的成员国大多采用这种方法。此方法优点是简便易行、耗资少、监测覆盖面大、参与人员多，是 ADR 的主要信息源。不足之处在于有漏报现象。目前，我国主要采用此呈报法。

2. 重点医院监测　是指有条件的医院，在报告 ADR 的同时进行 ADR 系统监测研究。这种方法覆盖面虽小，但针对性和准确性高，能确定 ADR 发生率。

3. 重点药物监测　主要是对一部分新药进行上市后监测，以便及时发现一些未知的或非预期的不良反应，并制作该类药物的早期预警系统。

4. 义务性监测制度　1975 年瑞典在自愿报告制度基础上发展了义务性监测制度，要求医生报告每一例不良反应，从而使报告率大为提高。

5. 速报制度　许多国家要求制药企业对发现其产品有关的 ADR 做迅速报告，这种报告在时间选择上各有解释，美国食品与药品监督管理局(FDA)要求在 15 天内将收集的病例上报。

(二)ADR 报告范围

1. 上市 5 年以内的药品和列为国家重点监测的药品，报告该药引起的所有的可疑不良反应，包括进口不足 5 年的药品。

2. 上市 5 年以上的药品，主要报告该药品严重、罕见或新的不良反应。严重的不良反应是指造成器官功能损害，导致住院治疗或延长住院时间的反应，以及发生致畸、致癌、致死、致残、出生缺陷等严重后果。新的药品不良反应，是指药品说明书中未载明的不良反应。说明书中已有描述，但不良反应发生的性质、程度、后果或者频率与说明书描述不一致或者更严重的，按照新的药品不良反应处理。

(三)ADR 报告程序

ADR 监测报告实行逐级定期报告制度。药品生产、经营企业和医疗卫生机构必须指定专(兼)职人员负责本单位生产、经营、使用药品的不良反应报告和监测工作，发现可能与用药有关的不良反应要详细记录、调查、分析、评价、处理，并填写《药品不良反应/事件报表》，每个月集中向所在地的省、自治区、直辖市 ADR 监测中心报告，其中新的或严重的 ADR 应于发现之日起 15 天内报告，死亡病例须及时报告。

我国目前医疗机构报告不良反应的程序为：

1. 临床医师、护师或药师填写报告单，交本院临床药学部门的 ADR 监测中心。

2. 本院 ADR 监测中心对收集的报告进行整理、完善，对疑难病例进行分析。然后全部上报给上一级(省、自治区、直辖市)ADR 监测中心。

3. 上一级 ADR 监测中心定期向各医院反馈本地区不良反应发生的情况，并将收集到的不良反应报告上报国家 ADR 监测中心。

4. 国家 ADR 监测中心将有关报告上报 WHO 国际药物监测合作中心，后者要求

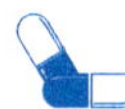

各成员国每三个月汇报一次各国收集到的不良反应信息，并将各国报告汇总分类，定期向各成员国反馈不良反应信息资料。

(四)ADR 报告表格填写注意事项

我国使用的《药品不良反应/事件报告表》(表 2-2)填写注意事项如下：

1. 填报内容应真实、完整、准确。

2. 报告表是药品安全性监测工作的重要档案资料，手工报表需要长期保存，因此务必用钢笔书写，填写内容、签署意见(包括有关人员的签字)字迹要清楚，不得用报告表中未规定的符号、代号、不通用的缩写形式和花体式签名。其中选择项画"√"，叙述项应准确、完整、简明，不得有缺漏项。

3. 每一个患者填写一张报告表。

4. 个人报告建议由专业人员填写，可以是诊治医务人员，生产企业、经营企业专职人员及专业监测机构人员。

个人发现药品引起的新的或严重的不良反应，可直接向所在地的省、自治区、直辖市药品不良反应监测中心或(食品)药品监督管理局报告。

5. 尽可能详细地填写报告表中所要求的项目。有些内容无法获得时，填写"不详"。

6. 对于报告表中的描述性内容，如果报告表提供的空间不够，可另附 A4 纸说明。并将"附件"写在一张纸的顶部，所有的附件应按顺序标明页码，附件中必须指出继续描述的项目名称。

7. 如果报告的内容是补充报告，请填写与原始报告相同的编号，并在报告左上方注明"补充报告"，与原始报告重复的部分可不必再填写。补充报告也可不填写报告表，只需要对补充部分附纸说明即可。

(五) ADR 报告表格填写详细要求

【新的】 (新的 ADR) 是指药品说明书中未载明的不良反应。

【严重】 (严重 ADR) 是指因服用药品引起以下损害情形之一的反应：

1. 死亡。
2. 致癌、致畸、致出生缺陷。
3. 对生命有危险并能够导致人体永久的或显著的伤残。
4. 对器官产生永久损伤。
5. 导致住院或住院时间延长。

【一般】 (一般 ADR) 是指新的、严重的 ADR 以外的所有不良反应。

【医疗机构】 指从事预防、诊断、治疗疾病活动并使用药品的医疗机构、疾病控制机构、保健机构、计划生育服务机构等。

【生产企业、经营企业】 指药品的生产企业和药品的销售企业。

【个人】 指消费者本人。

【编码】 通过国家药品不良反应监测系统上报后，系统自动生成电子码。

【单位名称】 填写医疗卫生机构、药品生产企业或经营企业的完整全称。

【电话】 填写报告部门的电话，注意填写区号，如：0574-87390403。

【报告日期】 填写不良反应病例报告时间，如：2007 年 6 月 13 日。

【患者姓名】 填写患者真实全名。

当新生儿被发现有出生缺陷时，如果报告者认为这种出生缺陷可能与孕妇在怀孕期间服用药品有关时，患者是新生儿。

表 2-2　药品不良反应/事件报告表

首次报告□　　跟踪报告□　　编码：____________

报告类型：新的□　严重□　一般□　报告单位类别：医疗机构□　经营企业□　生产企业□　个人□　其他□

<table>
<tr><td colspan="2">患者姓名：</td><td>性别：男□女□</td><td colspan="2">出生日期：　年　月　日
或年龄：</td><td>民族：</td><td>体重(kg)：</td><td colspan="2">联系方式：</td></tr>
<tr><td colspan="3">原患疾病：</td><td colspan="2">医院名称：
病历号/门诊号：</td><td colspan="4">既往药品不良反应/事件：有□____________无□　不详□
家族药品不良反应/事件：有□____________无□　不详□</td></tr>
<tr><td colspan="9">相关重要信息：吸烟史□　饮酒史□　妊娠期□　肝病史□　肾病史□　过敏史□____________　其他□____________</td></tr>
<tr><td>药品</td><td>批准文号</td><td>商品名称</td><td>通用名称（含剂型）</td><td>生产厂家</td><td>生产批号</td><td>用法用量（每次剂量、途径、日次数）</td><td>用药起止时间</td><td>用药原因</td></tr>
<tr><td rowspan="3">怀疑药品</td><td></td><td></td><td></td><td></td><td></td><td></td><td></td><td></td></tr>
<tr><td></td><td></td><td></td><td></td><td></td><td></td><td></td><td></td></tr>
<tr><td></td><td></td><td></td><td></td><td></td><td></td><td></td><td></td></tr>
<tr><td rowspan="3">并用药品</td><td></td><td></td><td></td><td></td><td></td><td></td><td></td><td></td></tr>
<tr><td></td><td></td><td></td><td></td><td></td><td></td><td></td><td></td></tr>
<tr><td></td><td></td><td></td><td></td><td></td><td></td><td></td><td></td></tr>
<tr><td colspan="5">不良反应/事件名称：</td><td colspan="4">不良反应/事件发生时间：　年　月　日</td></tr>
<tr><td colspan="9">不良反应/事件过程描述(包括症状、体征、临床检验等)及处理情况(可附页)：</td></tr>
<tr><td colspan="9">不良反应/事件的结果：痊愈□　好转□　未好转□　不详□　有后遗症□　表现：____________
死亡□　直接死因：____________　死亡时间：　年　月　日</td></tr>
<tr><td colspan="9">停药或减量后，不良反应/事件是否消失或减轻？　是□　否□　不明□　未停药或未减量□
再次使用可疑药品后是否再次出现同样不良反应/事件？　是□　否□　不明□　未再使用□</td></tr>
<tr><td colspan="9">对原患疾病的影响：不明显□　病程延长□　病情加重□　导致后遗症□　导致死亡□</td></tr>
<tr><td>关联性评价</td><td colspan="8">报告人评价：　肯定□　很可能□　可能□　可能无关□　待评价□　无法评价□　签名：
报告单位评价：　肯定□　很可能□　可能□　可能无关□　待评价□　无法评价□　签名：</td></tr>
<tr><td rowspan="2">报告人信息</td><td colspan="4">联系电话：</td><td colspan="4">职业：医生□　药师□　护士□　其他□</td></tr>
<tr><td colspan="5">电子邮箱：</td><td colspan="3">签名：</td></tr>
<tr><td>报告单位信息</td><td colspan="3">单位名称：</td><td colspan="2">联系人：</td><td colspan="2">电话：</td><td>报告日期：　年　月　日</td></tr>
<tr><td>生产企业请填写信息来源</td><td colspan="8">医疗机构□　经营企业□　个人□　文献报道□　上市后研究□　其他□</td></tr>
<tr><td>备　注</td><td colspan="8"></td></tr>
</table>

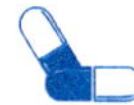

如果不良反应涉及胎儿/乳儿或者母亲，或者两者均涉及，报告人认为不良反应的发生与母亲在怀孕期间服药有关时，填报时注意：①如果不良反应没有影响胎儿/乳儿，患者是母亲；②如果不良反应是胎儿死亡或自然流产，患者是母亲；③如果只有胎儿/乳儿出现不良反应（除了胎儿自然流产/胎儿死亡），患者是胎儿/乳儿，将母亲使用的可能引起胎儿/乳儿出现不良反应的药品列在可疑药品栏目中；④如果胎儿/乳儿和母亲都有不良反应发生，应填写两张报告表，并且注明两张报告表的相关性。

【性别】　在相应方框填入"√"。在填写选择项时应规范使用"√"，不应使用"×"等其他标志，避免理解偏差。

【出生日期】　患者的出生年应填写 4 位数年份，如 2005 年。

如果患者的出生日期无法获得，应填写发生不良反应时的年龄。

【民族】　应正确填写，如汉族。

【体重】　注意以千克（公斤）为单位。如果不知道准确的体重，要做一个最佳的估计。

【联系方式】　最好填写患者的联系电话或者移动电话。如果填写患者的通信地址，请附上邮政编码。

【家族药品不良反应/事件】　选择正确选项。如果需要详细叙述，请另附 A4 纸说明。

【既往药品不良反应/事件】　包括药物过敏史。如果需要详细叙述，请另附 A4 纸说明。

【不良反应/事件名称】　应填写不良反应中最主要、最明显的症状。如不良反应/事件表：患者从×年×月×日开始使用×药，1.0g，1 次/d，静脉滴注，×日患者胸腹部出现斑丘疹，有瘙痒感，继续使用后丘疹面积增大。不良反应/事件名称可填写"皮疹"。

不良反应/事件名称的选取参考《WHO 药品不良反应术语集》。

【不良反应/事件发生时间】　填写不良反应/事件发生的确切时间。当一个新生儿被发现有出生缺陷，不良反应/事件的发生时间就是孩子的出生日期。

当一个胎儿因为先天缺陷而发生早产或流产时，不良反应/事件的发生时间就是怀孕终止日期。

【病例号/门诊号】　（企业填写医院名称）认真填写患者的病历号（门诊号）以便于对详细病历、详细资料进行查找。

【不良反应/事件过程描述及处理情况】　不良反应/事件的开始时间要用具体时间表示，如"×年×月×日"，不要用"入院后第×天""用药后第×天"等。

不良反应/事件的表现填写时要尽可能明确、具体。如为过敏性皮疹，要填写皮疹的类型、性质、部位、面积大小等；如为心律失常，要填写何种类型；如为上消化道出血，有呕血者需估计呕血量的多少等。严重病例应注意生命体征指标（体温、血压、脉搏、呼吸）的记录。

与可疑不良反应/事件有关的辅助检查结果要尽可能明确填写，如怀疑某药引起血小板减少症，应填写患者用药前的血小板计数及用药后的变化情况。如怀疑某药引起药物性肝损害，应填写用药前后的肝功能变化，同时要填写肝炎病毒学检验结果，所有检查要注明检查日期。

填写与不良反应/事件发生有关的患者病史：①高血压、糖尿病、肝/肾功能障碍等；②过敏史、怀孕史、吸烟史、饮酒史、药物滥用史等。

填写本次临床上发现的不良反应/事件的处理情况，主要是针对不良反应/事件而采取的医疗措施，也包括为做关联性评价而采取的试验和试验结果，如补做皮肤试验的情况。

【怀疑药品】 报告人认为可能与不良反应/事件发生有关的药品。如果有4种以上的怀疑药品（含4种），可另附A4纸说明。

【商品名称】 填写药品的商品名称。如果没有或者不知道商品名称，填写不详。

【通用名称】 填写完整的通用名称，不可用简称（如"氨苄""先V"等）。监测期内的药品、上市5年内的进口药品应在通用名称左上角以"*"注明。

【生产厂家】 填写药品说明书上的药品生产企业的全称，不可用简称（如"上五"、"白云"等）。

【生产批号】 填写药品包装上的生产批号，如"20060224"。

【用法用量】 填写用药剂量和给药途径。例如：500mg每天4次口服或者10mg隔日静脉滴注。如系静脉给药需注明静脉滴注、静脉注射或者莫菲滴管给药等。对于规定要缓慢静脉注射的药品应在报告表注明是否缓慢注射。

【用药起止时间】 指使用药品的同一剂量的开始时间和停止时间。如果用药过程中改变剂量应另起一行填写该剂量的用药起止时间，并予以注明。用药起止时间大于1年时，填写"×年×月×日—×年×月×日"；用药起止时间小于1年时，填写"×月×日—×月×日"；如果使用某种药品不足1d，可填写用药持续时间，如一次或者静脉滴注1h。

【用药原因】 填写使用该药品的原因，应详细填写。如：患者既往有高血压病史，此次因肺部感染而注射氨苄西林引起不良反应，用药原因栏应填肺部感染。

【并用药品】 不良反应/事件发生时，患者同时使用的其他药品（不包括治疗不良事件的药品），且报告人认为这些药品与不良反应/事件的发生无关。并用药品的信息可能提供药品之间以前不知道的相互作用的线索，或者可以提供不良反应的另外的解释，故请列出与怀疑药品相同的其他信息。如果有4种以上的并用药品（含4种），可另附A4纸说明。

【不良反应/事件的结果】 本次不良反应/事件经采取相应的医疗措施后的结果，不是指原患疾病的后果。例如患者的不良反应已经痊愈，后来又死于原患疾病或与不良反应无关的并发症，此栏仍应填"痊愈"。

不良反应/事件经治疗后明显减轻，在填写报告表时没有痊愈，但是经过一段时间可以痊愈时，选择"好转"。

不良反应/事件经治疗后，未能痊愈而留有后遗症时，应注明后遗症的表现。后遗症即永久的或长期的生理机能障碍，应具体填写其临床表现，注意不应将恢复期或恢复阶段的某些症状视为后遗症。

患者因不良反应/事件死亡时，应指出直接死因和死亡时间。对于不良反应/事件结果为有后遗症或死亡的病例，还应附补充报告（病历资料）。

原患疾病即病历中的诊断，疾病诊断应写标准全称。如急性淋巴细胞白血病，不能写ALL。

【对原患疾病的影响】 依据实际情况选择，国内有无类似不良反应报道/国外有无类似不良反应报道，依据实际情况填写，如果为文献报道，应列出文献名称、关联性评价。

依据不良反应/事件分析的5条标准（见表2-3），将关联性评价分为肯定、很可能、可能、可能无关、待评价及无法评价5级。

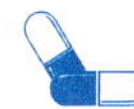

表 2-3　不良反应分析选项表

评价选项	1	2	3	4	5
肯定	＋	＋	＋	＋	－
很可能	＋	＋	＋	?	－
可能	＋	±	±?	?	±?
可能无关	－	－	±?	?	±?
待评价：需要补充材料才能评价					
无法评价：评价的必须材料无法获得					

注："＋"表示肯定；"－"表示否定；"±"表示难以肯定或否定；"?"表示不明。

【报告人职业(医疗机构)】　依据实际情况做出选择。

【报告人职务职称(企业)】　依据实际情况填写。

【报告人签名】　报告人签名应字迹清晰，容易辨认。

【不良反应/事件分析】　药品与不良反应之间的关联性评价是很复杂的，国际上有很多分析方法，我国使用的分析方法主要遵循以下 5 条原则：①用药与不良反应/事件的出现有无合理的时间关系？②反应是否符合该药已知的不良反应/事件类型？③停药或减量后，不良反应/事件是否消失或减轻？④再次使用可疑药品后是否再次出现同样不良反应/事件？⑤不良反应/事件是否可用并用药的作用、患者病情的进展以及其他治疗的影响来解释？

该栏选项由填表人根据实际情况来选择。

填表人根据严重不良反应/事件实际情况在 5 种类型中画"√"选择。

第五节　护理程序在临床用药中的运用

学习目标

知识目标：掌握用药护理中护理程序五个步骤的主要内容。
能力目标：能正确执行用药护理中的护理程序。
素质目标：培养护理人员严谨、慎独的精神。

护理程序是为服务对象提供护理照顾时所应用的工作程序，是一种系统解决问题的方法，包括评估(assessment)、诊断(diagnosis)、计划(planning)、实施(implementation)、评价(evaluation)5 个步骤。护理程序中的每一步，均有相互关联、互为影响、循环往复的特点。将该种护理工作模式用于患者药物治疗过程中，使护理工作不再局限于执行医嘱和单纯的技术操作，而是能够利用护理工作的特点和优势，更有效地为患者实施药物治疗。

一、护理评估

护理评估是药物治疗中实施护理程序的首要步骤。在进行用药前，护士必须运用药物学知识和临床实践经验，系统地收集和分析患者的生理、心理、社会及其所用药物的相关资料，找出患者现存的和潜在的健康问题。主要评估内容包括：①患者目前的医疗诊断、病情、既往病史；②患者的用药史、过敏史；③患者体格检查和实验室检查的各项资料，尤其是肝、肾功能；④患者生活习性、饮食习惯，有无不良嗜好；⑤患者家庭、职业、文化背景、社会经济状况；⑥患者和家属对疾病和药物知识的了解程度，患者的自理能力，如视力、记忆力和精神状况是否正常，对所用药物是否依赖等。

二、护理诊断

根据护理评估所得资料，确立与用药有关的护理诊断。所确立的诊断是能够全部或部分由护士独立解决的现存或潜在的健康问题，也是护士下一步制订护理措施的基础。全球公认的护理诊断是以北美护理诊断协会制定的为依据的。用药过程中的主要护理诊断如下：

1.与药物不良反应相关内容　是潜在、可能的护理诊断。如白血病患者因化疗药物引起消化道反应导致营养失调、脱发、口腔黏膜溃疡等。护理诊断如下：

(1)营养失调：低于机体需要量——与白血病代谢增加、高热、化疗致消化道反应有关。

(2)口腔黏膜改变：与白血病细胞浸润、化疗反应、继发真菌感染等有关。

(3)自我形象紊乱：与化疗药物引起脱发有关。

(4)潜在并发症：与化疗药物的副作用有关。

2.与缺乏用药知识相关内容　如因文化程度或药物信息来源受限，导致对某些疾病的药物治疗、药物的不良反应、正确使用药物的方法等知识缺乏。如肺结核患者对抗结核药物的治疗作用、不良反应及注意事项不了解，而出现不遵医行为时，护理诊断为知识缺乏，表现在以下两方面：①与缺乏抗结核病药相关知识有关；②与缺乏对结核病合理化疗重要性的认知有关。

3.与不能很好地执行药物治疗计划相关内容　如不能承担较为昂贵的治疗费用，或对药物治疗方案不予信任等。如肺结核患者表示愿意配合治疗，但因家庭经济状况窘迫而无法坚持用药；也有患者因对抗结核药物治疗时间太长、难以坚持或缺乏对结核病治疗重要性的认识而不配合。护理诊断为不合作，可能因素如下：①与家庭经济状况不佳有关；②与不能坚持长期服药有关；③与缺乏对结核病药物治疗重要性的认识有关。

三、护理计划

护理计划是以护理诊断为依据，为达到护理目标而制订的护理方案，可使药物发挥最佳疗效，防止或减轻药物不良反应。护理计划主要包括确定护理目标，为实现目标而制订的具体护理措施。护理目标是指患者通过药物治疗而达到的健康状况，也称预期结果。护理措施包括：护理人员对用药和治疗效果的观察和处理，对不良反应观察及减少或预防 ADR 的措施，对患者及家属制订药物知识教育的计划等。护理计划是护理行为的指南，因此，制订计划时力求做到目标明确、条理清晰、措施得当，并具有可操作性。例如护理诊断为“潜在并发症——抗凝治疗的副作用”的护理计划可参考如下：

1.护理目标　①无明显出血情况；②血常规监测指标在正常范围内。

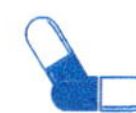

2. 护理计划

(1)评估:①皮肤黏膜出血情况;②出凝血时间;③尿色的改变;④变态反应。

(2)治疗:①出现自发性出血,遵医嘱立即停药,必要时使用相应的特效解救药;②有胸闷、气急时,遵医嘱给氧。

3. 患者和家属的教育　①监测皮肤、黏膜、尿色变化的意义;②出现严重副作用时密切配合医护的重要性;③常见 ADR 的表现及识别方法;④运动及饮食对药物疗效的影响。

习题 2

四、实施护理计划

实施护理计划是护理程序中至关重要的一步,是护理计划付诸实践的过程。通过实施计划,实现预期目标。患者病情在不断变化,在实施护理计划过程中也要体现动态变化,不断修改护理计划。药物治疗护理计划的实施,关系到用药的安全性、有效性,护理人员不但要掌握药物的药理基础理论,还应掌握相关的药物学及给药注意事项方面的知识;评价药物治疗的整个过程,随时依据病情变化进行调整,并正确、及时地做好护理记录。

五、效果评价

效果评价是护理程序的终结步骤,是将患者的实际情况与预期目标进行比较的过程。护理人员在此阶段主要通过评价药物疗效的客观指标,及时评估药物疗效是否达到预期目标,患者是否按预定方案用药,患者及家属对药物知识掌握的情况等。评价目标实现的程度有目标完全实现、部分实现、未实现 3 种。据此决定对原计划是继续实施还是修正或重新制订。效果评价同时存在于整个计划实施的过程之中。

思考题

1. 特殊药品分为几类?如何贮存?
2. 处方的种类有哪些?各类处方如何管理?
3. 熟悉处方中常用的外文缩写词。
4. 护士在执行医生医嘱前后要做好哪些事项?
5. 护士为何要注意注射液的配伍禁忌?
6. 护士在药物不良反应监测中如何发挥作用?
7. 口服和静脉给药时,要注意做好哪些护理工作?

(盛芝仁)

护考模拟 2

思政学堂 2

第二篇　化学治疗药物

第三章　化学治疗药物概论

课件 3

知识导图 3

学习目标

知识目标:掌握抗生素,抗菌谱、抗菌活性、化学治疗、抗菌后效应、细菌耐药性的基本概念;熟悉抗菌药物的作用机制;了解细菌产生耐药性的机制。

能力目标:能对抗菌药物进行分类。

素质目标:培养护理人员严格执行抗菌药物临床应用指导原则的职业态度。

感染性疾病和恶性肿瘤是人类高发疾病。对所有病原体,包括病原微生物、寄生虫及恶性肿瘤细胞所致疾病的药物治疗,统称为化学治疗,简称化疗。化学治疗药物包括抗微生物药、抗寄生虫药和抗恶性肿瘤药。抗微生物药临床应用极为广泛,在化学治疗中占有重要地位,主要包括抗菌药、抗真菌药及抗病毒药。

一、化学治疗药物的常用术语

1. 抗菌药(antibacterial drugs)　指能抑制或杀灭细菌,用于防治细菌性感染的药物,有些也可用于寄生虫感染。广义的细菌还包括放线菌、衣原体、支原体、立克次体和螺旋体。抗菌药包括抗生素和人工合成抗菌药。抗菌药临床使用时,必须注意机体、抗菌药和病原体三者间的相互关系(图 3-1)。理想的抗菌药应对病原体有高度的选择性,不易产生耐药性,对机体无毒或低毒。

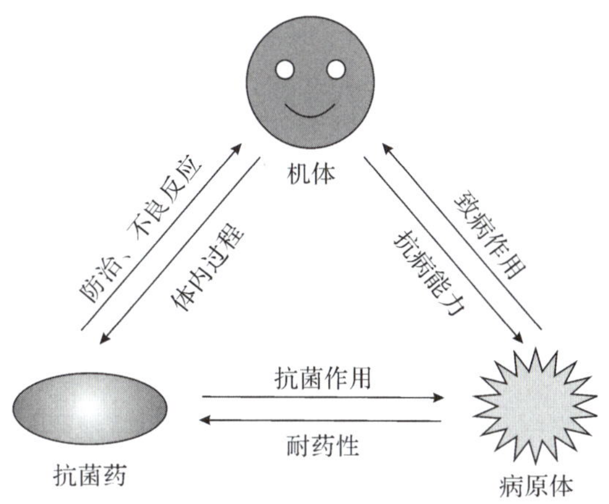

图 3-1　机体、药物和病原体三者间的相互作用

2. 抗生素(antibiotics)　指由某些微生物(细菌、真菌等)产生,能抑制或杀灭其他

病原微生物的物质，分为天然抗生素和人工半合成抗生素两类。

3. 抗菌谱　指抗菌药物的抗菌范围。可分为：①窄谱抗菌药：仅对单一菌种或菌属有抗菌作用，如青霉素、红霉素、氨基糖苷类等；②广谱抗菌药：对多种致病菌有抑制或杀灭作用，如四环素类、氯霉素等。

4. 抗菌活性　指抗菌药抑制或杀灭病原菌的能力。经体外培养试验，能抑制培养基中细菌生长的最低浓度称为最低抑菌浓度（MIC）；能杀灭培养基中细菌的最低浓度称为最低杀菌浓度（MBC）。MIC 和 MBC 对临床用药具有指导作用。

5. 抗菌后效应（post-antibiotic effect，PAE）　指细菌与抗菌药物短暂接触后，当药物浓度下降，低于 MIC 或消失后，细菌生长仍受到持久抑制的效应。浓度依赖性抗生素往往有较长 PAE，如氨基糖苷类、喹诺酮类等，即药物浓度越高，药物活性越强，应用时宜将一日用药总量一次给予，给药间隔时间延长，而疗效不减。时间依赖性抗菌药无明显 PAE，如 β-内酰胺类、头孢菌素类、甲氧苄啶等，药物浓度达到 4～5 倍的 MIC 时，抗菌活性达到饱和，即使增加药物浓度，其杀菌效力也无明显改变，应用时宜持续或一日多次给药。

6. 耐药性（resistance）　是指长期应用化疗药物后，病原体（微生物、寄生虫等）或者肿瘤细胞对化疗药物的敏感性下降甚至消失，又称抗药性。

二、抗微生物药的作用机制

抗微生物药的作用机制主要是通过干扰病原微生物的生化代谢过程，影响其结构与功能，而呈现抑菌或杀菌作用（图 3-2）。

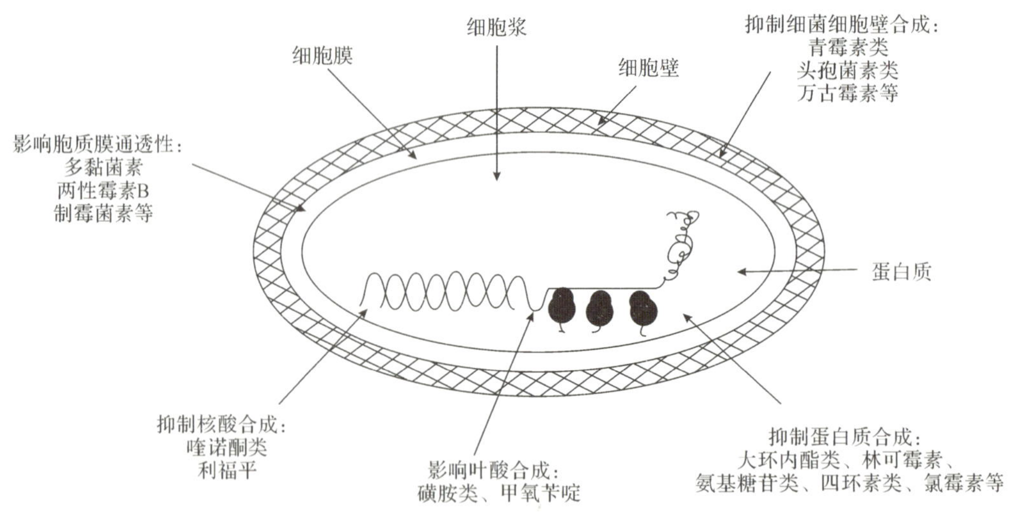

图 3-2　细菌结构与抗菌药物作用部位

1. 抑制细菌细胞壁的合成　青霉素类、头孢菌素类、万古霉素等通过抑制转肽酶，干扰细菌细胞壁黏肽的合成，使新生细胞壁缺损，在自溶酶的影响下，导致菌体肿胀、破裂、溶解而死亡。

2. 影响胞质膜通透性　多黏菌素、两性霉素 B 等能选择性地与病原体胞质膜中磷脂或固醇类物质结合，增加胞质膜的通透性，使菌体内蛋白质、核苷酸、氨基酸等重要营养成分外漏，导致病原体死亡。

3. 抑制蛋白质合成　大环内酯类、氨基糖苷类、四环素类、氯霉素、林可霉素等通过作用于病原体的核糖体，抑制菌体蛋白质合成的不同环节而呈现抑菌或杀菌作用。

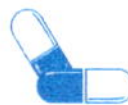

4. 抑制核酸合成　喹诺酮类抑制 DNA 回旋酶，阻碍细菌 DNA 复制而产生杀菌作用；利福平抑制 DNA 依赖性 RNA 多聚酶，阻碍 mRNA 合成。

5. 抑制叶酸合成　磺胺类、甲氧苄啶分别通过抑制病原体叶酸代谢过程中二氢蝶酸合成酶和二氢叶酸还原酶，影响四氢叶酸形成，抑制细菌的生长繁殖。

三、细菌产生耐药性的机制

细菌产生耐药性的机制主要有：

1. 产生灭活酶

(1)β-内酰胺酶(水解酶)：可水解青霉素类和头孢菌素类药物分子结构中的β-内酰胺环，使其断裂而丧失抗菌作用。

(2)氨基糖苷类抗生素钝化酶(合成酶)：如乙酰转移酶、磷酸转移酶及核苷转移酶等，可改变氨基糖苷类的分子结构而使其失去抗菌作用。

2. 改变药物作用的靶位　耐药的细菌可改变靶蛋白结构使药物不能与靶蛋白结合，如细菌对利福平的耐药；增加靶蛋白的数量，如金黄色葡萄球菌对甲氧西林耐药；生成新的对抗生素亲和力低的耐药靶蛋白，如甲氧西林耐药金黄色葡萄球菌对β-内酰胺类抗生素产生的耐药。

3. 降低细胞膜的通透性　铜绿假单胞菌的某些菌株失去其外膜上的特异通道——孔蛋白 OprD 后导致对亚胺培南耐药。

4. 改变代谢途径　如耐药菌对磺胺药的耐药，通过产生大量的对氨苯甲酸(PABA)，或直接利用叶酸生成二氢叶酸。

5. 影响主动流出系统　在细菌的胞质膜上存在药物主动外排系统(由转运分子、外膜蛋白和附加蛋白组成)，3 种蛋白的联合作用将药物泵出细菌体。细菌可通过此组跨膜蛋白主动外排药物，从而形成低水平非特异性、多重性耐药，如大肠埃希菌、金黄色葡萄球菌、铜绿假单胞菌等。

思考题

1. 简述抗菌药物的作用机制，并举例说明。
2. 简述细菌产生耐药性的机制。

习题 3

(陈　群)

课件 4

知识导图 4

第四章　抗生素

学习目标

知识目标：掌握青霉素、头孢菌素类、红霉素、磷霉素、氨基糖苷类抗生素、四环素类药物及氯霉素的抗菌谱、适应证、不良反应和用药护理；熟悉半合成青霉素、乙酰螺旋霉素、罗红霉素、阿奇霉素、林可霉素、克林霉素、阿米卡星、庆大霉素的作用特点及应用。

能力目标：能正确运用青霉素、头孢菌素类、氨基糖苷类抗生素的基本理论知识，正确执行医嘱及处理药物不良反应。

素质目标：培养护理人员敬佑生命，高度重视抗生素不良反应的职业态度。

【案例 4-1】

患者，男性，50 岁，咽痛伴发热来诊，经皮试阴性后，给予青霉素 800 万 U 加入 100ml 生理盐水中静脉滴注，次日因症状未见好转而再次来诊，继续给予同一批号青霉素静脉滴注，约 10min 后，患者突然出现胸闷气短、面色潮红、四肢冰冷、脉搏细弱，心率 120 次/min，血压降到 75/52mmHg，请问：①患者发生了哪种药物不良反应？②应立即采取哪些护理急救措施？

第一节　β-内酰胺类抗生素

β-内酰胺类抗生素是一类在化学结构中含有 β-内酰胺环结构的抗生素（图 4-1），包括青霉素类、头孢菌素类及其他 β-内酰胺类。

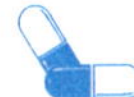

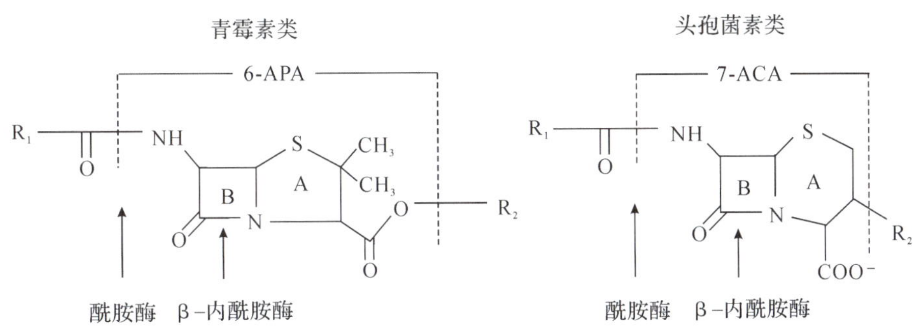

图 4-1　青霉素与头孢菌素类药物的基本结构

一、青霉素类

(一)天然青霉素

青霉素 G(penicillin G,苄青霉素,benzylpenicillin)

青霉素 G 为第一个广泛使用的抗生素,是天然青霉素的代表药。因其具有抗菌作用强、低毒、价廉等优点,故多为临床选用,常用其钠盐或钾盐,干燥粉末在室温下稳定,但水溶液极不稳定,易被酸、碱、醇、金属离子等分解破坏,且不耐热,在室温中放置 24h 大部分降解失效,并产生具有抗原性的致敏物质,故临床用药必须用前配制。

4-1-1　知识拓展:青霉素的发现

【体内过程】　不耐酸,口服迅速被胃酸及消化酶破坏而失效,故须肌内注射或静脉滴注。肌内注射吸收快且完全,30min 内血药浓度达高峰,$t_{1/2}$ 为0.5～1h,有效血药浓度维持 4～6h。体内分布广泛,在用于治疗脑膜炎时,较易进入脑脊液,可达有效浓度。主要以原型经肾小管分泌排出(90%),丙磺舒可与其竞争分泌,使青霉素 G 的作用时间延长。

【作用】　抗菌作用强,在细菌繁殖期低浓度抑菌,较高浓度杀菌,故将青霉素 G 称为繁殖期杀菌剂。但抗菌谱比较窄,其特点是:对革兰阳性菌作用强,对大多数革兰阴性杆菌作用弱,对肠球菌不敏感,对真菌、原虫、立克次体、病毒等无效。高度敏感菌包括:①革兰阳性球菌:溶血性链球菌、肺炎球菌、敏感的葡萄球菌(除金黄色葡萄球菌以外)等;②革兰阳性杆菌:白喉杆菌、破伤风杆菌、产气荚膜菌及炭疽杆菌等;③革兰阴性球菌:脑膜炎奈瑟菌及淋病奈瑟菌(不耐药的);④螺旋体:梅毒、钩端、回归热螺旋体等;⑤放线菌。

4-1-2　微课:人类第一种抗生素——青霉素

抗菌机制:青霉素 G 结构中 β-内酰胺环与敏感菌胞质膜上靶分子青霉素结合蛋白(PBPs)结合,抑制转肽酶的转肽作用,干扰细胞壁黏肽合成,造成细胞壁缺损,导致菌体膨胀、破裂而死亡。

【应用】　青霉素 G 为治疗敏感的革兰阳性球菌和杆菌、敏感的革兰阴性球菌及螺旋体所致感染的首选药。

1. 革兰阳性球菌感染　治疗溶血性链球菌引起的蜂窝织炎、丹毒、猩红热、咽炎、扁桃体炎、心内膜炎等,肺炎链球菌引起的大叶性肺炎、脓胸、支气管肺炎等,草绿色链球菌引起的心内膜炎,常需大剂量静脉滴注才有效。

2. 革兰阳性杆菌感染　治疗破伤风、白喉、气性坏疽等,因青霉素 G 对细菌产生的外毒素无效,必须配合相应的抗毒素血清使用。

3. 革兰阴性球菌感染　治疗脑膜炎奈瑟菌引起的流行性脑脊髓膜炎（青霉素G和磺胺嘧啶为并列首选药），淋病奈瑟菌所致的生殖道淋病（不耐药者）。

4. 螺旋体感染　是治疗梅毒的首选药，钩端螺旋体病、回归热等应早期、大剂量使用。

5. 放线菌感染　宜大剂量、长疗程用药。

【不良反应】

1. 变态反应　为最常见的不良反应，总发生率为3%～10%。一般表现为药热、皮疹和血清病型反应，停药后可自行消失；严重者可出现过敏性休克，若抢救不及时，患者可因呼吸困难、循环衰竭而死亡，用药者发生率约为0.4/万～1.5/万，死亡率约为0.1/万。

2. 赫氏反应　应用青霉素G治疗梅毒、钩端螺旋体、鼠咬热或炭疽等感染时，可有症状加剧现象，表现为全身不适、寒战、发热、咽痛、肌痛、心跳加快等症状，可能是大量病原体被杀死后释放的物质所致。

3. 其他不良反应　肌内注射青霉素G可产生局部疼痛，红肿或硬结。静脉滴注剂量过大（每日2000万～2500万U）可引起抽搐、昏迷等神经系统反应（青霉素脑病），大剂量青霉素钾盐静脉滴注时可出现高钾血症，甚至心律失常，故不可快速静脉滴注。

禁用于对本品或头孢菌素类过敏者及哺乳期妇女（少量从乳汁排泄），慎用于妊娠期妇女，哮喘、肝肾功能不良、重症肌无力、癫痫病患者及新生儿。

【用药护理】

1. 过敏性休克的防治措施　①仔细询问过敏史，对青霉素过敏者禁用；②初次使用、用药间隔3d以上或更换批号者必须做皮试，反应阳性者禁用；③注射液需现配现用，及时用完；④避免局部用药或在饥饿情况下注射；⑤每次用药后需观察30min，无反应者方可离去；⑥做好抢救准备：一旦发生过敏性休克，应立即皮下或肌内注射0.1%肾上腺素0.5～1ml，严重者可稀释后缓慢静脉注射或静脉滴注，必要时加入糖皮质激素和抗组胺药，并配合其他抢救措施。

2. 对长期应用或大剂量静脉滴注含钠、钾的β-内酰胺类抗生素患者，必须监测血清电解质，尤其是对合并心血管疾病的感染患者，防止出现水、钠潴留及血钾过高。

苄星青霉素（benzathine benzylpenicillin）

苄星青霉素为青霉素的二苄基乙二胺盐，肌内注射后缓慢游离出青霉素而呈抗菌作用，具有吸收较慢、维持时间长等特点，为一长效青霉素。抗菌谱与青霉素相似，但由于在血液中浓度较低，故不能替代青霉素用于急性感染。本品适用于敏感菌所致的轻度或中等度感染如肺炎、扁桃体炎、泌尿道感染及淋病等，还可用于风湿性心脏病及风湿热等患者的长期给药等。

（二）半合成青霉素类

1. 耐酶耐酸的半合成青霉素

苯唑西林（oxacillin，新青霉素Ⅱ）、氯唑西林（cloxacillin）

抗菌特点：①耐酸耐酶，可口服，对葡萄球菌产生的青霉素酶稳定；②抗菌谱同天然青霉素，但抗菌活性不及青霉素。主要用于对青霉素耐药的金黄色葡萄球菌感染。

本类药物供口服和注射的还有：萘夫西林（nafcillin，新青霉素Ⅲ）、双氯西林（dicloxacillin）、氟氯西林（flucloxacillin）。

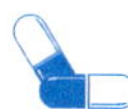

2.广谱的半合成青霉素

氨苄西林(ampicillin)、阿莫西林(amoxicillin,羟氨苄青霉素)

抗菌特点:①耐酸可口服,但不耐酶,对产酶的金黄色葡萄球菌无效;②广谱,对革兰阳性菌和革兰阴性菌均有杀灭作用,对革兰阴性杆菌作用强,对革兰阳性菌作用不及青霉素G,对肠球菌作用优于青霉素G,但对铜绿假单胞菌无效。主要用于各种敏感菌所致的全身感染。氨苄西林主要用于敏感菌所致的呼吸道、尿道、胆道、肠道感染以及伤寒、副伤寒、脑膜炎、心内膜炎等。阿莫西林适应证同氨苄西林,但对慢性支气管炎疗效优于氨苄西林,因对幽门螺杆菌杀灭作用比氨苄西林强,还可用于消化性溃疡的治疗。

本类药物供口服和注射的还有海他西林(hetacillin,phenazacillin)、美坦西林(metampicillin)。供口服的还有酞氨西林(talampicillin)、匹氨西林(pivampicillin,吡氨青霉素)和巴氨西林(bacampicillin)等。

3.抗铜绿假单胞菌的半合成青霉素

羧苄西林(carbenicillin)、哌拉西林(piperacillin)

抗菌特点:①广谱:对革兰阳性菌、革兰阴性菌、厌氧菌均有良好的杀菌作用,对革兰阴性菌作用强,尤其是对铜绿假单胞菌作用突出;②不耐酸,不耐酶,需注射给药;③与氨基糖苷类抗生素合用有协同作用,但不宜混合注射。用于铜绿假单胞菌感染及其他革兰阴性菌引起的严重感染。

本类药物供注射的还有磺苄西林(sulbenicillin)、呋布西林(furbenicillin)、替卡西林(ticarcillin,羧噻吩青霉素)以及阿洛西林(azlocillin)和美洛西林(mezlocillin)、阿帕西林(apalcillin)。

4.抗革兰阴性杆菌的半合成青霉素

美西林(mecillinam)、替莫西林(temocillin)

抗菌特点:对革兰阴性菌作用强,对革兰阳性菌作用弱,对铜绿假单胞菌无效。主要用于革兰阴性杆菌所致的泌尿生殖系统感染、伤寒及胆道感染等。

本类药物供口服的有:匹美西林(pivmecillinam),其在体内水解为美西林发挥作用。

【案例 4-2】

患者,男性,79岁,肺部感染。给予头孢哌酮/舒巴坦 2g,5%葡萄糖注射液200ml,静脉滴注,用药半月后,患者出现腹泻,水样泻,每日20余次,伴有腹部阵痛,发热(38.5℃),白细胞计数偏高,诊断为抗生素相关性腹泻,停用抗生素后静脉输注5%葡萄糖氯化钠注射液,补充钾盐,并应用甲硝唑口服一周,腹泻好转。请问:①抗生素相关性腹泻产生的原因是什么?②治疗抗生素相关性腹泻的药物有哪些?

二、头孢菌素类(先锋霉素类)

4-1-3 微课:头孢菌素类药物

头孢菌素类药物的结构中含有与青霉素相同的β-内酰胺环(图4-1),抗菌机制与青霉素相似,具有抗菌广、杀菌力强、对β-内酰胺酶有不同程度的稳定性、变态反应少等优点。本类药物多数不耐酸,需注射给药,少数药物如头孢氨苄、头孢拉定、头孢呋辛酯、头孢克洛、头孢克肟等口服有效。

1. 药物分类、作用特点及临床应用　根据抗菌谱、作用强度、对β-内酰胺酶的稳定性及对肾脏的毒性将头孢菌素分为4代（表4-1）。

表4-1　常用头孢菌素药物分类、作用特点及临床应用

分类及常用药物	作用特点	临床应用
第一代 头孢氨苄（cefalexin） 头孢唑林（cefazolin） 头孢拉定（cefradine）	①对革兰阳性菌抗菌作用较第二、三代强，但对革兰阴性菌的作用弱，对铜绿假单胞菌无效；②对青霉素酶稳定，但可被革兰阴性菌β-内酰胺酶破坏；③肾毒性，头孢氨苄较重，头孢拉定较轻	主要用于耐药金黄色葡萄球菌及其他敏感菌所致的呼吸道、尿道、皮肤及软组织等感染和败血症
第二代 头孢呋辛（cefuroxime） 头孢克洛（cefaclor）	①对革兰阳性菌抗菌作用较逊于第一代，对革兰阴性菌作用明显，对部分厌氧菌有效，对铜绿假单胞菌无效；②对多种β-内酰胺酶比较稳定；③肾毒性较小；④体内分布广，头孢呋辛可进入脑脊液	主要用于大肠埃希菌、克雷伯菌、吲哚变形杆菌所致的肺炎、胆道感染、败血症、腹膜炎和盆腔感染等。头孢克洛与氨基糖苷类合用可有效治疗流感嗜血杆菌引起的脑膜炎。头孢呋辛也可用于脑膜炎和尿道感染
第三代 头孢噻肟（cefotaxime） 头孢曲松（ceftriaxone，菌必治） 头孢他啶（ceftazidime，复达欣） 头孢哌酮（cefoperazone）	①对革兰阳性菌抗菌作用弱，对革兰阴性菌的作用较强，对厌氧菌、铜绿假单胞菌作用较强；②对各种β-内酰胺酶稳定；③基本无肾毒性；④体内分布广，组织穿透力强。头孢哌酮、头孢曲松、头孢他啶在胆汁中分布浓度高，后两者可进入脑脊液	主要用于治疗尿道感染以及败血症、脑膜炎、肺炎等严重感染。抗铜绿假单胞菌宜选用头孢他啶、头孢哌酮，但后者单用易致耐药性，常与氨基糖苷类合用。新生儿脑膜炎和肠杆菌所致的成人脑膜炎需选用头孢曲松、头孢他啶
第四代 头孢匹罗（cefpirome） 头孢吡肟（cefepime） 头孢利定（cefalorne）	①对革兰阳性、革兰阴性菌均有高效；②对各种β-内酰胺酶高度稳定；③无肾毒性	主要用于治疗对第三代头孢菌素耐药的细菌的感染

2. 不良反应　常见变态反应，多为皮疹、荨麻疹等，过敏性休克罕见，但与青霉素有交叉过敏现象，5%～10%的青霉素过敏者对头孢菌素过敏。口服给药可发生胃肠道反应，静脉给药可发生静脉炎。第一代头孢菌素大剂量使用时可出现肾脏毒性，第三、四代头孢菌素使用时偶见二重感染。

3. 用药护理　①第一代头孢菌素应注意避免与氨基糖苷类和强效利尿剂合用，以免增强肾毒性。②使用第一代头孢菌素类药物，要注意监测尿蛋白、血尿及观察尿量、尿色。③久用可抑制维生素K合成而引起出血，用药期间应观察患者有无出血倾向，必要时酌情补充维生素K。不宜与抗凝血药合用。

三、其他β-内酰胺类

本类抗生素的化学结构中虽有β-内酰胺环，但无青霉素类与头孢菌素类的基本结构。

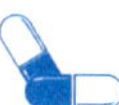

亚胺培南(imipenem)、美罗培南(meropenem)

此两药为碳青霉烯类。其抗菌特点:①抗菌谱广,对革兰阳性菌和革兰阴性菌有效,对厌氧菌有强效(亚胺培南作用最强);②对β-内酰胺酶高度稳定,且有抑酶作用;③亚胺培南易被肾脱氢肽酶降解,临床所用的制剂是与此酶特异性抑制剂西司他丁等量配比的复方注射剂,称为泰能(tienam)。临床主要用于革兰阳性菌、革兰阴性菌及厌氧菌所致的各种严重感染。

头孢西丁(cefoxitin)、头孢美唑(cefmetazole)

两药均为头霉素类。其抗菌特点:①抗菌谱广,对革兰阴性杆菌作用强,对厌氧菌高效,与第二代头孢菌素相似;②对β-内酰胺酶高度稳定。主要用于治疗革兰阴性杆菌包括需氧和厌氧菌引起的盆腔、腹腔及妇科的混合感染。

拉氧头孢(latamoxef)

拉氧头孢为氧头孢烯类。其抗菌特点:①抗菌谱和抗菌活性与第三代头孢菌素相似;②对β-内酰胺酶高度稳定,脑脊液中药物含量高,作用维持时间长。主要用于治疗尿道、呼吸道、妇科、胆道感染及脑膜炎、败血症。因可影响凝血功能而致出血,重者可致死,限制了其在临床的应用。

氨曲南(aztreonam)

本药为单环β-内酰胺类。其抗菌作用特点:①对革兰阴性杆菌高度敏感,对革兰阳性球菌、厌氧菌作用弱;②对β-内酰胺酶高度稳定。主要用于大肠埃希菌、沙门菌属、克雷伯菌和铜绿假单胞菌等所致的下呼吸道、尿道、软组织感染及脑膜炎、败血症的治疗。

克拉维酸(clavulanic acid)、舒巴坦(sulbactam)、他唑巴坦(tazobactam)

本药为β-内酰胺酶抑制剂。本身无或有微弱的抗菌活性,但能抑制β-内酰胺酶,与β-内酰胺类抗生素合用或组成复方制剂使用,可扩大其抗菌谱,增强抗菌作用。主要用于革兰阴性杆菌、耐药金黄色葡萄球菌和厌氧菌所致的严重感染(表4-2)。

表4-2 β-内酰胺酶抑制剂的复方制剂

复方制剂	组成	给药途径
优立新	氨苄西林∶舒巴坦=2∶1	i. m. , i. v.
奥格门汀,安灭菌	阿莫西林∶克拉维酸=2∶1,5∶1	p. o.
他唑星,特治星	哌拉西林∶他唑巴坦=4∶1或8∶1	i. v.
替门汀,特美汀	替卡西林∶克拉维酸=15∶1或30∶1	i. m. , i. v.
舒普深	头孢哌酮∶舒巴坦=1∶1	i. m. , i. v.
新治菌	头孢噻肟∶舒巴坦=2∶1	i. m. , i. v.

4-2-1 微课：大环内酯类药物

第二节 大环内酯类抗生素

【案例 4-3】

患者，女性，18 岁，因感冒后身体极度不适住院。患者入院前 1 周患感冒，主要表现为乏力、头痛、咽痛、寒战、发热、恶心及呕吐等症状。因未得到充分休息，病情加重，出现刺激性阵咳、脓性黏痰等呼吸道症状。体温 39℃，胸片示间质性肺炎，白细胞数 8.5×10^9/L，血沉第 1 小时末 50mm（魏氏法），诊断为支原体肺炎。治疗开始先后给予青霉素 G 和头孢噻肟 1 周多，但疗效不显著。后经输注 1 周红霉素，病情明显好转，继续口服 1 周阿奇霉素，患者痊愈。请问：①青霉素 G 和头孢噻肟为什么对此患者无效？②红霉素的抗菌谱有何特点？除红霉素外，还有哪些药物对支原体肺炎有效？

大环内酯类是一类含有 14～16 个大内酯环结构的抗生素，以红霉素、罗红霉素、克拉霉素及阿奇霉素为代表。红霉素为 20 世纪 50 年代发现的第一代大环内酯类药物，后因抗菌谱窄、不良反应大、耐药性等问题，70 年代起陆续发展了第二代半合成大环内酯类，最具代表性的是克拉霉素和阿奇霉素，80 年代开发了第三代大环内酯类，代表药为泰利霉素和喹红霉素。药物作用机制是与细菌核糖体 50S 亚基结合，抑制蛋白质合成，属快速抑菌药。该类药物由于结构相似，细菌对各药存在不完全交叉耐药性，但与其他抗菌药物无交叉耐药性。

红霉素（erythromycin）

【体内过程】 为碱性抗生素，不耐酸，碱性环境中抗菌活性增强。口服宜用肠溶片或酯化物（如琥乙红霉素、依托红霉素等），体内分布广，尤以胆汁中浓度高，但不易透过血-脑脊液屏障。主要经肝脏代谢，胆汁排泄，肝功能不全者药物排泄速度减慢。

【作用与应用】 抗菌谱与青霉素 G 相似，但抗菌强度不及青霉素 G。①革兰阳性菌：对金黄色葡萄球菌（包括耐药菌）、表皮葡萄球菌、链球菌、肺炎球菌、白喉杆菌、梭状芽孢杆菌等抗菌作用强；②部分革兰阴性菌：对脑膜炎奈瑟菌、淋病奈瑟菌、流感杆菌、百日咳鲍特菌、布鲁斯菌、军团菌及弯曲杆菌高度敏感；③多种厌氧菌（除脆弱类杆菌及梭杆菌外）：具有相当的抗菌活性；④其他：对螺旋体、肺炎支原体、立克次体、衣原体也有抑制作用。细菌对红霉素易产生耐药性，但停药可恢复。

临床主要用于：①轻、中度耐药金黄色葡萄球菌感染以及对青霉素过敏患者；②作为首选药用于治疗军团菌病、支原体肺炎、弯曲杆菌所致感染、沙眼衣原体致婴儿肺炎和结肠炎、白喉带菌者。

【不良反应】

1. 刺激症状 刺激性大，口服可引起消化道反应，如恶心、呕吐、上腹部不适及腹泻等；静脉给药可引起血栓性静脉炎。

2. 肝损害 红霉素酯化物引起肝损害，出现转氨酶升高、肝大及胆汁淤积性黄疸等，及时停药可恢复。

3. 假膜性肠炎 口服偶可致肠道菌株失调，引起假膜性肠炎。禁用于对本品过敏者及肝脏病变患者，慎用于妊娠与哺乳期妇女。

4. 耳鸣及听力减退 不宜与其他耳毒性药物（如高效利尿药、氨基糖苷类）联用，因可加重耳毒性。

【用药护理】

1. 用药（尤其是红霉素酯类）期间，应定期检查肝功能，嘱咐患者及家属注意是否有皮肤及巩膜黄染和全身不适、恶心、厌食、腹胀、腹痛及黄疸症状，如出现应立即停药，可恢复。

2. 不宜与青霉素合用，以防产生拮抗作用；也不宜与四环素类药物合用，防止加重肝损害。治疗泌尿道感染时合用碳酸氢钠可增强疗效，不宜与酸性药物配伍。

3. 相关用药知识宣教：①教育患者和家属红霉素片（尤其是肠溶片）应整片吞服，服药前和服药时不宜饮用酸性饮料，以免降低疗效及增加胃肠道反应；②老人、妇女及肝肾功能不全者使用易损伤听力，尤其是大剂量（4g/d 以上），叮嘱患者当出现眩晕、耳鸣症状时，应立即报告，停药可恢复。

阿奇霉素（azithromycin）

【体内过程】 口服后迅速吸收，生物利用度为 37%。体内分布广泛，在各组织内浓度可达同期血浓度的 10～100 倍，$t_{1/2}$ 长达 35～48h，每日仅需给药 1 次，给药量的 50%以上以原型经胆道排出。

【作用与应用】 抗菌谱比红霉素广，对革兰阳性菌作用明显强于红霉素，对某些细菌表现为快速杀菌作用，而其他大环内酯类为抑菌剂。本品对于耐红霉素的革兰阳性菌，包括粪链球菌（肠球菌）以及耐甲氧西林的多种葡萄球菌菌株呈现交叉耐药性。主要用于呼吸道、泌尿道、皮肤软组织感染及性传播性疾病的治疗。

【不良反应】 服药后可出现腹痛、腹泻、上腹部不适、恶心、呕吐等胃肠道反应，其发生率明显较红霉素低。偶可出现轻至中度腹胀、头昏、头痛及发热、皮疹、关节痛等变态反应。少数患者可出现一过性中性粒细胞减少、血清氨基转移酶含量升高。

【用药护理】

1. 进食可影响阿奇霉素的吸收，故需在饭前 1h 或饭后 2h 口服，不宜与含铝或镁的抗酸药同时服用。

2. 用药期间定期随访肝功能，由于肝胆系统是阿奇霉素排泄的主要途径，肝功能不全者慎用，严重肝病患者不应使用。

3. 用药期间如果发生变态反应，应立即停药，并采取适当措施。

4. 治疗期间，若患者出现腹泻症状，应考虑假膜性肠炎发生。如果诊断确立，应采取相应治疗措施，包括维持水、电解质平衡，补充蛋白质等。

5. 不宜肌内注射给药，单次静脉滴注时间不宜少于 60min，滴注液浓度不得高于 2mg/ml。

6. 与氨茶碱合用时，应注意检测后者的血浓度，与华法林合用时应注意检查凝血酶原时间。

地红霉素（dirithromycin）

地红霉素为 14 元内酯环的大环内酯类抗生素，红霉胺的前体药物。抗菌谱包括以下几种。需氧革兰阳性菌：金黄色葡萄球菌（仅用于对甲氧西林敏感的菌）、肺炎链球菌，化脓链球菌；需氧革兰阴性菌：流感嗜血杆菌、嗜肺军团菌、卡他莫拉菌；其他病原体如肺炎支原体。适用于12岁以上患者，用于敏感菌所致的慢性支气管炎急性发作、社区获得性肺炎、鼻咽炎、扁桃体炎、单纯性皮肤和软组织感染等。各种不良反应发生率在大环内酯类较高，主要为腹痛、头痛、恶心、腹泻、呕吐、消化不良、皮疹、瘙痒、咳嗽剧增等。禁用于对本品、红霉素和其他大环内酯抗生素严重过敏的患者，孕妇、哺乳期妇女、较重肝功能异常者慎用。本药应与食物同服或饭后1h内服用，不得分割、压碎、咀嚼。

罗红霉素（roxithromycin）

抗菌谱与红霉素相似，对酸稳定，空腹服用吸收良好，抗菌活性与红霉素相似，$t_{1/2}$长达8.4～15.5h，每日口服1～2次即可，肝肾功能不全者半衰期延长。主要用于敏感菌所致的呼吸道、泌尿道、皮肤及软组织、耳鼻咽喉等部位感染。不良反应轻，主要以胃肠道反应为主。

克拉霉素（clarithromycin）

抗菌活性强于红霉素，对酸稳定，口服吸收迅速完全，且不受进食影响，分布广泛且组织中的浓度明显高于血中，不良反应发生率较红霉素低。但首关消除明显，生物利用度仅为55%。主要用于呼吸道、泌尿道、皮肤软组织感染及幽门螺杆菌引起的消化性溃疡。

第三节　林可霉素类抗生素

【案例4-4】

患者，男性，38岁，骨髓炎，对青霉素过敏。体外药敏试验显示致病菌对红霉素敏感，但用药3d患者未见好转。甚至有恶化倾向，从第四天起用克林霉素替代了红霉素，患者开始退烧，病情趋于改善。请问：①红霉素为什么对骨髓炎无效？②克林霉素有何抗菌特点？

林可霉素（lincomycin，洁霉素）、克林霉素（clindamycin，氯洁霉素）

【体内过程】　林可霉素空腹口服20%～30%被吸收，进食后吸收更少。克林霉素口服吸收快而完全，约90%被吸收，进食对吸收的影响不大。两药分布广，尤以骨组织中药物浓度最高。可透过胎盘，主要经肝代谢，肾排泄，也可经乳汁分泌排泄。

【作用与应用】　抗菌谱与红霉素相似且较窄，通过抑制蛋白质合成而呈现抑菌作用，为窄谱抑菌药。抗菌作用特点：①对多数革兰阳性菌作用强，如对耐青霉素的金黄色葡萄球菌、化脓性链球菌、肺炎球菌及厌氧菌均有良好的抗菌效果；②对多数革兰阴性菌作用弱或无效。对于普通感染，一般不作为一线药物。主要用于金黄色葡萄球菌

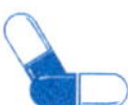

所致的急、慢性骨髓炎(首选药);也用于厌氧菌引起的腹膜炎和盆腔感染。

克林霉素吸收、抗菌活性、临床疗效均优于林可霉素。细菌在两药间存在完全交叉耐药。

【不良反应】 口服或注射均可发生胃肠道反应,症状为恶心、呕吐、食欲不振、胃部不适和腹泻,严重时可致假膜性肠炎,甚至致死,可用万古霉素和甲硝唑治疗;具有神经肌肉阻滞作用;偶见皮疹、骨髓抑制及肝损害等。禁用于对本类药物过敏者及1岁龄以下的新生儿。肝功能不全者、孕妇及哺乳期妇女慎用。

【用药护理】

1. 长期应用应定期检查血常规和肝功能,及时发现对造血系统可能发生的损害;注射时应嘱咐患者斜卧或半休息并常查血压,防止低血压、晕厥发生;注意患者是否有腹泻发生,遇此症状应立即停药,必要时可用去甲万古霉素治疗。

2. 口服时药效易受食物影响,应嘱患者空腹或饭后2h服,并多饮水,以防药物黏附在食管上引起食管炎,克林霉素受食物影响小。

3. 因具有神经肌肉阻滞作用,避免与氨基糖苷类抗生素合用,与麻醉药、肌松药合用时应注意调整剂量。

4. 严格控制滴速和疗程:禁止直接静脉注射,进药速度过快可致心搏暂停和低血压,静脉滴注时,每0.6～1g需用100ml以上溶液稀释,滴注时间不少于1h;疗程不宜过长,一般不超过7～10d。

5. 林可霉素静脉滴注时不应与其他药物配伍,应在严密监护观察下用药。

第四节 糖肽类抗生素

【案例4-5】

患者,男性,39岁,肾移植术10年余,21个月前血肌酐含量升至800μmol/L,目前采用血透替代治疗,每周3次,无尿。十余天患者反复发热,咳嗽,咽部充血,双侧扁桃体肥大,已先后用过左氧氟沙星、头孢哌酮、舒巴坦和依替米星等抗生素进行抗感染治疗。入院后查体:患者仍发热,呼吸急促,双肺闻及较多湿啰音,散在干啰音,心率86次/min,心律齐。痰培养显示耐甲氧西林金黄色葡萄球菌(MRSA)感染。初步诊断为:慢性移植肾失功能,肺部感染加重。给予:美罗培南1.0g静滴q.8.h.,万古霉素0.5g静滴q.8.h.治疗。请问:①治疗中应用万古霉素的目的是什么?②使用时应注意什么?

万古霉素(vancomycin)、去甲万古霉素(norvancomycin)、替考拉宁(teicoplanin)

【作用与应用】 抗菌谱窄,主要通过阻碍细胞壁合成,对革兰阳性菌呈现强大杀菌作用,尤其是对耐青霉素的金黄色葡萄球菌作用显著。仅用于严重的革兰阳性菌感染,特别是耐甲氧西林金黄色葡萄球菌(MRSA)、耐甲氧西林表皮葡萄球菌(MRSE)和肠球菌属所致感染,如败血症、心内膜炎、骨髓炎、呼吸道感染等,口服给药用于治疗假膜性结肠炎和消化道感染。

【不良反应】 主要是耳、肾毒性，万古霉素和去甲万古霉素毒性较大，替考拉宁较小，偶可致变态反应。禁用于肾功能不全者、新生儿及老年人。

【用药护理】

1. 应做听力测试，出现听力异常改变，如耳鸣等症状时应立即停药，并经常检查肾功能。

2. 只能静脉给药，不宜浓度过高，滴注速度也不宜过快，以免出现“红人综合征”（表现皮肤极度潮红、红斑、荨麻疹、心动过速和低血压等特征性症状），并严防药液外漏，以防引起静脉炎及组织坏死。

3. 不应与氨基糖苷类及强效利尿药合用。

4-5-1 微课：氨基糖苷类药物

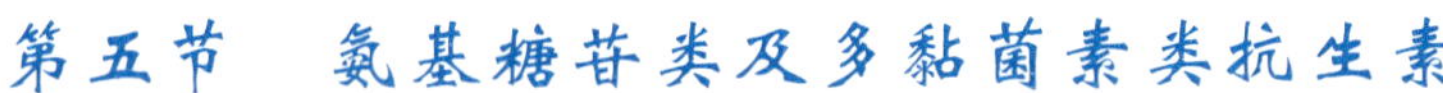

第五节 氨基糖苷类及多黏菌素类抗生素

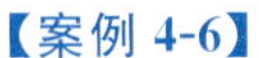

【案例 4-6】

患儿，2 岁，因发热及频繁腹泻在乡村医院诊治，给药：庆大霉素注射液 120mg，5%碳酸氢钠注射液 40ml，5%葡萄糖注射液 120ml，配伍后静脉滴注。用药后第二天患儿仍发高热、腹泻，第三天患儿尿液呈酱油色且尿量减少。尿常规检查：尿蛋白（＋＋），红细胞（＋），隐血（＋＋＋）。

请问：①该病例选药是否合理？②用药后出现不良反应的原因是什么？

一、氨基糖苷类

本类药物为碱性化合物，由微生物产生或经半合成制得，因其分子结构中均含有氨基糖分子和苷元而得名。临床常用药物有阿米卡星、庆大霉素、链霉素、妥布霉素、奈替米星、大观霉素等。因化学结构相似，故具有以下共同特点。

1. 药动学 口服不易吸收，仅用于肠道感染，全身感染需注射给药，肌内注射吸收迅速而完全。主要分布在细胞外液，肾皮质及内耳淋巴液中分布浓度高于血药浓度，不易透过血-脑脊液屏障，但可透过胎盘屏障，孕妇慎用。约 90%以原型经肾排泄。

2. 抗菌作用 对革兰阴性杆菌有强大的抗菌作用，铜绿假单胞菌对庆大霉素、阿米卡星、妥布霉素敏感；对革兰阴性球菌（淋病奈瑟菌、脑膜炎奈瑟菌等）作用弱；对革兰阳性菌也有一定作用；对厌氧菌无效；结核杆菌对链霉素、阿米卡星敏感。

3. 抗菌机制及耐药性 对细菌蛋白质合成的多个环节有抑制作用，为静止期杀菌剂。具有明显的抗生素后效应。本类药物之间存在交叉耐药性。

4. 不良反应

（1）耳毒性：对前庭神经和耳蜗神经有损伤。前庭神经功能损伤表现为头昏、视力减退、眼球震颤、眩晕、恶心、呕吐和共济失调，发生率从高到低依次为新霉素＞卡那霉素＞链霉素＞西索米星＞阿米卡星≥庆大霉素≥妥布霉素＞奈替米星；耳蜗听神经功能损伤表现为耳鸣、听力减退和永久性耳聋，发生率从高到低依次为新霉素＞卡那霉素＞阿米卡星＞西索米星＞庆大霉素＞妥布霉素＞奈替米星＞链霉素。

（2）肾毒性：连续应用几天以上，约 8%的人会发生不同程度可逆性肾毒性，表现

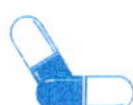

为蛋白尿、血尿、肾小球滤过率减少，严重者可致氮质血症及无尿。发生率依次为：新霉素＞卡那霉素＞庆大霉素＞妥布霉素＞阿米卡星＞奈替米星＞链霉素。

(3)神经肌肉麻痹：大剂量静脉滴注或腹腔内给药，可出现心肌抑制、血压下降、四肢无力和呼吸衰竭。一旦出现，可用钙剂和新斯的明抢救。

(4)变态反应：引起各种皮疹、发热、血管神经性水肿、口周发麻等。链霉素可引起过敏性休克，其发生率仅次于青霉素，死亡率较高。

链霉素(streptomycin)

链霉素是1944年从灰色链霉菌培养液中分离并获得的最早用于临床的氨基糖苷类药物，也是第一个用于临床的抗结核药。

【作用与应用】 对结核杆菌作用强大，对铜绿假单胞菌无效，对土拉菌和鼠疫有特效。其因毒性及耐药性问题，临床应用范围已逐渐缩小。主要用于：①治疗兔热病和鼠疫(首选药)，治疗鼠疫时常与四环素联合应用；②抗结核治疗(一线药物)，应与其他抗结核病药联合应用；③可与青霉素合用治疗细菌性心内膜炎，但常被庆大霉素替代。

【不良反应】 多且重，最易引起变态反应，可致过敏性休克；耳毒性常见(前庭损害为主)；其次为神经肌肉麻痹；肾毒性较其他氨基糖苷类抗生素轻。

【用药护理】

1.用药超过5d必须注意查尿，观察有无血尿等，并记录尿量，当每8h尿量少于240ml时，及时停药补充水分。

2.大量久用期间，应注意询问患者有无耳鸣、眩晕等早期耳毒性反应。

3.对平衡失调的患者应注意搀扶，防止摔倒，有些患者可偶见口唇周围、面部及肢端麻木等反应，严重者应静脉注射钙剂。

4.用药前再次询问过敏史，尤其是应用链霉素或庆大霉素时，用药后观察患者反应，一旦有过敏性休克症状出现，除按抢救青霉素过敏性休克处理外，尚需静脉注射钙剂。

庆大霉素(gentamycin)

抗菌谱广，对各种革兰阳性和革兰阴性菌均有良好的抗菌作用，特别是对革兰阴性杆菌包括铜绿假单胞菌作用强，对金黄色葡萄球菌有效，对结核杆菌无效。临床主要用于：①革兰阴性杆菌感染所致的肺炎、脑膜炎、骨髓炎、心内膜炎及败血症等；②铜绿假单胞菌所致感染，与敏感的β-内酰胺类如羧苄西林合用；③泌尿系手术前预防术后感染，口服用于肠道感染及术前肠道消毒；④局部用于皮肤、黏膜及五官的感染等。用量过大或疗程过长可发生耳、肾损害，应予注意。

阿米卡星(amikacin，丁胺卡那霉素)

阿米卡星是抗菌谱最广的氨基糖苷类抗生素，对铜绿假单胞菌等革兰阴性杆菌及葡萄球菌抗菌活性强；对结核及其他非典型分枝杆菌感染有效；对多种氨基糖苷类钝化酶稳定。主要用于对庆大霉素或妥布霉素耐药的菌株感染，尤其是铜绿假单胞菌感染。不良反应中耳毒性大于庆大霉素，肾毒性小于庆大霉素。

妥布霉素(tobramycin)

妥布霉素对肺炎杆菌、肠杆菌属、变形杆菌属的抑菌或杀菌作用较庆大霉素强2～4倍，对铜绿假单胞菌的作用是庆大霉素的2～5倍，且无交叉耐药，对其他菌株作用较弱。通常与抗铜绿假单胞菌的半合成青霉素和头孢菌素合用，治疗铜绿假单胞菌所致的严重感染。耐药性与不良反应同庆大霉素，但耳毒性略低。

奈替米星(netilmicin)

奈替米星为新型氨基糖苷类抗生素。抗菌谱广，对铜绿假单胞菌和大肠埃希菌、各型变形杆菌等革兰阴性杆菌均具有较强抗菌活性；对多种钝化酶稳定；不易产生耐药性，与其他药物无交叉耐药。主要用于敏感菌所致泌尿道、肠道、呼吸道、创口等部位感染。不良反应轻，耳毒性、肾毒性发生率较低，症状大多轻微可逆。

阿贝卡星(arbekacin)

阿贝卡星为新型氨基糖苷类抗生素，对庆大霉素、卡那霉素及阿米卡星耐药菌有强抗菌活性。与其他氨基糖苷类比较，对源于葡萄球菌的各种非活化酶均极稳定，而且对临床上缺少有效治疗药物的 MRSA 及耐头孢菌素金黄色葡萄球菌(CRSA)抗菌活力强，是本类药物中抗菌力最强者。主要用于敏感菌所致的呼吸道、泌尿道等感染及 MRSA 所致的败血症。不良反应偶见皮疹、腹泻、注射部位疼痛、肝损害、嗜酸粒细胞增多。对肾脏及听神经的损害较其他氨基糖苷类抗生素轻。

大观霉素(spectinomycin，壮观霉素)

大观霉素对淋病奈瑟菌有强大的杀灭作用，且对耐青霉素酶的淋病奈瑟菌仍敏感。只用于淋病治疗，因易产生耐药性，仅限于对青霉素耐药或对青霉素过敏的淋病患者。

二、多黏菌素类

多黏菌素 B(polymyxin B)、多黏菌素 E(polymyxin E)

【作用与应用】 两药抗菌作用相似，对革兰阴性杆菌有强大的杀灭作用，对铜绿假单胞菌高度敏感；对革兰阳性菌、革兰阴性球菌无效。主要作用于细菌胞质膜，增加细胞膜通透性，使细胞内的生命活性物质如核苷酸、磷酸盐等成分外漏而起杀菌作用。因毒性大，临床少用，主要用于其他药物治疗无效的铜绿假单胞菌感染。

【不良反应与用药护理】 毒性较大，以肾毒性多见，还可引起神经毒性和肌毒性。用药期间需注意：①应监测尿量，当每日尿量少于 1500ml 时，及时报告医生；发现蛋白尿相对密度下降或肌酐升高现象，应立即停药，调整用量；②对非卧床患者需告知其神经毒性反应的症状，防止摔倒，如出现不安和呼吸困难时(每分钟呼吸次数少于 8～10 次)应立即停药，一般静脉注射氯化钙可解除呼吸抑制。

4-6-1 微课：四环素类药物

第六节　四环素类及氯霉素类抗生素

【案例 4-7】

患者，女性，50 岁，农民。因发热 8d，皮疹 2d 入院。患者于 8d 前出现夜间、早晨明显畏寒，继而发热，体温波动于 38～40℃，头痛剧烈、恶心明显。曾在当地卫生院诊

 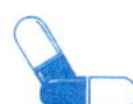

断为上呼吸道感染，予以头孢噻吩治疗3d无好转。入院查体发现项部有一黑色结痂，边缘突起，周围有红晕，躯干、四肢近端可见广泛性充血性淡红斑，多处有淋巴结肿大，双眼结膜充血，实验室检查外斐反应呈阳性。自述在发热前2d有不明虫叮咬史，当时无疼痛无瘙痒。诊断为恙虫病，采用多西环素治疗。请问：①多西环素的抗菌有何特点？②在护理工作中还应采取哪些综合措施？

一、四环素类

分为天然品（四环素、土霉素等）和人工半合成品（多西环素、米诺环素等）。本类药物在酸性环境中性质稳定，抗菌作用好，药用其盐酸盐，水溶液不稳定，临用时配制。

四环素(tetracycline)

【体内过程】　吸收易受食物影响，金属离子 Ca^{2+}、Mg^{2+}、Fe^{2+}、Al^{3+} 等在肠道与其络合，减少其吸收，也不宜与抗酸药、奶制品及铁制剂合用。四环素分布广泛，可进入胎儿血液循环及乳汁，胆汁浓度为血药浓度的10～20倍，可沉淀于新形成的牙和骨骼中，不易透过血-脑脊液屏障。口服药物时，20%～55%由肾脏排泄，可用于治疗泌尿道感染，口服和注射给药均可形成肝肠循环，延长作用时间。

【作用与应用】　抗菌谱广，对革兰阳性菌抑制作用强于革兰阴性菌，对支原体、衣原体、立克次体、螺旋体、放线菌、阿米巴原虫等也有抑制作用；对铜绿假单胞菌、伤寒杆菌、结核杆菌、真菌、病毒无效。本类药物耐药菌株多，天然品之间存在交叉耐药性。

目前临床应用明显减少，对常见的细菌性感染已不作为首选药，但仍作为立克次体感染（如斑疹伤寒、恙虫病）的首选药物；对支原体感染（支原体肺炎和泌尿生殖道感染等），首选四环素类或大环内酯类；对衣原体感染（鹦鹉热、沙眼等）以及某些螺旋体感染（回归热等），首选四环素类或青霉素类。

【不良反应】

1.局部刺激症状　口服可引起恶心、呕吐、腹泻等症状；饭后服用可减轻，但影响吸收。注射剂因刺激性大，不宜肌内注射。

2.二重感染　长期大量应用广谱抗生素使敏感菌被抑制，而不敏感菌和真菌乘机繁殖，导致菌群失调，形成新的感染，又称二重感染或菌群交替症。常见于幼儿、老年人、抵抗力弱的患者，常见症状有白色念珠菌引起的鹅口疮及难辨梭状芽孢杆菌引起的肠炎（假膜性肠炎），一旦发生，应立即停用抗菌药，采用万古霉素或甲硝唑及抗真菌药治疗。

3.影响骨骼和牙齿的生长发育　四环素易沉积于形成期的骨骼和牙齿中，可致牙齿黄染和釉质发育不良，并可抑制婴幼儿骨骼生长发育。孕妇、哺乳期妇女、8岁以下儿童禁用。

4.其他　长期大量使用可致肝损害，变态反应偶见皮疹、药热、血管神经性水肿等，本类药物之间有交叉过敏现象。

【用药护理】

1.长期用药期间应定期随访，检查血常规以及肝、肾功能。肝病患者及肾功能损害者不宜使用，如确有指征，应用时须慎重考虑，并根据肝、肾功能损害的程度减量应用。

2.药物相互作用　①与抗酸药如碳酸氢钠同用时，吸收减少，活性减低，故服用本品后1～3h内不应服用抗酸药；②含钙、镁、铁等金属离子的药物，可与本品形成不溶性络合物，影响其吸收；③与全身麻醉药甲氧氟烷合用时，可增强其肾毒性；④与强利尿药如呋塞米等合用时可加重肾功能损害；⑤与其他肝毒性药物（如抗肿瘤化疗药物）合用时可加重肝损害；⑥降血脂药考来烯胺或考来替泊可影响本品的吸收，必须间隔数小时分开服用；⑦可降低避孕药效果，增加经期外出血的可能；⑧可抑制血浆凝血酶原的活性，故接受抗凝治疗的患者需调整抗凝药的剂量。

多西环素（doxycycline，强力霉素）、米诺环素（minocycline，二甲胺四环素）

多西环素、米诺环素为人工半合成抗生素，因脂溶性高，口服吸收快而完全，但仍易受金属离子的影响。分布广泛，脑脊液中浓度较高。$t_{1/2}$约 20h，一般感染每日口服一次即可。抗菌活性比天然品强，耐药菌株少见，且与天然品之间无明显交叉耐药性。多西环素抗菌谱、适应证同四环素，抗菌活性比四环素强 2～10 倍，是四环素类药物中的首选药。米诺环素抗菌谱类似四环素，抗菌活性在本类药物中最强，用于敏感菌引起的泌尿道、呼吸道、胆道、乳腺及皮肤软组织感染，对疟疾也有一定疗效。

多西环素除引起胃肠道反应外，还易引起光敏反应，米诺环素可引起独特的可逆性前庭反应。

二、氯霉素

氯霉素（chloramphenicol）

【体内过程】 口服吸收快而完全，可广泛分布至全身各组织和体液中，脑脊液中分布浓度较其他抗生素均高，体内药物的 90％在肝脏与葡糖醛酸结合而失活，代谢产物和 10％的原型药物由尿中排泄，亦能在泌尿系统达到有效抗菌浓度。

【作用与应用】 抗菌谱广，对革兰阴性菌作用强于革兰阳性菌，特别是对流感嗜血杆菌、伤寒沙门菌，对立克次体、沙眼衣原体、肺炎衣原体等也有效。

临床一般不作为首选药使用，主要用于流感嗜血杆菌所致脑膜炎及沙门菌所致伤寒、副伤寒；也可用于严重立克次体感染的 8 岁以下儿童、孕妇或对四环素药物过敏者；与其他抗菌药联合使用，治疗腹腔或盆腔的厌氧菌感染；还可作为眼科的局部用药。

【不良反应】

1. 抑制骨髓造血功能 是氯霉素最严重的不良反应，有两种表现形式：①可逆性血细胞减少：与剂量和疗程有关，一旦发生应及时停药，容易恢复；②再生障碍性贫血：与剂量和疗程无关，一般较少见，但死亡率高。

2. 灰婴综合征 新生儿、早产儿其肝代谢及肾排泄功能不完善，导致氯霉素蓄积，引起腹胀、呕吐、呼吸及循环衰竭、发绀等中毒症状。新生儿、早产儿、妊娠末期妇女禁用。

3. 其他 二重感染，但比四环素少；变态反应，如皮疹、血管性水肿及结膜水肿等；神经系统反应，如视神经炎、周围神经炎、失眠、幻视及中毒性精神病等。

【用药护理】

1. 用于肝、肾功能不全及 12 岁以下儿童时应严密观察骨髓抑制的先期症状，如发热、咽痛、易疲劳等，条件许可时进行血药浓度监测，使其峰浓度维持在 25mg/L 以下，谷浓度在 5mg/L 以下，此浓度可抑制大多敏感细菌的生长，如血药浓度超过此范围，

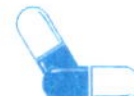

可增加发生骨髓抑制的危险。

2. 用药期间应勤查血常规，出现白细胞含量下降至正常以下时应及时停药。但血象检查不能预测在治疗完成后发生的再生障碍性贫血。

第七节　其他抗生素

磷霉素(fosfomycin)

【作用】　可抑制细菌细胞壁的早期合成，其分子结构与磷酸烯醇丙酮酸相似，因此可与细菌竞争同一转移酶，使细菌细胞壁合成受到抑制而导致细菌死亡。抗菌谱广，对葡萄球菌、大肠埃希菌、志贺菌属、沙雷菌属有较高抗菌活性；对部分厌氧菌、铜绿假单胞菌、变形杆菌、产气杆菌、肺炎杆菌以及链球菌、肺炎球菌等也具有一定活性，但较青霉素类和头孢菌素类抗菌活性差；对铜绿假单胞菌的作用较羧苄西林差。对耐甲氧西林金黄色葡萄球菌(MRSA)有抗菌作用。细菌对本品与其他抗生素之间不产生交叉耐药。与β-内酰胺类、氨基糖苷类联用常呈协同作用，且可减少细菌耐药性的产生。

【应用】　临床主要用于敏感菌所致的呼吸道、尿道、皮肤软组织感染等，也可与其他抗生素联合应用治疗由敏感菌所致重症感染如败血症、腹膜炎、骨髓炎等。

【不良反应】

1. 胃肠道反应　有恶心、食欲低下、中上腹不适、稀便或轻度腹泻等，一般不影响继续用药。

2. 变态反应　偶可发生皮疹、嗜酸性粒细胞增多、呼吸困难、胸闷、血压下降、发绀、荨麻疹等。

3. 血液　血常规红细胞、血小板含量一过性降低，白细胞含量降低。

4. 其他　血清氨基转移酶含量一过性升高，发生黄疸、头晕、头痛、耳鸣、眩晕、注射部位静脉炎等。

【用药护理】

1. 静脉滴注速度宜缓慢，本品4g宜溶于250ml以上液体中，每次静脉滴注时间应在1h以上；不推荐本品静脉注射。

2. 磷霉素钠的含钠量约25%，以1g药物计，含钠约0.32g，心、肾功能不全，高血压等患者慎用。

3. 肝、肾功能减退者慎用。

4. 用于严重感染时除需应用较大剂量外，尚需与其他抗生素如β-内酰胺类或氨基糖苷类联合应用。用于金黄色葡萄球菌感染时，也宜与其他抗生素联合应用。

5. 应用较大剂量时应监测肝功能。

6. 对磷霉素过敏者禁用，注射制剂禁用于5岁以下小儿。孕妇、肝脏病患者慎用。

用药护理小结

【用药前沟通】

1. 了解病史与用药史　仔细询问患者有无过敏史，是否处于妊娠期或哺乳期，是否合并有肝、肾功能不全，重症肌无力，癫痫，凝血功能障碍，造血功能障碍，水及电解质失衡症，听力减退等现象；是否之前服用过抗菌药，疗效如何，有何不良反应。

2. 相关用药知识教育

(1)头孢哌酮、头孢孟多服用期间或停用5d之内不宜饮酒，以防引起面色潮红、出汗、头痛、心动过速。

(2)红霉素服药前和服药时不宜饮用酸性饮料，以免降低疗效，增加胃肠道反应，大剂量(4g/d以上)使用，可引起眩晕、耳鸣等耳毒性症状，一旦出现，应立即停药。

(3)应用林可霉素时，应多饮水，保持一定的尿量，当出现会阴刺激感、腹泻或大便中带血或见到膜状物时，应立即停药告知医护人员。

(4)万古霉素应用期间出现听力下降、耳鸣时，应立即停药。

(5)氨基糖苷类抗生素应避免与强效利尿剂、对乙酰氨基酚、万古霉素、多黏菌素等具有肾毒性的药物合用，不宜与呋塞米等损坏听神经的药物合用，也不宜与强效中枢抑制药苯海拉明、东莨菪碱、异丙嗪等合用，以防掩盖前庭蜗神经损伤的表现。

(6)应用四环素类药物尤其是多西环素时应避免光照，否则易引起皮肤发红或皮炎。用氯霉素时，当出现疲劳、发热、喉痛、黄疸、出血等症状时应及时与医护人员沟通。

【用药后护理】

1. 给药方法

(1)青霉素G：水溶液极不稳定，室温放置24h大部分失效，且分解产物青霉烯酸和青霉噻唑易引起变态反应，所以必须临用前配制。宜用0.9%氯化钠溶液配制，如用5%葡萄糖溶液配制宜在2h内滴完。青霉素遇酸、碱、醇、重金属离子及氧化剂易被破坏，应避免配伍使用，静脉注射给药时，更不宜与酸性药物配伍，甚至给药后1h内不应饮用酸性饮料，以免影响药物效果。青霉素不用于鞘内注射，青霉素钾盐不可快速静脉注射。

(2)红霉素：口服宜用肠溶片，注射剂刺激性强，不宜肌内或皮下注射。静脉滴注时采用单独的静脉通道，浓度不应超过0.1%，以防静脉炎的发生。乳糖酸红霉素粉针宜用注射用水溶解成5%溶液后再用5%葡萄糖液稀释，并随即滴注，切忌用0.9%氯化钠注射液直接溶解，以免产生凝结。

(3)林可霉素：口服宜在空腹或饭后2h进行，并多饮水，以防药物刺激食管；不宜静脉注射，输液速度宜慢，否则可使心动过速，甚至致死。

(4)万古霉素：静脉给药需稀释，给药速度不能过快，严防药液外漏而引起静脉炎及组织坏死。

(5)氨基糖苷类抗生素：治疗全身感染须注射给药，由于局部刺激强，宜深部肌内注射，并经常轮换部位，减少疼痛；静脉注射时速度应缓慢，尤其是用于新生儿、早产儿和老年人，防止出现呼吸抑制，出现明显呼吸减弱时，可用葡萄糖酸钙及新斯的明抢救。多黏菌素肌内注射时有剧痛，不宜采用，静脉滴注时也应缓慢输入。多黏菌素B供静脉滴注时，稀释液如暂时不用应冷藏，72h后不得使用。

(6)四环素：有刺激性，宜饭后服用；水溶液稳定性差，注射用粉针剂须临用前配制。静脉注射时应稀释(浓度不宜超过5mg/ml)，并缓慢给药，注射过快会引起恶心、呕吐、发冷、发热和高血压症状。宜空腹口服，即餐前1h或餐后2h服用，以避免食物对吸收的影响。

(7)氯霉素：不宜肌内注射，注射浓度不宜超过2.5mg/ml，可室温下存放。除特殊感染，一般疗程不超过2周。

(8)磷霉素：静脉滴注速度宜缓慢，本品4g宜溶于250ml以上液体中，每次静脉滴注时间应在1h以上，不推荐静脉注射。

2. 药效观察　用药期间严密观察患者的体温、感染程度的变化，送检标本中所感

 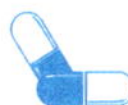

染微生物数是否明显减少。

3.主要护理措施

(1)长期应用或大剂量静脉注射含钠、钾的β-内酰胺类患者,防止出现水钠潴留、血钾过高。

(2)应用第一代头孢菌素应监测患者尿蛋白,是否有血尿及观察尿量、尿色。

(3)红霉素应用期间,应定期检查肝功能。

(4)注射林可霉素类,应嘱咐患者半卧休息,直至血压平稳后方准其活动,以防低血压所致的晕厥的发生;用药期间若有腹泻发生,如水泻样大便每天5次以上,应立即停药。

(5)万古霉素应用时应做听力测定,当出现耳鸣、听力异常时应立即停药,并观察患者的肾功能。

(6)氨基糖苷类药物长期应用时,当出现血尿、少尿、耳鸣、眩晕时应及时停药。用药期间注意患者口唇周围、面部及肢端麻木感等反应,严重者可静脉注射钙剂。对平衡失调的患者注意搀扶,以防摔倒。

(7)四环素长期应用时可致负氮平衡,应在饮食中增加蛋白质食物,并经常查尿氮。

(8)氯霉素应用时应严密观察骨髓抑制状况,如发热、咽痛、易疲劳等,并经常询问患者有无疼痛、视觉模糊、幻听、幻视等神经系统毒性反应,一旦出现及时通知医生。

【用药护理评价】　观察感染是否控制,症状是否减轻或消除;有无引起肝肾功能不良、消化功能紊乱、耳及肾毒性、骨髓抑制、二重感染、耐药性产生等。

常用制剂与用法

青霉素G钾盐或钠盐　粉针剂:40万U;80万U。每次40万～80万U,1～2次/d,肌内注射。严重感染时可用静脉滴注,但钾盐忌静脉注射,每次160万～400万U,必要时可适当增量。

普鲁卡因青霉素　粉针剂:40万U。每次40万～80万U,1次/d,肌内注射。

苄星青霉素　粉针剂:30万U;60万U;120万U。每次60万U,10～14d 1次;每次120万U,14～21d 1次,肌内注射。

苯唑西林钠　粉针剂:0.5,1g。每次1g,4～6次/d,肌内注射或静脉滴注。片剂:0.25g。每次2～4片,4～5次/d。

氨苄西林钠　片剂(胶囊剂):0.25,0.5g。每次0.25～0.75g,4次/d。粉针剂:0.5,1g。每次0.25～1g,4次/d,肌内注射或静脉滴注。

阿莫西林　片剂(胶囊剂):0.125,0.25g。每次0.5g,每6～8小时1次,一日剂量不超过4g。粉针剂(钠盐):0.5g(按阿莫西林)。每次0.5～1g,每6～8小时1次,肌内注射或静脉滴注。

头孢氨苄　胶囊剂:0.125,0.25g。每次0.25～0.5g,4次/d,空腹服用。

头孢唑林钠　粉针剂:0.5,1g。每次0.5～1g,2～4次/d,肌内注射或静脉滴注。

头孢拉定　胶囊剂:0.25,0.5g。每次0.25～0.5g,4次/d。粉针剂:0.5g;1g。每次0.5～1g,每6小时1次,一日最高剂量为8g,肌内注射或静脉滴注。

头孢呋辛钠　粉针剂:0.25,0.75g。每次0.75～1.5g,3次/d,肌内注射或静脉滴注。

头孢克洛　胶囊剂(片剂):0.25g。每次0.25～0.5g,3次/d。颗粒剂:0.125g/袋,儿童20mg/(kg·d),3次/d。

头孢他啶　粉针剂:0.25,0.5,2g。每次0.5～2g,2～3次/d,肌内注射或静脉滴注。

4-7-1 相关知识:内毒素与外毒素的区别

头孢曲松钠　粉针剂:0.25,0.5,1,2g。每次 1～2g,1～2 次/d,肌内注射或静脉滴注。

头孢哌酮钠　粉针剂:0.5,1,2g。每次 1～2g,2 次/d,肌内注射或静脉滴注。

头孢匹罗　注射剂:0.25,0.5,1g。每次 1～2g,1～2 次/d,肌内注射或静脉滴注。

红霉素　肠溶片:0.1g。每次 0.2～0.5g,4 次/d。粉针剂:0.25,0.3g。每次 0.5～1g,2～3 次/d,静脉滴注。

乙酰螺旋霉素　片剂:0.1,0.2g。每次 0.2～0.3g,3～4 次/d。

罗红霉素　片剂:0.05,0.075,0.15g。每次 0.15g,2 次/d。

护考模拟 4

阿奇霉素　片剂(胶囊剂):0.125,0.25,0.5g。每次 0.5g,1 次/d,连服 3 日。注射剂:0.25g。每次 0.5g,1 次/d,静脉滴注。

地红霉素　片剂(胶囊剂):0.25g。每次 0.5g,1 次/d。

克林霉素　胶囊剂:0.075,0.15g。0.6～1.2g/d，分 3～4 次服。注射剂:0.3,0.4,0.6,0.8g/支。0.6～1.2g/d,分 2～4 次静脉滴注。

盐酸去甲万古霉素　粉针剂:0.4g。0.8～1.6g/d,一次或分次静脉滴注。

硫酸链霉素　粉针剂:0.75,1,2,5g。0.75～1g/d,分 1～2 次肌内注射。

思政学堂 4

硫酸庆大霉素　注射剂:20mg(1ml),40mg(1ml),80mg(2ml)。每次 80mg,每 8 小时 1 次。肌内注射或静脉滴注。

硫酸阿米卡星　粉针剂:0.2g。注射剂:0.2g(2ml)。每次 0.2g,2 次/d,肌内注射或静脉滴注。

硫酸妥布霉素　注射剂:10mg(1ml),40mg(1ml),80mg(2ml)。粉针剂:1.2g。每次1～1.5mg/kg,3 次/d,肌内注射或静脉滴注。

硫酸奈替米星　注射剂:5 万 U(1ml),10 万 U(2ml)。2～3.25mg/(kg · d),分 2 次肌内注射或静脉滴注。

盐酸大观霉素　粉针剂:2g。成人用于宫颈、直肠或尿道淋病奈瑟菌感染,单剂一次肌内注射 2g;用于播散性淋病,一次肌内注射 2g,每 12 小时 1 次,共 3d。

盐酸四环素　片剂:0.125,0.25g。胶囊剂:0.25g。每次 0.25～0.5g,每 6 小时 1 次。粉针剂:0.125,0.25,0.5g。成人 1～1.5g/d,分 2～3 次静脉滴注,滴注液浓度约为 0.1%。

盐酸多西环素　片剂:0.05,0.1g。每次 0.1g,1～2 次/d,首剂加倍。

米诺环素　胶囊剂:0.05,0.1g。每次 0.1g,2 次/d,首剂加倍。

氯霉素　片剂(胶囊剂):0.25g。1.5～3g/d,分 3～4 次服。注射剂:0.125g(1ml),0.25g(2ml)。2～3g/d,分 2 次给予,稀释后静脉滴注。

磷霉素　磷霉素钙胶囊:0.1g,成人 2～4g/d,儿童为 50～100mg/(kg · d),分 3～4 次服用。注射用磷霉素钠:1,4g。成人 4～12g/d,重症可用到 16g/d,儿童 100～300mg/(kg · d),均分为 2～4 次给予。

习题 4

思考题

1. 说出青霉素 G 的不良反应及防治方法。
2. 比较各类半合成青霉素的作用特点及适应证。
3. 简述第三代头孢菌素抗菌谱的特点。
4. 简述氨基糖苷类药物的主要不良反应。
5. 简述四环素和氯霉素类抗生素的主要不良反应。

（陈　群）

第五章　人工合成抗菌药

课件 5

知识导图 5

学习目标

知识目标：掌握喹诺酮类药物（第三代喹诺酮药物）的共同特点、甲硝唑抗菌作用及应用；熟悉磺胺类药物的作用及不良反应、甲氧苄啶与磺胺药物合用增效的机制；了解呋喃妥因和呋喃唑酮的作用特点及主要应用。

能力目标：能正确运用喹诺酮类抗菌药的基本理论知识来指导用药护理。

素质目标：培养护理人员重视药物禁忌证和加强用药宣教的意识。

5-1-1　微课：喹诺酮类药物

第一节　喹诺酮类药物

【案例 5-1】

患者，男性，61 岁，因前列腺炎给予静脉滴注左氧氟沙星注射液 0.2g、5%葡萄糖注射液 250ml，约 30min 后患者出现精神异常、兴奋多语、坐立不安、两手向空中抓挠。立即停药，改用头孢曲松钠，1.5d 后恢复正常。请解释该患者出现不良反应的原因。

喹诺酮类是含有 4-喹诺酮母核基本结构的人工合成抗菌药，属广谱杀菌剂。1962 年研制的萘啶酸为第一代产品，现已少用。1973 年合成的吡哌酸为第二代产品，现仅用于尿道感染和肠道感染。20 世纪 80 年代以来开发的第三代喹诺酮药物——氟喹诺酮类，具有高效、广谱、可口服、服药次数少、不良反应小、耐药菌株少等优点，临床应用广泛。常用药物有诺氟沙星、环丙沙星、氧氟沙星、左氧氟沙星、洛美沙星、氟罗沙星、司氟沙星等。20 世纪 90 年代后期至今新研制的喹诺酮类为第四代，已用于临床的有莫西沙星、吉米沙星等。

氟喹诺酮类药物共同特点：

1. 药动学　药物吸收迅速而完全，除诺氟沙星外，大多数药物吸收率>80%；分布广，组织穿透性好，可进入骨、关节、前列腺、脑等的组织；多数药物经尿排泄，尿药浓度高，$t_{1/2}$长短随不同品种有较大差异，药物能分泌于乳汁中。

2. 抗菌作用　抗菌谱广，尤其是对肠杆菌科及铜绿假单胞菌等革兰阴性杆菌有强大抗菌作用，对金黄色葡萄球菌和产酶金黄色葡萄球菌也有良好抗菌作用。个别品种对淋病奈瑟菌、衣原体、结核分枝杆菌、支原体及厌氧菌等也有一定作用。作用机制为抑制敏感菌 DNA 回旋酶，阻止 DNA 的复制，引起细菌死亡。与其他抗菌药无明显交叉耐药，同类药物间存在交叉耐药现象。

随着喹诺酮类在临床的广泛应用，耐药菌株在不断增加。其耐药机制有：①细菌基因突变引起靶位改变，使药物与酶的亲和力下降；②细菌细胞膜通透性下降或增加药物主动外排，使细菌体内的药量减少。

3. 临床应用　用于敏感菌感染所致泌尿生殖道感染（单纯性、复杂性尿道感染，细菌性前列腺炎，淋菌性尿道炎、宫颈炎等）、肠道感染（细菌性肠炎、菌痢、伤寒、副伤寒）、呼吸道感染（肺炎球菌、支原体引起的肺部及支气管感染）以及难治性结核和革兰阴性杆菌所致骨、关节感染，皮肤和软组织感染。

4. 不良反应

（1）胃肠道反应较常见，如厌食、恶心、呕吐、腹部不适。

（2）中枢神经系统毒性，轻者表现焦虑、失眠、耳鸣，重者出现精神异常、抽搐、惊厥，偶致幻觉和癫痫发作。

（3）皮肤反应及光敏反应，表现为皮疹、血管神经性水肿、皮肤瘙痒，光照部位出现红斑、光敏性皮炎。

（4）软骨损害，可能引起骨关节病，可致关节痛和关节水肿，故儿童、孕妇、乳母应避免使用。

诺氟沙星（norfloxacin，氟哌酸）

诺氟沙星是第一个用于临床的氟喹诺酮类药物，口服生物利用度低（35%～45%），血浓度较低，消除 $t_{1/2}$ 为 3～4h。临床主要用于敏感菌所致的肠道、泌尿道感染及淋病。

环丙沙星（ciprofloxacin）

【作用与应用】　对铜绿假单胞菌、流感嗜血杆菌、肠球菌、肺炎链球菌、金黄色葡萄球菌、军团菌、淋病奈瑟菌的抗菌活性高于多数氟喹诺酮类药物。但多数厌氧菌对环丙沙星不敏感。主要用于对其他抗菌药耐药的革兰阴性杆菌所致的呼吸道、泌尿道、消化道、骨与关节和皮肤软组织感染。

孕妇禁用，哺乳期妇女应用本品时应暂停哺乳，也不宜用于 18 岁以下的小儿及青少年。

【用药护理】

1. 由于目前大肠埃希菌对氟喹诺酮类药物耐药者多见，应在给药前留取尿培养标本，参考细菌药敏结果调整用药。

2. 大剂量应用或尿 pH 值在 7 以上时可发生结晶尿。宜多饮水，保持 24h 排尿量在 1200ml 以上。肾功能减退者，需根据肾功能调整给药剂量。

3. 应用时应避免过度暴露于阳光，如发生光敏反应须停药。

4. 肝功能减退者，如属重度（肝硬化腹水）可减少药物清除，血药浓度增高，肝、肾功能均减退者尤为明显，均需权衡利弊后应用，并调整剂量。

5. 原有中枢神经系统疾病患者，例如癫痫及有癫痫病史者均应避免应用。

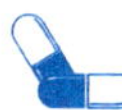

氧氟沙星(ofloxacin,氟嗪酸)

【作用与应用】 抗菌谱与环丙沙星相似,尚对结核分枝杆菌、沙眼衣原体和部分厌氧菌有效。临床用于敏感菌所致泌尿道、呼吸道、胆道、皮肤软组织、耳鼻喉、眼科感染等,可作为治疗伤寒及抗结核杆菌的第二线药。

【不良反应】 发生率较低,但应注意光敏性皮炎及首次使用时的变态反应。禁忌证同环丙沙星。

左氧氟沙星(levofloxacin)

【作用与应用】 为氧氟沙星的左旋异构体。口服生物利用度接近100%,消除 $t_{1/2}$ 为4～6h,85%以上的药物以原型由尿液排泄。本品具有广谱抗菌作用,抗菌作用强,其抗菌活性是氧氟沙星的2倍,对多数革兰阴性菌有较强的抗菌活性,对金黄色葡萄球菌、肺炎链球菌、化脓性链球菌等革兰阳性菌和肺炎支原体、肺炎衣原体也有抗菌作用,但对厌氧菌和肠球菌的作用较差。用于敏感菌引起的泌尿生殖系统、呼吸道、胃肠道、骨和关节、皮肤软组织、败血症等感染及伤寒。

不良反应发生率低于多数氟喹诺酮类药物。

【用药护理】

1. 为避免结晶尿的发生,宜多饮水,保持24h排尿量在1200ml以上。
2. 肝肾功能减退者,需根据肝肾功能调整给药剂量。
3. 应避免过度暴露于阳光,如发生光敏反应或其他过敏症状须停药。
4. 癫痫及有癫痫病史者均应避免应用。
5. 用药后偶可发生跟腱炎或跟腱断裂,如有上述症状发生,须立即停药,直至症状消失。
6. 孕妇、哺乳期妇女、18岁以下的小儿及青少年禁用本品。

氟罗沙星(fleroxacin,多氟沙星)

氟罗沙星生物利用度接近100%。消除 $t_{1/2}$ 达10h以上,每天给药一次。50%～70%的药物以原型由尿液排泄,少量药物在肝脏代谢,肝肾功能减退患者应减量。体外抗菌活性与诺氟沙星、环丙沙星和氧氟沙星相近或略逊,但体内抗菌活性远远超过上述三者。临床主要用于治疗敏感菌所致的呼吸系统、泌尿系统、妇科、外科的感染性疾病或二次感染。

司帕沙星(sparfloxacin,司氟沙星)

司帕沙星口服吸收良好,肝肠循环明显。体内50%的药物随粪便排泄,25%在肝脏代谢失活,消除 $t_{1/2}$ 超过16h,对革兰阳性菌、厌氧菌、结核分枝杆菌、衣原体和支原体的抗菌活性显著优于环丙沙星;对军团菌和革兰阴性菌的抗菌活性与环丙沙星相同;对上述的抗菌活性优于诺氟沙星和氧氟沙星。临床用于上述细菌所致的呼吸系统、泌尿系统和皮肤软组织感染,也可用于骨髓炎和关节炎等。光敏性皮炎在该类药物使用过程中发生率高。

莫西沙星(moxifloxacin,拜复乐)

莫西沙星为第四代喹诺酮类,口服生物利用度约90%。消除 $t_{1/2}$ 达12～15h,粪便和尿液中原型药物的排泄量分别是25%和19%。对大多数革兰阳性菌、革兰阴性菌、厌氧菌、结核分枝杆菌、衣原体和支原体具有较强的抗菌活性。其抗菌活性对肺炎球菌而言是环丙沙星的5～7倍，对金黄色葡萄球菌和厌氧菌是环丙沙星的17倍，对衣原体和支原体是环丙沙星的67～126倍。对肺炎球菌和金黄色葡萄球菌的抗菌活性甚至超过了司氟沙星。临床上用于敏感菌所致的急慢性支气管炎和上呼吸道感染，也可用于泌尿系统和皮肤软组织感染等。莫西沙星不良反应发生率相对较低，常见一过性轻度呕吐和腹泻，光敏反应较少。有资料显示该药可致严重皮肤反应、致死性肝损害，可使女性或老年患者发生心脏衰竭。对原有心脏病者需慎用。

吉米沙星(gemifloxacin)

吉米沙星为第四代喹诺酮类，它同时作用于细菌DNA回旋酶和DNA拓扑异构酶Ⅳ，从而大大改善了抗菌谱，尤其是对革兰阳性菌的杀菌力更为显著，是目前对肺炎链球菌杀菌活性最高的喹诺酮类口服药物，是治疗下呼吸道感染、泌尿道感染的药物之一，不良反应相对少。2006年7月在我国获得上市批准。

5-2-1　微课：磺胺类药物

第二节　磺胺类药及甲氧苄啶

【案例5-2】

患者，男性，10岁，患流行性脑脊髓膜炎。给药：青霉素钾1.25g(200万U)溶解于5%葡萄糖注射液150ml中，静滴，4次/d；20%磺胺嘧啶钠注射液5ml溶解于5%葡萄糖注射液50ml中，静滴，2次/d。试分析此处方是否合理并解释原因。

5-2-2 知识拓展：磺胺类药物的发现

一、磺胺类

磺胺类药物具有氨苯磺酰胺的基本结构，属广谱抑菌药，曾广泛应用于临床。近年来，由于抗生素和喹诺酮类药物的快速发展，细菌对磺胺类的耐药性和药物的不良反应成为突出问题，磺胺类药物临床应用受到明显限制。

1.磺胺类药物的共性

(1)抗菌作用：抗菌谱广，对不产酶的金黄色葡萄球菌、溶血性链球菌、肺炎链球菌、脑膜炎奈瑟菌、大肠埃希菌、产气杆菌、变形杆菌、奴卡菌属等有良好抗菌活性；对少数真菌、沙眼衣原体、原虫(疟原虫及弓形虫等)也有效。作用机制：与细菌生长繁殖所需的对氨苯甲酸(PABA)竞争二氢蝶酸合成酶，阻止二氢喋酸形成，妨碍其与谷氨酸生成二氢叶酸，最终影响核酸的合成。抑制细菌的生长繁殖，为慢速抑菌药。

(2)临床应用：由于耐药性较普遍，目前仅用于一些敏感菌所致流行性脑脊髓膜炎、泌尿道感染、奴卡菌病及对青霉素过敏患者预防链球菌感染和风湿热复发。

(3)不良反应：①肾损害，用于全身感染的磺胺类药如磺胺嘧啶、磺胺甲噁唑及其代谢产物在尿中溶解度低(当尿液偏酸性时尤甚)，析出结晶而损伤肾脏，出现结晶尿、管型尿、血尿、少尿及腰痛等。②变态反应，较常见，可出现皮疹、药热等，严重者出现剥脱性皮炎、多形红斑等，一旦发生，应立即停药。③血液系统反应，抑制造

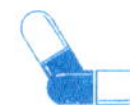

血功能，引起白细胞减少、血小板减少、再生障碍性贫血等；对G-6-PD缺乏的患者可致溶血性贫血。④其他，有恶心、呕吐、头晕、头痛、乏力等，新生儿可致胆红素脑病和溶血。

2.常用药物

(1)全身感染用磺胺药

磺胺嘧啶(sulfadiazine,SD)

口服易吸收，血浆蛋白结合率低(45%)，易通过血-脑脊液屏障，脑脊液中浓度可达血药浓度的70%左右，为治疗流行性脑脊髓膜炎的首选药，也是治疗全身感染的常用药。

磺胺甲噁唑(sulfamethoxazole,SMZ)

口服易吸收，血浆蛋白结合率高(70%)，脑脊液中的浓度低于SD，尿液浓度高，主要用于大肠埃希菌引起的泌尿道感染。

(2)肠道感染用磺胺药

柳氮磺吡啶(sulfasalazine,SASP)

口服很少吸收，大部分在肠内分解出磺胺吡啶和5-氨基水杨酸，前者有抗菌、抗炎作用，后者有抗免疫、抗炎作用。临床用于治疗非特异性结肠炎。长期服药产生较多不良反应如恶心、呕吐、皮疹、药热和白细胞减少等，尚可影响精子活力而致不育症。

(3)外用磺胺药

磺胺米隆(sulfamylon,SML)

抗菌谱广，对铜绿假单胞菌、金黄色葡萄球菌和破伤风杆菌有效，抗菌活性不受脓液和坏死组织中PABA的影响。药物迅速渗入创面和焦痂，适用于烧伤或大面积创伤后的创面感染，并能提高植皮的成功率，用药局部有疼痛及烧灼感。

磺胺嘧啶银(sulfadiazine silver,SD-Ag,烧伤宁)

具有磺胺嘧啶的抗菌作用和银盐的收敛作用，抗菌谱广，对多数革兰阳性和革兰阴性菌有良好的抗菌活性，特别是对铜绿假单胞菌作用显著强于SML。临床用于烧伤、烫伤的创面感染，并可促进创面干燥、结痂及愈合。

磺胺醋酰钠(sulfacetamide sodium,SA)

溶液呈中性，刺激性小，穿透力强，作为滴眼剂常用于治疗沙眼、结膜炎和角膜炎等眼科病。

二、甲氧苄啶

甲氧苄啶(trimethoprim,TMP)

【作用与应用】　该药是细菌二氢蝶酸还原酶抑制剂，抗菌谱与磺胺类相似，而抗菌效力略强。抗菌作用机制：抑制细菌二氢蝶酸还原酶，阻碍细菌核酸的合成。当与磺胺类药合用时有增效作用，其机制是：既可抑制二氢蝶酸合成酶(磺胺类药)，又可抑制二氢蝶酸还原酶(甲氧苄啶),使细菌的叶酸代谢受到双重阻断,使磺胺类药的抗菌效力增加数倍至数十倍,甚至出现杀菌作用。常与中效磺胺类(SMZ、SD)组成复方制剂,用于呼吸道、泌尿道及肠道感染的治疗,对伤寒亦有效。

【不良反应】 TMP抑制人二氢叶酸还原酶的浓度为抑制敏感菌浓度的10万倍以上,故选择性高,一般对人毒性小。当每日剂量超过0.5g或长期使用时,也可影响叶酸而引起可逆的血常规变化,致白细胞和血小板减少等。轻症者及时停药,必要时可用四氢叶酸治疗。可致畸,孕妇禁用,老年人、婴幼儿、肝肾功能不良者慎用或禁用。

第三节　硝基咪唑类及硝基呋喃类药

一、硝基咪唑类

甲硝唑(metronidazole,灭滴灵)

口服吸收好,体内分布广,可进入感染病灶和脑脊液。对脆弱类杆菌较为敏感,还具有抗破伤风杆菌、抗滴虫和抗阿米巴原虫作用,但对需氧菌无效。主要用于治疗厌氧菌引起的口腔、腹腔、女性生殖器、下呼吸道、骨和关节等部位的感染,对幽门螺杆菌所致的消化性溃疡以及四环素耐药难辨梭菌所致的假膜性肠炎有特殊疗效,与破伤风抗毒素(TAT)合用治疗破伤风。

不良反应轻微,主要有胃肠道反应、过敏反应及外周神经炎等。具有抑制乙醛脱氢酶的作用,加强酒精效应,可出现双硫仑(双硫醒)反应,如呕吐、面部潮红、腹部痉挛等,服药期间应禁酒。

同类药物有替硝唑、奥硝唑,疗效优于甲硝唑,不良反应有所减轻。

二、硝基呋喃类

呋喃妥因(nitrofurantoin,呋喃坦啶)

抗菌谱广,口服后尿药浓度高。主要用于泌尿道感染,酸化尿液可提高疗效,但复发率高,由于代谢迅速,需4～6h服用一次。常见胃肠道反应,偶见变态反应,大剂量可引起周围神经炎。

呋喃唑酮(furazolidone,痢特灵)

口服吸收少(仅5%吸收),肠内浓度高。主要用于细菌性痢疾、肠炎等,也可用于治疗伤寒、副伤寒及胃炎、溃疡病。不良反应与呋喃妥因相似,但症状较轻并少见。

用药护理小结

【用药前沟通】

1.了解病史及用药史　询问感染发病部位,是否用过对肝肾及造血系统有毒性的药物,了解患者的过敏史,是否有癫痫或惊厥、肝肾功能不全、血液病等并发症,是否有G-6-PD的遗传缺陷。

2.相关用药知识教育

(1)喹诺酮类:服药期间多饮水,每日饮水量不少于2000ml,同时不应饮用咖啡与浓茶,以防失眠、神经过敏、心动过速。

(2)磺胺类:用药期间多饮水,可同服等量碳酸氢钠;服药期间不要进行驾驶或高空作业;可能出现尿色加深、皮疹反应,一旦出现应及时报告。

【用药后护理】

1.给药方法

(1)喹诺酮类(酸性)不宜与抗酸药合用,以免减少其在胃肠道内的吸收。静脉滴注时速度不宜过快,防止诱发惊厥或癫痫。

(2)普鲁卡因、丁卡因等局麻药的水解产物PABA与磺胺类药产生拮抗作用,故磺胺类不宜与其配伍,以防降低疗效。磺胺类制剂口服时应首剂加倍,以求迅速显效。

2.药效观察　严密观察患者的体温及敏感菌所致的泌尿道、呼吸道等部位感染程度的变化。

3.主要护理措施

(1)喹诺酮类长期应用,应监测肝、肾功能;用药4周以上,应注意有否出现关节病样症状,如关节肿胀,中指或双手急性疼痛等;氟喹诺酮类可致光敏反应,用药期间应避免日光直射。

(2)磺胺类用药超过一周时,必须注意肾功能检测。久用时,尚需定期检查血常规。

【用药护理评价】　感染是否控制、症状是否减轻或消除;有无肾及造血功能毒性发生。

常用制剂与用法

诺氟沙星　片剂(胶囊剂):0.1g。口服,每次0.1～0.2g,3～4次/d。注射剂100ml:诺氟沙星0.2g与葡萄糖2g。静脉滴注,每次0.2～0.4g,2次/d,缓慢滴注。

氧氟沙星　片剂(胶囊剂):0.1g。每次0.2～0.3g,2次/d。注射剂:0.2g。静脉滴注,每次0.2～0.3g,2次/d。

氟罗沙星　片剂(胶囊剂):0.1g。口服,每次0.4g,1次/d。

司帕沙星　片剂(胶囊剂):0.1g。每次0.1～0.3g,最多不超过0.4g,1次/d,疗程5～10d。

莫西沙星　片剂:0.4g。口服,每次0.4g,1次/d。注射剂:0.4g(250ml)。成人推荐剂量为每次0.4g,1次/d。

磺胺嘧啶　片剂:0.5g。口服。一般感染,首剂2g,以后每日2g,分2次服;预防流行性脊髓膜炎,1～2g/d,分2次服,1个疗程2～3d;治疗小儿流行性脊髓膜炎,0.2～0.3g/(kg·d),分2次服。注射剂:0.4g(2ml),1g(5ml)。用于严重感染时,首剂按50mg/kg给,以后100mg/(kg·d),分3～4次缓慢静脉注射或静脉滴注。

磺胺嘧啶银　霜剂或膏剂:1%～2%。涂敷创面,或用乳膏油纱布包扎创面。

柳氮磺吡啶　片剂:0.25g。口服,每次1.0～1.5g,3～4次/d,症状好转后减为每次0.5g。

磺胺醋酰钠　滴眼剂:15%。滴眼,滴入眼睑内,每次1～2滴,每日3～5次。

甲氧苄啶　片剂:0.1g。口服,每次0.1～0.2g,2次/d。儿童5～10mg/(kg·d),分2次服。

甲硝唑　片剂(胶囊剂):0.2g。口服。阿米巴痢疾:每次0.4～0.6g,3次/d,共

7d；阴道滴虫病或男性滴虫感染：每次 0.2g，4 次/d，共 7～10 d；贾第鞭毛虫病：每次 0.4g，3 次/d，共 5～7 d；厌氧菌感染：每次 0.2～0.4g，3 次/d，共 7～10d。注射剂：每支 50mg(10ml)，100mg(20ml)，500mg(100ml)，500mg(250ml)，1.25g(250ml)。静脉滴注，抗厌氧菌感染，静脉给药首次按 15mg/kg（70kg 成人为 1g)，维持量按 7.5mg/kg，每 6～8 小时一次。栓剂：0.2g。每晚置于阴道内。1 次/d，1 枚/次，7d 为 1 个疗程。

呋喃妥因　片剂：0.05g。口服，每次 0.05～0.1g，3～4 次/d，症状消失后再服 3d。儿童不超过 10mg/(kg·d)。

呋喃唑酮　片剂：0.01，0.03，0.1g。口服。成人每次 0.1g，3～4 次/d；儿童 5～10mg/(kg·d)，分 4 次服，1 个疗程 5～7d。

习题 5

思考题

1. 简述氟喹诺酮类药物的共同特点。
2. 简述磺胺类药物对泌尿系统产生损害的原因、临床表现和预防措施。
3. 试述磺胺类药与甲氧苄啶合用的意义。

（陈　群）

护考模拟 5

思政学堂 5

第六章　抗结核病药及麻风病药

课件 6

知识导图 6

学习目标

知识目标：掌握异烟肼、利福平、乙胺丁醇、链霉素、吡嗪酰胺的抗结核病作用、应用、不良反应及用药护理；了解抗结核病药的应用原则。

能力目标：能正确运用抗结核病药基本理论知识来指导用药护理。

素质目标：护理人员重视传染性疾病的防治工作，公共卫生安全意识增强。

第一节　抗结核病药

6-1-1　微课：抗结核病药

【案例 6-1】

患者，男性，28 岁，近 2 个月来午后低热，咳嗽，痰中带血，消瘦，经诊断为支气管结核，医嘱用异烟肼＋利福平＋乙胺丁醇治疗。患者第二天发现尿的颜色变红疑为血尿，去医院询问。试分析尿液颜色变红的原因及三药联合使用的注意事项。

结核病是由结核杆菌感染引起的一种慢性传染病。抗结核病药能抑制或杀灭结核杆菌，是综合治疗结核病的主要措施之一。常用抗结核病药分为两类。一线抗结核病药：具有疗效高、毒性小、患者易耐受特点，为常规首选药物，如异烟肼、利福平、乙胺丁醇、链霉素、吡嗪酰胺；二线抗结核病药：一般疗效较差，毒性较大，或价格偏高，仅在患者对一线药物产生耐药性或不能耐受时选用，如对氨基水杨酸钠、乙硫异烟胺、丙硫异烟胺、阿米卡星、氧氟沙星、左氧氟沙星和环丙沙星。

6-1-2 知识拓展：世界防治结核病日

一、一线抗结核病药

异烟肼（isoniazid，雷米封）

【体内过程】　口服或肌内注射后迅速被吸收，1～2h 血药浓度达峰值。广泛分布于全身各组织及体液中，易透过血-脑脊液屏障，当脑膜有炎症时，脑脊液中药物浓度与血浆浓度相近；可透入细胞内、骨组织、关节腔、胸腹水及纤维化或干酪样病灶内；大部分经肝乙酰化，其代谢速度受遗传因素影响，存在个体差异，分为慢代谢型和快代谢型；代谢产物和小部分原型经肾排出。

【作用与应用】 对结核杆菌选择性高、抗菌力强。抗菌机制可能与选择性抑制分枝菌酸的合成有关，对其他细菌无效。对繁殖期结核杆菌具有强大的杀菌作用，而对静止期的结核杆菌只有抑菌作用；穿透力强，对细胞内、细胞外、结核空洞、干酪样病灶中的结核菌均有作用。具有高效、低毒、价廉、方便等特点。为治疗各型结核病的首选药。单独应用易产生抗药性，常和其他抗结核病药联合应用，以延缓耐药性的产生及增加疗效。

【不良反应】

1. 周围神经炎 常见于较大剂量长期服用的患者，表现为四肢感觉麻木，反应迟钝和肌肉轻瘫等。可能与异烟肼促进维生素 B_6 的排泄而导致后者缺乏有关，故长期大剂量服药的患者应加服维生素 B_6。

2. 肝毒性 主要在肝内经乙酰化灭活，快乙酰化代谢型患者发生率较高，长期或大剂量用药可致肝损害，与利福平合用时，肝损害增强。

3. 中枢神经系统损害 一般剂量使用时可有眩晕、失眠、记忆力减退等。大剂量长期用药可引起中枢神经兴奋至精神失常、抽搐等，甚至死亡。

4. 其他 偶见皮疹、药热等。因抑制乙醇代谢，故用药期间不宜喝含酒精饮料。

肝功能不良者、有精神病史和癫痫史者禁用或慎用，孕妇慎用。

利福平（rifampicin，甲哌利福霉素）

【作用与应用】 为利福霉素的人工半合成衍生物，为广谱抗生素。抗结核作用特点类似异烟肼，对革兰阴性菌、革兰阳性菌、耐药金黄色葡萄球菌、沙眼衣原体、麻风杆菌等均有抗菌作用。单用易产生抗药性，宜联合用药，发挥协同抗菌作用及延缓耐药性的产生。临床主要与其他抗结核病药联合应用，治疗各型结核病；亦可用于脑膜炎球菌及流感嗜血杆菌引起的脑膜炎、耐药金黄色葡萄球菌及其他敏感菌所致的感染；外用治疗沙眼及敏感菌所致的眼部感染。

【不良反应】 胃肠道反应较为常见，少数人可引起肝毒性而出现肝功能不全，与异烟肼合用时较易发生。亦可见变态反应、皮疹、药热等。有致畸作用，严重肝功能不全者、妊娠期妇女禁用。

【用药护理】

1. 可致肝功能不全，治疗开始前及治疗中严密观察肝功能变化，肝损害一旦出现，立即停药。

2. 单用利福平治疗结核病或其他细菌性感染时病原菌可迅速产生耐药性，必须与其他药物合用。治疗需持续 6 个月至 2 年，甚至数年。

3. 用药期间应定期检查血常规，可能引起白细胞和血小板减少，并导致齿龈出血和感染、伤口愈合延迟等。

4. 应于餐前 1h 或餐后 2h 服用，清晨空腹一次服用吸收最好，进食影响吸收。

5. 应告知患者服药后尿、唾液、汗液等排泄物均可显橘红色，不必惊慌。

乙胺丁醇（ethambutol）

【作用与应用】 为人工合成的抗结核病药，对繁殖期结核杆菌有较强的抑制作用，且对耐链霉素、异烟肼等结核菌仍敏感。单用可产生耐药性，但速度较慢，常联合其他一线抗结核病药治疗各型结核病，以增强疗效，延缓耐药性的产生。

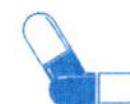

【不良反应】

1. 球后视神经炎　长期、大剂量应用可引起视觉模糊、视力减退、红绿色盲等。

2. 其他反应　偶见胃肠反应、肝脏毒性，与异烟肼、利福平合用时更应注意肝脏毒性。

【用药护理】

1. 治疗期间应检查眼部情况，如视野、视力、红绿鉴别力等，在用药前及疗程中每日检查一次，尤其是疗程长，每日剂量超过15mg/kg的患者。

2. 在治疗过程中应定期测定血清尿酸，因其可使血清尿酸浓度增高，引起痛风发作。

链霉素(streptomycin)

是第一个有效的抗结核病药，在体内仅有抑菌作用，疗效不及异烟肼和利福平。穿透力弱，不易渗入细胞和纤维化、干酪化病灶，也不易透过血-脑脊液屏障和细胞膜，因此对结核性脑膜炎疗效最差。结核杆菌对链霉素易产生耐药性，且长期使用耳毒性发生率高。与其他抗结核病药合用于浸润型肺结核、血行播散型肺结核等，对急性渗出型病灶疗效好。

吡嗪酰胺(pyrazinamide，PZA)

为抑菌剂，抗菌机制是阻断结核杆菌叶酸的合成，酸性环境中抗菌作用增强。单用易使人产生耐药性，与异烟肼、链霉素无交叉耐药性。与利福平、异烟肼联合用于非典型的结核菌感染及结核病的复治，现临床上常采用低剂量15～30mg/(kg·d)、短疗程的PZA进行三联或四联用药，治疗其他抗结核病药疗效不佳的患者。不良反应发生率较高的是肝损害，故肝病、妊娠初期、痛风患者禁用。本药抑制尿酸的排泄，可诱发痛风，应定期检查血尿酸及注意关节症状。

二、二线抗结核病药

对氨基水杨酸钠(sodium para-aminosalicylate，PAS)

为抑菌剂，抑菌作用较链霉素弱，仅对细胞外的结核杆菌有效，其优点是不易使人产生耐药性，并可延缓细菌对其他抗结核病药耐药性的产生。临床主要与异烟肼和链霉素合用治疗各型活动性结核病，以延缓耐药性产生，增强疗效。PAS可影响利福平的吸收，不宜与其合用。常见不良反应为胃肠道反应及过敏反应，长期大量使用可出现肝损害。尿中浓度高时会导致结晶尿或血尿，故服药期间嘱咐患者多饮水，防止药物对肾的损害。口服刺激大，可与食物同服，消化性溃疡者禁用。

丙硫异烟胺(protionamide)

抗菌效力较弱，但组织穿透力较强，可透入全身各组织和体液中，易到达病变组织结核病灶内，对其他抗结核病药耐药的菌株仍有效。临床常与其他抗结核病药合用于复治患者。胃肠反应多，偶致周围神经炎及肝毒性。

三、新型抗结核病药

利福定(rifandin)

为我国首先应用于临床的人工合成利福霉素的衍生物，抗菌作用强大，抗菌谱广，其抗结核杆菌能力强于利福平，对麻风杆菌的抑制作用也优于利福平。其抗菌作用机制、耐药机制与利福平相同，不良反应与利福平相似。利福定与利福平有交叉耐药现象，故不适用于后者治疗无效患者。一般情况下利福定与异烟肼、乙胺丁醇等合用，可延缓耐药性的产生。

司帕沙星(sparfloxacin，司氟沙星)

为氟喹诺酮类的代表药物，抗菌谱广，对革兰阳性菌、革兰阴性菌、厌氧菌、支原体、衣原体、分枝杆菌均有较强的杀灭作用，且对多种耐药菌株有效，是一类有发展前景的新型抗结核病药。其严重不良反应为光敏反应，宜慎用。

四、抗结核病药的应用原则

1.早期用药　结核病早期病灶多为渗出性反应，病灶内结核杆菌生长旺盛，对抗结核病药敏感，细菌易被抑制或杀灭。此外患病初期机体抵抗力较强，局部病灶血液循环好，药物浓度高，能促进炎症吸收，而获得满意疗效。而晚期由于病灶的纤维化、干酪化或空洞形成，病灶内血液循环不良，药物渗透性差，疗效不佳。

2.联合用药　单药治疗结核病很容易产生耐药性，联合用药不仅能增强疗效，还可延缓耐药性的产生，降低毒性。可在应用异烟肼的基础上，联合应用利福平和其他抗结核病药。根据病情可采用二联或三联用药。

3.适量用药　用药剂量应适当。药量不足，组织内药物难以达到有效浓度，且易诱发细菌产生耐药性使治疗失败；剂量过大，则易产生严重不良反应而使治疗难以继续。

4.全程规律用药　结核病的治疗必须做到长期有规律用药，不能随意改变药物剂量或改变药物品种，否则难以获得成功。结核病是一种容易复发的疾病，过早停药，会使已被抑制的细菌再度繁殖或迁延，导致治疗失败。临床可根据病情采用短程疗法(6～9个月)和长程疗法(1～2年)，不过早停药是化疗成功的关键。

第二节　抗麻风病药

氨苯砜(dapsone，DDS)

【作用与应用】　抗菌谱和作用机制与磺胺类相似，但对麻风杆菌有强大的抑制作用，为治疗麻风病的首选药。单用易使人产生耐药性，与利福平联合使用可延缓耐药性的产生。治疗时，以小剂量开始直至最适剂量为止，一般用药3～6个月症状开始改善，症状完全消失至少需用1～3年时间，故在治疗过程中不应随意减少剂量或过早停药。

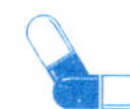

【不良反应与用药护理】 常见溶血性贫血或发绀，G-6-PD 缺乏者较易发生；其次为高铁血红蛋白血症；还可引起胃肠道反应及肝损害，偶见药热、皮疹、剥脱性皮炎等。治疗早期或剂量增加过快，可出现麻风症状加剧，称砜综合征或麻风反应。严重贫血、G-6-PD 缺乏及肝肾功能不良者禁用。用药期间应定期进行血常规及肝肾功能检查。

其他药物

1. 利福平　对麻风杆菌包括对氨苯砜耐药的菌株具有杀菌作用，单独应用易使人产生耐药性，常与其他抗麻风病药联合应用。

2. 氯法齐明(clofazimine)　对麻风杆菌有抑制作用，与氨苯砜或利福平合用治疗各型麻风病。用药后可使皮肤及代谢物呈红棕色，应告知患者，以免其惊慌。

3. 巯苯咪唑(mercaptopheny limidazole，麻风宁)　是新型抗麻风药，疗效较砜类好。其优点是疗程短、毒性小、不易蓄积、患者易于接受。亦可使人产生耐药性，不良反应为局部性皮肤瘙痒和诱发砜综合征。适用于治疗各型麻风病及砜类药物过敏者。

大环内酯类药物如罗红霉素、克拉霉素亦具有抗麻风杆菌作用，且不良反应轻，患者易于接受。

用药护理小结

【用药前沟通】

1. 了解病史及用药史　患者是否曾患过结核或用过抗结核病药物，疗效如何；是否有药物过敏史；是否合并有肝肾功能不良、癫痫、精神病等。

2. 相关用药知识教育

(1)对患者及家属进行结核病知识的宣传，使其克服恐惧心理，树立治疗信心，积极配合医护人员完成治疗方案。

(2)治疗期间注意饮食调整，加强富含维生素食物的摄入，尽量做到不抽烟、不喝酒。

(3)若发现胃肠不适、视觉障碍、厌食、厌油、乏力、巩膜发黄及肝区不适等症状，应及时告知医生。

【用药后护理】

1. 给药方法

(1)异烟肼：应尽量采用口服，抗酸药不宜与其同服，因前者可降低后者的吸收率而使疗效降低。肌内注射后冷敷可减轻局部疼痛，静脉给药应注意控制滴速。

(2)利福平：与 PAS 合用时，因干扰利福平的吸收，需间隔 8～12h，与巴比妥类合用时宜间隔 6h；利福平可诱导肝药酶，长期和经肝代谢的药物合用，可降低后者血药浓度，如口服避孕药、类固醇等。

(3)PAS：可增强抗凝药作用而引起出血。

(4)乙胺丁醇：和含铝盐的抗酸药合用可降低其吸收，故宜间隔 2～3h 服药。

(5)口服给药对消化道有刺激症状时，可与食物同服；利福平、吡嗪酰胺应晨起顿服，其他药物应在每日相同时间如餐前 1h 或餐后 1h 顿服，亦可晨起顿服。

2. 药效观察　通过观察患者的体温、痰菌的转阴情况及 X 线检查监测疗效。

3. 主要护理措施

(1)异烟肼：用药期间应定期检查肝功能及周围神经炎症状，可同时服用维生素 B_6；注意对血液系统的损害，当出现贫血、白细胞减少应考虑停药；糖尿病患者要注意血糖的变化。

习题 6

护考模拟 6

思政学堂 6

（2）利福平：分泌物可将尿液、泪液、唾液、粪便染成砖红色，需预先告知患者。

（3）乙胺丁醇：用药期间每隔 2～4 周做一次眼科检查，观察视力及红绿色分辨力。

【用药护理评价】 按治疗方案系统治疗后患者的病情是否得到控制，如发热等症状是否缓解，痰菌是否转阴，X 线中阴影是否消失，病灶是否钙化等；实验室检查结果是否恢复正常；体力活动是否恢复正常，尤其是肺功能是否改善，是否有不良反应发生；患者是否能正确用药，坚持治疗。

常用制剂与用法

异烟肼　片剂：0.05，0.1，0.3g。口服。预防：成人 0.3g/d，顿服。治疗：成人，与其他抗结核病药合用，按体重每日 5mg/kg，最多 0.3g；或每日 15mg/kg，最多 900mg，每周 2～3 次。注射剂：0.05(2ml)，0.1g(2ml)。用量同口服或依病情而定，肌内注射或静脉滴注。

利福平　片剂(胶囊剂)：0.15g。口服。成人每次 0.45～0.6g，1 次/d，晨起空腹顿服。小儿 20mg/(kg·d)。眼药水：0.1%，每支 10ml，滴眼用。

乙胺丁醇　片剂：0.25g。口服，结核初治，按 15mg/kg，每日 1 次顿服；或每次口服25～30mg/kg，最多 2.5g，每周 3 次；或 50mg/kg，最多 2.5g，每周 2 次。结核复治，按 25mg/kg，每日 1 次顿服，持续 60 d，继以 15mg/kg，每日 1 次顿服。

吡嗪酰胺　片剂(胶囊剂)：0.25，0.5g。口服，每日 15～30mg/kg 顿服，或 50～70mg/kg，每周 2～3 次；每日服用者最多每日 2g，每周 3 次者最多每次 3g，每周服 2 次者最多每次 4g。

对氨基水杨酸钠　片剂：0.5g。口服，成人每次 2～3g，4 次/d；小儿 0.2～0.3g/(kg·d)，分 4 次服。粉针剂：2，4，6g。静脉滴注，4～12g/d。

丙硫异烟胺　片剂：0.1g。口服，成人每次 0.25g，2～3 次/d。小儿一次按体重口服4～5mg/kg，3 次/d。

氯法齐明　胶丸：50mg。开始时 300mg/d，分 3 次服用。随后根据反应逐渐减量至 100mg/d。

巯苯咪唑　片剂：25mg。25mg/d，4～6 周内增至 100mg/d，每周服药 6d，连服 6d，停药 1 周。

思考题

1. 简述异烟肼的抗菌作用特点、适应证及不良反应。
2. 说出抗结核病药的分类及代表药物。
3. 试述抗结核病药的用药原则。

（陈　群）

第七章　抗真菌药及抗病毒药

课件 7

知识导图 7

学习目标

知识目标：熟悉抗真菌药酮康唑、氟康唑、伊曲康唑、两性霉素 B、氟胞嘧啶、制霉素、灰黄霉素及克霉唑的作用特点、应用及不良反应；了解抗病毒药齐多夫定、金刚烷胺、利巴韦林、阿昔洛韦、阿糖腺苷及干扰素的作用特点、主要适应证。

能力目标：能指导患者正确使用外用、口服抗真菌药。

素质目标：培养护理人员维护公共卫生、注重个人卫生的健康的意识。

第一节　抗真菌药

7-1-1　相关知识：真菌的分类

【案例 7-1】

某男，患灰指甲已十多年，虽多次治疗但总是不能根治，每年到夏季脚不涂药就痒，手指头也有许多小泡。后经检查，真菌实验菌丝阳性，开始服伊曲康唑胶囊，一天 2 次，服一周停 3 周作为一个疗程，3 个疗程后脚趾长出健康新趾甲。但近日发现手指皮肤内出现小泡，脚趾也有点痒，疑似复发。请问：①伊曲康唑除了治疗甲真菌病，还有哪些临床用途？②如何指导患者预防灰指甲复发？

真菌感染一般分为两类：浅部和深部真菌感染。前者常由各种癣菌引起，主要侵犯皮肤、毛发、指甲、口腔或阴道黏膜等，发病率高。后者主要由白色念珠菌和新型隐球菌引起，主要侵犯内脏器官和深部组织，病情严重，病死率高。

一、主要抗浅部真菌感染药

制霉素（nystatin，制霉菌素）

制霉素抗菌谱广，对口腔、肠道、阴道等真菌感染有效，主要外用治疗皮肤、黏膜等浅表真菌感染。因毒性大，口服吸收少，不宜全身用药，仅适用于肠道白色念珠菌感染。局部应用不良反应少见，软膏制剂常用于皮肤、口腔、阴道等部位真菌感染的治疗。口服可引起暂时性恶心、呕吐、食欲不振、腹泻等胃肠道反应。

灰黄霉素(griseofulvin)

灰黄霉素口服吸收后广泛分布于深部各组织，皮肤、毛发、指甲、脂肪及肝脏等组织中含量较高。杀灭或抑制各种皮肤癣菌，起抗浅表真菌的作用。对头癣效果好，对体股癣、手足癣、叠瓦癣也有较好疗效，但癣常复发和再感染，需继续治疗。该药必须口服给药，局部外用无效，而且应连续用药数周或数月。由于毒性较大，临床已少用。

克霉唑(clotrimazole)

克霉唑属广谱抗真菌药，其抗浅表真菌作用与灰黄霉素接近。对深部真菌作用不及两性霉素 B。吸收不规则，毒性大。临床供局部外用，治疗皮肤癣菌引起的体癣、手足癣和耳道、阴道真菌病。

特比萘芬(terbinafine)

特比萘芬为丙烯胺类衍生物，对皮肤癣菌有杀菌作用，对念珠菌有抑制作用，具有作用快、疗效高、复发少、毒性低等特点。临床口服或外用治疗甲癣和其他浅表真菌感染。不良反应轻微，常见胃肠道反应，较少发生肝炎和皮疹，可有一过性转氨酶含量升高。

二、主要抗深部真菌感染药

两性霉素 B (amphotericin B，庐山霉素)

两性霉素 B 是一种多烯类抗深部真菌感染的抗生素，口服或肌内注射均难吸收，主要采用静脉滴注给药，对全身深部真菌感染有效，抗菌力强，主要用于治疗深部真菌引起的感染，如真菌性肺炎、心内膜炎、脑膜炎、尿道感染等。因本品毒性较大，不良反应严重，一般不作为首选药。目前临床多采用其脂质体剂型，如两性霉素 B 脂质复合体、两性霉素 B 胶质分散体及两性霉素 B 脂质体。该类制剂静滴时肝肾毒性及与静滴相关的毒性发生率均较传统剂型低。

常见不良反应有寒战、发热、头痛、呕吐、厌食、贫血、低血压、低血钾、低血镁、肝肾功能损害等。用药时应严密观察，防止滴速过快，并定期监测肝肾功能。

氟胞嘧啶(flucytosine，5-FC)

氟胞嘧啶为人工合成的广谱抗真菌药，口服吸收迅速而完全。易通过血-脑脊液屏障，久用易使人产生耐药性，对深部真菌感染有效，治疗白色念珠菌、新型隐球菌等深部真菌感染常与两性霉素 B 合用，以发挥协同作用，减少复发率。不良反应有胃肠道反应、肝损害、贫血、白细胞和血小板减少。

酮康唑(ketoconazole)

酮康唑为广谱抗真菌药，口服易吸收，不易透过血-脑脊液屏障。可用于浅部和深部真菌感染。毒副作用多，常见胃肠反应；本品在国内应用引起数十例肝损害，开始表现为类似传染性肝炎症状，及时停药可恢复，若继续服药则导致肝损害发展，并在停药

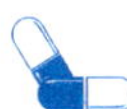

后继续恶化，造成数名患者死亡；干扰内分泌功能，引起男性乳房增生、阳痿、精子减少，女性月经不规则等。用药期间应监测肝功能，有肝病史者及孕妇禁用。

氟康唑(fluconazole)

氟康唑为广谱、高效、低毒的三唑类广谱抗真菌类药物，口服易吸收，组织分布广，易透过血-脑脊液屏障。其活性高于酮康唑和两性霉素 B，其体内抗真菌作用比酮康唑强 10～20 倍。主要用于各种真菌性脑膜炎、心内膜炎、肺及泌尿道感染，也可用于浅表真菌感染。不良反应较其他抗真菌药物低，患者多可耐受，常见恶心、腹痛、腹泻、胃肠胀气、皮疹，偶见脱发，可见一过性血尿素氮、肌苷及转氨酶含量升高。孕妇、哺乳期妇女及儿童禁用。

伊曲康唑(itraconazole)

伊曲康唑为三唑类抗真菌新药，口服吸收良好，抗菌谱广，与酮康唑相比，体内外活性强度大 5～100 倍。主要用于深部、皮下、浅部真菌感染，已成为治疗罕见真菌如组织胞浆菌和芽生菌感染的首选药物。不良反应小，主要为胃肠道反应，偶见肝毒性和皮疹。

咪康唑(miconazole)

咪康唑具有广谱抗真菌活性，作用机制和抗菌谱与酮康唑相同。口服吸收差，静脉滴注治疗深部真菌感染，但毒性较大。局部用药制剂称达克宁，临床主要局部外用，治疗皮肤癣菌引起的体癣、手足癣及耳道、阴道真菌病。

第二节　抗病毒药

一、抗艾滋病毒药

【案例 7-2】

患者，男性，28 岁，因右侧腹痛、腰部皮疹 1d 就诊。体检：右季肋至腰部出现粟粒大小簇集性水疱及丘疱疹，呈斜形带状分布，疱液澄清，疱壁紧张，基底红晕，簇集水疱之间有正常皮肤，诊断为带状疱疹。给予：口服阿昔洛韦片，400mg/次，4 次/d；维生素 B_1 20mg/次，3 次/d，维生素 B_6 20mg/次，3 次/d；双黄连口服液 10ml，3 次/d。1 周后复查肝功能正常，疱疹结痂、脱落。请问：①阿昔洛韦抗病毒有何特点？②常用治疗带状疱疹的药物有哪些？

人类免疫缺陷病毒(HIV)引起的传染病，称为获得性免疫缺陷综合征(AIDS，又称艾滋病)。当前抗 HIV 药主要通过抑制反转录酶或 HIV 蛋白酶发挥作用。蛋白酶抑制剂可减少病毒量，单用疗效不佳，口服吸收较差，不良反应多，易使人产生耐药性等，临床中与反转录酶抑制剂联用治疗 AIDS。

齐多夫定(zidovudine,叠氮胸苷)

齐多夫定为核苷类反转录酶抑制剂，是第一个上市的抗HIV药，也是治疗AIDS的首选药。可减轻或缓解AIDS症状及其相关综合征。不良反应最常见的是骨髓抑制，也可引起胃肠道不适、头痛，剂量过大可出现焦虑、精神错乱、震颤及肝毒性。

HIV蛋白酶抑制剂

目前临床应用的HIV蛋白酶抑制剂有沙奎那韦(saquinavir mesylate)、洛匹那韦/利托那韦(lopinavir and ritonavir)、英地那韦(indinavir)及那非地韦(nelfinavir)。该类药物阻止前体蛋白裂解，作用于病毒复制的晚期，其机制不同于齐多夫定。生物利用度低，单用易产生耐药性，与齐多夫定联合应用，抗病毒效力明显增强。目前HIV蛋白酶抑制剂是联合治疗AIDS的主要选用药物，常与核苷类反转录酶抑制剂联用。

二、抗流感病毒药

金刚烷胺(amantadine)

金刚烷胺口服吸收好，抗病毒谱窄，主要可抑制甲型流感病毒对宿主细胞的穿透能力，用于流感病毒的预防，对已发病的人群及时用药也有治疗作用，还能治疗帕金森病。不良反应少，可引起失眠、头晕及腹痛等胃肠反应。大剂量可致共济失调、惊厥等反应，有致畸反应。禁用于妊娠期妇女，幼儿，脑血管硬化、癫痫患者。

利巴韦林(ribavirin,三氮唑核苷,病毒唑)

利巴韦林口服吸收好，抗病毒谱广，对多种DNA和RNA病毒有效，如对甲、乙型流感病毒、单纯疱疹病毒、肝炎病毒、腺病毒等均有抑制作用。主要用于病毒性呼吸道感染、疱疹、麻疹、眼角膜炎、结膜炎及病毒性肝炎、肺炎等。不良反应有头痛、皮疹、贫血及影响呼吸功能等，偶见低血压、结膜炎等，有致畸作用，禁用于妊娠期妇女。

三、抗疱疹病毒药

阿昔洛韦(aciclovir,ACV,无环鸟苷)

阿昔洛韦为核苷类抗DNA病毒药，是目前最有效的抗单纯疱疹病毒(herpes simplex virus,HSV)药物之一，对水痘带状疱疹病毒(varicella-zoster virus,VZV)和EB病毒(Epstein-Barr virus, EBV)等其他疱疹病毒亦有效，也用于乙型肝炎治疗。对AIDS并发水痘带状疱疹患者，可改善症状。局部应用于单纯疱疹性角膜炎。不良反应最常见的为胃肠道反应，有局部刺激性。静脉注射可有厌食、恶心、头痛、皮疹、低血压及暂时性肾毒性。不可用于肌内注射或皮下注射，也不可快速静脉注射。

更昔洛韦(ganciclovir)

更昔洛韦对HSV和VZV抑制作用与阿昔洛韦相似，对巨细胞病毒抑制作用较强，约为阿昔洛韦的100倍。骨髓抑制等不良反应较多见。常用于AIDS、器官移植、恶性肿瘤时严重巨细胞病毒感染性肺炎、肠炎及视网膜炎等。

 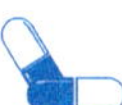

阿糖腺苷(vidarabine,vira-A)

阿糖腺苷为嘌呤类衍生物。抗病毒范围广,具有强大的抗 HSV、VZV 及巨细胞病毒活性,也能抑制乙型肝炎病毒和某些 RNA 病毒。用于治疗单纯疱疹病毒脑膜炎、急性角膜炎、带状疱疹、生殖器疱疹、乙型肝炎、合并水痘的带状疱疹病毒感染等。上述适应证目前多数已被阿昔洛韦所取代。不良反应主要是神经毒性,发生率可达10%,也常见胃肠道反应。因其疗效低,毒性大,临床少用。

四、抗乙肝病毒药

干扰素(interferon)

干扰素是机体细胞在受病毒感染刺激后,产生的一类抗病毒的糖蛋白物质,具有广谱抗病毒作用、免疫调节作用和抗肿瘤作用。临床主要用于治疗各型慢性病毒性乙型肝炎、带状疱疹、尖锐湿疣,还用于恶性肿瘤和复发性硬化病的治疗。不良反应有流感样综合征,如发热、寒战、头痛、乏力;偶有骨髓抑制,肝功能损害。

聚肌胞(polyinosinic polycytidylic acid)

聚肌胞为一种合成的双链 RNA,是高效干扰素诱导剂,具有增强免疫功能和广谱抗病毒作用。临床主要用于治疗慢性乙型肝炎、流行性出血热、流行性乙型脑炎、病毒性角膜炎、带状疱疹、各种疣类和呼吸道感染等。静脉注射有发热反应、变态反应等,过敏者慎用。

拉米夫定(lamivudine,3TC,贺普丁)

拉米夫定为胞嘧啶衍生物,可选择性抑制乙肝病毒(HBV)复制,竞争性抑制 HBV-DNA 聚合酶,同时终止 DNA 链的延长,从而抑制病毒 DNA 的复制。适用于乙肝病毒和 AIDS 的治疗,是目前治疗乙型肝炎最有效的药物之一。不良反应有恶心、呕吐、疲劳、头痛、失眠。

恩替卡韦(entecavir,博路定)

恩替卡韦为环戊酰鸟苷类似物,是目前最新的抗乙肝病毒的一线药物,疗效优于拉米夫定。用于病毒复制活跃、血清丙氨酸转氨酶(ALT)持续升高或肝脏组织学显示有活动性病变的慢性成人乙型肝炎的治疗。常见的不良反应有头痛、疲劳、眩晕、恶心,可能导致乳酸性酸中毒和重度的脂肪性肝大,甚至死亡。用药过程中不能随便停药,否则可能导致病情迅速恶化。

用药护理小结

【用药前沟通】

1.了解病史及用药史　确认真菌、病毒感染部位。了解患者是否处在妊娠期或哺乳期,是否患有糖尿病、白血病等易诱发真菌感染的病症,是否用过对肝、肾有毒性及免疫抑制剂等药物。

2.相关用药知识教育　教育患者坚持药物治疗,不要随意停药,防止感染复发。告知患者及家属真菌、病毒具有传染性,注意隔离和预防传染。

【用药后护理】

1. 给药方法

(1)酮康唑口服生物利用度个体差异大，不宜与抑制胃酸分泌和抗酸药同服。

(2)阿糖腺苷与肝素、胰岛素、甲氨蝶呤、5-氟尿嘧啶、青霉素G等在物理学上属配伍禁忌。阿糖腺苷注射液，一般于临用前以较大量葡萄糖液溶解配制，可加温到35～40℃，待澄清后供静滴用。

(3)阿昔洛韦不宜与氨基糖苷类等有肾毒性的药物配伍。其粉针剂，应先用注射用水配制成2%溶液，再用生理盐水或葡萄糖液加至60ml，于1h内恒速静脉注射。因刺激性大，须选择较粗血管，定期更换注射部位，防止静脉炎的发生。

(4)两性霉素B应用5%葡萄糖注射液稀释，禁用生理盐水，防止沉淀，宜临用前配制，应避光缓慢滴入。

(5)金刚烷胺服用时应避免喝含酒精饮料，以免醉酒，此外也不宜在睡前服用，因可致失眠。

(6)利巴韦林每日的剂量不应超过0.9g，以防引起贫血或白细胞减少。

2. 药效观察　药物对浅部、深部真菌感染及病毒感染的控制程度；真菌、病毒或相关抗体实验室检查指标减少或转阴。

3. 主要护理措施

(1)应用氟胞嘧啶期间，应定期监测肝肾功能及血常规。

(2)应用两性霉素B期间，除定期监测肝肾功能外，还需注意滴注过程中患者是否出现寒战、高热等反应，可预先服用解热镇痛药和抗组胺药。

(3)齐多夫定用药时应定期监测凝血指标、血常规。

(4)阿糖腺苷用药过程中，应注意监测心率、呼吸及体液平衡情况及体重，注意防止由于对光的敏感性增强而损伤眼睛。

(5)应用阿昔洛韦后应加强口腔卫生，预防牙龈增生。

【用药护理评价】　真菌、病毒感染症状是否得到控制，症状有无减轻或消除；有无肝肾及造血功能降低等不良反应发生；患者是否能坚持用药。

常用制剂与用法

酮康唑　片剂：0.2g。口服。成人每次0.2～0.4g，1～2次/d。儿童2岁以上3.3～6.6mg/(kg·d)，顿服或分2次服。

氟康唑　片剂：0.05，0.1，0.2g。注射剂：100mg(50ml)，200mg(100ml)。口腔、咽部感染：口服，首日0.2g，以后0.1g/d，至少连用2周至症状缓解；白色念珠菌等深部感染：首日0.4g，以后0.2g/d，疗程依病情而定。

伊曲康唑　胶囊剂：0.1g。口服，0.1～0.2g/d，1次顿服。疗程视病情而定。

两性霉素B　粉针剂：5，25，50mg。静脉滴注，由0.1mg/(kg·d)开始，逐渐递增至1mg/(kg·d)。先用10ml注射用水溶解，再用5%葡萄糖液稀释，避光缓慢静脉滴注，每日或隔日1次，疗程、总量依病情而定。鞘内注射，首次0.05～0.1mg/kg，可逐渐增至每次0.5～1mg/kg，稀释浓度不超过0.3mg/ml，应加适量地塞米松，药物溶解后均应在24h内用完。

灰黄霉素　片剂：0.1g。口服，成人0.5～1.0g/d，儿童10～15mg/(kg·d)，均分2～4次服。滴丸(固体分散物)：0.1，0.25g。剂量为片剂用量的1/2，疗程10～14d。

制霉菌素　片剂：10万，25万，50万U。口服，每次50万～100万U，3次/d。

克霉唑　软膏，霜剂：3%或5%等，供外用。

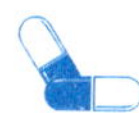

盐酸金刚烷胺　片剂(胶囊剂):0.1g。口服,每次0.1g,早晚各1次,儿童酌减,可连用3～5d,最多10d。

利巴韦林　片剂:20,50,100mg。每次0.15～0.3g,3次/d。注射剂:100mg(1ml),250mg(2ml)。肌内注射或静脉注射,每次0.5g,分2次。滴鼻液(防治流感):50mg(10ml),每次1～2滴,每1～2小时1次。滴眼液(治疱疹感染):8mg(8ml)。滴眼,每次1～2滴,每1小时1次,好转后每2小时1次。

习题7

阿昔洛韦　胶囊剂:0.2g。口服,每次0.2g,5～6次/d。粉针剂:0.25,0.5g。每次5mg/kg,溶解稀释后静脉滴注,1h内滴完,3次/d,1个疗程7d。软膏、眼膏、霜剂供外用。

阿糖腺苷　注射剂:0.2g(1ml),1g(5ml)。按10～15mg/(kg·d),分2次恒速静脉滴注,连用5～10d。

护考模拟7

齐多夫定　胶囊剂:0.1g。口服,每次0.2g,3～6次/d。粉针剂:0.2g(20ml)。静脉滴注,1～2mg/kg,6次/d。

α-干扰素　粉针剂:100万,300万,500万U。皮下注射或肌内注射,每次100万～300万U,每天2～4次。

思考题

思政学堂7

1. 简述抗真菌药物的分类及代表药物。
2. 比较抗疱疹病毒药物的特点。
3. 简述干扰素的临床应用。

(陈　群)

课件 8

第八章　消毒防腐药

知识导图 8

学习目标

知识目标：熟悉常用消毒防腐药煤酚皂溶液、高锰酸钾、过氧化氢溶液、乙醇、过氧乙酸、84 消毒液、聚维酮碘、苯扎溴铵的作用和临床用途。了解消毒防腐药的分类及作用机制。

能力目标：能针对环境消毒、器具消毒、体表消毒选择不同的消毒防腐药。

素质目标：培养护理人员重视医疗活动中的无菌意识。

8-1 知识拓展：新冠病毒用消毒药

消毒药是指能迅速杀灭病原微生物的药物，防腐药是指能抑制微生物生长繁殖的药物。但这两类药物之间并没有严格的界限。消毒药在低浓度时也有抑菌作用，而防腐药在高浓度时也能杀菌，因此，一般总称为消毒防腐药。它们与抗生素不同，没有严格的抗菌谱，在杀灭或抑制病原体的浓度下，往往也能损害人体，通常不做全身用药，主要用于体表（皮肤、黏膜、伤口等）、器械、排泄物和周围环境的消毒，或黏膜、创面、腔道的冲洗，以预防或治疗病原体所致的感染。

【案例 8-1】

为了预防非典疫情的传播和蔓延，刘女士在自己家里喷洒过氧乙酸消毒，她认为，消毒水的浓度越高，其效果越明显，于是自作主张地在兑制消毒水时加大了原液的剂量，哪知不久刘女士就感到嗓子发紧，眼睛睁不开，身体出现不适现象。请问：①过氧乙酸是否可杀灭非典病毒？②刘女士出现身体不适的原因是什么？

（一）酚类

主要使病原体蛋白质变性，也可增加病原体细胞膜的通透性，使胞内物质外渗而显现抗菌作用（表 8-1）。

表 8-1　酚类消毒防腐药的作用与用途

药物	作用与用途	备注
苯酚（phenol，石炭酸）	1%以上浓度可杀灭一般细菌，对病毒、芽孢效果差。对皮肤、黏膜随浓度增高呈现止痒和腐蚀作用。1%溶液用于皮肤止痒，3%～5%水溶液用于器械、用具、房屋消毒，1%～2%甘油液滴耳治疗中耳炎	可溶于水，有异臭，有引湿性，水溶液作用强，甘油、醇及油溶液作用弱，但刺激性小

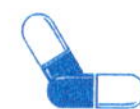

续表

药物	作用与用途	备注
煤酚皂溶液(来苏尔，lysol)	50%煤酚皂溶液，杀菌力比苯酚强3倍，毒性腐蚀性较小。2%水溶液用于皮肤消毒，3%～5%水溶液用于器械消毒，5%～10%水溶液用于环境及排泄物的消毒间苯二酚(雷琐辛，resorcinol)	有杀细菌和真菌作用，作用强度仅为苯酚的1/3，刺激性较小，可用于癣、银屑病、湿疹、脂溢性皮炎等
鱼石脂(ichthammol，依克度)	具有温和的刺激作用，改善局部循环，起抗炎消肿之功效。同时具有防腐作用。其10%软膏用以治疗疖肿	含硫棕黑色软膏样物质，有异臭

(二)醇类

使蛋白质变性或沉淀而抑菌或杀菌，但对芽孢、病毒、真菌无效(表8-2)。

表8-2　醇类消毒防腐药的作用与用途

药物	作用与用途	备注
乙醇(酒精，alcohol)	20%～30%用于擦澡降低体温，30%用于皮肤按摩防压疮，75%用于皮肤器械消毒。因对芽孢无作用，不宜用于外科手术器械消毒	75%的乙醇杀菌力最强，浓度过高则菌物表层蛋白质迅速凝固，妨碍药物向内渗透，反影响杀菌作用

(三)酸类

解离后氢离子或整个分子使菌体蛋白质变性或沉淀而杀菌(表8-3)。

表8-3　酸类消毒防腐药的作用与用途

药物	作用与用途	备注
苯甲酸(安息香酸，benzoic acid)	毒性很小，常用作食品防腐剂，可与水杨酸配伍治疗真菌感染如癣	酸性环境中作用增强
乙酸(醋酸，acetic acid)	刺激性小，0.5%～2%溶液用于铜绿假单胞菌感染的伤口，0.1%～0.5%溶液用于冲洗阴道配合治疗滴虫病，对其他细菌感染疗效差。5%溶液也可用于房间消毒	
水杨酸(salicylic acid)	有抗真菌作用，浓溶液可松解角质层，3%～6%醇溶液治癣，10%～25%溶液用于鸡眼	易溶于醇，微溶于水
硼酸(boric acid)	抗菌力弱，刺激性小。2%～5%水溶液可冲洗皮肤、黏膜伤口及角膜，或作含漱液。酒精溶液治外耳道真菌病，硼砂即硼酸钠，作用似硼酸，常制成含漱剂治疗口腔感染	不宜用于乳头擦洗，以免婴儿中毒，大面积创伤用药可产生吸收中毒，严重者循环衰竭

(四)碱类

水解菌体蛋白和核蛋白，使细胞膜和酶受损害而死亡(表8-4)。

表 8-4　碱类消毒防腐药的作用与用途

药物	作用与用途	备注
氢氧化钠（sodium hydroxide，苛性钠）	对细菌、病毒、芽孢均有杀灭作用。2%溶液消毒厩舍、饲槽、车船等，多用于病毒性感染；5%溶液用于炭疽芽孢污染	腐蚀性强，注意防护和清洗。用后清水冲洗
氧化钙（calcium oxide，生石灰）	价廉易得，对繁殖性细菌效果良好，对芽孢和结核杆菌无效。20%的石灰乳涂刷或撒于墙、畜栏、地面、鞋底等	

（五）氧化剂

遇有机物放出新生氧，氧化菌体内活性基团而杀菌（表 8-5）。

表 8-5　氧化剂类消毒防腐药的作用与用途

药物	作用与用途	备注
高锰酸钾（kalii permanganas）	杀菌能力强，高浓度亦具有刺激、腐蚀作用。0.01%～0.02%溶液用于有机药物中毒洗胃。0.125%溶液用于坐浴，阴道冲洗。0.1%溶液用于水果等消毒。0.1%～0.5%溶液用于创伤冲洗	水溶液性质不稳定，宜新鲜配制。消毒部位着色，可用草酸液洗脱
过氧化氢溶液（双氧水，liquor hydrogenii peroxidi）	作用时间短，杀菌能力弱，主要利用与组织接触时释放出大量微小气泡机械清除脓块、血痂等。1%溶液用于口腔炎、扁桃体炎等含漱，3%溶液用于冲洗创面、松解伤口痂皮，尤其适用于厌氧菌感染	不稳定，遇光易变质，遇碱易分解，应密闭避光，阴凉处存放
过氧乙酸（peracetic acid）	能杀灭细菌、病毒、真菌和芽孢等，兼具酸和氧化剂的作用，气体和溶液均有较强杀菌作用。0.5%溶液喷雾消毒厩舍和车船；3%～5%溶液熏蒸消毒空间；0.04%～0.2%溶液浸泡器具消毒；0.02%～0.2%溶液消毒黏膜和皮肤	有刺激性，易挥发，溶于水和有机溶剂。溶液可腐蚀金属表面和有天然纤维的衣物

（六）卤素类

通过卤化或氧化菌体原浆蛋白活化基团，发挥杀菌作用（表 8-6）。

表 8-6　卤素类消毒防腐药的作用与用途

药物	作用与用途	备注
含氯石灰（漂白粉，chlorinated lime）	杀菌力强大，作用迅速、短暂，对某些芽孢和病毒也有效。1%～3%溶液用于环境消毒，0.5%溶液用于食具、饮用水消毒。干粉用于排泄物消毒，用量为 1∶5。与硼酸组成的优琐溶液，刺激性小，用于冲洗化脓伤口，对气性坏疽效果更好	含有效氯 25%～30%，受潮易分解
二氯异氰尿酸钠（sodium dichloroisocyanurate，优氯净）	杀菌谱广，对繁殖型细菌、芽孢、病毒、真菌孢子均有杀灭作用。0.5%～1%溶液杀灭细菌和病毒；5%～10%溶液杀灭芽孢；4mg/L 的浓度用于饮用水消毒	含有效氯 60%～64.5%，低 pH 值和加热可使其杀菌力增强。有机物影响小，但水溶液稳定性差。有腐蚀和漂白作用，有一定毒性，毒性大于无机氯

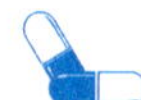

续表

药物	作用与用途	备注
二氧化氯(chlorine dioxide,超氯)	最新一代高效、广谱、安全的消毒杀菌剂,是氯制剂最理想的替代品。制剂有效氯含量多为5%,用于环境消毒,1L水加药5～10ml,泼洒或喷雾消毒;饮用水消毒,100L水加药5～10ml;用具、食槽消毒,1L水加药5ml搅匀后,浸泡5～10min	稳定型二氧化氯使用时须用酸活化,现配现用,不得过期使用;为增强稳定性,二氧化氯溶液在保存时需加入碳酸钠、硼酸钠等
84消毒液(84 disinfectant)	是目前国内广泛使用的一种复方含氯消毒剂,含有效氯5.5%～6.5%,以及表面活性剂、酸性活化剂等。特点是高效、速效、广谱、无毒,杀菌和去污力强,对各种细菌繁殖体、芽孢、病毒等均有很强的杀灭作用。适用于餐具,食品容器,瓜果蔬菜,非金属器皿、器械,家具,衣物,地面等的消毒	本品高浓度对皮肤、金属器械和带色织物有腐蚀和脱色作用。稀释后有效氯浓度极易降低,原液贮运期间也可发生质量变异,故应常规进行稀释液浓度测定,常规使用有效氯浓度应在200～500ppm
洗消净	由次氯酸钠(含氯量不低于5%)溶液和40%十二烷基磺酸钠溶液等量混合配制而成,对细菌、芽孢、病毒均可杀灭。0.015%～0.025%溶液可用于医疗器械及各种用具的消毒。0.1%溶液可用于传染病患者的痰、粪及血污物的消毒。0.004%～0.001%溶液可用于蔬菜、水果的消毒	不宜在高温和强光下存放,未经稀释的原液有漂白和腐蚀作用
碘(iodine)	对细菌、芽孢、真菌、病毒和原虫等具有强大杀灭作用,但刺激性亦大。碘酊:2%用于皮肤消毒,5%用于手术野皮肤消毒。10%碘甘油刺激性小,涂搽患处用于治疗牙龈感染、咽炎等	碘酊不宜用于黏膜消毒,对碘过敏者禁用,禁与红汞合用,因所产生的碘化高汞刺激性增强
聚维酮碘(povidone iodine,碘附)	吡咯烷酮均聚物与碘的复合物,杀菌力比碘强,对病毒、细菌、芽孢、真菌及原虫有效。有清洁作用,毒性低,刺激小,稳定。1%溶液用于皮肤的消毒治疗,可直接涂擦,稀释两倍可用于口腔炎漱口;0.3%～0.5%的碘附用于外科手术中手和其他部位皮肤的消毒,稀释十倍可用于阴道炎冲洗治疗。2%～3%溶液用于各种玻璃器皿消毒	本品稀释液不稳定,使用时要求每天调换。对碳钢类物品如手术刀片等及铝制品有腐蚀性,其他金属器械不宜长期浸泡消毒。消毒物品应尽量减少有机物含量,以保证消毒效果
碘仿(iodoformum)	具有防腐除臭作用,4%～6%的碘仿纱布、10%碘仿软膏填充口腔、会阴等易污染的伤口	

(七)重金属类

能与菌体蛋白结合,使蛋白质变性、沉淀而产生杀菌作用(表8-7)。

表 8-7　重金属类消毒防腐药的作用与用途

药物	作用与用途	备注
汞溴红（mercurochrome）	抗菌能力弱，穿透力差，对皮肤黏膜无刺激性。2％水溶液外涂于皮肤伤口；2％～5％酊剂用于术前局部消毒	不能与碘合用，以免生成碘化高汞加大毒性
硫柳汞（merthiolate）	抗菌作用强，刺激性小，0.1％酊剂用于皮肤消毒，0.1％水溶液用于黏膜消毒	
硝酸银（silver nitrate）	具有杀菌、收敛和促进创面愈合的作用，主要用于防止烧伤创面的浅Ⅱ度感染	可出现局部红斑、充血、烧灼感等皮肤刺激症状
炉甘石洗剂（calamine lotion）	有弱的收敛和防腐作用，用于湿疹和其他皮肤病，减轻瘙痒	本品为复方制剂，每 1000ml 含炉甘石 150g、氧化锌 50g、甘油 50ml

（八）表面活性剂

能吸附于脂性细菌膜，改变其通透性，使细菌体内重要成分外溢而杀菌（表 8-8）。

表 8-8　表面活性剂类消毒防腐药的作用与用途

药物	作用与用途	备注
苯扎溴铵（benzalkonium bromide，新洁尔灭）	杀菌作用快而强，毒性低，无刺激性，渗透力强，广泛应用于临床。可用于器械消毒（0.1％煮沸腾 15min），术前洗手（0.05％～0.1％），皮肤黏膜消毒（0.1％）。不用于排泄物消毒	为季胺类，性质稳定，忌与阴离子清洁剂如肥皂、洗衣粉合用。消毒金属器械应加 0.5％亚硝酸钠以防锈
醋酸氯己定（chlorhexidine acetate，洗必泰）	灭菌作用快而强（超过新洁尔灭），抗菌谱广（包括铜绿假单胞菌、真菌等），无刺激性。0.02％溶液用于手消毒，漱口；0.05％溶液用于冲洗伤口；0.1％溶液用于器械消毒；0.5％溶液用于房间家具消毒；0.5％醇溶液用于术野消毒；0.1％乳膏、气雾剂用于烧伤、烫伤创面	忌与肥皂、碱、碘酊、高锰酸钾、升汞等伍用

（九）染料类

分子中的阳离子和阴离子分别与菌体蛋白中的羧基和氨基结合，以致影响菌体代谢而抗菌（表 8-9）。

表 8-9　染料类消毒防腐药的作用与用途

药物	作用与用途	备注
甲紫（methylrosanilinium chloride）	对革兰阳性菌有强抗菌作用，对白色念珠菌、皮肤病真菌亦有作用，并有收敛作用，无刺激性。1％～2％溶液用于皮肤、黏膜、创伤感染及真菌感染，亦可用于小面积烧烫伤	同类物有结晶紫

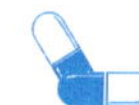

续表

药物	作用与用途	备注
利凡诺（雷佛奴尔，rivanol）	对革兰阳性菌及少数革兰阴性菌有较强抗菌作用，无刺激性。0.1%～0.5%溶液用于外科创伤感染冲洗及湿敷，也可用于引产	作用较慢，不受脓血、蛋白质影响

(十)挥发性溶剂

与菌体蛋白和核酸的氨基、烷基、巯基发生烷基化反应，使蛋白质变性或核酸功能改变，呈现杀菌作用（表 8-10）。

表 8-10　挥发性溶剂类消毒防腐药的作用与用途

药物	作用与用途	备注
甲醛溶液（liquor，formaldehydi，福尔马林）	对细菌、芽孢，真菌和病毒均有效。5%～10%溶液浸泡 1～2h，常用于手术器械、导管等物品消毒。通过加热或氧化法产生甲醛气体，可用于密闭室内及消毒箱内处理怕热、怕湿、易腐蚀物品，用量为 20～30ml/m^3	本品对黏膜刺激性大，不宜用于皮肤、创面及黏膜消毒。另有致过敏、致突变、致癌毒性，对神经系统、肝脏也有较强毒性
戊二醛（glutaral）	本品为灭菌剂，具有广谱、强效、速效、低毒等特点。能杀灭耐酸菌、芽孢、真菌和病毒等。以 pH 值 7.5～8.5 的水溶液效力最强，是甲醛的 10～20 倍。消毒效果受有机物影响小，对金属、橡胶、塑料、玻璃等各种质地物品均无腐蚀作用，对皮肤、黏膜刺激性小。用于手术、麻醉、牙科器械以及橡胶、塑料物品的消毒，特别是各种内镜、精密器械、体内植入物等物品消毒有不可替代的作用	

思考题

1. 对细菌、芽孢、真菌和病毒均有效的消毒防腐药有哪些？
2. 常用于皮肤黏膜的消毒防腐药有哪些？

习题 8

（陈　群）

课件 9

第九章 抗菌药的合理应用

学习目标

知识目标：掌握抗菌药联合应用目的和原则；熟悉肝、肾功能减退时抗菌药物的合理应用。

能力目标：能对不同人群执行个体化给药。

素质目标：培养护理人员全面深入了解患者状况的工作态度。

抗菌药的合理应用是指在全面了解患者、病原菌和抗菌药三者基本情况与相互联系的基础上，安全有效地应用抗菌药物，使患者以最小的用药风险，获得最大的治疗效益，同时还应采取相应措施，以增强患者免疫力。

1. 尽早明确病原诊断　合理选用抗菌药物，首先必须确定病原，然后进行细菌的药物敏感度试验，必要时还需进行联合药敏试验，供临床选药参考。对不明原因的发热或病毒感染，不要滥用抗菌药物。

2. 严格控制预防用药　预防性应用抗菌药仅限于经临床证明确实有效的少数情况，如：预防结肠或直肠术后的多种需氧与厌氧菌感染；防止闭塞脉管炎患者因截肢术后导致的气性坏疽；预防流行性脑脊髓膜炎、结核病、疟疾或破伤风；预防风湿热复发或风湿病等。

3. 抗菌药物的联合应用　联合用药的目的在于发挥药物的协同抗菌作用以提高疗效，对混合感染或未做细菌学诊断的病例扩大抗菌范围，降低药物的毒副反应，延缓或减少细菌耐药性的发生。

(1)联合用药指征：①病因未明的严重感染；②单一抗菌药不能有效控制的严重感染或混合感染，如胸腹部严重创伤后并发的感染、胃肠穿孔所致的腹膜炎、肠球菌或链球菌引起的心内膜炎和败血症等，联合用药可明显提高治愈率、缩短疗程；③长期用药易产生耐药的细菌感染，如结核病；④降低药物毒性，如两性霉素 B 与氟胞嘧啶合用治疗深部真菌感染时，可减少前者的剂量，从而减轻毒性反应；⑤细菌感染所致的脑膜炎和骨髓炎。

(2)联合用药的可能效果：根据抗菌药的作用性质，一般将其分为以下 4 类。

Ⅰ类：繁殖期杀菌剂，如青霉素类和头孢菌素类等。

Ⅱ类：静止期杀菌剂，如氨基糖苷类和多黏菌素类等。

Ⅲ类：速效抑菌剂，如四环素类、大环内酯类和氯霉素等。

Ⅳ类：慢效抑菌剂，如磺胺类。

联合应用上述两类抗菌药时，可产生协同作用（Ⅰ＋Ⅱ）、拮抗作用（Ⅰ＋Ⅲ）、相加

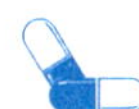

作用(Ⅲ＋Ⅳ)、无关或相加(Ⅰ＋Ⅳ)四种效果。如青霉素类与氯霉素或四环素类合用时,由于速效抑菌剂使细菌迅速处于静止状态,青霉素类药物难以充分发挥其繁殖期杀菌作用,而出现拮抗效果。

4.防止抗菌药物的不合理应用

(1)病毒感染:抗菌药对病毒感染无效,对于单纯性病毒感染,一般不使用抗菌药。

(2)病因或发热原因不明:除病情严重或高度怀疑为细菌感染者外,一般不使用抗菌药,以免掩盖典型的临床症状或难以检出病原体而延误诊断和治疗。

(3)局部应用:皮肤黏膜处应用抗菌药时,易诱发过敏反应和细菌耐药,应尽量避免。必须局部应用时,应选用杆菌肽、磺胺米隆和磺胺嘧啶银等供局部应用的药物。

(4)抗菌药剂量过大或过小以及疗程过短或过长。

(5)常规性使用广谱抗菌药或新上市的药物。

5.针对患者的情况合理用药

(1)肾功能减退者:避免使用主要经肾排泄而且对肾脏有损害的药物,如两性霉素B、万古霉素、氨基糖苷类和多黏菌素类等抗菌药物。

(2)肝功能减退者:肝功能严重受损时,对在肝脏代谢而由肾脏排泄的β-内酰胺类、喹诺酮类、克林霉素、林可霉素等应减量慎用;对红霉素酯化物、氨苄西林酯化物、氯霉素、四环素类、磺胺类、利福平、异烟肼、两性霉素B、酮康唑、咪康唑等应尽量避免使用。

(3)其他:新生儿禁用氯霉素、呋喃类和磺胺类药物,以免造成灰婴综合征、溶血和脑核性黄疸;儿童应避免使用对生长发育有影响的药物如四环素、氟喹诺酮类等;孕妇应禁用四环素类、氯霉素、依托红霉素、氨基糖苷类、氟喹诺酮类、磺胺类等。

思考题

1.肝、肾功能不良者禁用的抗菌药物分别有哪些?

2.妊娠期女性禁用的抗菌药物有哪些?

习题9

(陈　群)

课件 10

知识导图 10

第十章　抗寄生虫药

学习目标

知识目标：掌握甲硝唑的作用、应用及不良反应；熟悉氯喹、青蒿素、伯氨喹、乙胺嘧啶、吡喹酮的作用特点、应用及主要不良反应；了解乙胺嗪、葡萄糖酸锑钠、阿苯达唑及左旋咪唑的应用及主要不良反应。

能力目标：能正确运用甲硝唑治疗多种病原体感染。

素质目标：培养护理人员对维护公共卫生的重视。

第一节　抗疟药

【案例 10-1】

患者，女，28 岁。约一周前出现低热、厌食、精神倦怠、四肢和背部酸痛，自服感冒药无效。3d 前突然出现寒战，约 30min 后体温迅速上升到 40℃，伴头痛、乏力、皮肤灼热，约 3h 后开始全身大汗，体温随即恢复正常。1d 前又出现寒战、高热和大量出汗。一个月前曾去云南旅游。查体：体温 37.5℃，肝脾未触及，腹软，心肺无异常。实验室检查：白细胞 9.5×10^9/L，血间日疟原虫阳性。诊断：间日疟。请问：①该患者应选用何药治疗？②该患者是否需要应用伯氨喹？为什么？

一、疟原虫生活史和抗疟药的作用环节

疟疾是由按蚊传播，使人感染疟原虫而引起的传染病。使人致病的疟原虫主要有 4 种：恶性疟原虫、间日疟原虫、卵形疟原虫、三日疟原虫。后三者所致疟疾又称为良性疟，我国主要是间日疟和恶性疟。抗疟药是能预防或治疗疟疾的药物，不同发育阶段的疟原虫对各种抗疟药敏感性不同。常用抗疟药分类及作用环节（图 10-1）：①主要用于控制症状的药物，如氯喹、奎宁、青蒿素等；②主要用于控制复发和传播的药物，如伯氨喹；③主要用于病因性预防的药物，如乙胺嘧啶。

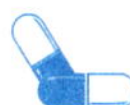

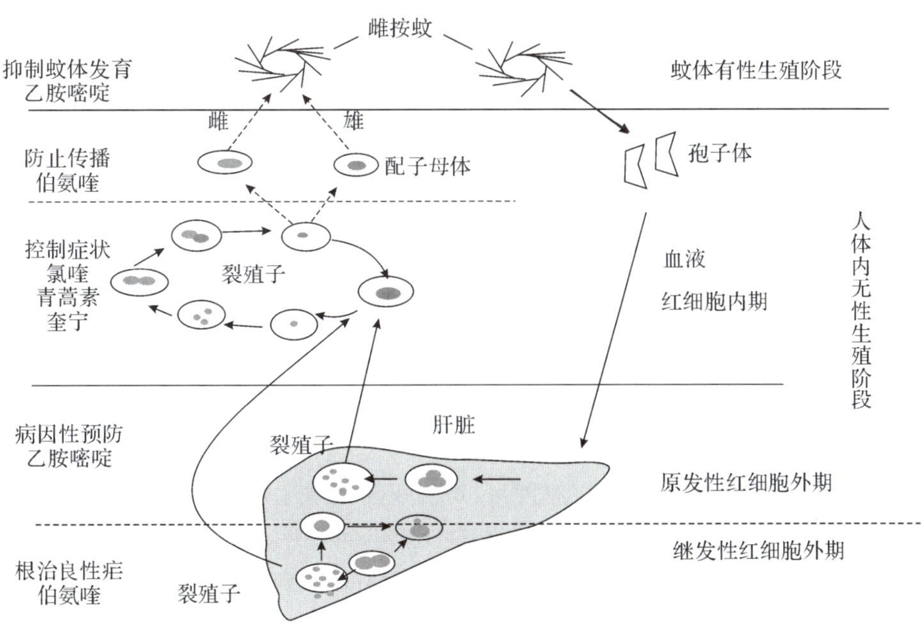

图 10-1 疟原虫生活史及抗疟药作用环节

二、常用抗疟药

(一)主要控制疟疾症状的药物

氯喹(chloroquine)

【作用与应用】

1.抗疟 只对疟原虫红细胞内期裂殖体有较强的杀灭作用,能迅速有效地控制症状,具有起效快、疗效高、作用持久的特点。通常用药后24~48h内即可消退临床症状,48~75h血中疟原虫消失,对间日疟的配子体也有效,有助于防止疟疾传播,但对恶性疟的配子体无效。氯喹对红外期疟原虫无效,不能用于病因性预防,也不能根治间日疟。其作用机制主要是:通过抑制疟原虫对血红蛋白的消化,作用于血红素的处置,减少疟原虫生存必需氨基酸的供应;也抑制血红素聚合酶活性,使有毒的血红素转化为疟色素受阻,从而减少对人体伤害。氯喹是控制疟疾症状的首选药,临床主要用于治疗良性疟和恶性疟的急性发作,也可用于预防性抑制疟疾症状发作。

2.抗肠外阿米巴病 能杀灭阿米巴滋养体,由于在肝脏中的浓度高,可用于治疗阿米巴肝脓肿,但对阿米巴痢疾无效。

3.免疫抑制 长期大剂量应用可抑制免疫反应,偶用于治疗某些自身免疫性疾病如类风湿性关节炎、红斑狼疮、肾病综合征等。

【不良反应及用药护理】 治疗量时不良反应少,仅出现头痛、头晕、胃肠道反应、耳鸣、皮肤瘙痒等,停药后即可消失。长期大剂量应用可见严重不良反应,出现角膜、视网膜病变及视力障碍等。偶见急性溶血、精神失常、粒细胞减少、心律失常等,重者可致阿-斯综合征。尚可引起胎儿脑积水、四肢畸形及耳聋,孕妇禁用。不宜肌内注射及静脉注射,尤其在儿童中易引起心肌抑制。

青蒿素(artemisinin)

为我国提取的一种新型抗疟药，溶解度低，性质不稳定，难以人工合成。

【作用与应用】 抗疟作用与氯喹相似，口服吸收快，消除快。其优点是高效、速效、低毒和易透过血-脑脊液屏障。有效药物浓度维持时间短，复发率高，但与伯氨喹合用可降低复发率。用于治疗各类疟疾，对脑型疟及耐氯喹的恶性疟疗效好。

【不良反应及用药护理】 偶有胃肠道反应，出现恶心、呕吐、腹泻等，偶见一过性转氨酶含量升高及轻度皮疹。动物试验发现有胚胎毒性，孕妇慎用。注射部位较浅时，易引起局部疼痛和硬块。

蒿甲醚(artemether)

为青蒿素的脂溶性衍生物，溶解度大，可制成油针剂注射给药。抗疟活性比青蒿素强，近期复发率比青蒿素低(8%)，与伯氨喹合用，可进一步降低复发率。用于耐氯喹的恶性疟及危急病例的抢救。不良反应少见，偶有四肢麻木感和心动过速。动物试验中，应用大剂量曾见骨髓抑制和肝损害，并有胚胎毒性。

奎宁(quinine)

能快速、高效地杀灭各种疟原虫的红细胞内期裂殖体，对间日疟、三日疟的配子体有杀灭作用，但对恶性疟的配子体无效，对红细胞外期及子孢子增殖期无效，疗效不及氯喹，且毒性大。常用于治疗严重恶性疟及耐氯喹的恶性疟，静脉滴注治疗脑型疟。

(二)主要用于控制复发和传播的抗疟药

伯氨喹(primaquine)

【作用与应用】 对间日疟的继发性红细胞外期及各型疟原虫的配子体都有较强的杀灭作用，是控制间日疟复发及恶性疟传播的有效药物。其抗疟机制可能与其代谢产物促进氧自由基生成使疟原虫被氧化而死亡，或阻碍疟原虫电子传递有关。伯氨喹是控制复发和传播的首选药，主要用于根治良性疟和控制疟疾传播。

【不良反应及用药护理】 毒性较其他抗疟药大。治疗量可出现头晕、恶心、呕吐、发绀、腹痛等，停药可恢复。可引起自发性溶血或高铁血红蛋白血症，轻者停药可恢复。禁用于妊娠初期妇女、再生障碍性贫血患者、葡萄糖-6-磷酸脱氢酶缺乏患者，肝功能不全及糖尿病患者慎用。服药期间应定期监测尿中血红蛋白量，避免与骨髓抑制剂或溶血制剂合用。出现急性溶血性贫血时应立即停药，并静脉滴注5%葡萄糖盐水，重者需输血。如发生高铁血红蛋白血症，可静脉注射亚甲蓝，每次1～2mg/kg，以25%葡萄糖液稀释。

(三)主要用于预防的抗疟药

乙胺嘧啶(pyrimethamine)

【作用与应用】 为长效叶酸拮抗剂，抑制疟原虫二氢叶酸还原酶，干扰叶酸代谢而发挥作用。能杀灭各型疟原虫的原发性红细胞外期裂殖体，对红细胞内期的未成熟

 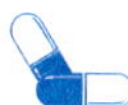

裂殖体也有抑制作用，是疟疾病因性预防的首选药。当含药血液随配子体被按蚊吸食后，能阻止疟原虫在蚊体内的发育，起阻断传播的作用。也用于休止期抗复发和弓形虫病的治疗。

【不良反应及用药护理】　误服大量药物可致急性中毒，表现为恶心、呕吐、发热、惊厥，甚至危及生命。大剂量久服可严重抑制二氢叶酸还原酶，引起巨幼红细胞性贫血，必要时用亚叶酸钙治疗可恢复。大剂量治疗时每周应检查白细胞及血小板 2 次。孕妇、哺乳期妇女禁用。

用药护理小结

【用药前沟通】

1. 了解病史及用药史　询问患者疟疾发作类型；有无遗传病史；有无蚊虫叮咬史及有无发热；是否曾用过抗疟药预防及治疗，疗效如何；治疗中有无药物过敏史及特殊不良反应。

2. 相关用药知识教育　宣传疟疾传播方式，介绍去除传染源的方法，防止蚊虫滋生、叮咬。教育患者理解药物的不良反应症状，发现有皮下及牙龈出血、皮肤及巩膜黄染、头痛、呼吸困难、头晕、心慌、大汗等症状应及时报告医护人员。

【用药后护理】

1. 给药方法

(1)氯喹、伯氨喹口服胃肠道反应较重，可饭时或饭后服。氯喹与伯氨喹联用可增强疗效，但胃肠道反应、头痛及视力障碍加重；与抗恶性肿瘤药合用可加剧骨髓抑制；与强心苷合用可加剧心脏毒性；与含铝、镁抗酸药同服，可减少其吸收，需间隔 4h。

(2)青蒿素及蒿甲醚宜深部肌内注射，可减少局部肿块形成及疼痛反应，并注意更换注射部位；静脉滴注应防止药液外渗，并密切观察血压、心率变化。蒿甲醚、青蒿素和伯氨喹联用，可降低复发率。

(3)乙胺嘧啶与磺胺多辛合用可增加疗效，与叶酸或富含叶酸的食物同服可降低疗效。

2. 药效观察　用药期间密切注意患者的体温、心电图、视力、血常规、尿常规和肝肾功能。

3. 主要护理措施

(1)氯喹：对眼损害较大，用药中应密切注意患者视力变化情况，并嘱患者佩戴墨镜，定期进行眼科检查；患者白细胞计数低于 $4\times10^{9}/L$ 时应停药。氯喹中毒时立即洗胃、服炭末，静脉滴注硫喷妥钠及升压药，病情缓解后嘱患者多饮水。

(2)伯氨喹：毒性较大，患者出现深色尿、发冷、心前区疼痛、发绀、红细胞计数及血红蛋白值突然下降时，应及时停药。

(3)奎宁：用量大时可出现金鸡纳反应，应减量或停药。

(4)乙胺嘧啶：治疗时，应嘱患者多食富含叶酸的食物，以防叶酸缺乏。

【用药护理评价】　患者经系统治疗后，发热及其他症状是否完全消失；有无较重的不良反应发生，是否予以纠正；患者能否正确用药，并坚持治疗。

第二节　抗阿米巴病药和抗滴虫病药

一、抗阿米巴病药

【案例 10-2】

患者,男,19岁。腹痛、腹泻3d入院。患者3d前出现下腹疼痛,伴发热和腹泻,口服诺氟沙星症状无好转。1d前出现便中带血,呈果酱样,每天10余次,伴里急后重。查体:体温38.5℃,呼吸20次/min,心率98次/min,腹软,下腹压痛,无反跳痛,肝脾未触及。实验室检查:粪便镜检见阿米巴滋养体。诊断:急性阿米巴痢疾。给予甲硝唑和二氯尼特治疗,痊愈出院。请问:①该患者为何应用诺氟沙星无效?②甲硝唑和二氯尼特治疗阿米巴痢疾的药理学基础是什么?

阿米巴病是溶组织内阿米巴原虫感染所致,溶组织内阿米巴原虫有包囊和滋养体两个发育时期。阿米巴病经口传播,阿米巴包囊经消化道进入小肠下段,分裂成小滋养体,寄居在回盲部。当人体免疫力低下或肠壁受损时,小滋养体侵入肠壁组织,发育成大滋养体,引起肠内阿米巴病如阿米巴痢疾;滋养体也可随肠壁血液或淋巴迁移至肠外组织(肝、肺、脑等)引起肠外阿米巴病,如阿米巴肝、肺、脑脓肿。常用药物按其临床应用分为:①肠内外抗阿米巴药,如甲硝唑、替硝唑等;②肠外抗阿米巴药,如双碘喹啉、二氯尼特及抗生素类;③肠内抗阿米巴药,如氯喹。

(一)治疗肠内、肠外阿米巴病药

甲硝唑(metronidazole,灭滴灵)

【作用与应用】

1. 抗阿米巴原虫　对肠内、肠外阿米巴滋养体有强大杀灭作用,是治疗急性阿米巴痢疾和肠外阿米巴病的首选药。单药治疗复发率高,宜与肠内抗阿米巴病药合用。

2. 抗滴虫　对阴道毛滴虫有直接杀灭作用。为治疗阴道滴虫病的首选药,治疗量对阴道内正常菌群无影响。夫妻同服,可增强疗效。

3. 抗厌氧菌　对厌氧性革兰阳性和革兰阴性杆菌及球菌均有较强的抗菌作用,对脆弱类杆菌感染尤为敏感。已被作为防治厌氧菌感染的首选药物,用于治疗口腔(牙周炎)、盆腔和腹腔内厌氧菌感染及由此引起的败血症等。

4. 抗贾第鞭毛虫　是目前治疗贾第鞭毛虫最有效的药物,治愈率在90%以上。

除以上作用外,其对幽门螺杆菌具有强大的杀灭作用,近年来临床与其他药物合用治疗幽门螺杆菌所致的胃炎及消化性溃疡取得较好的疗效。

【不良反应】　常见不良反应有头痛、恶心、呕吐、口干、口中有金属味等,少数患者出现荨麻疹、白细胞减少等,极少数患者出现头昏、眩晕、惊厥、共济失调等神经系统症状。长期大量使用有致癌和致突变作用,孕妇禁用。

 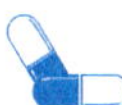

【用药护理】

1. 抑制酒精代谢，用药期间应戒酒，饮酒后可能出现腹痛、呕吐、头痛等症状。

2. 原有肝脏疾病患者剂量应减少；出现运动失调或其他中枢神经系统症状时应停药；重复一个疗程之前，应做白细胞计数检查；厌氧菌感染合并肾功能衰竭者，给药间隔时间应由8h延长至12h。

3. 治疗阴道滴虫病时，告知患者每日更换内裤，防止重复感染，并建议夫妇同时服药以根治。

4. 对诊断的干扰，即代谢产物可使尿液呈深红色。

替硝唑(tinidazole)

抗菌作用、应用及不良反应与甲硝唑相似，$t_{1/2}$较甲硝唑长，可作为甲硝唑的替代药用于幽门螺杆菌所致的胃窦炎及消化性溃疡的治疗，也可用于治疗肠内、外阿米巴病。毒性偏低，偶见暂时性恶心、呕吐及上腹不适，个别有眩晕感，口中有金属味。早期妊娠及哺乳期妇女禁用，用药期间忌酒。

(二)治疗肠内阿米巴病药

1. 卤化喹啉类　包括喹碘方、双碘喹啉及氯碘喹啉等，其中常用的是双碘喹啉。

双碘喹啉(diiodohydroxyquinoline)

【作用与应用】　对阿米巴滋养体有效。阿米巴原虫需与肠道内细菌共生才有利于其生长、繁殖，本品抑制肠内共生菌而使肠道内阿米巴原虫的生长、繁殖遇到障碍。用于轻型或无症状的阿米巴痢疾。

【不良反应及用药护理】　毒性反应低，主要是腹泻，数日后可自行消失，大剂量可致肝功能减退。对碘过敏、甲状腺肿大、严重肝肾疾病患者禁用。重复治疗需间隔15～20d。

2. 二氯尼特(diloxanide)　是目前最有效的杀阿米巴包囊药。口服首选用于无症状或症状轻微的排包囊者；对慢性阿米巴痢疾也有效。单用对急性阿米巴痢疾疗效不佳，在甲硝唑控制症状后再用二氯尼特肃清肠腔内的小滋养体，可有效预防复发，但对肠外阿米巴病无效。不良反应轻微，偶出现呕吐和皮疹等。较大剂量时可致流产，但无致畸作用。

3. 抗生素类　某些抗生素如巴龙霉素、红霉素、土霉素等能抑制肠内共生菌，可使肠道内阿米巴原虫的生长、繁殖遇到障碍。

(三)治疗肠外阿米巴病药

氯喹(chloroquine)

为抗疟药，也有杀灭阿米巴滋养体的作用。主要用于肠外阿米巴病。口服后肝中药物浓度比血浆药物浓度高数百倍，对肠内阿米巴病无效，仅用于甲硝唑治疗无效或禁忌的阿米巴肝炎或肝脓肿的患者，应与肠内抗阿米巴病药合用，以防止复发。

二、抗滴虫病药

抗滴虫病药用于治疗阴道毛滴虫所引的阴道炎、尿道炎和前列腺炎。目前认为甲硝唑是治疗滴虫病最有效的药物，并且简单、经济、安全。

乙酰胂胺(acetarsol)

乙酰胂胺为五价砷剂，直接杀灭滴虫。偶遇耐甲硝唑株滴虫感染时，可考虑改用乙酰胂胺局部用药。此药有轻度局部刺激作用，可使阴道分泌物增多。

阴道毛滴虫也可寄生于男性尿道，应夫妇同治，以保证疗效。

第三节　抗血吸虫病药和抗丝虫病药

一、抗血吸虫病药

血吸虫有日本血吸虫、曼氏血吸虫、埃及血吸虫等。我国流行的血吸虫病主要是日本血吸虫病。酒石酸锑钾曾是治疗血吸虫病的主要特效药，因其毒性大、疗程长等缺点，现已被吡喹酮替代。

吡喹酮(praziquantel)

【作用与应用】　为广谱抗血吸虫病药，对血吸虫成虫有迅速而强效的杀灭作用，对幼虫作用较弱；对绦虫、囊尾蚴虫病及肝、肺吸虫病也有效。具有高效、低毒、疗程短、可口服等优点，是治疗血吸虫病的首选药，也用于肺吸虫、华支睾吸虫、姜片吸虫、绦虫和猪囊尾蚴病的治疗。

【不良反应及用药护理】　不良反应少且短暂。口服后可出现腹部不适、腹痛、腹泻、头痛、眩晕、嗜睡等；少数出现心电图异常；偶见发热、头痛、荨麻疹、关节痛等，与虫体被杀灭后释放异种蛋白有关；治疗脑猪囊尾蚴病时，可引起脑水肿而诱发急性脑疝；严重心、肝、肾病患者及有精神病史者慎用；哺乳期妇女于服药期间至停药后72h内不宜喂乳；有明显头昏、嗜睡等神经系统反应者，治疗期间与停药后24h内勿驾驶及进行机械操作。本品应吞服，不宜嚼碎。

硫氯酚(bithionol)

对肺吸虫和猪、牛肉绦虫有杀灭作用，为治疗肺吸虫病的首选药，亦用于猪、牛肉绦虫病。一般反应有恶心、呕吐、腹痛及荨麻疹等，治疗肺吸虫可有咳嗽、咯血、咳痰增多等，偶见中毒性肝炎、变态反应等。严重心、肝、肾病患者及孕妇应禁用或慎用。

二、抗丝虫病药

我国流行的丝虫病为班氏丝虫和马来丝虫感染所致。丝虫寄生于淋巴系统，早期表现为淋巴管和淋巴结炎，晚期出现淋巴管阻塞所致的症状。

乙胺嗪(diethylcarbamazine，海群生)

在体内对微丝蚴和成虫均有杀灭作用，但需宿主细胞体液和细胞免疫的参与，为抗丝虫病的首选药。不良反应主要是胃肠道反应，过敏反应是丝虫的成虫和蚴虫死亡释放出大量异体蛋白所致，表现为皮疹、寒战、高热、血管神经性水肿、哮喘，地塞米松可缓解症状。

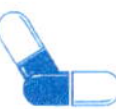

伊维菌素(ivermectin)

伊维菌素对大部分线虫均有作用,对盘尾丝虫的微丝蚴有效,但对成虫无效;对仅处于肠道的粪类圆线虫也有效。可用于治疗盘尾丝虫病、粪类圆线虫病及钩虫、蛔虫、鞭虫、蛲虫感染。一次给药后,其杀灭微丝蚴作用可持续一个月。不良反应发生率低,皮疹、瘙痒、淋巴结肿痛等与微丝蚴死亡有关,偶见心动过速、心电图异常改变、眼部症状等。

呋喃嘧酮(furapyrimidone,M-170)

呋喃嘧酮为近年我国研制的抗丝虫病新药。对成虫作用强,对棉鼠丝虫、班氏丝虫和马来丝虫的成虫和微丝蚴均有强大的杀灭作用,其杀虫的活性及疗效均优于乙胺嗪。适用于班氏丝虫病,对马来丝虫病也有肯定疗效,不良反应与乙胺嗪相似。

第四节 抗利什曼原虫病药

利什曼病又称黑热病,原虫主要寄生于患者体内的巨噬细胞里,双翅目昆虫白蛉为原虫传播媒介。常用药物为葡萄糖酸锑钠。

葡萄糖酸锑钠(sodium stibogluconate)

【作用与应用】 葡萄糖酸锑钠为五价锑化合物,在体内还原成三价锑才能发挥作用。药物通过选择性细胞内胞饮摄入,进入巨噬细胞的吞噬体,消灭利什曼原虫。用于治疗黑热病。口服吸收差;肌内注射吸收良好,但维持时间较短,较快由肾脏排出。药物在体内无明显代谢,无明显蓄积现象。

【不良反应及用药护理】 不良反应较少且轻,一般患者多能耐受。有时出现胃肠道反应,偶见白细胞减少。特殊反应包括肌内注射局部痛、肌痛和关节僵直。后期出现心电图改变(如T波低平或倒置、Q-T时间延长等),为可逆性的,但可能为严重心律失常的前奏。肝、肾功能异常者应加强监测。罕见休克和突然死亡。

第五节 抗肠道蠕虫药

【案例 10-3】

患者,男,8岁,腹痛1d就诊。2年来常无明显诱因反复出现腹痛,为阵发性脐周隐痛,伴有食欲减退、恶心、呕吐、轻度腹泻等。查体:体温37.1℃,心率80次/min,腹软,脐周压痛,无反跳痛,肝脾未触及。实验室检查:红细胞3.62×10^{12}/L,血红蛋白109g/L,白细胞7.01×10^{9}/L;粪便镜检见蛔虫卵。诊断:肠道蛔虫病。给予阿苯达唑治疗。请问:①阿苯达唑的药理作用是什么?②治疗肠道蛔虫病还可以选用哪些药物?

肠道蠕虫包括绦虫、钩虫、蛔虫、蛲虫、鞭虫和姜片虫等，不同的蠕虫对不同的药物敏感性不同，因此必须针对不同的蠕虫感染正确选药（表 10-1）。抗肠蠕虫药是驱除或杀灭肠道蠕虫类药物。近年来，高效、低毒、广谱抗肠蠕虫药不断问世，使多数肠蠕虫病得到有效治疗和控制。

表 10-1　肠道蠕虫病的药物治疗

肠道蠕虫病	首选药物	次选药物
蛔虫感染	甲苯达唑、阿苯达唑	噻嘧啶、哌嗪、左旋咪唑
蛲虫感染	甲苯达唑、阿苯达唑	噻嘧啶、哌嗪
钩虫感染	甲苯达唑、阿苯达唑	噻嘧啶
鞭虫感染	甲苯达唑	
绦虫感染	吡喹酮	氯硝柳胺
猪囊尾蚴病	吡喹酮、阿苯达唑	
包虫病	阿苯达唑	吡喹酮、阿苯达唑

甲苯达唑（mebendazole）

甲苯达唑是广谱抗肠道蠕虫药，能直接抑制虫体摄入葡萄糖，使虫体失去能量供应而停止活动并死亡，药效缓慢。常用于蛔虫、钩虫、蛲虫、鞭虫、绦虫、粪类圆线虫等感染。口服吸收少，故不良反应轻，仅少数人有恶心、呕吐、腹痛、腹泻、皮肤瘙痒等，无须处理。禁用于 2 岁以下幼儿。

阿苯达唑（albendazole，丙硫咪唑，肠虫清）

阿苯达唑为甲苯达唑的同类药物，具有广谱、高效、低毒等特点。其抗虫谱及作用类似甲苯达唑，对蛔虫、钩虫、蛲虫、鞭虫、粪类圆线虫驱虫率可达 100%，为治疗肠道线虫病的首选药。对猪肉绦虫及牛肉绦虫疗效亦好，对旋毛虫、包虫病，华支睾吸虫病、肺吸虫病均有较好的疗效，对脑型猪囊尾蚴病合并外科手术疗效好，亦能治疗皮肤蠕虫蚴移行症。短期（1～3d）治疗，不良反应少，可见胃肠不适（恶心、腹泻）、头痛、口干、乏力、失眠等，无须停药。心、肝、肾功能不全或活动性溃疡患者及 2 岁以下幼儿禁用，有致畸作用，妊娠期妇女禁用。

哌嗪（piperazine，哌吡嗪）

哌嗪对蛔虫及蛲虫都有较强的作用，能使蛔虫肌肉发生松弛性麻痹，而随肠蠕动排出体外。驱蛔虫治愈率达 70%～80%。常用于肠道蛔虫病、蛔虫所致的不完全性肠梗阻和胆道蛔虫病治疗。此外对蛲虫感染也有效。较安全，不良反应多与剂量有关。胃肠道反应有恶心、呕吐、腹痛、腹泻，可引起荨麻疹。若剂量每日超过 6g，可出现震颤、共济失调。妊娠期妇女禁用。

左旋咪唑（levamisole）

左旋咪唑是广谱抗肠道蠕虫药，对蛔虫作用较强，对钩虫、丝虫等也有一定疗效，还具有免疫增强作用。常用于蛔虫、钩虫单独感染及混合感染，肠道蛔虫所致不完全肠梗阻。不良反应主要为失眠、头晕、恶心、呕吐及腹痛等，少数可见轻度肝功能变化，

 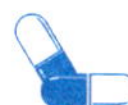

停药后可恢复。

噻嘧啶(pyrantel,抗虫灵)

噻嘧啶是广谱抗肠道蠕虫药,对蛔虫、蛲虫和钩虫均有较好疗效。常用于治疗蛔虫、蛲虫、钩虫及混合感染,对鞭虫也有一定疗效。偶有腹部不适、恶心、呕吐、腹痛等,少数人可见头晕、头痛、胸闷、皮疹等,一般无须处理。

恩波吡维铵(pyrvinium embonate,扑蛲灵)

恩波吡维铵为氰胺染料,口服不吸收,胃肠道浓度高,曾作为蛲虫单一感染首选药。不良反应少,仅见恶心、呕吐、腹痛等。服药后粪便呈红色,应事先告知患者。

氯硝柳胺(niclosamide,灭绦灵)

口服不易吸收,在肠中保持高浓度,通过抑制绦虫线粒体的氧化磷酸化反应及阻断葡萄糖的再摄取而杀死其头节和近段,使头节从肠壁上脱落,随粪便排出。对猪、牛短膜壳绦虫均敏感,但无杀灭虫卵作用,死亡节片被消化后,释出的虫卵可逆流入胃,有引起猪囊尾蚴病的危险。主要用于驱牛肉绦虫、猪肉绦虫,也可用于预防血吸虫病。不良反应轻,可见头晕、胸闷、腹部不适、发热、瘙痒等。禁用于 2 岁以下幼儿及哺乳期妇女。

吡喹酮(praziquantel)

吡喹酮为广谱抗吸虫药,不仅对多种吸虫有强大的杀灭作用,对绦虫感染和猪囊尾蚴病也有良好效果,是治疗各种绦虫病的首选药,治愈率可达 90%以上。治疗猪囊尾蚴病有效率为82%~98%。治疗脑型猪囊尾蚴病时,可因虫体死亡后的炎症反应引起脑水肿、颅内压升高,宜同用脱水药和糖皮质激素以防意外。

用药护理小结

【用药前沟通】

1. 了解病史及用药史　询问患者大便中虫卵及虫体检查结果;患者的年龄;是否妊娠;血常规及心、肝、肾功能指标;曾用过何药治疗,疗效如何;有无药物过敏史。

2. 相关用药知识教育　注意个人卫生,如餐前便后洗手,不留长指甲,经常洗澡,经常换衣及被褥等。注意食物卫生,如不吃未煮熟的肉类及未经卫生检验的肉类,吃瓜果必须洗净、去皮等。注意饮水卫生,如不饮生水等。指导患者正确服药,使患者坚持规律、系统、全疗程服药。

【用药后护理】

1. 给药方法

(1)噻嘧啶混悬液应摇匀后服用。

(2)服用甲苯达唑、阿苯达唑若有胃肠反应可和食物同服。甲苯达唑治疗肠道蛔虫时,偶因蛔虫游走而致腹痛或吐蛔现象,与小剂量噻嘧啶或左旋咪唑合用可避免。

(3)服用氯硝柳胺时应尽量少喝水,以提高药物浓度;服药前应服止吐药,以防虫卵逆流入胃,服药时应及时服泻药,使绦虫节片在被消化前被排出。

2. 药效观察　用药期间密切注意患者大便中虫体的排出情况及临床症状的改善程度。

3. 主要护理措施

(1)应用大剂量哌嗪可出现中枢神经中毒症状，如眩晕、震颤、共济失调、视觉障碍、幻觉、惊厥等，一旦出现，宜立即停药。

(2)应用氯硝柳胺驱绦虫时，服药7d后大便中无虫卵及节片，应再服1个疗程，治疗后3个月以上大便检测阴性，可认为治愈。

【用药护理评价】 系统治疗后，患者临床症状是否消失，营养是否恢复正常，有无贫血症状改善；大便中应无虫体排出，镜检正常；有无明显药物不良反应等。

常用制剂与用法

氯喹　片剂：0.075，0.25g。3d疗法：治疗疟疾，首次服1g，8，24，48h后各服0.5g。儿童首次服16.7mg/kg，8，24，48h后各服8.3mg/kg。预防疟疾：7～10d 1次，每次0.5g。

青蒿素　片剂：0.1g。治疗疟疾，首次服1g，24，48h后各服0.5g。油混悬剂：肌内注射，间日疟及恶性疟用药总量为0.5～0.8g/d，疗程2～3d。

伯氨喹　片剂：13.2mg。口服，根治间日疟有4，8，14d疗法，分别为1天服4片、3片和2片，与氯喹或其他裂殖体杀灭剂合用。

乙胺嘧啶　片剂：6.25mg。口服，病因性预防每次25mg，每周1次，或每次50mg，每2周1次。治疗抗氯喹恶性疟，服用硫酸奎宁的第3天加服复方乙胺嘧啶1次。

甲硝唑　片剂(胶囊剂)：0.2g。口服。阿米巴痢疾：每次0.4～0.6g，3次/d，共7d；阴道滴虫病或男性滴虫感染：每次0.2g，4次/d，共7～10d；贾第鞭毛虫病：每次0.4g，3次/d，共5～7d；厌氧菌感染：每次0.2～0.4g，3次/d，共7～10d。注射剂：每支50mg(10ml)，100mg(20ml)，500mg(100ml)，500mg(250ml)，1.25g(250ml)。静脉滴注，抗厌氧菌感染：静脉给药首次按15mg/kg(70kg成人为1g)，维持量按7.5mg/kg，每6～8h1次。栓剂：0.2g。每晚置于阴道内。1次/d，每次1枚，7d为1个疗程。

双碘喹啉　片剂：0.2g。口服，每次0.4～0.6g，3次/d，连服14～21d，重复疗程需间隔2～3周。

吡喹酮　片剂：0.2，0.6g。口服。血吸虫病：治疗各种慢性血吸虫病采用总剂量60mg/kg的1～2d疗法，每日量分2～3次餐间服。治疗急性血吸虫病总剂量为120mg/kg，每日量分2～3次服，连服4d。体重超过60kg者按60kg计算。

葡萄糖酸锑钠　注射剂：每支0.6g(6ml)。肌内或静脉注射：一般成人每次6ml(含五价锑0.6g)，1次/d，连用6～10d；或总剂量按90～130mg/kg(以50kg为限)，等分6～10次服用，1次/d。小儿总剂量按150～200mg/kg，分为6次服用，1次/d。对敏感性较差的虫株的感染，可重复1～2个疗程，间隔10～14d。对全身情况较差者，可每周注射2次，疗程3周或更长。

乙胺嗪　片剂：50，100mg。口服，每次0.2g，3次/d，连服7d。

哌嗪　片剂：0.2，0.5g；糖浆剂：16%。口服。蛔虫：成人75mg/(kg·d)，极量4g/d，顿服；儿童75～150mg/(kg·d)，极量3g/d，空腹顿服，连用2d。蛲虫：成人每次1～1.2g，2次/d；儿童60mg/(kg·d)，分2次服用，连用7d。

双羟萘酸噻嘧啶　片剂：0.3g。驱蛔虫、钩虫、蛲虫，成人每次1.2～1.5g，1次/d；小儿每次30mg/kg，睡前顿服。不必服泻药。

阿苯达唑　片剂：0.1，0.2，0.4g。口服。驱蛔虫、蛲虫：0.4g，顿服。驱钩虫、鞭

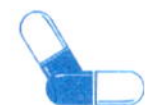

虫：每次 0.4g，2 次/d，连服 3d。治疗猪囊尾蚴病：15～20mg/(kg·d)，分 3 次服，10d 为 1 个疗程，间隔 15～20d 再服 1 个疗程。12 岁以下小儿剂量减半。

氯硝柳胺　片剂：0.5g。口服。猪肉、牛肉绦虫：晨起空腹服 1g，1h 后再服 1g，1～2h后服硫酸镁导泻；短膜壳绦虫：晨起空腹嚼服 2g，继以 1g/d，连服 6d。

思考题

1. 简述抗疟药的分类和代表药。
2. 试述甲硝唑的药理作用和临床应用。
3. 说出蛔虫感染可选用的药物。

（王　梅）

习题 10

护考模拟 10

思政学堂 10

课件 11

知识导图 11

第十一章　抗恶性肿瘤药

知识目标：掌握常用抗恶性肿瘤药的应用、不良反应及用药护理；熟悉常用抗恶性肿瘤药的分类及作用特点；了解细胞增殖动力学基本原理及抗恶性肿瘤药的应用原则。

能力目标：能正确运用抗恶性肿瘤药基本理论知识，执行药物医嘱及观察药物不良反应。

素质目标：培养护理人员以病人为中心进行整体护理的职业素养。

恶性肿瘤是严重威胁人类健康的常见病，多采用综合治疗，包括外科手术、药物治疗(化疗)、放射治疗、免疫治疗、中医治疗等。其中，化疗药物在综合治疗中占有重要地位，药物通过影响恶性肿瘤细胞周期而达到杀灭肿瘤细胞的目的。虽然部分恶性肿瘤有可能通过化疗得到治愈，但大部分实体瘤的疗效并不理想；而且多数抗恶性肿瘤药选择性不高，在杀伤肿瘤细胞的同时对正常组织如骨髓等也产生损害，成为化疗药物剂量及疗程受限的关键因素；此外，肿瘤细胞对抗恶性肿瘤药易产生耐药性是化疗失败的重要原因，亦是肿瘤化疗急需解决的难题。近年来，针对肿瘤发病机制中的一系列作用靶点，不断研制、开发了新的抗肿瘤药物和疗法，如生物反应调节药、细胞分化诱导药、血管生成抑制药、肿瘤的导向治疗和基因治疗等，尤其是以分子靶向药物为代表的新型抗肿瘤药物治疗手段已取得突破性进展，使肿瘤化疗从姑息性目标逐渐向根治性目标迈进。

第一节　概　述

一、细胞增殖动力学

细胞从一次分裂结束到下一次分裂完成的过程称细胞增殖周期。按 DNA 含量的变化可将其分为 4 期：G_1 期(DNA 合成前期)、S 期(DNA 合成期)、G_2 期(DNA 合成后期)和 M 期(有丝分裂期)，见图 11-1。根据肿瘤细胞生长繁殖的特点可将其分为增殖细胞群和非增殖细胞群。

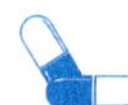

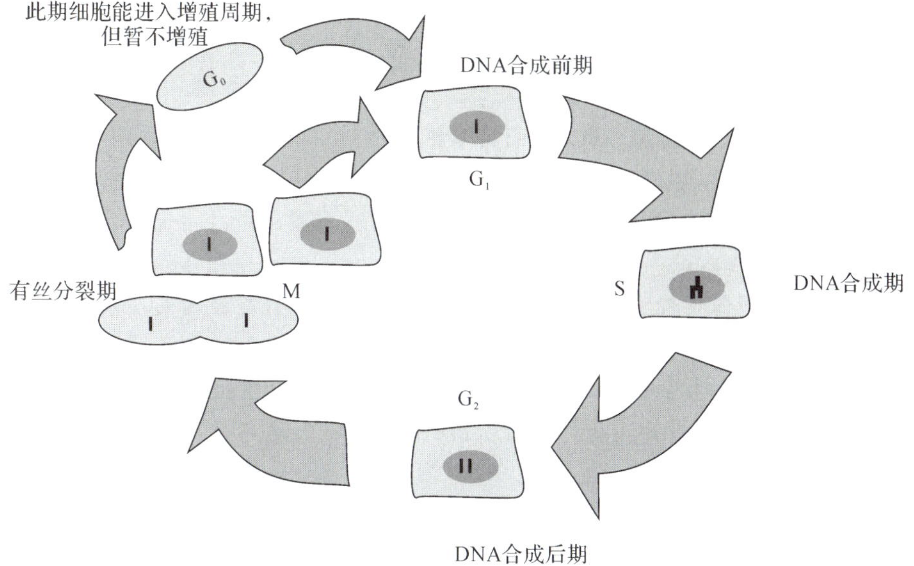

图 11-1　细胞增殖周期

(一)增殖细胞群

增殖细胞群是指增殖周期中的细胞，不断按指数分裂增殖，代谢活跃，是肿瘤快速生长的细胞基础，此类细胞对药物敏感，药物的疗效也较好。

(二)非增殖细胞群

包括静止细胞群(G_0 期细胞)、无增殖能力或已分化的细胞及死亡细胞。G_0 期细胞是有增殖能力但暂不增殖的后备细胞，当增殖周期中细胞被药物杀灭后，G_0 期细胞即可进入增殖周期，进行生长繁殖。G_0 期细胞对药物不敏感，是恶性肿瘤复发的根源。无增殖能力或已分化的细胞是老化即将死亡的细胞。在肿瘤细胞中，该类细胞数量少，与药物治疗关系不大。

二、抗恶性肿瘤药的分类

(一)根据药物化学结构和来源分类

1. 烷化剂　氮芥类、乙烯亚胺类、亚硝脲类、甲烷磺酸酯类等。
2. 抗代谢药　叶酸、嘧啶、嘌呤类似物等。
3. 细胞毒类抗生素　蒽环类抗生素、丝裂霉素、博来霉素类、放线菌素类等。
4. 抗肿瘤植物药　长春碱类、喜树碱类、紫杉醇类、三尖杉生物碱类、鬼臼毒素衍生物类。
5. 激素　肾上腺皮质激素、雌激素、雄激素等激素及其拮抗药。
6. 其他类　铂类化合物和酶等。

(二)根据药物作用的周期特异性分类

1. 周期特异性药物(cell cycle specific agents，CCSA)　仅对细胞增殖周期中某一期细胞有较强杀灭作用的药物。

(1) 主要作用于 S 期：甲氨蝶呤、巯嘌呤、氟尿嘧啶、阿糖胞苷、羟基脲等。

(2) 主要作用于 M 期：长春碱、长春新碱等。

2. 周期非特异性药物(cell cycle nonspecific agents，CCNSA)　对细胞增殖周期中

各期细胞均有杀灭作用的药物，如烷化剂、细胞毒类抗生素、激素类及铂类化合物等。

三、抗恶性肿瘤药的常见毒性反应及其相关药物

抗恶性肿瘤药具有细胞毒作用，而且对细胞的选择性较低，在杀伤肿瘤细胞的同时，对正常细胞特别是快速增殖更新的正常组织的细胞（如骨髓、淋巴组织、胃肠黏膜上皮、毛囊的细胞和生殖细胞等）也产生明显的毒性，重者可危及生命。常见的毒性反应如下。

11-1-1 微课：抗恶性肿瘤药的主要不良反应

1. 局部反应　包括栓塞性静脉炎和局部组织坏死。前者表现为注入化疗药的静脉部位疼痛、皮肤发红，之后沿静脉皮肤色素沉着、脉管呈索条状变硬和导致静脉栓塞。后者是由于刺激性强的药物导致局部皮下组织的化学性炎症，表现为局部红肿、疼痛严重，可持续2～3周。如漏药当时未做处理，则可引起局部皮肤坏死，形成溃疡，需待数月溃疡才能愈合。

2. 骨髓抑制　绝大多数抗恶性肿瘤药可抑制骨髓造血功能，以粒细胞减少最为常见，也可出现血小板减少，甚至全血细胞减少，引起感染和出血。抗肿瘤药物中糖皮质激素（泼尼松）、博来霉素及长春新碱，对骨髓抑制作用较轻。

3. 胃肠反应　表现为恶心、呕吐、食欲不振、口腔溃疡、胃肠溃疡、腹痛、腹泻，重者发生出血性腹泻，可致死。抗代谢药、环磷酰胺、放线菌素 D、长春碱、顺铂、白消安、噻替哌等均可引起胃肠反应；顺铂、氮芥、大剂量环磷酰胺致吐作用较为严重，抗代谢药可引起迟发性呕吐，多在化疗后的 2～3d 出现。

4. 毛囊、皮肤、黏膜反应

(1)毛囊的增殖较为活跃，易受抗肿瘤药物的影响而引起脱发，且多为全部脱落。以阿霉素、依托泊苷、环磷酰胺最为明显。一般停止化疗后头发仍可以生长。

(2)博来霉素极易引起皮肤反应，表现为皮疹、瘙痒、色素沉着、手指和掌部过度角化等；白消安、环磷酰胺、放线菌素 D、阿霉素、氟尿嘧啶也可引起色素沉着。

(3)抗代谢药大剂量应用时，常引起严重口腔黏膜反应，表现为充血、水肿、炎症和溃疡等。

5. 重要系统毒性

(1)肝脏毒性：如阿糖胞苷引起短暂性转氨酶增加；巯嘌呤可致中毒性肝炎及胆汁淤积；长期应用甲氨蝶呤可引起肝纤维化、肝硬化等。

(2)肾脏损害：长期或大量应用环磷酰胺引起出血性膀胱炎；大剂量甲氨蝶呤可在尿中发生结晶析出而损伤肾小管；顺铂可致肾小管上皮细胞急性坏死、变性、间质水肿，重者可致肾功能衰竭。

(3)心脏毒性：蒽环类抗生素最为明显，如阿霉素，表现为急性心律失常和慢性心肌病变，后者较严重，死亡率高。

(4)肺部毒性：如长春碱大剂量、长期使用可致间质性肺炎和肺纤维化，少数患者可发生急性致死性肺炎；博来霉素也可致间质性肺炎和肺纤维化，可致死。

(5)神经毒性：长春新碱易产生神经毒性，最初表现为指端和脚趾感觉异常，腱反射消失；长期应用可出现足下垂、共济失调；大剂量使用还可出现自主神经障碍，如顽固便秘和麻痹性肠梗阻。

6. 其他　包括致不育、致畸、致癌。甲氨蝶呤、巯嘌呤、氟尿嘧啶、环磷酰胺、白消安等可致畸胎。环磷酰胺可致膀胱癌和白血病，噻替哌可致卵巢癌，白消安可致肺癌和乳腺癌等。

 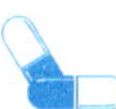

第二节　常用抗恶性肿瘤药

【案例 11-1】

患者，女，49 岁，诊断为乳腺癌，根治术后予 CMF 方案化疗（CTX——环磷酰胺，MTX——甲氨蝶呤，5-FU——5-氟尿嘧啶），静脉滴注，每周一次。两周后出现口腔溃疡。应做好哪些相关护理？

一、抗代谢药

抗代谢药，主要作用于 S 期。可与机体正常代谢的必需物质如叶酸、嘌呤碱、嘧啶碱等发生竞争性拮抗作用，从而干扰 DNA 的合成，阻止肿瘤细胞的分裂增殖。

甲氨蝶呤（methotrexate，MTX，氨甲蝶呤）

【作用与应用】　为二氢叶酸还原酶抑制剂，化学结构与叶酸相似，对二氢叶酸还原酶具有强大而持久的抑制作用，导致 DNA 和蛋白质合成障碍。主要用于治疗儿童急性白血病和绒毛膜上皮癌。MTX 与泼尼松、长春新碱、巯嘌呤合用对儿童急性白血病的缓解率可达 90%；对儿童急性淋巴细胞性白血病疗效较好，部分病例可获完全缓解；也可用于骨肉瘤、乳腺癌、睾丸肿瘤的治疗。

【不良反应】　主要是胃肠道反应和骨髓抑制，长期大量应用可致肝、肾损害。口腔溃疡是毒性反应的首发特征之一。骨髓抑制一般在用药 4～6d 出现，可先用大剂量 MTX，再用亚叶酸钙（叶酸在体内的活化形式，拮抗叶酸拮抗剂作用）作为救援剂，以保护骨髓正常细胞，减轻损害。

【用药护理】

1. 配置药物时，操作者应做好自身和环境的严密防护。

2. 肠道外给药的粉剂只能用不加防腐剂的注射用水配制。

3. 患者有肾病史或肾功能异常、未准备救援剂、未充分进行液体补充或碱化尿液时，禁用大剂量 MTX 疗法。

4. 出现口腔溃疡时，应做好口腔护理；维持营养，多饮水；口唇涂油膏，保持滑润；服用黏膜保护药物和局部止痛药；不吃对口腔黏膜有刺激性的食物；不吸烟，不饮酒；必要时应用抗炎、抗真菌药物。

5. 大剂量 MTX 疗法易致严重毒性反应，须住院并能随时监测其血药浓度时才能谨慎使用。静脉滴注时不宜超过 6h，太慢易增加肾脏毒性。大剂量注射 2～6h 后，可肌内注射亚叶酸钙 3～6mg，1 次/6h，注射 1～4 次，可减轻或预防副作用。

6. 药物相互作用：①与乙醇和其他对肝脏有损害药物同用，可增加对肝脏的毒性；②可引起血液中尿酸增多，痛风或高尿酸血症患者应相应增加别嘌呤醇等药剂量；③可增加抗凝血作用，与其他抗凝药同用时宜谨慎；④与保泰松和磺胺类药物同用后，可因本品血清浓度增高而导致毒性反应的出现；⑤氨苯蝶啶、乙胺嘧啶等药物均有抗叶酸作用，如与本品同用可增加其毒副作用。

5-氟尿嘧啶(5-fluorouracil,5-FU)

【作用与应用】 5-FU 为抗嘧啶药。在体内转变成 5-氟尿嘧啶脱氧核苷酸，竞争性抑制脱氧胸苷酸合成酶的活性，阻止脱氧尿苷酸甲基化为脱氧胸苷酸，从而干扰 DNA 生物合成。主要用于消化系统癌症(食管癌、胃癌、肠癌、胰腺癌、肝癌等)和乳腺癌的治疗。对大肠癌疗效好，5-FU 与亚叶酸钙合用是目前较为肯定的治疗方案，临床有效率为 21%～45%。

【不良反应】 对骨髓和消化道毒性较大，出现血性腹泻应立即停药。静脉注射可致静脉炎，偶见肝、肾毒性。

【用药护理】

1. 用药前、中、后应定期检查外周血常规。

2. 有下列情况者慎用：①肝功能明显异常；②外周血白细胞计数低于 3.5×10^9/L、血小板少于 5.0×10^9/L；③感染、出血(包括皮下和胃肠道)或发热超过 38℃；④明显胃肠道梗阻；⑤脱水或酸碱及电解质平衡失调。

3. 用药期间不宜饮酒或同用阿司匹林类药物。与 MTX 合用，应先给 MTX 4～6h 后再给 5-FU。

4. 可静脉滴注给药，应于 0.5～8h 滴完，有报道此法比快速注射的全身反应小；不能做鞘内注射，因能生成神经毒性代谢产物而致脑瘫。

5. 置于 10～27℃贮存，贮存期间可能轻微褪色，但不影响效价强度和安全性。温度过低会发生沉淀，如沉淀形成，加热至 60℃使其溶化，待溶液放至室温后才可抽取注射。溶液要避光保存。

巯嘌呤(mercaptopurine,6-MP,6-巯基嘌呤)

【作用与应用】 6-MP 为抗嘌呤药。在体内转变为硫代肌苷酸，阻止肌苷酸转变为腺苷酸和鸟苷酸，干扰嘌呤代谢，阻碍核酸合成。除作用于 S 期细胞外，对其他期细胞也有一定作用，疗效较好，但起效慢，多用于儿童急性淋巴细胞性白血病的维持治疗。大剂量对绒毛膜上皮癌和恶性葡萄胎也有一定疗效。

【不良反应及用药护理】 常见骨髓抑制和消化道黏膜损害，少数患者可出现黄疸和肝损害。用药期间应注意定期检查外周血常规及肝、肾功能，每周应监测白细胞计数及分类、血小板计数、血红蛋白 1～2 次。对血细胞数在短期内急剧下降者，应每日观察血常规。有延迟作用，如在疗程中首次出现粒细胞减少、血小板减少、黄疸及出血或出血倾向时，即应停药。

羟基脲(hydroxycarbamide,HU)

【作用与应用】 HU 能抑制核苷酸还原酶，阻止胞苷酸转变为脱氧胞苷酸，从而抑制 DNA 的合成。对 S 期细胞有选择性杀伤作用。对慢性粒细胞白血病有显著疗效，与白消安比较具有起效快、毒副作用小、患者生存期长等优点，是传统的治疗慢性粒细胞性白血病的首选药物。

【不良反应及用药护理】 主要毒性为骨髓抑制，并有轻度消化道反应。肾功能不良者慎用。可致畸胎，孕妇忌用。用药期间应定期监测白细胞、血小板、血中尿素氮、尿酸及肌苷浓度。用药期间避免接种死(活)病毒疫苗，一般停药 3 个月至 1 年才可考虑接种。服用本品时应适当增加液体的摄入量，以增加尿量及尿酸的排泄。

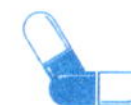

阿糖胞苷(cytosine arabinoside，Ara-C)

【作用与应用】　Ara-C 在体内经脱氧胞苷激酶催化成二磷酸胞苷或三磷酸胞苷，进而抑制 DNA 多聚酶的活性而阻止 DNA 合成，也可掺入 DNA 中干扰其复制，使细胞死亡。主要用于成人急性粒细胞性白血病的治疗，对急性单核细胞白血病及急性淋巴细胞性白血病也有效。因缓解期短而毒副反应严重，近年来常与米托蒽醌、依托泊苷、去甲氧柔红霉素等联用。

【不良反应及用药护理】　有严重的骨髓抑制和胃肠道反应，静脉注射可致静脉炎，对肝功能有一定影响。骨髓抑制、白细胞及血小板数显著减低者，肝肾功能不全、有胆道疾患者，有痛风病史、尿酸盐肾结石病史者，近期接受过细胞毒药物或放疗者慎用。用药期间应定期监测血常规、血细胞和血小板计数、骨髓涂片以及肝肾功能。静脉滴注应稀释至 0.5mg/ml，配好的药液低温下可保存 7d，室温下仅能保存 24h，鞘内注射禁用防腐剂稀释。

二、影响 DNA 结构与功能的药物

(一)烷化剂

氮芥(chlormethine，nitrogen mustard，HN_2)

氮芥是最早用于临床并取得突出疗效的抗肿瘤药物，为双氯乙胺类烷化剂的代表，是一高度活泼的化合物，属双功能基团烷化剂。

【作用与应用】　氮芥最重要的反应是与鸟嘌呤第 7 位氮共价结合，产生 DNA 的双链内的交叉联结或 DNA 的同链内不同碱基的交叉联结。G_1 期及 M 期细胞对氮芥的细胞毒作用最为敏感，由 G_1 期进入 S 期延迟。大剂量时对各周期的细胞和非增殖细胞均有杀伤作用。

主要用于恶性淋巴瘤及癌性胸膜、心包及腹腔积液，目前已很少用于其他肿瘤，对急性白血病无效。与长春新碱(VCR)、丙卡巴肼(PCZ)及泼尼松(PDN)合用治疗霍奇金病有较高的疗效，对卵巢癌、乳腺癌、绒癌、前列腺癌、精原细胞瘤、鼻咽癌(半身化疗法)等也有一定疗效；腔内注射用以控制癌性胸腹水有较好疗效；对由于恶性淋巴瘤等压迫呼吸道和上腔静脉压迫综合征引起的严重症状，可使之迅速缓解。

【不良反应及用药护理】

1. 恶心、呕吐、腹泻等胃肠道反应，使用本品前加用止吐剂如昂丹司琼或格雷司琼等可减轻。
2. 全身反应有疲倦、乏力、头昏、寒战及发热等。
3. 白细胞及血小板总数下降等骨髓抑制反应，一般停药 2 周左右可恢复；与氯霉素及磺胺类药合用可加重骨髓抑制作用。
4. 对皮肤黏膜有刺激，可引起破溃、发疱等局部反应，如漏于血管外可引起疼痛及局部坏死。
5. 肝肾功能不全的患者应慎用。
6. 耐药性与 DNA 受损后的修复能力有关，咖啡因、氯喹可阻止其修复，故联合使用可增效。

环磷酰胺(cyclophosphamide，CTX)

【作用与应用】 CTX是氮芥与磷酰胺基结合而成的化合物，在体外无活性，进入体内后，在肝微粒体酶的作用下，氧化生成中间产物醛磷酰胺，后者经血液循环转运到肿瘤细胞内，分解出有烷化作用的磷酰胺氮芥而发挥抗癌作用。

抗瘤谱广，对恶性淋巴瘤、急性淋巴细胞性白血病、儿童神经母细胞瘤、肺癌、多发性骨髓瘤、乳腺癌、卵巢癌、结肠癌、前列腺癌都有一定效果。为目前应用最广的烷化剂。

【不良反应】 常见骨髓抑制、消化道反应、脱发、出血性膀胱炎(与大剂量代谢物丙烯醛经泌尿道排泄有关)、肝损害等。凡有骨髓抑制、感染、肝肾功能损害者禁用或慎用。妊娠及哺乳期妇女禁用。

【用药护理】

1. 代谢产物对尿道有刺激性，应用时应鼓励患者多饮水，大剂量应用时，应水化、利尿，同时给予美司钠以减轻或预防膀胱炎。

2. 应监测血常规、尿常规、肝肾功能。

3. 溶解度小，需强力摇匀，必须在完全溶解后才能静脉应用。静脉注射时本品100mg溶于5ml注射用水中，保持溶液澄明。配成溶液后不稳定，最好现配现用，应在2～3h输入体内。

4. 口服药空腹服用更可靠，有胃肠道反应者可于进餐时服用。

同类药物异环磷酰胺(IFO)是CTX的同分异构体，疗效优于CTX且毒性相对较低，抗瘤谱与CTX不完全相同，对软组织肉瘤、睾丸肿瘤、肺癌有肯定疗效。

美法仑(melphalan)

美法仑又称苯丙氨酸氮芥，其左旋体为*L*-苯丙氨酸氮芥，消旋体为溶肉瘤素，是一种双功能的烷化剂，由两个双二氯乙烷基族中的一个，形成带正离子的中间产物，再通过脱氧核糖核酸中的硫鸟嘌呤第7位氮的共价结合产生烷化，因而使两股脱氧核糖核酸交叉连接，从而阻止细胞复制。

主要用于：①乳腺癌、卵巢癌、慢性淋巴细胞白血病和粒细胞性白血病、恶性淋巴瘤、多发性骨髓瘤；②对动脉灌注治疗肢体恶性肿瘤，如恶性黑色素瘤，软组织肉瘤和骨肉瘤有较好的疗效。主要不良反应是骨髓抑制，如粒细胞和血小板减少；胃肠道反应有恶心、呕吐及食欲下降。

噻替哌(thiotepa，TSPA)

TSPA是乙酰亚胺类烷化剂的代表，作用机制类似氮芥，即属于CCNSA。抗瘤谱广，主要用于治疗乳腺癌、卵巢癌、肝癌、恶性黑色素瘤和膀胱癌等。主要不良反应为骨髓抑制，可引起白细胞减少。局部刺激小，可做静脉注射、肌内注射、动脉内注射和腔内给药。用药期间，鼓励患者多饮水，并给予大量补液或别嘌醇。注射液应避光、12℃以下保存。

白消安(busulfan，myleran，马利兰)

【作用与应用】 白消安属甲烷磺酸酯类，在体内解离后起烷化作用。小剂量即可明显抑制粒细胞生成，这与药物对粒细胞膜通透性较强有一定关系。对慢性粒细胞性白血病疗效显著，缓解率可达80%～90%，但对慢性粒细胞白血病急性病变无效。

【不良反应及用药护理】 主要为消化道反应和骨髓抑制，久用可致闭经或睾丸萎

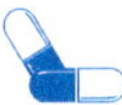

缩。慢性粒细胞白血病患者治疗时有大量细胞被破坏，血及尿中尿酸水平可明显升高，严重时可产生尿酸肾病，应特别注意检查血尿素氮、内生肌酐清除率、胆红素、丙氨酸转氨酶（ALT）及血清尿酸，并嘱患者多摄入液体或服用别嘌呤醇以防止高尿酸血症及尿酸性肾病的产生；发现粒细胞或血小板迅速大幅度减少时应立即停药或减量以防止出现严重骨髓抑制。

卡莫司汀（carmustine）

卡莫司汀为亚硝脲类烷化剂，除烷化 DNA 外，对蛋白质和 RNA 也有烷化作用。脂溶性高，易透入血-脑脊液屏障。主要用于原发或颅内转移脑瘤，对恶性淋巴瘤、骨髓瘤也有一定疗效。主要不良反应有骨髓抑制、胃肠道反应及肺部毒性等。

（二）铂类

顺铂（cisplatin，DDP，顺氯氨铂）

【作用与应用】　顺铂作用类似于烷化剂，在细胞内解离出氯离子后，二价铂与 DNA 链上碱基形成交叉联结，破坏 DNA 的结构和功能，属 CCNSA。其抗瘤谱广，为联合化疗中常用的药物。对睾丸肿瘤、卵巢癌、肺癌、膀胱癌均有较好疗效，是目前治疗睾丸肿瘤最有效的药物之一，DDP、博来霉素、VCR 联用可根治睾丸胚胎癌、精原细胞瘤。

【不良反应及用药护理】　主要为肾毒性、骨髓抑制、胃肠反应及耳毒性。用药期间监测肝肾功能及听力，避免与氨基糖苷类抗生素、两性霉素 B、头孢噻吩、依他尼酸等药物合用。静脉滴注时需避光，静脉滴注时间不大于 24h，一经使用，剩余药液切勿再储存使用。与铝相互作用生成黑色沉淀，故药物不能接触含铝器具。

卡铂（carboplatin，CBDCA）

卡铂为第二代铂类化合物，作用机制类似 DDP，但抗恶性肿瘤活性较强，毒性较低。主要用于治疗小细胞肺癌、头颈部鳞癌、卵巢癌及睾丸肿瘤等。主要不良反应是骨髓抑制。

奥沙利铂（oxaliplatin）

奥沙利铂为第三代铂类化合物，抗癌活性高，抗瘤谱广，与顺铂无交叉耐药性。与 5-FU 联用对大肠癌的缓解率达到 50%，已被认为是治疗晚期大肠癌的一线药物。静脉注射用于卵巢癌、胃癌、黑色素瘤等。骨髓抑制轻微，无肾毒性，无严重听力损害，主要不良反应是外周感觉神经异常，停药可恢复。

（三）抗肿瘤抗生素

博来霉素（bleomycin，BLM，争光霉素）

【作用与应用】　BLM 为含多种糖肽的复合抗生素，能与铜或铁离子络合，使氧分子转成氧自由基，从而使 DNA 单链断裂，阻止 DNA 的复制，干扰细胞分裂繁殖，对 G_2 期细胞作用较强。主要用于鳞状上皮癌（头、颈、口腔、食管、阴茎、外阴、宫颈等），也可用于淋巴瘤的联合治疗。

【不良反应及用药护理】　肺毒性为最严重不良反应，若引起间质性肺炎或肺纤维化，可致死。老年患者肺部经过放射治疗者及肺功能不良者慎用。如出现肺毒性，应立即停药，并与右旋糖酐静脉滴注，必要时予以激素。其优点是常用剂量几无骨髓抑制，对胃肠道、肝肾、中枢神经系统无明显毒性。其他有发热、脱发、皮肤色素沉着、增生、红斑疹等，用药后避免日晒。静脉注射应缓慢，不少于10min，胸腔注射前应尽量抽尽积液。

丝裂霉素C（mitomycin C，MMC）

MMC具有烷化作用，能与DNA的双链交叉联结，可抑制DNA复制，也能使部分DNA链断裂。抗瘤谱广，对消化道癌（如胃癌、肠癌、肝癌、胰腺癌）疗效好；也可用于肺癌、乳腺癌、慢性粒细胞性白血病、恶性淋巴瘤等治疗。不良反应主要是明显而持久的骨髓抑制、消化道反应，偶有心、肝、肾毒性及间质性肺炎发生。

放线菌素D（dactinomycin，更生霉素）

放线菌素D为多肽类抗恶性肿瘤抗生素，与DNA结合成复合体，阻碍RNA多聚酶的功能，阻止RNA特别是mRNA的合成。抗瘤谱较窄，对恶性葡萄胎、绒毛膜上皮癌、霍奇金病和恶性淋巴瘤、肾母细胞瘤、骨骼肌肉瘤及神经母细胞瘤疗效较好。常见不良反应有骨髓抑制、恶心、呕吐、口腔炎等。

（四）拓扑异构酶抑制剂

喜树碱类（camptothecin，CPT）

CPT是从我国特有的植物喜树中提取的一种生物碱，能特异性地抑制DNA拓扑异构酶Ⅰ的活性，从而破坏DNA结构和功能。属CCNSA，对S期细胞的作用强于G_1和G_2期。对胃癌、大肠癌、膀胱癌有较好疗效，对绒毛膜上皮癌、恶性葡萄胎、急性及慢性粒细胞性白血病、肝癌等亦有一定疗效。

不良反应大，主要有泌尿道刺激症状、消化道反应、骨髓抑制及脱发等。

鬼臼毒素衍生物

依托泊苷（etoposide，VP-16）和替尼泊苷（teniposide，VM-26）为植物西藏鬼臼的有效成分鬼臼毒素的半合成衍生物，主要抑制DNA拓扑异构酶Ⅱ活性，从而破坏DNA结构和功能。属CCNSA，主要作用于S期和G_2期细胞。

依托泊苷对肺癌、睾丸癌、急性白血病、神经母细胞瘤等有良好的疗效；替尼泊苷对肺癌、恶性淋巴瘤、急性白血病等有效。不良反应有骨髓抑制及消化道反应，静脉注射出现局部刺激。

三、干扰转录过程和阻止RNA合成的药物

多柔比星（doxorubicin，阿霉素，adriamycin，ADM）

【作用与应用】 ADM又称羟基柔红霉素，为第二代蒽环类抗生素，属CCNSA药物。能紧密结合到DNA上，阻止RNA转录，抑制RNA合成，也能阻止DNA复制。具有抗瘤谱广、抗瘤作用强、化疗指数高、毒性较低的特点。

主要用于对常用抗恶性肿瘤药耐药的急性淋巴细胞白血病或粒细胞白血病、恶性淋巴瘤、乳腺癌、卵巢癌、小细胞癌、胃癌、肝癌及膀胱癌等。

【不良反应及用药护理】 最突出和最危险的毒性是心脏毒性，出现心肌退行性病变和心肌间质水肿，引起急性心力衰竭，常致死。故使用本药应控制剂量，并进行心电

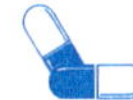

图监测，老年人慎用。此外，还有骨髓抑制、消化道反应、皮肤色素沉着等。用药期间尿液可变红，2d 后消失。鼓励患者多饮水，以防止高尿酸血症的发生。配好的药液应避光，在 2～8℃保存且不超过 24h。不能进行鞘内注射。

柔红霉素(daunorubicin，DNR，正定霉素)

DNR 作用与 ADM 相同，能嵌入 DNA 碱基对中，破坏 DNA 模板功能，阻止转录过程，从而抑制 DNA 及 RNA 的合成。兼有抗菌、抗病毒、抑制免疫作用。主要用于急性淋巴细胞性白血病和急性粒细胞性白血病。其骨髓抑制作用及心脏毒性强。

四、抑制蛋白质合成与功能的药物

长春碱(vinblastine，VLB)和长春新碱(vincristine，VCR)

【作用与应用】 VLB 和 VCR 属于作用于 M 期的 CCSA 药物，能与微管蛋白结合，使其变性，从而影响微管装配和纺锤体的形成，使细胞的有丝分裂停止于中期。

VLB 主要对淋巴瘤、绒毛膜上皮细胞癌及睾丸肿瘤有效；VCR 对各型急性白血病均有效，对儿童急性淋巴细胞性白血病起效快、疗效突出，常与泼尼松合用作诱导缓解剂；对绒毛膜上皮癌、乳腺癌、神经母细胞瘤、肾母细胞瘤、脑瘤、平滑肌瘤、宫颈癌等也有一定疗效。

同类药物长春瑞滨(vinorelbine，VRL，去甲长春碱)是新型半合成的长春碱类药物，作用机制同 VLB 和 VCR，与其他药物联用治疗非小细胞肺癌，显示出较高的活性。

【不良反应】 VLB 主要不良反应是骨髓抑制，且严重；VCR 的神经系统毒性比较突出，可引起四肢麻木、感觉异常、腱反射迟钝或消失、外周神经炎、脑神经麻痹、麻痹性肠梗阻、眼睑下垂及声带麻痹、瘫痪，重者可致死。应警惕出现永久性神经损害，严禁鞘内注射。

【用药护理】

1. 仅用于静脉注射，避免日光直接照射，漏于皮下可导致组织坏死、蜂窝织炎。一旦漏出或可疑外漏，应立即停止输液，并予适当处理。

2. 防止药液溅入眼内，一旦发生应立即用大量生理盐水冲洗，再用地塞米松眼膏保护。

3. 肝功能异常时减量使用。

紫杉醇(paclitaxel，TAX)

【作用与应用】 TAX 可促进微管蛋白装配成微管，并抑制微管的解聚，从而影响纺锤体功能，抑制细胞有丝分裂，使细胞停止于 G_2 期和 M 期。在体外对多种肿瘤有效，特别对卵巢癌和乳腺癌有独特的疗效，对肺癌、大肠癌、黑色素瘤、头颈部癌、淋巴癌等有一定疗效。

【不良反应及用药护理】 不良反应主要为骨髓抑制、神经毒性和心肌毒性。同类药物多西他赛(Docetaxel，多烯紫杉醇)水溶性好，体内抗癌活性优于紫杉醇。临床作为一线药物对转移性乳腺癌有较好疗效，也可用于治疗卵巢癌、非小细胞肺癌及头颈部恶性肿瘤。可致外周神经感觉障碍、恶心、呕吐等。静脉滴注过快，可出现心脏毒性和变态反应。给药的最初 1h 内，随时观察有无过敏反应，每 15 分钟测量心率、呼吸和血压。用药期间应定期检测血常规、肝肾功能和心脏功能。

三尖杉碱(harringtonine,HRT)和高三尖杉酯碱(homoharringtonine,HHRT)

HRT 和 HHRT 为三尖杉属植物中提取的生物碱,属 CCNSA 药物。可作用于核蛋白体,抑制蛋白质的合成,并使核蛋白体分解。主要用于治疗急性粒细胞性白血病,对单核细胞白血病也有效。

主要不良反应为白细胞减少、骨髓抑制、胃肠反应,偶有脱发,大剂量应用可引起血压下降、心悸,部分病例可见心肌毒性。应做静脉缓慢滴注,不做静脉注射和肌内注射。

五、调节体内激素平衡的药物

人体某些恶性肿瘤的发生与体内相应激素水平失调有关。因此,应用相应激素或激素拮抗剂可改变体内激素水平,抑制这些肿瘤的发生,且无骨髓抑制毒性,但激素作用广泛,使用不当也会对机体产生不良影响。

肾上腺皮质激素类

肾上腺皮质激素类能抑制淋巴组织,使淋巴细胞溶解。对急性淋巴细胞白血病及恶性淋巴瘤疗效好,但作用快而短暂,易使人产生耐药性;对慢性淋巴细胞白血病,可减少淋巴细胞数目,但不能缓解伴发的自身免疫性贫血;对其他肿瘤无效。因其具有免疫抑制作用,可促进肿瘤扩散,仅在肿瘤引起发热不退、毒血症状明显时,可少量短期应用以缓解症状,同时应合用其他抗肿瘤药物及抗生素。常用药物有泼尼松、泼尼松龙、地塞米松等。

雄激素

常用药物有甲睾酮、丙酸睾酮、苯乙酸睾酮等,可抑制垂体分泌促卵泡激素,使卵巢分泌雌激素减少,并可对抗雌激素作用。临床用于治疗晚期乳腺癌,尤其是对骨转移者疗效较佳。对其他恶性肿瘤无效。

雌激素

常用药物有己烯雌酚,可抑制下丘脑及垂体,从而减少雄激素的分泌;并可直接对抗雄激素。主要用于治疗前列腺癌,也可用于绝经 10 年以上的晚期乳腺癌(尤其是伴有软组织转移的)患者。

他莫昔芬(tamoxifen)

11-2-1 知识拓展:分子靶向药

他莫昔芬为雌激素受体的部分激动剂,其化学结构与己烯雌酚类似,具有微弱的雌激素样作用;还可与雌二醇竞争雌激素受体,发挥抗雌激素作用,抑制肿瘤的生长。临床用于治疗晚期乳腺癌和卵巢癌。不良反应较轻。

第三节　抗恶性肿瘤药联合应用原则

为了提高疗效,降低毒性及延缓耐药性的产生,临床上常规根据药物特性和肿瘤类型设计联合化疗方案。联合用药的一般原则如下。

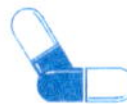

1. 依据细胞增殖动力学规律 增长缓慢的实体瘤，一般处于 G_0 期的细胞较多，可先用周期非特异性药物，杀灭增殖期及 G_0 期细胞，使其余细胞进入增殖周期，再用周期特异性药物杀灭。对于快速生长的肿瘤疾病如急性白血病，则先用周期特异性药物杀灭 S 期或 M 期细胞，再用周期非特异性药物杀灭其他各期细胞。本法常采用大剂量间歇疗法，使一次大剂量给药所杀灭的癌细胞数大大超过连续小剂量给药所能杀灭的细胞数，并且间歇期有利于机体造血系统功能的恢复。

2. 依据抗肿瘤药的作用机制 联合应用作用于不同生化环节的抗恶性肿瘤药物，可使疗效提高。

(1)序贯抑制：用两种以上药物作用于同一代谢途径的不同环节或阶段，可提高疗效，如羟基脲与阿糖胞苷合用，前者抑制核苷酸还原酶，后者抑制 DNA 多聚酶，从而抑制 DNA 的生物合成。

(2)同时抑制：用两种以上药物阻断产生同一代谢的不同途径，如阿糖胞苷和巯嘌呤，前者抑制 DNA 多聚酶，后者抑制嘌呤核苷酸合成，从而共同抑制 DNA 合成。

(3)互补抑制：将抑制核酸合成的药物与直接损伤生物大分子的药物配合，阻止 DNA 的修复，如阿霉素与环磷酰胺的合用。

3. 依据药物的毒性 不同的抗肿瘤药物的毒性不同，应尽量避免毒性相同的抗肿瘤药物同时使用。

4. 依据抗瘤谱 如胃肠道腺癌宜用氟尿嘧啶、噻替哌等；慢性粒细胞白血病首选白消安、羟基脲等；肉瘤则选用环磷酰胺等较好；鳞状上皮癌可首选博来霉素。

5. 恢复和提高机体免疫力 停用抗肿瘤药物间期，宜用生物反应调节剂或免疫功能调节剂，既可提高机体的免疫功能，还可恢复骨髓的造血功能。此外，还可用干扰素等一些能增强机体抗病能力的药物。

用药护理小结

【用药前沟通】

1. 了解病史及用药史 询问患者肿瘤发病部位及一般情况，包括年龄、体重、营养状况、血常规、肝肾功能、是否处于妊娠期等；了解是否用过别嘌呤醇、苯巴比妥、异丙嗪等药物，是否正在应用抗恶性肿瘤药或正在接受放疗等。

2. 相关用药知识教育 重视心理护理，帮助患者消除对疾病的恐惧，帮助患者建立自信心，鼓励其积极配合治疗。告知患者用药期间必然或可能产生的不良反应，如脱发、胃肠道反应及用性激素治疗后性征上的一些异常。还应注意饮食调整，增加营养，禁止吸烟、饮酒；避免外伤和感染。

【用药后护理】

1. 给药方法

(1)静脉给药注意保护血管，应选用直而易固定的静脉，不以同一处血管做多次注射。局部刺激性大的药物给药时要注意，切勿漏出血管外。应按次序选择注射：臂、手背、手腕、肘窝。对强刺激性和发疱性药物，一般采用前臂静脉给药。

(2)注意给药速度，静脉滴注宜控制在 20～22 滴/min。环磷酰胺、氮芥、阿霉素、长春新碱等不宜溶解在输液中滴注，应推注以保证疗效。

(3)口服给药，空腹服用更可靠，但有胃肠反应者可于进餐时服用。

(4)环磷酰胺静脉注射时需用注射用水溶解，保持溶液澄明，并在制备后 3～4h 内使用；噻替哌忌用生理盐水稀释；肠道外给药的甲氨蝶呤粉剂，只能用不加防腐剂的注射水配制；氟尿嘧啶应在 10～27℃避光贮存，不要冻结，温度过低会发生沉淀，如沉淀形成，加热至60℃使其溶化，待溶液放至室温后才可使用；制备好的阿糖胞苷溶液应在室温保存，48h内使用；放线菌素D药液应避光保存；阿霉素不能与肝素混合，否则会形成沉淀；顺铂须用生理盐水现配现用。

(5)博来霉素和门冬酰胺酶使用前必须做皮肤过敏试验。

2. 药效及不良反应观察　用药前及疗程过半时应各测体重一次；肿瘤化疗前后肿瘤大小的测量、组织学分级标准评定等。

3. 主要护理措施

(1)静脉给药后如发生外渗应立即局部注射生理盐水稀释，24h内采用冷敷，24h后采用热敷，但长春新碱、长春碱、足叶乙叉苷等化疗药不宜冰敷。要注意观察，怀疑外渗应立即停止输入不同的药物，选用相应的解毒剂，如：长春新碱选用透明质酸酶或8.4%碳酸氢钠；阿霉素及柔红霉素选用8.4%碳酸氢钠和地塞米松；氮芥选用10%硫代硫酸钠。必要时做局部封闭：10%利多卡因10ml、地塞米松5mg做环形封闭。

(2)体腔注射给药后，要协助患者更换体位使药液扩散，如为使噻替哌与作用部位充分接触，应每15分钟给膀胱滴注的患者改变一次体位。

(3)应及时处理早期不良反应。如放线菌素D用药期间，若出现皮肤红斑即可引起脱发，应及时处理；巯嘌呤的严重毒性反应常缓慢出现，应注意患者的血常规。

(4)不良反应严重时，应酌情减量或停药，并采取相应治疗措施。如胃肠反应严重者应注射补液或补充电解质，并进行对症治疗；骨髓抑制严重者还应给予抗生素预防感染。

(5)用环磷酰胺应维持足够的摄水量，以防止出血性膀胱炎，治疗中必须采用水化和碱化来预防这一并发症。水化能保证药物快速从体内排出，故除医嘱外，应鼓励患者多饮水，保证每日水摄入量在4000ml以上，密切观察患者的排尿情况，控制尿量在3000ml以上，还应重点观察有无膀胱刺激症状、排尿困难及血尿。

(6)化疗期间注意观察患者血常规变化，对白细胞计数低于$1.0\times10^{9}/L$者应进行保护性隔离，让其入住单间病室并每天用紫外线灯照射消毒病室2次。血小板计数低的患者要防止身体受伤，避免用牙签剔牙，防止齿龈损伤出血。在注射针头拔出后，应局部压迫止血。

【用药护理评价】　用药后是否达到预期治疗效果，病情是否缓解，症状是否减轻，肿瘤是否缩小；有无不良反应发生，处理效果如何；患者能否适应和耐受化疗。

化疗药物外渗特点的分类

根据药物外渗所引起的刺激性损伤类型分：①发疱性化疗药物。发疱是临床上常见的并发症之一，主要由放线菌素D、柔红霉素、多柔比星、表柔比星、丝裂霉素、长春新碱、长春地辛、长春瑞滨、卡莫司汀、氮芥等引起，一旦渗入血管外，短时间内可发生红、肿、热、痛，甚至皮肤及组织坏死，也可导致永久性溃烂。②刺激性化疗药物。可引起轻度组织炎症和疼痛，重则引起局部组织坏死或肢体残疾，如依托泊苷、顺铂、达卡巴嗪、紫杉醇、甲氨蝶呤、米托蒽醌等。③非刺激性化疗药物。对皮肤及组织无明显的刺激，如5-氟尿嘧啶(5-Fu)、门冬酰胺酶、博来霉素等，但也应引起注意。

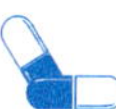

常用制剂与用法

环磷酰胺　片剂：50mg。2～4mg/(kg・d)，连用 10～14d，休息 1～2 周重复。注射剂：100，200mg。单药静脉注射按体表面积每次 0.5～1.0g/m^2，加生理盐水 20～30ml，静脉冲入，每周 1 次，连用 2 次，休息 1～2 周重复。也可肌内注射。

白消安　片剂：0.5，2mg。每日总量 4～6mg/m^2，1 次/d。

噻替哌　注射剂：10mg(1ml)。每次 10mg，1 次/d，溶入生理盐水静脉注射或肌内注射，连用 5d，以后改为每周 3 次，总量为 300mg。胸、腹腔及心包腔内注射：每次10～30mg，每周 1～2 次。

甲氨蝶呤　片剂：2.5mg。每次 5～10mg，1 次/d，1 个疗程总量为 50～100mg。注射剂：5，10，25mg。每次 10～30mg，每周 1～2 次，静脉注射或肌内注射。

氟尿嘧啶　片剂：50mg。每次 50～100mg，3 次/d，总量为 10～15g。注射剂：250mg。单药静脉注射剂量一般为 10～20mg/(kg・d)，连用 5～10d，每个疗程 5～7g(甚至 10g)。若为静脉滴注，通常为 300～500mg/(m^2・d)，连用 3～5d，每次静脉滴注时间不得少于 6～8h；静脉滴注时可用输液泵连续给药维持 24h。

巯嘌呤　片剂：25，50，100mg。白血病：2.5mg/(kg・d)，1 次/d 或分次服用，连续服用，根据血常规及骨髓调节剂量。绒毛膜上皮癌：每日 6～6.5mg /kg，分 2 次口服连用 10d 为 1 个疗程，间隔 3～4 周后可重复。

羟基脲　片剂：500mg。胶囊剂：400mg。慢性粒细胞性白血病：20～60mg/kg，每周 2 次，根据血常规及骨髓调节剂量，1 个疗程 6 周。

盐酸阿糖胞苷　注射剂：50，100mg。诱导缓解：静脉注射或滴注，单次剂量为 2mg/kg(或 1～3mg/kg)，1 次/d，连用 10～14d。

柔红霉素　注射剂：20mg。每日 0.5～1.0mg/kg，1 次/d，静脉滴注，连续 3d 为 1 个疗程，间隔 3～4 周可重复。

多柔比星　注射剂：10，50mg。每次 40～50mg/m^2，每 3 周 1 次，静脉注射，或每次 20～30mg/m^2，每周 1 次，共 2 周，间隔 2 周后可重复应用。

放线菌素 D　注射剂：200μg/支。每次 300～400μg，1 次/d，静脉注射或静脉滴注，连续 10d 为 1 个疗程，间隔 2 周可重复。

博来霉素　注射剂：10，15mg。每次 15～30mg，每周 2～3 次，静脉注射或肌内注射，总量不宜超过 250mg。

丝裂霉素　注射剂：2，4，8mg。每次 4～6mg，每周 1～2 次，静脉注射，总量 40～60mg 为 1 个疗程。大剂量间歇疗法：每次 10mg/m^2，每 4 周用药 1 次。

长春碱　注射剂：10mg。每次 10mg，每周 1 次，静脉冲入，总量 60～80mg 为 1 个疗程。

长春新碱　注射剂：0.5，1mg。每次 1～2mg，每周 1 次，静脉冲入。

依托泊苷　胶囊剂：25，50，100mg。50mg/次，3 次/d，连用 5d。21～28d 为 1 个疗程，至少治疗 2 个疗程。注射剂：40mg(2ml)，100mg(2.5ml)。实体瘤：60～100mg/(m^2・d)，持续 3～5d，每隔 3～4 周重复用药。白血病：60～100mg/(m^2・d)，持续 5d，根据血常规情况，间隔一定时间重复给药。

紫杉醇　注射剂：30mg(5ml)。每次 135mg/m^2，静脉滴注，时间 24 h，每 3～4 周用药 1 次。

顺铂　注射剂：10，20，30mg。一般剂量：按体表面积 1 次 20mg/m^2，1 次/d，连用 5d，或 1 次 30mg/m^2，连用 3d，并需适当水化利尿。

习题 11

护考模拟 11

思政学堂 11

卡铂　注射剂：50，100mg。一般成人用量按体表面积 1 次 200～400mg/m²，每 3～4 周给药 1 次；2～4 次为 1 个疗程。也可采用按体表面积 1 次 50mg/m²，1 次/d，连用 5d，间隔 4 周重复。

他莫昔芬　片剂：10～20mg。每次 10mg，2 次/d，连续服用。

思考题

1. 抗癌药物的两种分类方法及代表药物。
2. 试述甲氨蝶呤、环磷酰胺、多柔比星临床应用及主要不良反应。
3. 简述抗恶性肿瘤药常见的毒性反应。

（林益平）

第三篇　传出神经系统药物

第十二章　传出神经系统药物概述

课件 12

知识导图 12

学习目标

知识目标：掌握传出神经系统药物的作用方式和分类；熟悉传出神经系统的受体分布及效应；了解传出神经按递质的分类及突触的化学传递。

能力目标：能根据传出神经药物的作用部位和作用方式对其进行正确分类。

素质目标：培养护理人员的科学探索精神。

传出神经系统主要由自主神经系统和运动神经系统组成，前者亦称植物神经系统，包括交感神经和副交感神经。作用于传出神经系统的药物主要通过影响递质或受体而发挥作用，其药理作用分别与相应的传出神经功能相似或相反。传出神经系统药物按作用方式和对受体的选择性分为拟胆碱药、抗胆碱药、拟肾上腺素药和抗肾上腺素药 4 大类。了解传出神经的形态特征、生理功能、神经冲动的突触传递和化学介质的生化活动以及效应细胞的受体概念，对于理解作用于传出神经系统药物的药理作用和临床应用是非常必要的。

第一节　传出神经系统的分类

12-1-1　微课：传出神经的分类

一、按解剖学分类

传出神经系统传递来自中枢的神经冲动以支配效应器官活动，包括自主神经和运动神经。前者主要支配心脏、平滑肌和腺体，后者支配骨骼肌（图 12-1）。

1. 自主神经　自主神经包括交感神经和副交感神经。这些神经由中枢发出后均在神经节内更换神经元，然后才到达所支配的效应器。因此，自主神经有节前纤维和节后纤维之分。

2. 运动神经　运动神经自中枢发出后，不更换神经元，直接到达所支配的骨骼肌，因此，无节前纤维和节后纤维之分。

二、按神经末梢释放的递质分类

传出神经系统释放的主要神经递质为乙酰胆碱（acetylcholine，ACh）和去甲肾上

12-1-2 相关知识：交感神经与副交感神经的区别

腺素（noradrenaline，NA）。根据所释放递质的不同，传出神经主要分为两类。

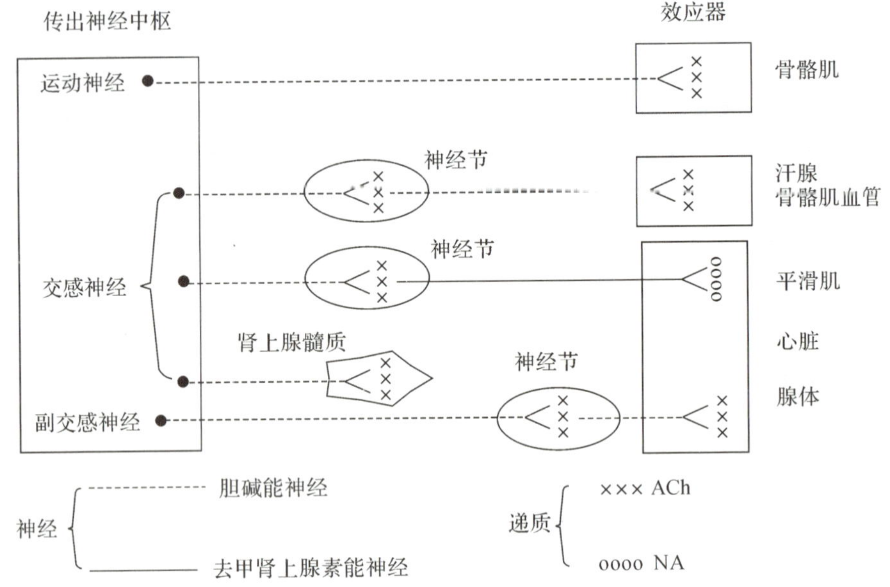

图 12-1　传出神经的分类

1. 胆碱能神经　兴奋时神经末梢释放 ACh，包括：①交感和副交感神经节前纤维；②副交感神经节后纤维；③运动神经；④极少数交感神经节后纤维（支配汗腺和骨骼肌血管）；⑤支配肾上腺髓质的交感神经纤维。

2. 去甲肾上腺素能神经　兴奋时神经末梢释放 NA，主要为绝大多数交感神经的节后纤维。

此外，肾血管和肠系膜等效应器官上还存在多巴胺能神经，释放递质多巴胺（dopamine，DA）。近来，肠神经系统（enteric nervous system，ENS）备受关注。ENS 药理学作用较为复杂，涉及许多神经递质和神经肽，如 5-羟色胺（5-HT）。

三、传出神经系统的递质

1. 乙酰胆碱（ACh）　是胆碱能神经递质，胆碱和乙酰辅酶 A 在胆碱乙酰化酶的作用下合成 ACh。合成的 ACh 进入囊泡并与 ATP 和囊泡蛋白共同贮存于囊泡内。当神经冲动到达时，ACh 以胞裂外排的方式释放到突触间隙，与突触后膜或突触前膜上相应的受体结合产生效应。释放出的 ACh 在数毫秒内被突触间隙中的乙酰胆碱酯酶（AChE）水解成胆碱和乙酸。水解产物胆碱部分被突触前膜再摄取供再合成用。

2. 去甲肾上腺素（NA）　是去甲肾上腺素能神经的递质，在去甲肾上腺素能神经末梢内，酪氨酸在酪氨酸羟化酶的作用下生成多巴，后者在多巴脱羧酶的作用下生成 DA，DA 进入囊泡，在多巴胺 β-羟化酶的作用下生成 NA。酪氨酸羟化酶是 NA 合成过程的限速酶，当细胞质中 DA 和游离的 NA 增加时，对该酶有负反馈抑制作用。合成的 NA 与 ATP 和嗜铬粒蛋白结合成贮存型，贮存于囊泡内。当神经冲动到达时，以胞裂外排的方式将 NA 释放入突触间隙。释放到突触间隙的 NA 5%～95%通过膜上的胺泵被突触前膜再摄取，大部分重新贮存于囊泡内，以供再次释放用。神经末梢内部分未进入囊泡的 NA 可被单胺氧化酶（MAO）破坏；神经末梢外其他组织分布的 NA，被儿茶酚胺氧位甲基转移酶（COMT）和 MAO 破坏。

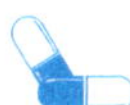

第二节　传出神经系统的受体和效应

一、传出神经系统的受体

受体是位于细胞膜上的特殊蛋白质，它能选择性地与相应的配体（递质或药物）结合，产生特定的生理效应。根据与受体选择性结合的递质不同可分为胆碱受体和肾上腺素受体。

1. 胆碱受体　能选择性与 ACh 结合的受体称胆碱受体，可分为如下两类。

（1）毒蕈碱型胆碱受体：能选择性地与毒蕈碱结合并被激动的胆碱受体，又叫 M 受体，分布于节后胆碱能纤维所支配的效应器细胞膜上。按药理学分型，M 受体可分为 M_1、M_2、M_3、M_4、M_5 5 种亚型。M_1 受体主要分布于神经节、胃腺细胞及中枢神经；M_2 受体主要分布于心脏和突触前膜；M_3 受体主要分布于平滑肌和腺体。

（2）烟碱型胆碱受体：能选择性地与烟碱结合并被激动的胆碱受体，又叫 N 受体。N 受体又分为 N_N（N_1）和 N_M（N_2）受体。N_N 受体分布于自主神经节和肾上腺髓质细胞膜上；N_M 受体分布于骨骼肌细胞膜上。

2. 肾上腺素受体　能选择性地与 NA 或肾上腺素结合的受体称肾上腺素受体，可分为 α 和 β 受体。

（1）α 受体：主要分为 α_1 和 α_2 受体两个亚型。α_1 受体存在于突触后膜，如皮肤、黏膜、内脏血管、瞳孔开大肌、胃肠和膀胱括约肌以及腺体等部位；α_2 受体则位于突触前膜。

（2）β 受体：主要分为 β_1、β_2 和 β_3 受体 3 个亚型。β_1 受体主要分布于心脏及肾小球旁器细胞，β_2 受体主要分布于支气管、骨骼肌、冠脉血管及睫状肌等。去甲肾上腺素能神经突触前膜上亦有 β_2 受体。β_3 受体主要分布在脂肪组织。

二、传出神经系统的效应

传出神经递质与相应受体结合，兴奋受体，引起生理效应（表 12-1）。

表 12-1　传出神经递质与相应受体结合引起的生理效应

效应器		胆碱能神经递质的作用		肾上腺素能神经递质的作用	
		受体	效应	受体	效应
心脏	心肌	M_2	收缩力减弱	β_1	收缩力加强
	窦房结	M_2	心率减慢	β_1	心率加快
	传导系统	M_2	传导减慢	β_1	传导加快

续表

效应器			胆碱能神经递质的作用		肾上腺素能神经递质的作用	
			受体	效应	受体	效应
平滑肌	血管	皮肤	M_3	扩张（交感神经）	α_1	收缩
		内脏			α_1	收缩
		骨骼肌			β_2	扩张
					α	收缩
		冠状动脉			β_2	扩张
					α_1	收缩
	支气管		M_3	收缩	β_2	舒张
	胃肠壁		M_3	收缩	β_2、α_2	舒张
	膀胱逼尿肌		M_3	收缩	β_2	舒张
	胃肠、膀胱括约肌		M_3	松弛	α_1	收缩
	胆囊与胆道		M	收缩	β_2	舒张
	眼	虹膜	M_3	瞳孔括约肌收缩	α_1	瞳孔开大肌收缩
		睫状肌	M_3	收缩（近视）	β_2	松弛（远视）
腺体	汗腺		M	分泌（交感神经）	α_1	手脚心分泌
	唾液腺		M_3	分泌	α_1	分泌
	胃肠及呼吸道		M_1，M_3	分泌		
代谢	肝糖原				α_1、β_2	分解
	肌糖原				β_2	分解
	脂肪组织				β_3	分解
	肾脏				β_1	肾素分泌
自主神经节			N_N	兴奋		
肾上腺髓质			N_N	分泌		
骨骼肌			N_M	收缩	β_2	收缩

1. 胆碱能神经的效应

（1）M 样作用：M 受体兴奋时主要表现为心脏抑制、血管扩张、内脏平滑肌收缩、腺体分泌、瞳孔缩小等。

（2）N 样作用：N_N 受体兴奋时表现为神经节兴奋及肾上腺髓质分泌；N_M 受体兴奋时表现为骨骼肌收缩。

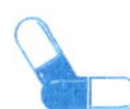

2. 去甲肾上腺素能神经的效应

(1)α 型作用：α_1 受体兴奋时主要表现为皮肤、黏膜、内脏血管收缩、瞳孔散大、膀胱括约肌收缩；当突触前膜的 α_2 受体兴奋时，可以反馈性抑制 NA 的释放。

(2)β 型作用：β_1 受体兴奋引起心脏兴奋、肾素分泌；β_2 受体兴奋引起骨骼肌及冠脉血管扩张、支气管平滑肌松弛、糖原分解，促进 NA 释放（突触前膜 β_2 受体兴奋）等；β_3 受体兴奋时使脂肪分解。

大多数器官受胆碱能神经和去甲肾上腺素能神经的双重支配，它们的作用效果是相互对立的，但在中枢神经系统的调节下又是统一的。一般地说，心脏和血管以去甲肾上腺素能神经支配为主，胃肠道和膀胱平滑肌等以胆碱能神经支配为主。当两类神经同时兴奋或抑制时，一般表现为优势支配的神经引起的效应增强或减弱。

第三节　传出神经系统药物的作用方式和分类

一、传出神经系统药物的作用方式

1. 直接作用于受体　许多传出神经系统药直接与相应的受体结合产生作用。结合后能兴奋受体者称受体激动药。能产生与 ACh 或 NA 相似的作用者，分别称为拟胆碱药或拟肾上腺素药。结合后不兴奋受体，反而占据受体，对抗激动药作用者称受体阻断药。它能产生与 ACh 或 NA 相反的作用，分别称为抗胆碱药或抗肾上腺素药。

2. 影响递质

(1)影响递质转化：毒扁豆碱等抑制胆碱酯酶，阻止 ACh 被破坏，产生拟胆碱作用。而碘解磷定能复活胆碱酯酶，产生抗胆碱作用。

(2)影响递质贮存：利舍平影响囊泡的贮存功能，使囊泡内 NA 逐渐减少以至耗竭，表现为抗肾上腺素作用。

(3)影响递质释放：麻黄碱和间羟胺等可促进 NA 的释放而发挥拟肾上腺素作用。胍乙啶可抑制去甲肾上腺素，能神经释放递质，表现为抗肾上腺素作用。

(4)影响递质合成：如密胆碱能抑制 ACh 的生物合成。

二、传出神经系统药物分类

传出神经系统药物按作用性质、作用选择性和作用部位的分类见表 12-2。熟悉药物的分类，有利于掌握每类药物的药理作用。

习题 12

表 12-2　传出神经系统药物分类

拟似药	拮抗药
1. 拟胆碱药 （1）M、N 受体激动药：卡巴胆碱 （2）M 受体激动药：毛果芸香碱 （3）N 受体激动药：烟碱 2. 胆碱酯酶抑制药：新斯的明、毒扁豆碱 3. 拟肾上腺素药 （1）α、β 受体激动药：肾上腺素、麻黄碱、多巴胺 （2）α 受体激动药：去甲肾上腺素、间羟胺 α_1 受体激动药：去氧肾上腺素 α_2 受体激动药：可乐定 （3）β 受体激动药：异丙肾上腺素 β_1 受体激动药：多巴酚丁胺 β_2 受体激动药：沙丁胺醇	1. 抗胆碱药 （1）M 受体阻断药：阿托品、东莨菪碱、山莨菪碱 （2）N 受体阻断药 N_N 受体阻断药：美卡拉明 N_M 受体阻断药：筒箭毒碱、氯琥珀胆碱 2. 胆碱酯酶复活药：碘解磷定 3. 抗肾上腺素药 （1）α 受体阻断药：酚妥拉明 α_1 受体阻断药：哌唑嗪 α_2 受体阻断药：育亨宾 （2）β 受体阻断药： β_1、β_2 受体阻断药：普萘洛尔 β_1 受体阻断药：阿替洛尔、美托洛尔 （3）α、β 受体阻断药：拉贝洛尔

思考题

1. 试述传出神经系统受体的分型、主要分布部位及其生理效应。
2. 试述传出神经系统药物与神经递质间相互关系。

（夏　晴）

思政学堂 12

第十三章　拟胆碱药

课件 13

知识导图 13

学习目标

知识目标：掌握毛果芸香碱、新斯的明的药理作用及临床应用；了解毒扁豆碱的作用和应用。

能力目标：能为青光眼患者、重症肌无力患者选择有效的治疗药物。

素质目标：培养护理人员掌握药物最新发展的求知精神。

拟胆碱药是一类与胆碱能神经递质 ACh 作用相似的药物。按其作用方式不同，可分为胆碱受体激动药和胆碱酯酶抑制药两大类。

第一节　胆碱受体激动药

【案例 13-1】

患者，16 岁，高中学生，期末考试期间，每天看书时间长，有眼酸、流泪、眼胀、眼干涩等感觉，开始并没在意，放假后，迷恋上网游，整日面对电脑，高度兴奋。数日后眼疼、头疼、视力下降、看灯光出现彩虹样的光环，甚至恶心、呕吐。就诊后，医院诊断为急性开角型青光眼。处方应用毛果芸香碱 1%～2%溶液滴眼，每次 1 滴，每 5～10 分钟滴眼 1 次；3～6 次，每 1～3 小时滴眼 1 次，直至眼压下降。嘱其注意用眼卫生，清淡饮食，放松心情。讨论：该药治疗青光眼的机制是什么？用药注意点是什么？

一、M 受体激动药

毛果芸香碱(pilocarpine，匹鲁卡品)

13-1-1　微课：毛果芸香碱对眼的作用

毛果芸香碱是从巴西毛果芸香的叶中提取的一种生物碱，现已可人工合成，常用其硝酸盐。本品极易溶于水，味微苦，为叔胺类化合物，其水溶液稳定。

【作用】　直接激动 M 受体，产生 M 样作用。对眼和腺体作用较强。

1. 眼　有缩瞳、降低眼压和调节痉挛作用(图 13-1)。

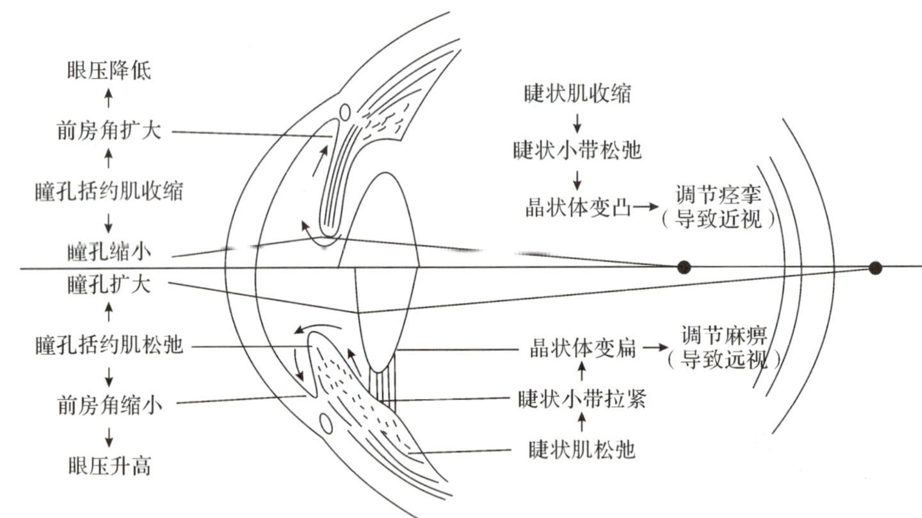

上：M胆碱受体激动药的作用；下：M胆碱受体阻断药的作用；箭头表示房水流通方向，

图 13-1　M 胆碱受体激动药和阻断药对眼的作用

（1）缩瞳：激动瞳孔括约肌上的 M 受体，使瞳孔括约肌收缩，瞳孔缩小。

（2）降低眼压：毛果芸香碱使瞳孔缩小，虹膜向中心方向拉紧，虹膜根部变薄，前房角间隙扩大，有利于房水通过巩膜静脉窦进入血液循环，使眼压降低。另外，睫状肌收缩，使巩膜静脉窦扩大，亦有利于房水循环。

（3）调节痉挛（导致近视）：毛果芸香碱激动睫状肌上的 M 受体，使睫状肌向瞳孔中心方向收缩，悬韧带松弛，晶状体变凸，屈光度增加，使远物成像于视网膜前，看远物模糊，视近物清楚，此作用称调节痉挛。

2. 其他　可使腺体分泌增加，平滑肌兴奋，对心血管作用较弱。

13-1-2　相关知识：房水的形成

【应用】

1. 青光眼　毛果芸香碱可改善房水循环，使房水回流增加，降低眼压，从而缓解症状。对闭角型青光眼（充血性青光眼）疗效好，对开角型青光眼（单纯性青光眼）也有一定作用。常用 1%～2%溶液滴眼。

2. 虹膜炎　与扩瞳药交替使用，可防止虹膜与晶状体粘连。

3. M 受体阻断药中毒　全身给药可用于对抗阿托品类中毒引起的外周症状。

【不良反应及用药护理】　全身给药或滴眼吸收过多后可引起流涎、多汗、恶心、呕吐、腹痛、腹泻、支气管痉挛和呼吸困难等。可用阿托品对抗，滴眼后注意压迫内眦防止吸收。

二、N 受体激动药

烟碱（nicotine，尼古丁）

烟碱为烟草叶中提取的主要生物碱，对 N_N 和 N_M 受体具有双向作用，小剂量激动受体，大剂量阻断受体。其作用广泛而复杂，无临床实用价值，且具有毒理学意义。香烟的烟雾中含有烟碱和其他有害物质，可危害吸烟者与被动吸烟者的健康，应避免在公共场合吸烟。

 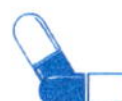

三、M、N 受体激动药

卡巴胆碱(carbachol)

对 M、N 胆碱受体的激动作用与 ACh 相似,但其不易被 AChE 水解,作用时间较长。对胃肠道和膀胱平滑肌的选择性高,可用于术后腹气胀和尿潴留;对眼的作用较强,可局部滴眼治疗青光眼。但因不良反应较多,阿托品对其解毒效果差,故仅限眼科局部用药。禁用静脉注射给药。

第二节　胆碱酯酶抑制药

能抑制 AChE 活性,使胆碱能神经末梢释放的 ACh 不被水解,导致 ACh 在体内大量蓄积而激动 M、N 受体,呈现 M 样及 N 样作用。按药物与 AChE 结合后水解速度的快慢分为两类:易逆性胆碱酯酶抑制药,如新斯的明等;难逆性胆碱酯酶抑制药,如有机磷酸酯类。

新斯的明(neostigmine,prostigmine,普鲁斯的明)

【作用与应用】　抑制 AChE,使体内 ACh 蓄积,激动 M、N 受体,呈现 M 样和 N 样作用。但对骨骼肌和胃肠、膀胱平滑肌的选择性较高,对眼、腺体、心血管及支气管平滑肌的作用较弱。

1. 兴奋骨骼肌　除抑制 AChE 外,还能直接激动 N_M 受体,并能促进运动神经末梢释放 ACh,故作用强大。用于治疗重症肌无力,可迅速缓解症状。但不可过量,否则会引起胆碱能危象,导致肌无力症状加重。一般口服给药,重者可皮下注射或肌内注射。

2. 兴奋平滑肌　对胃肠和膀胱平滑肌兴奋作用较强。常用于术后腹气胀和尿潴留,促进排便和排尿。

3. 抑制心脏　通过其拟胆碱作用使心率减慢。可用于阵发性室上性心动过速。

4. 其他　用于 N_M 受体阻断药(筒箭毒碱)中毒的解救。

【不良反应及用药护理】　不良反应较少。中毒量可致胆碱能危象,表现为恶心、呕吐、腹痛、心动过缓、肌束震颤等,重者可致肌无力加重。此时,应停用新斯的明,可用胆碱酯酶复活药及阿托品(对抗 M 样症状)治疗。新斯的明禁用于机械性肠梗阻、尿道梗阻、支气管哮喘患者。

毒扁豆碱(physostigmine,eserine,依色林)

【作用与应用】

1. 外周作用　抑制 AChE,表现出 M 样及 N 样作用,但吸收后选择性差,很少使用。常用其溶液滴眼,其缩瞳、降低眼压、引起调节痉挛作用较毛果芸香碱强而持久,主要用于治疗青光眼。

2. 中枢作用　小剂量兴奋中枢神经系统,大剂量则抑制中枢神经系统。中毒时可引起呼吸麻痹。因其毒性较大,故少用作全身用药。

用药护理小结

【用药前沟通】

1.了解患者有无胃溃疡、支气管哮喘、甲状腺功能亢进、心动过缓、房室传导阻滞、尿道梗阻、肠梗阻、高血压等；对青光眼患者应了解眼压情况及症状，是否有近视、白内障、人工晶体；有无胆碱酯酶缺乏症等；对重症肌无力患者应评价肌张力大小、吞咽能力、握力，以及有无眼睑下垂等；对尿潴留患者要询问排尿情况，每日出入水量。要了解是否用过拟胆碱药，近期是否用过氨基糖苷类抗生素及多黏菌素等。要了解所用药物及其剂量、给药次数、给药方法，疗效如何，有何不良反应。

2.相关用药知识教育　告诉患者重症肌无力不能短期治愈，需终身服药。此病有突发致死的危险（肌无力危象或胆碱能危象），告诉患者随身携带能说明所患疾病和所用药物治疗的卡片，以便发生意外时有助于医生诊断和处理。青光眼患者滴眼后发生缩瞳及视远物不清，在视觉恢复之前，不要从事用眼的精细工作、夜间作业及需注视远方的工作（如驾驶等）；还可出现对光线敏感、结膜充血及眼痛等，一般为一过性，不必恐惧；应嘱咐近视眼、无晶体眼、人工晶体眼患者用药期间及时反映有无闪光、暗点、漂浮物等，如有上述症状，及时告诉医生（药物引起视网膜脱离）；长期用药可引起持续性缩瞳及虹膜炎，应减少给药次数和降低药物浓度。重症肌无力患者用药剂量和次数要遵医嘱，用药过量或过频，可引起大量流涎、出汗、视物模糊、腹痛、腹泻、支气管痉挛、心率减慢、肌震颤等。如出现上述症状，应及时报告医生或用阿托品对抗；如用量不足或漏服可致肌无力加重，甚至出现累及呼吸肌而不能维持正常通气功能的危急状态（肌无力危象）。

【用药后护理】

1.给药方法

（1）毛果芸香碱：①青光眼患者滴眼时应压迫内眦部 2min，以防止药物经鼻黏膜吸收入血，应根据眼压的变化及症状，调整给药次数及药物浓度；②治疗虹膜炎时，应注意缩瞳药与扩瞳药交替使用。

（2）新斯的明：①重症肌无力患者在治疗期间禁用筒箭毒碱、氯琥珀胆碱、奎尼丁、氨基糖苷类抗生素、多黏菌素，慎用哌替啶；②新斯的明抑制脂类局麻药水解，使其毒性增强。

（3）毒扁豆碱：水溶液不稳定，放置后变红色则药效减弱、刺激性增强，不能使用。

2.重点监测项目　监测患者用药前后血压、脉搏、呼吸及肌张力变化情况，并根据其评价药物的应用疗效、合理性等。如对青光眼患者监测眼压，对尿潴留患者监测体液出入量，对使用新斯的明者应监测心率、肌张力、握力、眼睑下垂情况。

3.主要护理措施

（1）给药前，再次确认患者有无禁忌证。备好急救药物和设备，如阿托品、人工呼吸机等。

（2）滴眼时应避免吸收产生不良反应。

（3）保持呼吸道通畅，及时清除呼吸道分泌物。

（4）观察用药后患者排便及排尿情况，对术后排便、排尿困难者应给予导尿、肛管排气等护理。

（5）给予重症肌无力患者新斯的明后，对症状反而加重者应注意胆碱能危象，并及时报告医生。

【用药护理评价】　有无药物过量的情况发生，疼痛是否缓解，排尿是否正常；呼吸

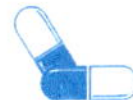

道是否通畅,有无呼吸困难;肌肉活动是否正常,体力活动是否受限。

习题 13

常用制剂与用法

硝酸毛果芸香碱 滴眼液:1%～2%。滴眼,用药次数按病情而定(降眼压作用维持 4～8h)。注射剂:5mg(1ml),10mg(2ml)。治疗阿托品类中毒,每次 2～10mg,皮下注射。

氯卡巴胆碱 滴眼剂:0.5%～1.5%。注射剂:0.25mg(ml)。每次 0.25～0.5mg,皮下注射。

溴化新斯的明 片剂:15mg。口服,每次 15mg,3 次/d。

护考模拟 13

甲基硫酸新斯的明 注射剂:0.5mg(1ml),1mg(2ml)。每次 0.25～1mg,1～3 次/d,肌内或皮下注射。

溴吡斯的明 片剂:60mg。口服,每次 60～120mg,3～4h/次。

水杨酸毒扁豆碱 滴眼液:0.25%。滴眼,次数按需要而定。

氢溴酸加兰他敏 片剂:4mg。口服,每次 4mg,2 次/d。服用 4 周,建议与早餐及晚餐同服。注射剂:1.0mg(1ml),2.5mg(1ml),5mg(1ml)。每次 2.5～10mg,1 次/d,肌内或皮下注射。

思政学堂 13

思考题

1. 毛果芸香碱的药理作用有哪些?
2. 简述毛果芸香碱降低眼压的作用机制。
3. 新斯的明的药理作用和临床应用各是什么?禁忌证有哪些?

(夏 晴)

课件 14

知识导图 14

第十四章　抗胆碱药

学习目标

知识目标：掌握阿托品的药理作用、临床应用、不良反应及中毒处理；熟悉东莨菪碱、山莨菪碱的作用特点及临床应用；熟悉氯琥珀胆碱、筒箭毒碱作用特点、临床应用及过量解救；了解人工合成抗胆碱药的特点及应用。

能力目标：能为内脏绞痛患者选择有效的治疗药物；能为有机磷中毒患者选择有效的解救措施和解救药物；能准确判断休克处方用药的合理性并正确执行处方。

素质目标：弘扬传统中医文化，增强民族自信心；抢救中毒病人时能做到临危不乱、争分夺秒。

抗胆碱药又称胆碱受体阻断药，与胆碱受体结合后不能激动受体，却能阻断 ACh 或胆碱激动药的作用，产生抗胆碱作用。按其对 M、N 受体作用的选择性不同，将抗胆碱药分为 M 受体阻断药（节后抗胆碱药）、N_N 受体阻断药（神经节阻断药）和 N_M 受体阻断药（骨骼肌松弛药）。

第一节　M 受体阻断药

【案例 14-1】

一位 68 岁的老人因胃痛难忍，自服了 1 片阿托品，但不久之后，突然出现头胀痛、双眼发胀、视力明显减退等现象，经医生诊断，是阿托品导致急性青光眼发作。请问，该患者为什么会发生这样的病症？临床应用阿托品的注意事项有哪些？

14-1-1　微课：阿托品对眼的作用

一、阿托品类生物碱

阿托品类生物碱是最主要的一类 M 受体阻断药，包括阿托品、东莨菪碱、山莨菪碱、樟柳碱等，均从植物中提取，现已人工合成。阿托品是消旋莨菪碱，性质较稳定。

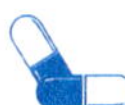

阿托品(atropine)

【作用】　能竞争性拮抗 ACh 和胆碱受体激动药对 M 受体的激动作用，对各种 M 受体亚型的选择性很低，均有阻断作用。大剂量时能扩张血管，兴奋中枢神经系统及阻断神经节 N_N 受体。各器官对阿托品的敏感性不同，由大到小依次为：腺体、眼、内脏平滑肌、心脏、中枢神经。

1. 抑制腺体分泌　汗腺和唾液腺敏感性最高，小剂量时可引起皮肤干燥和口干；大剂量时可抑制出汗使体温升高，尤其是在婴儿和儿童中，可引起阿托品热。其次，泪腺及呼吸道腺体受影响也较显著。较大剂量也能减少胃液分泌，但对胃酸分泌的影响较小，因胃酸分泌还受体液(组胺、促胃液素等)的调节。

2. 眼　因能阻断瞳孔括约肌和睫状肌上的 M 受体，使瞳孔括约肌和睫状肌松弛，产生与毛果芸香碱相反的作用：引起扩瞳、升高眼压及调节麻痹而导致远视(图 13-1)。

3. 松弛内脏平滑肌　此作用与内脏平滑肌的功能状态有关。对正常状态平滑肌影响较小，而对处于痉挛状态的平滑肌作用明显。对胃肠道平滑肌的松弛作用最强，可抑制其强烈痉挛，降低蠕动的幅度和频率，缓解胃肠绞痛效果显著；对尿道和膀胱逼尿肌的解痉作用次之；对胆管、输尿管、支气管及子宫平滑肌的解痉作用较弱。

4. 心血管系统

(1)心脏：较大剂量的阿托品(1～2mg)可阻断窦房结 M_2 受体，解除迷走神经对心脏的抑制作用，使心率加快。阿托品加快心率的程度取决于迷走神经张力，迷走神经张力较高的青壮年，心率加快明显，如肌内注射 2mg 阿托品，心率可增加 35～40 次/min。也能拮抗迷走神经过度兴奋引起的房室传导阻滞。

(2)血管：治疗量对血管无明显影响，这可能与多数血管缺乏胆碱能神经支配有关。大剂量阿托品能解除小血管痉挛，使血管扩张，改善微循环，但此作用与阻断 M 受体无关，可能是抑制汗腺分泌引起机体体温升高后的代偿性散热反应，也可能是大剂量阿托品对血管的直接舒张作用。

5. 中枢神经系统　治疗量的阿托品对中枢神经系统作用不明显，较大剂量(1～2mg)可兴奋延脑呼吸中枢；更大剂量(3～5mg)可兴奋大脑，使患者出现烦躁多语、谵妄等症状；中毒量(>10mg)可导致幻觉、定向障碍、惊厥等，严重中毒时由兴奋转为抑制，使患者出现昏迷与呼吸麻痹而致呼吸和循环衰竭。

【应用】

1. 解除平滑肌痉挛　对胃肠绞痛及尿频、尿急的效果较好；对胆、肾绞痛的作用较差，常需合用镇痛药(如哌替啶)。也可用于遗尿症的治疗。

2. 抑制腺体分泌　用于全身麻醉前给药，以减少呼吸道腺体分泌，防止分泌物阻塞呼吸道及发生吸入性肺炎。对严重盗汗和流涎有一定疗效。也可用作消化性溃疡的辅助治疗。

3. 眼科　虹膜睫状体炎时，用 0.5%～1%阿托品溶液滴眼，能松弛瞳孔括约肌和睫状肌，既有利于炎症消退，也可防止虹膜与晶状体粘连。可用于验光配镜，使睫状肌麻痹，晶状体固定，便于准确测定屈光度；也可用于检查眼底时扩瞳。但因其扩瞳作用可持续 1～2 周，调节麻痹作用也可持续 2～3d，视力恢复较慢，故已被作用时间较短的后马托品所取代。但仍用于儿童验光，因儿童的睫状肌调节功能较强，需用阿托品发挥充分的调节麻痹作用，以利于准确测定晶状体屈光度。

4. 治疗缓慢型心律失常　阿托品能解除迷走神经对心脏的抑制作用，可用于治疗因迷走神经过度兴奋所致的窦性心动过缓、窦房传导阻滞和房室传导阻滞。

5.抗休克　对中毒性肺炎、暴发型流行性脑脊髓膜炎等感染性休克，可用大剂量阿托品扩张血管，特别是对处于痉挛状态的微血管有明显的解痉作用，改善微循环。早期使用疗效较好。但不宜用于休克伴有高热或心率过快患者。

6.解救有机磷酸酯类中毒　大剂量可解除M样症状和部分中枢症状。

【不良反应】　一般治疗量时可出现口干、视物模糊、心悸、皮肤干燥、排尿困难等。中毒时，上述症状加重，还出现中枢兴奋症状，表现为发热、烦躁不安、幻觉、惊厥等。重者转入中枢抑制，出现昏迷和呼吸麻痹等。阿托品的最小致死量：成人为80～130mg，儿童为10mg。除用药过量中毒外，误食过量的颠茄果、曼陀罗果、洋金花或莨菪根茎等也可中毒。

【用药护理】　阿托品中毒的解救主要是迅速清除毒物和对症治疗。如为口服中毒，应立即洗胃、导泻，以排出未被吸收的毒物。可用1%毛果芸香碱0.25～0.5ml皮下注射，15～30min 1次，直至中毒症状消失。也可用毒扁豆碱1～4mg(儿童0.5mg)缓慢静脉注射，可迅速对抗阿托品中毒症状，可根据病情反复给药(但有机磷酸酯类中毒使用阿托品过量时不宜用胆碱酯酶抑制药)。有明显中枢兴奋症状时，可用地西泮或短效巴比妥类对抗，但剂量不宜过大，以免与阿托品引起的中枢抑制产生协同作用。吩噻嗪类药物具有M受体阻断作用，可加重阿托品中毒症状，不宜用于对抗阿托品中毒时的兴奋症状。对呼吸抑制者可进行人工呼吸和吸氧。对高热患者先退热后再用阿托品，对儿童中毒者更应注意。青光眼、前列腺肥大患者禁用，心动过速者及老年人慎用。

东莨菪碱(scopolamine)

【作用与应用】　为茄科植物洋金花中提出的生物碱，其外周作用与阿托品相似，抑制腺体分泌，扩瞳及调节麻痹作用较阿托品强，对心血管、内脏平滑肌作用较弱。其中枢作用与阿托品不同，有较强的中枢抗胆碱作用，小剂量镇静，较大剂量催眠，对呼吸中枢有兴奋作用。此外还有防晕、止吐和抗帕金森病作用。

临床主要用于：①麻醉前给药：兼有镇静、抑制腺体分泌作用，故较阿托品为优。②防晕、止吐：对晕车、晕船等晕动病有效，可能与抑制大脑皮质、前庭神经、胃肠蠕动有关。对妊娠和放射病所致的呕吐也有止吐作用。预防用药效果较好，与H_1受体阻断剂合用可增强疗效。③帕金森病：可与左旋多巴交替或联合用药。④解救有机磷酸酯类农药中毒。

【不良反应】　常见口干，偶见视力模糊，罕见精神症状。禁忌证同阿托品。

山莨菪碱(anisodamine)

山莨菪碱是从茄科植物唐古特山莨菪中提取的生物碱，左旋体称为654-1，人工合成的消旋品称为654-2。山莨菪碱对内脏平滑肌及心血管的作用与阿托品相似，抑制腺体分泌、扩瞳的作用仅为阿托品的1/20～1/10，不易透过血-脑脊液屏障，中枢作用较弱。禁忌证同阿托品。因其对内脏平滑肌解痉作用及解除血管痉挛作用选择性较高，不良反应较少，临床上作为阿托品的替代品主要用于感染性休克和内脏平滑肌痉挛的治疗。

颠茄(belladonna)

【作用与应用】　有效成分为莨菪碱，作用同阿托品，但药效较弱，有止痛和抑制分泌作用。适用于缓解胃肠道痉挛性疼痛、胃及十二指肠溃疡以及胃肠道、肾、胆绞

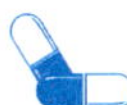

痛等。

【不良反应及用药护理】 常见口干、腹胀、便秘、出汗减少、口鼻咽喉及皮肤干燥、视力模糊、排尿困难(老年人)等,少见眼痛及眼压升高、过敏性皮疹及疱疹等。与可待因和美沙酮伍用时可产生严重便秘,导致麻痹性肠梗阻或尿潴留。与抗酸药和吸附性止泻药同用时,本品的吸收减少,疗效减弱,必须同用可间隔1h以上。本品可减弱甲氧氯普胺和多潘立酮的作用,不宜与促动力药合用。禁忌证同阿托品。

二、阿托品的合成代用品

因阿托品作用广泛,不良反应多,故对其结构进行改造,合成了一些作用选择性高、副作用较少的代用品,包括扩瞳药和解痉药。

1.扩瞳药　临床常用的有托吡卡胺(tropicamide)、后马托品(homatropine)和尤卡托品(eucatropine),均为短效M受体阻断药,扩瞳和调节麻痹作用较阿托品出现快,持续时间短,适用于散瞳检查眼底和验光,但在儿童验光时仍应用1%阿托品滴眼。

2.解痉药　溴丙胺太林(propantheline bromide,普鲁本辛)是临床常用的合成解痉药,为季胺类化合物,脂溶性低,口服吸收不完全,食物可妨碍其吸收,宜饭前0.5～1h服用,作用维持约6h。不易透过血-脑脊液屏障。对胃肠M受体选择性较高,且可抑制胃酸分泌,作用较强和持久。主要用于胃及十二指肠溃疡、胃肠痉挛、泌尿道痉挛、遗尿症和妊娠呕吐等。不良反应较轻,中毒量可阻断神经肌肉接头,引起呼吸麻痹。同类药物还有奥芬溴铵、格隆溴铵、戊沙溴铵、地泊溴铵和喷噻溴铵等,均可用于缓解内脏平滑肌痉挛,作为消化性溃疡的辅助用药。贝那替秦(benactyzine, hydrochloride,胃复康)为叔胺类解痉药,口服易吸收,易透过血-脑脊液屏障,有胃肠解痉、抑制胃酸分泌及镇静作用。适用于伴有焦虑症的溃疡、胃酸过多、胃肠绞痛及膀胱刺激征患者。有口干、头昏、嗜睡等不良反应。同类药还有双环维林、奥昔布宁等,都具有非特异性内脏平滑肌解痉作用。

三、有机磷酸酯类中毒的解毒药

14-1-2　微课:有机磷酸酯类中毒与解救

(一)概　述

有机磷酸酯类(如敌敌畏、美曲磷酯、对硫磷等)经消化道、皮肤或呼吸道吸收进入体内后,以共价键形式与乙酰胆碱酯酶(AChE)结合,形成磷酰化胆碱酯酶,使该酶丧失活性,失去水解乙酰胆碱(ACh)的能力,致使ACh在体内大量积聚,引起一系列中毒症状。一般而言,轻度中毒的临床表现以M样症状为主;中度中毒者同时出现M样及N样症状;严重中毒者除M样及N样症状加重外,还出现严重的中枢症状。

发现有机磷酸酯类中毒者,应立即换掉沾毒的衣服,将患者撤离中毒环境,迅速采取相应的治疗措施。

1.清除毒物　对皮肤吸收中毒者,应用温水或肥皂水清洗皮肤。对口服中毒者,可用2%碳酸氢钠溶液或1%食盐水反复洗胃,再用硫酸镁或硫酸钠导泻。注意:敌百虫中毒时禁用碱性溶液冲洗体表和洗胃,因美曲磷酯(敌百虫)遇碱性溶液可转化成毒性更大的敌敌畏;对硫磷中毒禁用高锰酸钾溶液洗胃,否则可使对硫磷氧化成毒性更强的对氧磷。

2.对症治疗　除采取保持呼吸道畅通、吸氧、抗休克等措施外,应及早、足量、联合使用M受体阻断药和胆碱酯酶复活药。

(二)常用解毒药

1. M 受体阻断药

阿托品(atropine)

【作用与应用】 作用机制及解毒特点：①阻断 M 受体，迅速解除 M 样症状（对症）；②解除部分中枢症状，对呼吸中枢有兴奋作用，可对抗有机磷酸酯类中毒引起的呼吸中枢抑制；③但对 N_M 受体无阻断作用，不能制止骨骼肌震颤，对中毒晚期的呼吸肌麻痹也无效；④不能使被抑制的 AChE 复活。

大剂量阿托品注射是有机磷酸酯类中毒解救的重要措施，阿托品要足量和反复持续应用。对于严重中毒昏迷者，更要大量使用使之出现阿托品化（瞳孔较前散大、颜面潮红、口干、皮肤干燥、肺部湿性啰音显著减少或消失、心率加快、有轻度躁动不安等）。此后，适当减量，继续维持 48h。因为胆碱酯酶活力极度低下时，中毒患者对阿托品常有超常耐受力，所以对中度、重度中毒的患者必须与胆碱酯酶复活药合用，才能提高抢救效果。随着胆碱酯酶的活力逐渐恢复，机体可恢复对阿托品的敏感性，易发生阿托品中毒，因此在注射胆碱酯酶复活药后，应严密观察，注意调整阿托品的剂量。

【不良反应及用药护理】

(1)常有口干、眩晕，严重时瞳孔散大、皮肤潮红、心率加快、兴奋、烦躁、谵语、惊厥。

(2)伴缺氧、高热及心动过速者慎用；青光眼及前列腺肥大患者禁用。

(3)一般情况下，口服极量，每次 1mg，3mg/d；皮下或静脉注射极量，每次 2mg。用于有机磷中毒及阿-斯综合征时，可根据病情决定用量；用量超过 5mg 时，即产生中毒。

链接 阿托品中毒急救处理：除按一般中毒处理外，必须及时用 4% 鞣酸溶液消除体内过量药物，并用拟胆碱药毛果芸香碱治疗，不宜用新斯的明或毒扁豆碱，因后两种药具有抗胆碱酯酶的作用。常用 1% 毛果芸香碱 0.25～0.5ml 皮下注射，10～15min/次，至中毒症状消失。

2. 胆碱酯酶复活药

氯解磷定(pralidoxime chloride，PAM-CL)

本品水溶性高，溶液稳定，可静脉滴注、静脉注射、肌内注射和口服，使用方便，副作用较碘解磷定少，现已逐渐取代碘解磷定。

【作用】 解毒机制是使被抑制的 AChE 复活（对因）。具体作用如下：①恢复 AChE 的活性：在体内与磷酰化胆碱酯酶的磷酰基结合，从而使其中的 AChE 游离复活；②直接解毒作用：可直接与游离的有机磷结合成无毒性的磷酰化碘解磷定而由肾排出，从而阻止游离的毒物继续抑制 AChE 的活性。

解毒作用特点：①恢复酶活性的作用在神经肌肉接头处最明显，迅速消除肌束震颤；②对中枢神经系统的中毒症状有一定的改善作用；③对 M 样症状影响较小，应与阿托品等 M 受体阻断药合用。

【应用】 用于各种急性有机磷酸酯类中毒，特别适用于有机磷酸酯类中毒早期的抢救。须与阿托品同时应用，应尽早给药、首剂足量、重复给药。

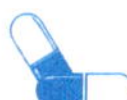

【不良反应及用药护理】

(1)注射后可引起恶心、呕吐、心率增快,心电图出现暂时性 ST 段压低和 Q-T 时间延长;注射速度过快可引起眩晕、视力模糊、复视、动作不协调,静注需缓慢;大剂量使用时,可能引起癫痫样发作、昏迷等。

(2)用药过程中要随时测定血 AChE 浓度并将其作为用药监护指标,要求血 AChE 维持在 50%以上;对口服有机磷酸酯类中毒者,应维持使用本品 48～72h。

(3)老年人或肾功能障碍者应慎用。

(4)本品在碱性溶液中易分解为氰化物,不能与碱性药物共用。

碘解磷定(pralidoxime iodide,PAM-I)

碘解磷定又称派姆,是最早应用的 AChE 复活药。其作用和用途与氯解磷定相似,该药水溶性较低,水溶液不稳定,久置可释放出碘。本品对不同有机磷酸酯类中毒的疗效存在差异:对内吸磷、对硫磷、乙硫磷中毒的疗效好;对美曲磷酯、敌敌畏、乐果、马拉硫磷等中毒的治疗效果较差或无效。其不能使已“老化”的酶恢复活性。

不良反应可见咽痛及腮腺肿大,注射过快可引起眩晕、视力模糊、恶心、呕吐、心动过缓,严重时可出现抽搐,甚至发生呼吸中枢抑制,引起呼吸衰竭;药物中含碘有刺激性,忌肌内注射,对碘过敏者禁用;静脉注射时在体内被迅速分解,作用维持时间仅为 1.5～2h,应反复给药;本品在碱性溶液中易分解为氰化物,不能与碱性药物共用。因不良反应多,药理作用弱,且只能静脉给药,故目前已较少使用。

第二节　N_N 受体阻断药

N_N 受体阻断药能竞争性阻断 N_N 受体,故又称神经节阻断药。常用药物有美卡拉明(mecamylamine,美加明)、樟磺咪酚(trimetaphan camsilate,阿方那特)。该类药物作用广泛,不良反应多且严重,临床少用,仅用于麻醉时控制血压,以减少手术区出血;也用于主动脉瘤手术,以降压和防止因手术剥离而撕拉组织所造成的交感神经反射,使患者血压不致明显升高。

第三节　N_M 受体阻断药

N_M 受体阻断药能与运动终板上的 N_M 受体结合,阻断神经肌肉接头处神经冲动的正常传递,使骨骼肌松弛,又称骨骼肌松弛药,简称肌松药。主要用作麻醉辅助用药。按其作用机制不同,可分为除极化型和非除极化型肌松药。

一、除极化型肌松药

除极化型肌松药能与骨骼肌运动终板膜上的 N_M 受体结合,产生与 ACh 相似但较持久的除极化作用,导致运动终板膜上的 N_M 受体对 ACh 的反应性降低,从而使骨骼肌松弛。主要作用特点为:①注射后先出现短暂的肌束颤动,以胸腹部肌肉尤为明显；②与抗胆碱酯酶药有协同作用，过量中毒不能用新斯的明解救；③治疗剂量无神经节阻断作用，连续用药可产生快速耐受性。

氯琥珀胆碱(succinylcholine chloride，scoline，司可林)

【体内过程】 在体内可被血液和肝中的丁酰胆碱酯酶(BChE，即假性胆碱酯酶)水解为琥珀酸和胆碱。代谢迅速，代谢产物和约2%的原型经肾脏排出。

【作用与应用】 注射后即可见短暂的肌束颤动，作用快、维持时间短，静脉注射1min起效，2min作用达高峰，维持5min，静脉滴注给药可延长作用时间。静脉注射适用于气管内插管、气管镜、食管镜和胃镜检查；静脉滴注适用于较长时间手术的需要。

【不良反应及用药护理】 过量可引起呼吸肌麻痹，禁用新斯的明解救。新斯的明抑制血浆假性胆碱酯酶，使氯琥珀胆碱作用加强，作用时间延长。氯琥珀胆碱使眼外肌短暂收缩，可升高眼压，还可升高血钾。青光眼、高血钾、遗传性血浆假性胆碱酯酶缺乏患者及有机磷酸酯类中毒者禁用；肝肾功能不全、肌无力患者慎用；因可引起强烈窒息感，故对清醒患者禁用。大剂量氨基苷类抗生素亦能阻断骨骼肌神经肌肉接头，不宜与本药合用。

二、非除极化型肌松药

非除极化型肌松药能与ACh竞争神经肌肉接头的N_M受体，阻断ACh的除极化作用，使骨骼肌松弛，又称为竞争性肌松药。临床主要用作麻醉辅助药。作用特点：①骨骼肌松弛前无肌束颤动现象；②肌松作用可被抗胆碱酯酶药新斯的明拮抗，故过量时可用新斯的明解救；③肌松作用可被同类药物增强；④可有不同程度的神经节阻断作用和组胺释放作用。

筒箭毒碱(tubocurarine)

【作用与应用】 静脉注射3min生效，维持20～40min。肌松前无肌束颤动。胆碱酯酶抑制药可对抗其肌松作用。吸入性全麻药能增强其肌松作用。主要作为外科麻醉辅助用药。

【不良反应及用药护理】 剂量过大，可引起呼吸肌麻痹，可用新斯的明解救，必要时进行人工呼吸。本药还有促进组胺释放和阻断神经节作用，可导致血压下降和支气管痉挛等。支气管哮喘、休克、重症肌无力患者禁用。毒性较大，来源有限，临床已被其他类非除极化型肌松药如维库溴铵、罗库溴铵等取代。

用药护理小结

【用药前沟通】

1. 了解病史及用药史　了解患者机体状况，疾病的原因和症状；有无需慎用或禁用抗胆碱药的疾患，如高血压或低血压、心律失常、尿潴留、前列腺肥大、甲状腺功能亢进、发热、青光眼、肌无力、胆碱酯酶缺乏症等；了解心血管系统功能、眼压、肌张力、血钾及肝肾功能等；是否用过或正在应用抗胆碱药，用药种类、剂量、疗效如何，有何不良反应；是否用过地西泮、β受体阻断药、氯丙嗪、丙咪嗪等；是否用过氨基糖苷类抗生素、抗胆碱酯酶药、哌替啶等。与患者进行必要的心理沟通。

2. 相关用药知识教育　使用M受体阻断药，可引起口干、皮肤潮红、视近物不清，甚至出现尿潴留、便秘等，一般为一过性，停药后可消失，无需特殊处理。用药前，如患者心率超过 100 次/min、体温 38℃以上及眼压高，应通知医生暂缓给药。扩瞳药滴眼后，应告诉患者避免光线刺激，可戴太阳镜；视觉模糊时，不要做用眼的精细工作。用氯琥珀胆碱后可引起肌肉酸痛，一般停药后可自愈。要告知患者在用 M 受体阻断药治疗后，如出现心悸、发热等，应立即通知医生；男性患者要及时报告排尿不畅情况。

【用药后护理】

1. 给药方法

(1)阿托品：滴眼时应压迫内眦。在用于麻醉前给药时，于术前 30min 皮下注射 0.5ml；在用于抗心律失常时，每次静脉注射 1～2mg；在用于抗休克时，每次 0.02～0.05mg/kg，加葡萄糖溶液稀释后缓慢静脉注射，直至四肢转温，逐渐减量停药；在用于胃肠绞痛或膀胱刺激征时，每次 0.5mg，可口服给药，对急性病例可肌内注射或皮下注射；在抢救有机磷酸酯类中毒时，剂量不受药典限制。

(2)氯琥珀胆碱：个体差异大，静脉注射时要缓慢，静脉滴注时滴速为 20～40μg/min。胆碱酯酶抑制药抑制 ACh 的水解，合用时有协同作用；氨基糖苷类抗生素可增强肌松药的作用。氯琥珀胆碱应冷藏。

2. 重点监测项目　在应用 M 受体阻断药时，应监测心率、体温、眼压、血压、尿量；在应用肌松药时，应监测血压、心率、血钾、呼吸情况。

3. 主要护理措施

(1)嘱患者在用 M 受体阻断药前排尿、排便，用药后多饮水及多食纤维素性食物，防止尿潴留和便秘。如有尿潴留应予以导尿，腹胀者可肛管排气。

(2)抗胆碱药可引起直立性低血压，对血压偏低或头晕者应嘱其缓慢改变体位，以防摔伤。

(3)若患者出现心率加快、瞳孔扩大、体温升高及中枢兴奋症状，提示药物过量，应及时通知医生，以便处理。

(4)在使用大剂量阿托品前，应备好毛果芸香碱或新斯的明，以便中毒时急救用。

(5)夏季用药，要注意防暑降温，尤其是婴幼儿，以免体温升高。

(6)在用肌松药时，手术中应注意唾液分泌，防止吸入性肺炎，并备好人工呼吸机，以便过量致中毒时抢救。

【用药护理评价】　血压、脉搏、体温及呼吸是否正常，症状是否缓解或消失；有无药物不良反应，视觉及排尿是否正常；患者能否正确合理用药、坚持治疗。

常用制剂与用法

硫酸阿托品　片剂：0.3mg。每次 0.3～0.6mg，3 次/d。注射剂：0.5mg(1ml)，1mg(1ml)，5mg(1ml)。每次 0.5mg，皮下、肌内注射或静脉注射。在治疗感染性休克、有机磷酸酯类中毒及锑剂所致的阿-斯综合征时，剂量不受此限制。

氢溴酸东莨菪碱　片剂：0.3mg。每次 0.3～0.6mg，3 次/d。注射剂：0.3mg(1ml)，0.5mg(1ml)。每次 0.3～0.5mg，肌内注射或皮下注射。

氢溴酸山莨菪碱　片剂：5，10mg。每次 5～10mg，3 次/d。注射剂：10mg(1ml)，20mg(1m)。每次 5～10mg，1～2 次/d，肌内注射或静脉注射。

颠茄　片剂：每片含颠茄浸膏 10mg。成人每次 10mg，疼痛时服。必要时 4h 后可重复1 次。酊剂：口服，每次 0.3～1ml，剂量每次 1.5ml，3 次/d。

氢溴酸后马托品　滴眼剂：1%～2%。滴眼。

尤卡托品　滴眼剂：2%～5%。滴眼。

托吡卡胺　滴眼剂：0.5%～1%。滴眼。扩瞳用 0.5%，验光用 1%。

习题 14

护考模拟 14

思政学堂 14

溴丙胺太林　片剂：15mg。每次 15mg，3 次/d。

贝那替秦　片剂：1mg。每次 1～3mg，饭前，3 次/d。

氯解磷定　注射剂：0.25g(2ml)，0.5g(2ml)。轻度中毒：肌内注射 0.25～0.5g；中度中毒：肌内注射 0.5～0.75g，必要时 2～4h 重复肌内注射 0.5g；重度中毒：将 1g 药物稀释后静脉注射，30～60min 可重复注射 0.75～1g，以后改为静脉滴注，1h 不超过 0.5g。

氯琥珀胆碱　注射剂：50mg(1ml)。1～2mg/kg，静脉注射。

氯化筒箭毒碱　注射剂：10mg(1ml)。手术中维持肌松，先静脉注射 10～15mg(0.2～0.3mg/kg)，药效持续 60～100min，以后每隔 60～90min 追加 5～10mg。

思考题

1. 比较毛果芸香碱与阿托品对眼的作用、作用机制及临床应用。
2. 氯琥珀胆碱和筒箭毒碱过量是否均可用新斯的明解救，为什么？
3. 简述阿托品的药理作用及临床应用。
4. 试述阿托品的不良反应、禁忌证及护理要点。
5. 试述解毒药的分类及注意事项。
6. 抢救有机磷酸酯类中毒应如何选药？简述其解救机制、作用特点及治疗原则。

（夏　晴）

第十五章　拟肾上腺素药

课件 15

知识导图 15

学习目标

知识目标：掌握肾上腺素、去甲肾上腺素、异丙肾上腺素、多巴胺的药理作用、作用机制、临床应用及不良反应；熟悉麻黄碱、间羟胺的作用特点及临床应用。

能力目标：能准确判断休克处方用药的合理性并正确执行处方。

素质目标：培养护理人员具备、镇定的职业素质；增强护理人员法治意识，抵制毒品。

拟肾上腺素药是直接或间接激动肾上腺素受体，呈现与交感神经兴奋相似效应的药物，包括肾上腺素和一些化学结构与其相似的胺类药物。其基本结构是β-苯乙胺，根据苯环3、4位是否都有羟基分为儿茶酚胺类和非儿茶酚胺类。前者拟肾上腺素作用较强，作用维持时间较短，肾上腺素、去甲肾上腺素、异丙肾上腺素、多巴胺和多巴酚丁胺属于此类；后者作用减弱，但作用维持时间较长。根据药物对肾上腺素受体的选择性，将其分为α、β受体激动药，α受体激动药和β受体激动药3类。

第一节　α、β受体激动药

【案例15-1】

患者，男，38岁，因车祸伤，行脾切除术。体检：BP(血压)150/85mmHg。麻醉清醒后，患者疼痛、烦躁明显，给予芬太尼0.5mg＋氟哌利多10mg＋NS(氯化钠注射液)至50ml，2ml/h泵入，以镇静、止痛；10min后，患者疼痛、烦躁好转，但血压下降至80/60mmHg，桡动脉搏动极弱，立即给予快速补液，多巴胺升压[给药剂量＞10μg/(kg·min)]，但血压仍进行性下降至60/40mmHg，桡动脉触不清，患者意识障碍加深，血常规、B超未见内出血情况，心电图示窦性心动过速，无其他异常改变，考虑氟哌利多或多巴胺所致，均停用之，改用去甲肾上腺素升压，血压渐升至140/80mmHg，一般情况迅速好转。请问：①临床上抢救休克常用药物有哪些？②该案例多巴胺为何使血压下降？此种情况应注意些什么？

15-1-1　微课：肾上腺素药物

肾上腺素(adrenaline,epinephrine,AD)

AD是肾上腺髓质分泌的主要激素。药用AD是从家畜肾上腺中提取或人工合成的。常用重酒石酸盐，注射液为无色澄明液体，性质极不稳定，与日光或空气接触或遇中性和碱性溶液时迅速氧化变色而失效，应避光保存于阴凉处，在酸性溶液中较稳定。

【作用】 对α和β受体均有激动作用，产生α型和β型作用，其作用强度取决于靶器官上受体的亚型分布及密度，对靶器官的效应较为复杂。主要作用部位为心脏、血管及平滑肌。

1. 心血管

(1)心脏：可激动心肌、窦房结、传导系统的β_1受体，使心肌收缩力加强，心率加快，传导加快，兴奋性升高，心排血量增加，心肌耗氧量增加。对心脏的作用与强心苷不同，它虽然强心作用快且强，但作用不持久，过量或注射速度过快可致心脏异位起搏点过度兴奋，引起心律失常、期前收缩、室性心动过速，甚至心室颤动而死亡。当心脏有器质病变时，毒性反应更敏感，易出现心室颤动。

(2)血管：激动血管平滑肌α受体和β受体，主要作用于小动脉或毛细血管前括约肌，对大动脉或静脉作用较弱。使以α受体占优势的皮肤黏膜和部分内脏血管收缩，而使以β_2受体占优势的骨骼肌和冠状血管扩张。对冠状血管的作用还与心脏兴奋产生的代谢产物腺苷等有关。对脑和肺血管影响较小。由于不同血管床的反应不同，故可引起机体血流重分配。

(3)血压：对血压的影响与剂量，与不同部位α、β受体发生作用的比例以及机体代偿性反应等多种因素有关。皮下注射治疗量(0.5～1mg)时，因兴奋心脏(激动β_1受体)，心排血量增加使收缩压升高，由于骨骼肌血管的扩张作用(激动β_2受体)抵消或超过了皮肤、黏膜及肾血管等的收缩作用(激动α受体)，故总外周阻力变化不大，舒张压不变或稍降，脉压稍增大；较大剂量时，使收缩压和舒张压均升高。静脉注射较大剂量时，由于β_2受体对低浓度的AD比α受体敏感，故典型血压变化呈双相反应：给药后迅速出现明显的升压作用，血压恢复至正常后继而出现较弱的降压反应(后扩张)。AD对心血管系统的作用见图15-1。另外，肾上腺素还能激动肾小球旁细胞β_1受体，使肾素分泌增加，升高血压。

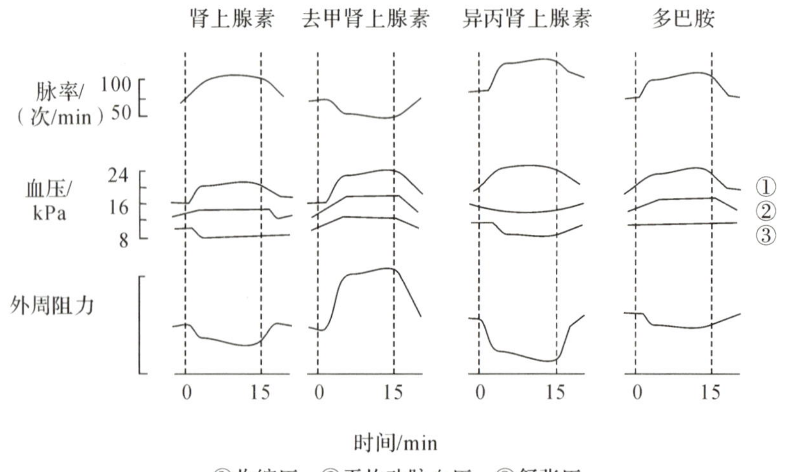

①收缩压；②平均动脉血压；③舒张压

图15-1　静脉滴注肾上腺素受体激动药对心血管系统作用比较

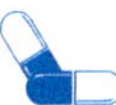

2.平滑肌　对平滑肌的作用取决于分布的受体类型。

(1)支气管:激动支气管平滑肌β_2受体,使支气管舒张,改善通气,特别是当支气管平滑肌处于痉挛状态时解痉作用更明显;松弛作用迅速而强大,还可通过作用于肥大细胞上的β_2受体,抑制过敏介质的释放;激动支气管黏膜血管α_1受体,降低毛细血管通透性,利于消除支气管黏膜水肿。

(2)其他平滑肌:也能松弛胃肠平滑肌;在妊娠末期,可抑制子宫的收缩;激动逼尿肌β受体,使逼尿肌松弛,同时激动α受体,使膀胱括约肌收缩,可引起排尿困难和尿潴留。在妊娠末期和临产时,对子宫扩张和收缩有抑制作用。

3.代谢　促进肝糖原分解并抑制组织对葡萄糖的摄取,升高血糖;兴奋脂肪细胞β受体,激活甘油三酯酶,促进脂肪分解,使血中游离脂肪酸含量升高;提高机体代谢水平,可使细胞耗氧量增加20%～30%。

【应用】

1.心搏骤停　对溺水、麻醉意外、药物中毒、传染病或心脏传导阻滞等引起的心搏骤停,在采用各种心肺复苏措施的同时,心内注射给药,但操作时应特别注意,因其可增加发生冠状动脉撕裂、心脏压塞、气胸等的风险。

2.过敏性休克　药物及输液等引起的过敏性休克表现为小血管扩张和毛细血管通透性增强,引起血压下降;支气管平滑肌痉挛,导致呼吸困难。AD可收缩血管,兴奋心脏,升高血压,松弛支气管平滑肌,也能抑制过敏物质的释放,减轻黏膜水肿,从而缓解症状,为治疗过敏性休克首选药。

3.支气管哮喘　激动β_2受体,舒张支气管,解除其痉挛,并能抑制肥大细胞释放过敏物质,又能激动α受体,收缩支气管黏膜血管,减轻支气管黏膜充血水肿。其作用快且强,持续时间短。因不良反应较重,故主要用于控制哮喘的急性发作。因其对心脏的兴奋作用可引起心悸,故禁用于心源性哮喘患者。

4.局部止血　对于鼻出血或齿龈出血,可用浸有0.1%AD的棉球填塞局部,压迫出血处止血。

5.与局麻药配伍使用　其可收缩局部血管,延缓局麻药吸收,既可延长麻醉时间,又可防止局麻药吸收中毒。但在血液循环差的部位,如手指、足趾、耳部及阴茎等部位手术时,局麻禁止加用AD,以免组织缺血坏死。

【不良反应及用药护理】　不良反应一般表现为烦躁不安、心悸、皮肤苍白、头痛等,停药后可消失。过量或静脉注射过快,血压骤升,有诱发脑血管意外和动脉瘤破裂的风险,大剂量也可引起心室颤动,应谨慎使用。高血压、器质性心脏病、甲状腺功能亢进症、糖尿病等患者禁用,老年人慎用。

麻黄碱(ephedrine)

麻黄碱是从中药麻黄中提取的生物碱,也可人工合成,不属于儿茶酚胺类,性质稳定。

【作用与应用】　直接激动α、β受体,也能促进NA释放,作用与AD相似。其作用特点如下:①兴奋心脏,收缩血管,升高血压和舒张支气管的作用温和、缓慢而持久;②中枢兴奋作用强,易致失眠;③短期反复用药,可出现快速耐受性。主要用于:防治低血压,如硬膜外或蛛网膜下腔麻醉引起的低血压;预防支气管哮喘发作和轻症的治疗;鼻黏膜充血肿胀引起鼻塞,常用0.5%～1%溶液滴鼻,消除黏膜肿胀。

【不良反应】　易出现中枢兴奋症状,如不安、失眠等。晚上口服镇静催眠药防止失眠。禁忌证同AD。

多巴胺(dopamine，DA)

多巴胺是体内 NA 合成的前体，也是脑内重要的儿茶酚胺类神经递质。药用 DA 为人工合成品。

【作用】 激动 α、$β_1$ 和 DA(D_1)受体，也可促进 NA 的释放。

1. 心血管

(1)兴奋心脏：激动 $β_1$ 受体(作用较肾上腺素弱)使心肌收缩力加强，心排血量增加，对心率影响不明显，很少引起心律失常。

(2)舒张和收缩血管：小剂量时可激动血管平滑肌 D_1 受体，使内脏血管尤其是肾、肠系膜血管及冠状动脉扩张；激动 α 受体使皮肤黏膜和部分内脏血管收缩。大剂量因 α 受体兴奋占优势，表现为血管收缩。

(3)升高血压：小剂量使收缩压升高，舒张压不变或略升，脉压增大；大剂量则使收缩压和舒张压均升高。

2. 肾脏　小剂量激动肾血管 D_1 受体，使肾血管扩张，增加肾血流量和肾小球滤过率；同时具有排钠利尿作用，可改善肾功能。大剂量激动肾血管 α 受体，使肾血管明显收缩。

【应用】

1. 抗休克　用于感染性、心源性及低血容量性休克等，尤其对伴有心肌收缩力减弱和尿量减少者疗效好。应用时应注意补足血容量。

2. 急性肾衰竭　常与利尿药合用。

【不良反应及用药护理】 偶见恶心、呕吐。剂量过大或静脉滴注太快可引起心动过速、心律失常和肾功能下降等，可酌情调整滴速。静脉滴注时，药液外漏可引起组织缺血坏死，可用酚妥拉明对抗。治疗休克时，注意补充血容量，并监测动脉压、中心静脉压、尿量等。

第二节　α 受体激动药

去甲肾上腺素(noradrenaline，NA；norepinephrine，NE)

15-2-1　微课：去甲肾上腺素药物

去甲肾上腺素是去甲肾上腺素能神经末梢释放的递质，也可由肾上腺髓质少量分泌。药用 NE 为人工合成品。其性质不稳定，遇光易变质，应避光保存。在碱性溶液中迅速氧化失效，故忌与碱性药物混合。

【体内过程】 口服使胃黏膜血管收缩，吸收甚少，在肠内易被碱性肠液破坏，皮下或肌内注射可因局部血管强烈收缩导致组织缺血坏死，常采用静脉滴注给药，作用维持时间短(1～2min)。

【作用】 主要激动 α 受体，对 $β_1$ 受体激动作用弱，对 $β_2$ 受体几乎无作用。

1. 收缩血管　激动 α 受体，除冠状动脉外，全身小动脉、小静脉均收缩，以皮肤黏膜血管收缩最明显，其次为肾血管等，外周阻力明显升高。由于心脏兴奋，代谢产物如腺苷等增加，故使冠状动脉舒张。

2. 兴奋心脏　激动 $β_1$ 受体，使心肌收缩力加强，心率加快，心排血量增加，但作用远比 AD 弱，故在整体情况下由于血压升高而反射性使心率减慢。大剂量也可引起心律失常。

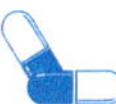

3.升高血压　小剂量(0.1μg/ml)可使外周血管收缩，心脏兴奋，收缩压和舒张压升高，脉压略加大；剂量较大时，血管强烈收缩，外周阻力明显增加，使血压明显升高且脉压变小，加重了心脏的后负荷，心排血量减小，导致肾、肝等组织的血液灌注量减小。

【应用】

1.抗休克　对神经性休克、过敏性休克，可酌情小剂量短期静脉滴注，使收缩压维持在12kPa(90mmHg)左右，以保证心、脑等重要器官的供血。NA仅作为暂时升压的措施，切忌大剂量或长时间应用，否则会因血管强烈收缩加重心脏负担，进而加重微循环障碍。

2.上消化道出血　食管或胃出血可用NA 1～3mg适当稀释后口服，使食管或胃黏膜血管收缩而止血。

【不良反应及用药护理】

1.局部组织缺血坏死　静脉滴注时间过长、浓度过高或药液外漏可使局部血管强烈收缩，引起组织缺血坏死。禁止皮下和肌内注射。一旦发现注射部位皮肤苍白或药液外渗，应立即更换注射部位，局部热敷，并用酚妥拉明或普鲁卡因局部浸润注射，减轻疼痛，扩张血管，预防组织坏死。

2.急性肾衰竭　用药时间过长或剂量过大，可使肾血管强烈收缩，产生少尿或无尿。故用药期间应监测尿量，尿量应保持在25ml/h以上。

禁用于高血压、动脉硬化症、器质性心脏病、少尿、严重微循环障碍者及孕妇。

间羟胺(metaraminol，阿拉明，aramine)

间羟胺作用与NA相似，主要激动α受体，对β_1受体作用弱，还能促进NA释放。连续用药可产生快速耐受性。与NA比较具有以下特点：①收缩血管、升高血压作用较弱而持久，较少引起心律失常；②对肾血管的收缩作用较弱，较少引起少尿及肾功能衰竭；③给药方便，可肌内注射或静脉滴注。故临床常作为NA的代用品用于治疗休克或其他低血压。

去氧肾上腺素(phenylephrine，苯肾上腺素、新福林)

去氧肾上腺素能选择性激动α_1受体，使血管收缩，血压升高；反射性兴奋迷走神经，使心率减慢。可用于阵发性室上性心动过速。有强烈的收缩肾血管作用，使肾血流量减少，故抗休克少用，主要用于脊椎麻醉及全身麻所致的低血压。本品还能兴奋瞳孔开大肌上的α_1受体，使瞳孔扩大。与阿托品比较，扩瞳作用较弱，维持时间短，一般不升高眼压，也不引起调节麻痹。可作为快速、短效散瞳药用于眼底检查。

第三节　β受体激动药

异丙肾上腺素(isoprenaline，喘息定)

15-3-1　微课：去甲肾上腺素药物

异丙肾上腺素是NA氨基上的氢为异丙基取代的人工合成品，常用其硫酸盐或盐酸盐。

【体内过程】　口服无效，舌下给药因能扩张局部血管，可迅速吸收。气雾吸入作用较快，2～5min生效，维持0.5～2h。

【作用】　对β_1、β_2受体具有较强的激动作用，对α受体几无作用。

1. 心血管

(1)兴奋心脏：激动 β_1 受体，使心肌收缩力加强、传导加快、心率加快、心排血量增加，心肌耗氧量明显增加。与 AD 相比，加快心率及加快传导作用较强，对正位起搏点兴奋作用强，但也可引起心律失常，较少引起心室颤动。

(2)扩张血管：激动 β_2 受体而舒张血管，骨骼肌血管和冠状血管明显扩张，对肾和肠系膜血管作用较弱。

(3)降低血压：由于心脏兴奋，心排血量增加，而血管扩张外周阻力下降，故收缩压升高而舒张压下降，脉压增大，平均动脉压下降。

2. 支气管　激动 β_2 受体，松弛支气管平滑肌，并可抑制过敏物质的释放，作用比 AD 强。

3. 代谢　促进糖原和脂肪分解，增加组织耗氧量，升高血糖作用较 AD 弱。

【应用】

1. 支气管哮喘　舌下或气雾吸入给药，用于控制支气管哮喘急性发作，作用快而强，但易致心悸，长期反复用药，可产生耐受性。

2. 房室传导阻滞　治疗二、三度房室传导阻滞，可舌下给药或静脉滴注。

3. 心搏骤停　对房室传导阻滞等引起的心搏骤停，可心内注射。

4. 抗休克　适用于心排血量较低、外周阻力较高的感染性休克，应注意补足血容量。

【不良反应】　常见有心悸、头晕。剂量过大可致心律失常、室颤、猝死。禁用于冠心病、心肌炎、甲状腺功能亢进等患者。

用药护理小结

【用药前沟通】

1. 了解患者病史及用药史　是否有高血压、动脉硬化、器质性心脏病、冠状动脉粥样硬化性心脏病（简称冠心病）、心肌炎、心律失常、外周血管病、甲状腺功能亢进、糖尿病、青光眼、嗜铬细胞瘤、前列腺肥大等及肝、肾功能情况；对支气管哮喘患者要了解发病的原因；是否用过拟肾上腺素类药物，效果如何，有无不良反应；对休克患者要了解休克的类型、微循环情况；是否用过抗肾上腺素药、三环类抗抑郁药。做好必要的心理沟通。

2. 相关用药知识教育　告知患者用药后可能出现焦虑、头痛、头晕、心悸、脸色苍白等，一般为一过性，避免精神紧张，有助于缓解不适；支气管哮喘患者自己用气雾剂或舌下给药时，要遵医嘱，不可过量或过频，否则可引起心脏反应；告诉患者所用药名、用法及注意事项；了解药物的主要不良反应及处理方法；长期应用异丙肾上腺素及短期反复用麻黄碱可产生耐受性，麻黄碱兴奋中枢，勿在睡前服，必要时可合用镇静催眠药；对糖尿病患者用肾上腺素可使血糖升高，要增加胰岛素的用量。

【用药后护理】

1. 给药方法

(1)NA 和 DA：①静脉滴注时要严格控制浓度和滴速：NA 可用 0.5～1mg 加入 5%的葡萄糖 100ml 中，每分钟约 20 滴或 4～8μg，以维持收缩压在 12k～13.3kPa（90～100mmHg）；DA 可用 20mg 加入 5%葡萄糖 100ml 中静脉滴注，每分钟约 20 滴，极量每分钟 500μg。②严禁皮下注射和肌内注射。③治疗上消化道出血，NA 应稀释后口服。

(2)AD：可皮下注射、肌内注射、静脉注射和心内注射，也可加入局麻药中；给药途径不同，要求药物的浓度不同，皮下或肌内注射浓度为 0.1%，静脉注射浓度为

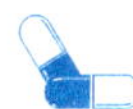

0.01%，与局麻药合用浓度为1∶100000～1∶200000。间羟胺肌内注射时部位要深，否则药物不易被吸收。

(3)异丙肾上腺素：治疗支气管哮喘时，可舌下给药或气雾吸入；气雾吸入时，要指导患者正确吸入；舌下含服时，应叮嘱患者不能将药片吞咽；静脉滴注时，应以5%的葡萄糖溶液稀释，滴速为每分钟0.5～2μg。在应用血管扩张药时，应补足血容量。服用三环类抗抑郁药时，可增强拟肾上腺素药的作用，甚至出现毒性反应。α受体阻断药可使α、β受体激动药的升压作用翻转。AD、NA性质不稳定，应避光保存，且在碱性溶液中易氧化失效，故忌与碱性药物配伍。

2. 重点监测项目　用药前及用药过程中，应监测患者的意识、面色、末梢循环情况、血压、脉搏、心率、中心静脉压、尿量；哮喘患者给药后要监测呼吸，必要时进行血气分析。

习题15

3. 主要护理措施

(1)静脉滴注NA、DA时，要严格控制滴速，严密观察，如出现头痛、心动过速、每小时尿量少于25ml，则应减慢滴速或报告医生。静脉滴注过程中，应经常检查给药部位，至少每小时观察1次，若发现局部水肿或皮肤苍白，应立即更换注射部位，用α受体阻断药酚妥拉明局部浸润注射，并局部热敷。

(2)治疗哮喘时，若用药30min内症状无缓解，则应报告医生，考虑是否为耐药。

(3)异丙肾上腺素静脉滴注时，心率如超过110次/min，则应减慢滴速。

【用药护理评价】　症状是否缓解或消失；有无严重不良反应发生，能否维持正常的排尿功能；体内电解质是否平衡，呼吸是否改善；对药物治疗、不良反应及防治的认知是否提高，能否坚持和配合治疗。

护考模拟15

常用制剂与用法

盐酸肾上腺素　注射剂：1mg(1ml)。每次0.25～1mg，皮下或肌内注射，也可用生理盐水稀释后静脉注射，必要时可做心室内注射。

盐酸麻黄碱　片剂：25mg。每次25mg，3次/d。注射剂：30mg(1ml)。每次15～30mg，皮下或肌内注射。

盐酸多巴胺　注射剂：20mg(2ml)。每次20mg，稀释后静脉滴注。

重酒石酸去甲肾上腺素　注射剂：2mg(1ml)，10mg(2ml)。1～2mg稀释后静脉滴注。

重酒石酸间羟胺　注射剂：10mg(1ml)，50mg(5ml)。每次10～20mg，肌内注射；20～40mg，稀释后静脉滴注。

思政学堂15

盐酸去氧肾上腺素　注射剂：10mg(1ml)。每次2～5mg，肌内注射；10～20mg，稀释后静脉滴注。滴眼剂：2.5%。滴眼。

盐酸异丙肾上腺素　片剂：10mg。每次10mg，3次/d，舌下含。气雾剂：0.25%，每次0.1～0.4mg，喷雾吸入。

硫酸异丙肾上腺素　注射剂：1mg(ml)。每次0.1～0.2mg，稀释后静脉滴注。

思考题

1. 比较肾上腺素、去甲肾上腺素和异丙肾上腺素对血压的影响。
2. 多巴胺抗休克作用的优点有哪些，给药方法及护理要点有哪些？
3. 去甲肾上腺素有几种给药方式？静脉滴注可引起哪些不良反应，如何防治？

（夏　晴）

课件 16

知识导图 16

第十六章　抗肾上腺素药

学习目标

知识目标：掌握酚妥拉明、受体阻断药的药理作用、临床应用及不良反应；熟悉 受体阻断药的用药护理及禁忌证。

能力目标：能分析低血压产生的原因并合理运用升压药。

素质目标：培养护理人员对临床问题养成循证思考的职业习惯。

抗肾上腺素药是一类与肾上腺素受体有亲和力而无内在活性或仅有弱的内在活性，从而阻断去甲肾上腺素能神经递质和拟肾上腺素药作用的药物。根据药物对 α 受体和 β 受体的选择性不同，分为 α 受体阻断药、β 受体阻断药和 α、β 受体阻断药。由于阻断不同的受体而表现出不同的药理作用，其临床应用也具有侧重：α 受体阻断药主要用于治疗血管痉挛性疾病、嗜铬细胞瘤和高血压；β 受体阻断药则主要用于高血压、心律失常、心绞痛、甲状腺功能亢进症等病症的治疗。

16-1-1　微课：肾上腺素作用的翻转

第一节　α 受体阻断药

α 受体阻断药能选择性地阻断 α 受体，而对 β 受体无影响。因此，它们能将 α、β 受体激动药肾上腺素的升压作用翻转为降压作用，称肾上腺素作用的翻转。因为这时 α 受体收缩血管作用被取消，表现为激动 β 受体的血管扩张作用。而对于主要激动 α 受体的 NA，它们只能取消或减弱其升压作用，无翻转作用。对主要激动 β 受体的异丙肾上腺素的降压作用则无影响（图 16-1）。主要用来治疗血管痉挛性疾病、嗜铬细胞瘤和高血压。

根据药物对 α 受体选择性差异，可分为：非选择性 α 受体阻断药，如酚妥拉明、酚苄明等；选择性 α_1 受体阻断药，如哌唑嗪；选择性 α_2 受体阻断药，如育亨宾。

酚妥拉明（phentolamine，立其丁，regitine）

【作用】　竞争性阻断 α_1 受体，作用较弱，维持时间短，对 α_1 和 α_2 受体选择性低。

1. 心血管　能阻断 α 受体，直接松弛血管平滑肌，使血管扩张，外周阻力下降，血压下降。血压下降反射性使交感神经兴奋，同时阻断去甲肾上腺素能神经突出前膜 α_2 受体，促进 NA 释放，故可兴奋心脏。使心肌收缩力增强，心率加快，心排血量增加。

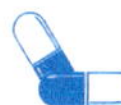

2. 其他　有拟胆碱作用和组胺样作用。使胃肠平滑肌兴奋和胃酸分泌增加。尚有阻滞 K^+ 通道作用。

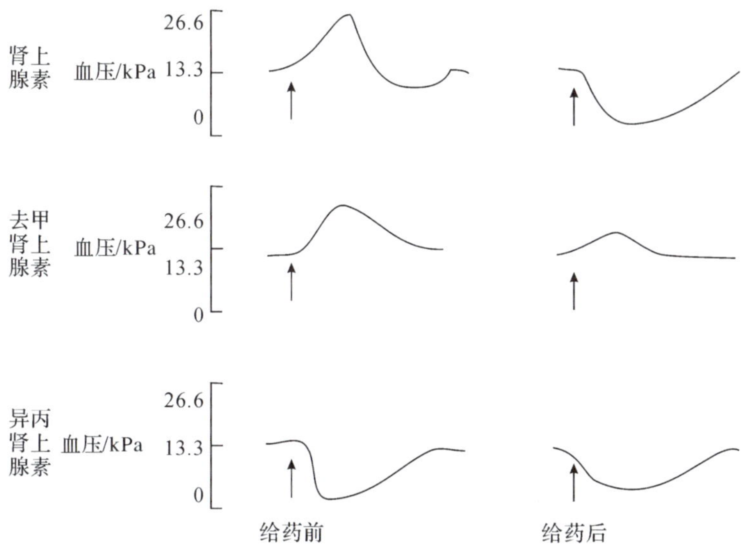

图 16-1　给 α 受体阻断药后，肾上腺素受体激动药对狗血压的影响

【应用】

1. 外周血管痉挛性疾病　包括肢端动脉痉挛性疾病、血栓闭塞性脉管炎等。静脉滴注 NA 外漏亦可用本品做局部浸润注射。

2. 休克　在补足血容量基础上，酚妥拉明能扩张血管，降低外周阻力，增加心排血量，从而使机体的血液重新分布，改善内脏组织血流灌注和解除微循环障碍，对肺水肿具有较好的疗效。目前主张将酚妥拉明和 NA 合用以对抗其强大的 α 受体激动作用，使血管收缩作用不致过分剧烈，并保留对心脏 β_1 受体的激动作用，使心收缩力增加，脉压增大，提高其抗休克的疗效。

3. 难治性充血性心力衰竭　心力衰竭时，由于心肌收缩力减弱，心排血量减少，反射性使交感神经兴奋，导致血管收缩，从而增加心脏的前、后负荷，增加心肌耗氧，使心排血量进一步下降。酚妥拉明可扩张小静脉、小动脉，降低心脏的前、后负荷，同时还可加强心肌收缩力，增加心排血量，对心力衰竭有一定的纠正作用。

4. 其他　用于肾上腺嗜铬细胞瘤的诊治、此病骤发时的高血压危象及术前的准备。

【不良反应及用药护理】

1. 可致恶心、呕吐、腹痛、腹泻、胃酸分泌增加，消化性溃疡者慎用。

2. 用药前必须备有升压药物，以便血压过低时抢救用；静脉滴注给药要缓慢，根据血压、心率调整滴速。

3. 用药可引起头晕，剂量过大可引起心动过速、直立性低血压，一旦发生，应告知医生。用药后要叮嘱患者卧床休息，改变体位要缓慢，以防止引起直立性低血压而发生意外。冠心病患者慎用。

4. 本品由于存在亚硫酸酯，可能导致急性气喘、休克或失去知觉等变态反应，对本品过敏者或对亚硫酸酯过敏者禁用。

酚苄明(phenoxybenzamine，苯苄胺，dibenzyline)

【作用与应用】 为非竞争性α受体阻断药，作用缓慢、强大、持久。使血管扩张、外周阻力下降，改善微循环。可用于外周血管痉挛性疾病、休克、嗜铬细胞瘤的治疗，也可用于良性前列腺肥大引起的阻塞性排尿困难的治疗。

【不良反应及用药护理】 有直立性低血压、心悸、鼻塞，空腹口服时引起胃肠刺激，如恶心、呕吐等。尚有中枢抑制症状如嗜睡、疲乏，静脉注射或用于休克时必须缓慢充分补液和密切监护。

第二节 β受体阻断药

【案例 16-1】

患者，女，49岁，1年前体检发现心肌供血不足，体检血压正常，血脂偏高，但一般没有症状，偶因劳累或者睡眠不好时感心悸气促、心前区不适。处方应用肠溶阿司匹林、美托洛尔、复方丹参滴丸，效果很好。问题：①β受体阻断药主要临床应用有哪些？②应用β受体阻断药的注意点有哪些？

本类药能竞争性与β受体结合，从而对抗去甲肾上腺素能神经递质和肾上腺素受体激动药的β型效应。根据对β受体的选择性不同，可分为非选择性β受体阻断药（普萘洛尔等）和选择性β_1受体阻断药（美托洛尔等）两类。

【体内过程】 口服自小肠吸收，受脂溶性和首关消除影响，生物利用度差异大。如普萘洛尔、美托洛尔首关消除多而生物利用度低；比索洛尔、吲哚洛尔生物利用度较高。主要在肝脏代谢（脂溶性高的药物），经肾脏以原型排泄（脂溶性低的药物）。大多数药物$t_{1/2}$ 3～6h，纳多洛尔、比索洛尔达10h以上。临床应用普萘洛尔时必须注意剂量个体化，口服同剂量的普萘洛尔的患者，其血药浓度可相差4～25倍。β受体阻断药分类及药理学特性见表16-1。

表16-1 β受体阻断药分类及药理学特性

类别	药物	阻断β受体的效价	膜稳定作用	内存拟交感活性	口服生物利用度/%	$t_{1/2}$/h
非选择性β受体阻断药	（β_1、β_2受体阻断药）					
	普萘洛尔	1	++	0	25～30	3～4
	噻吗洛尔	6～100	0	0	30～75	2～5
	吲哚洛尔	5～10	±	++	75～90	2～5
	纳多洛尔	2～4	0	0	30～35	10～20

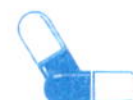

续表

类别	药物	阻断β受体的效价	膜稳定作用	内存拟交感活性	口服生物利用度/%	$t_{1/2}$/h
选择性 β_1 受体阻断药	（β_1 受体阻断药）					
	美托洛尔	1	±	0	40～50	3～4
	阿替洛尔	0.5～1	0	0	50	6～9
	比索洛尔	4	0	0	90	10～12
	醋丁洛尔	0.3	+	+	40	2～4
	艾司洛尔	短效	－	－	静脉给药	0.13

【作用】

1. 阻断β受体

(1)心血管：阻断 β_1 受体，使心率减慢，心肌收缩力减弱，心房或房室结传导减慢，心排血量减少，心肌耗氧量下降，血压下降。β_2 受体被阻断和代偿性交感反射，使血管收缩，外周阻力增加，冠脉血流量减少。阻断肾小球旁器细胞上的 β_1 受体，减少肾素分泌，从而抑制肾素-血管紧张素-醛固酮系统，亦可导致血压下降。

(2)支气管：阻断 β_2 受体，使支气管平滑肌收缩而增加气道阻力，对正常人影响小，但对支气管哮喘患者则可诱发或加重哮喘的急性发作。

(3)代谢：可抑制儿茶酚胺引起的脂肪分解，部分拮抗肝糖原分解。

2. 内在拟交感活性　有些β受体阻断药，在与β受体结合阻断其效应时，尚有一定的激动β受体的作用，称为内在拟交感活性(intrinsic sympathomimetic activity, ISA)。但该作用较弱，常被β受体阻断作用所掩盖。ISA 较强的药物抑制心肌收缩力、减慢心率和收缩支气管作用较不具有 ISA 的药物为弱。

3. 膜稳定作用　有些β受体阻断药能降低心肌细胞膜对阳离子的通透性，但一般对人体心肌细胞的膜稳定作用需要在比临床有效血浓度高几十倍时才能发挥，在常用剂量下不具有临床治疗意义。

【应用】

1. 心律失常　主要用于室上性心律失常，尤其对交感神经兴奋引起的窦性心动过速疗效好。

2. 原发性高血压　是治疗原发性高血压的一线药物。

3. 心绞痛和心肌梗死　急性心肌梗死早期应用β受体阻断药可降低死亡率，长期应用可降低复发率和猝死率。

4. 慢性心功能不全　对扩张型心肌病的心力衰竭治疗作用明显。

5. 其他　可作为甲状腺功能亢进的辅助用药，能缓解激动不安和心动过速等症状，并能降低基础代谢率。噻吗洛尔滴眼，可治疗青光眼。普萘洛尔可防治偏头痛、肌震颤等。

【不良反应及用药护理】

1. 心血管反应　对心功能不全、窦性心动过缓、房室传导阻滞患者可使病情加重，甚至引起严重心功能不全、肺水肿、完全性房室传导阻滞乃至心搏骤停。可收缩外周血管，引起四肢发冷、皮肤苍白或发绀，出现雷诺现象或间歇性跛行，甚至可引起脚底溃烂和坏死等。

2. 诱发和加重支气管哮喘　由于阻断 β_2 受体可致支气管痉挛。选择性 β_1 受体阻断药及具有内在拟交感活性的药物虽这一作用较弱，但仍应避免使用。

3. 反跳现象　长期用药后突然停药，常使原来的病情加重，如血压升高，心绞痛发作加剧。故应逐渐减量，缓慢停药。

4. 其他　偶见眼-皮肤黏膜综合征；个别患者有失眠、幻觉和抑郁症状；可出现恶心、轻度腹泻等；偶见皮疹和血小板减少等过敏反应；少数人可出现低血糖及加强降血糖药的降血糖作用，掩盖低血糖时出汗和心悸的症状，而出现严重后果，应慎重选用具有 β_1 受体选择性的药物。

禁用于严重左室心功能不全、窦性心动过缓、重度房室传导阻滞和支气管哮喘患者。心肌梗死患者及肝功能不良者慎用。

普萘洛尔(propranolol)

普萘洛尔对 β_1、β_2 受体均有阻断作用，无 ISA，不阻断 α 受体。脂溶性高，口服吸收完全。有明显首关消除，个体差异性大，血药浓度差异可达 20 倍。表观分布容积大，易通过血-脑脊液屏障。血浆蛋白结合率高，主要经肝脏代谢，代谢产物仍具有 β 受体阻断作用。临床用药需从小剂量开始，逐渐增加到适当剂量。

美托洛尔(metoprolol，倍他乐克)

美托洛尔选择性阻断 β_1 受体，无 ISA。胃肠道吸收完全，主要经肝脏代谢，约 10% 以原型经肾排出。易透过血-脑脊液屏障和胎盘屏障，乳汁中药物浓度显著高于血药浓度，血药浓度个体差异可达 17 倍，剂量需个体化。临床上用于治疗原发性高血压、稳定型心绞痛，也用于急性心肌梗死早期及心肌梗死后长期治疗。但心率低于 45 次/min、P-R 间期＞0.24s、收缩期血压低于 13.3kPa 的心肌梗死者禁用。

阿替洛尔(atenolol)

本药选择性阻断 β_1 受体，无 ISA。口服吸收约 50%，血药浓度个体差异较小(约 4 倍)。大部分以原形经肾排出，肾功能不全者在体内有蓄积。肌酐清除率＞35ml/min 者，需调整剂量。低剂量时选择性阻断 β_1 受体，抑制心脏，对血管及支气管的影响较小，对胰岛素分泌无影响，糖尿病及哮喘患者使用相对比较安全。剂量增大时选择性减弱，应注意 β_2 受体均阻断引起的不良反应。阿替洛尔作用持久，安全性比普萘洛尔高，临床上主要用于高血压、心绞痛及心律失常。

比索洛尔(bisoprolol，康克，博苏)

比索洛尔可选择性阻断 β_1 受体，无 ISA 和膜稳定作用。作用类似阿替洛尔。口服吸收完全。首关消除率小，生物利用度高(90%)，主要用于治疗高血压及心绞痛。不良反应有头晕、心悸、恶心、乏力、胸闷、腹胀、腹泻、便秘等，持续 3～14d 可自行消失，对血糖、血脂无不良影响，但有严重糖尿病、家族性银屑病史者慎用。禁忌证与普萘洛尔相似。

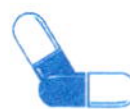

第三节　α、β受体阻断药

本类药对α、β受体阻断作用选择性不强，临床主要用于高血压的治疗，以拉贝洛尔为代表，其他药物还有布新洛尔（bucindolol）、阿罗洛尔（arotinolol）、卡维地洛（carvedilol）等。

用药护理小结

【用药前沟通】

1. 用药前了解患者的机体状况如血压、脉搏、心率、心律；患者的血糖、体重及肝、肾功能情况，有无烟、酒嗜好和高脂饮食习惯；询问患者是否用过抗肾上腺素药治疗，所用药物的剂量、用法、疗效及不良反应；有无药物过敏史等。

2. 用药相关知识教育　告诉患者用药后可能出现的不良反应。应用α受体阻断药可引起头晕、心动过速、直立性低血压等，一旦发生，应告知医生，并避免从事高空或驾驶工作，改变体位要缓慢；β受体阻断药长期应用不能突然停药，应逐渐减量，缓慢停药，否则会导致病情恶化。教会患者测量脉搏、血压的方法，记录心率和心律，如出现异常情况，应及时告诉医生。

【用药后护理】

1. 给药方法

（1）β受体阻断药：生物利用度各不相同，且个体差异大，故要遵医嘱，从小剂量开始，逐渐增量。一般多口服给药，静脉滴注时要加葡萄糖稀释，并控制滴速。

（2）酚妥拉明：可肌内注射或静脉注射，但酚苄明刺激性强，不宜肌内注射或皮下注射，静脉注射要避免药液外渗；巴比妥类及降压药可增强其降压作用；α受体阻断药应避光保存于阴凉处。

2. 重点监测项目　应定时监测血压、心率、心律、呼吸；对合并糖尿病患者应监测血糖；对心律失常者要监测心电图；对长期应用β受体阻断药者要监测肝、肾功能。

3. 主要护理措施　①用α受体阻断药后要叮嘱患者卧床休息，改变体位要缓慢，以防止因直立性低血压而发生意外；②用药前必须备有升压药物，以便血压过低或支气管痉挛时抢救用；③静脉滴注给药要缓慢，根据血压、心率调整滴速，使用β受体阻断药期间，如心率低于60次/min，应报告医生；④口服药物宜饭后或饭时服用，以减少胃肠反应。

【用药护理评价】　根据用药前后监测指标的变化情况评价各药治疗不同疾病时的疗效；生命体征、肝肾功能是否保持正常；有无药物不良反应，是否得到缓解和消除；能否配合和坚持治疗；对肾上腺素受体阻断药的治疗、不良反应、禁忌证及合理用药相关知识是否了解。

常用制剂与用法

甲磺酸酚妥拉明　注射剂：5mg（1ml），10mg（1ml）。每次5～10mg，肌内注射或静脉注射，亦可用15～30mg稀释后静脉滴注。

盐酸酚苄明　胶囊剂：10mg。每次10～20mg，2次/d。注射剂：10mg/ml。0.5～

1mg/kg 稀释后静脉滴注。

习题 16

盐酸普萘洛尔　片剂：10mg。口服，每次 10～20mg，3～4 次/d，以后每周增加剂量10～20mg，直至达到满意疗效，一般每日用量以不超过 300mg 为宜，遮光密闭保存。

马来酸噻吗洛尔　滴眼剂：0.25%，0.5%。滴眼。片剂：5，10mg。每次 5～10mg，3 次/d。

吲哚洛尔　片剂：5，10mg。每次 5～10mg，3 次/d。注射剂：0.2mg(2ml)，0.4mg(2ml)。每次 0.2～1mg，肌内注射或静脉滴注。

索他洛尔　片剂：20，40，80，160mg。每次 160mg，1 次/d。

护考模拟 16

美托洛尔　片剂：50，100mg。口服，50～100mg/d，分 2～3 次服用，可逐渐加量，必要时可增至 200mg/d。维持量：50～200mg/d。缓释剂：每次 50～100mg，1 次/d。

阿替洛尔　片剂：25，50，100mg。口服，每次 50～100mg，1 次/d。

比索洛尔　片剂：5，10mg。口服，起始剂量每次 2.5mg，1 次/d。最大剂量每次 10mg，1 次/d。

醋丁洛尔　片剂：400mg。每次 400mg，1 次/d。

拉贝洛尔　片剂：100mg。每次 100mg，2～3 次/d。

思政学堂 16

思考题

1. 注射酚妥拉明后引起的直立性低血压是否能用肾上腺素对抗，为什么？

2. β 受体阻断药的药理作用、临床应用、不良反应及用药护理、禁忌证有哪些？

（夏　晴）

第四篇　中枢神经系统药物

第十七章　麻醉药

课件 17

知识导图 17

学习目标

知识目标：掌握普鲁卡因、利多卡因、丁卡因的作用特点及临床应用；熟悉局麻药的基本药理作用、不良反应及用药护理；了解分离麻醉的概念及局麻药的给药方法。

能力目标：学会处理麻醉药不良反应的方法。

素质目标：培养护理人员重视用药监护，维护患者生命安全的责任担当。

第一节　局部麻醉药

【案例 17-1】

患者，男性，10 岁，扁桃体摘除时，医生误将 1%丁卡因当作 1%普鲁卡因应用，扁桃体周围注射 12ml 以后，患者很快出现烦躁不安、面色苍白，随即出现阵发性强烈惊厥、呼吸困难、口唇发绀、心率减慢、血压下降。该药导致了哪种不良反应？如何抢救？

一、概　述

局部麻醉药(local anaesthetics)是一类局部作用于神经干或神经末梢，能完全、可逆性地阻断神经冲动的产生和传导，在意识清醒的状态下，使局部感觉尤其是痛觉消失的药物，简称局麻药。根据化学结构特点将局麻药分为：酯类局麻药，如普鲁卡因、丁卡因等；酰胺类局麻药，如利多卡因、布比卡因和罗哌卡因等。根据作用维持时间将局麻药分为短效类(普鲁卡因)、中效类(利多卡因)和长效类(布比卡因)3 类。

(一)基本药理作用

1. 局麻作用　阻断神经细胞膜上电压门控的钠通道，阻滞 Na^+ 内流，从而阻止神经细胞动作电位的发生和传导而产生局麻作用。无髓鞘和直径较细的神经最先受到阻滞，感觉功能丧失的顺序是痛觉、温觉、触觉和压觉，而感觉功能的恢复则按照相反的方向进行。此特点可能与痛觉由细而无髓鞘的神经纤维传导，药物较易透过有关。

2. 吸收作用(全身作用)　是局麻药用量过大或误注入血管内产生的全身毒性反应，主要表现在中枢神经系统和心血管系统，应尽量避免。

(1)中枢神经系统：中毒量可使中枢神经系统先兴奋后抑制，出现兴奋、肌颤、惊厥、昏迷直至呼吸麻痹而死亡。

(2)心血管系统：表现为心脏抑制、血压下降甚至心脏停搏。因呼吸抑制早于心脏停搏，用药时需严密监测呼吸功能，必要时立即给予吸氧或及时实施人工呼吸。

(二)临床应用

用于各种手术的麻醉，因手术不同而麻醉方法各异(表 17-1)。

表 17-1　常用局麻药作用比较

药物	起效时间	局麻作用(比值)	毒性(比值)	维持时间	主要应用	主要不良反应
普鲁卡因	短	1	1	30～45min	除表面麻醉外	过敏反应
丁卡因	短	10	10	2～3h	除浸润麻醉外	过敏、呼吸、循环抑制
利多卡因	短	2	2	1～2h	除腰麻外	惊厥、心脏毒性、耐受性
布比卡因	中等	10	5	5～10h	除表面麻醉外	心脏毒性

1. 表面麻醉　将穿透力强的药物直接涂抹或喷洒于黏膜表面，麻醉黏膜下的神经末梢，也称黏膜麻醉。一般选用穿透力较强的丁卡因等。适用于口腔、眼、鼻、喉、气管、尿道及生殖道黏膜等部位的小手术或检查。

2. 浸润麻醉　将局麻药注射在手术野皮下或其周围皮下组织，麻醉连接皮下或组织的神经末梢。根据需要可在溶液中加少量肾上腺素，可减缓局麻药的吸收，延长作用时间。浸润麻醉的优点是麻醉效果好，对机体的正常功能无影响。缺点是用量较大，麻醉区域较小。在做较大的手术时，因所需药量较大而易产生全身毒性反应。麻醉时药物多选用普鲁卡因或利多卡因，只适用于浅表部位的小手术。

3. 传导麻醉　将局麻药注射在外周神经干附近，麻醉该神经分布的区域组织，又称神经干阻滞麻醉。阻断神经干所需的局麻药浓度较麻醉神经末梢所需的浓度高，但用量较小，麻醉区域较大，一般选用利多卡因或普鲁卡因。常用于口腔、面部及四肢手术。为延长麻醉时间，也可将布比卡因和利多卡因合用。

4. 蛛网膜下腔麻醉　将药液注入腰椎蛛网膜下腔，麻醉该部位的脊神经根，又称腰麻。常用药物有普鲁卡因或丁卡因等，适用于下腹部和下肢手术。药物在脊髓管内的扩散受患者体位、药量、注射力量和溶液比重的影响。脊髓麻醉的主要危险是血压下降和呼吸麻痹，前者主要是由于静脉和小静脉失去神经支配后显著扩张所致，其扩张的程度由管腔的静脉压决定。静脉血容量增大时会引起心输出量和血压的显著下降，因此维持足够的静脉血回流心脏至关重要，可预先应用麻黄碱预防。

5. 硬膜外麻醉　将药液注入硬膜外隙，使其沿脊神经根扩散至椎间孔，阻断附近脊神经根的传导。适用于颈部以下的多种手术，常用于胸腹部手术。可选用普鲁卡因、利多卡因、罗哌卡因等。因其用药量比腰麻大 5～10 倍，故用药时禁忌刺破硬膜误入蛛网膜下腔，以免发生严重的毒性反应。硬膜外麻醉也可引起外周血管扩张、血压下降及心脏抑制，可预先应用麻黄碱防治。

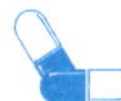

6. 区域镇痛　近年来，外周神经阻滞技术及局麻药的发展为患者提供了更理想的围术期镇痛的有效方法，通常与阿片类药物联合应用，可减少阿片类药物的用量。酰胺类局麻药如布比卡因和罗哌卡因在区域镇痛中运用最为广泛，尤其是罗哌卡因，具有感觉和运动阻滞分离的特点，使其成为区域镇痛的首选药。

(三)不良反应及用药护理

1. 毒性反应　合用少量的肾上腺素(AD)，延缓吸收，防止中毒；同时延长局麻药的作用时间。但避免与肢体末端手术及 AD 的禁忌证患者中的合用。腰麻或硬膜外麻醉引起的低血压，宜用作用温和而持久的麻黄碱来预防。小儿、孕妇、肝功能不良者应适当减量。

2. 变态反应　发生率极低，多由酯类局麻药引起。常见皮疹、哮喘、血压下降等，重者出现过敏性休克。用药前需做皮试，必要时改用酰胺类局麻药。

(四)药物相互作用

因局麻药均为弱酸性，避免与碱性药合用，以免发生中和反应，降低疗效；酯类局麻药会降低磺胺药疗效，增强洋地黄类毒性，不宜合用；普鲁卡因、利多卡因与氯琥珀胆碱合用时会增强氯琥珀胆碱的肌松作用，合用时氯琥珀胆碱应适当减量。

二、常用局麻药

(一)酯类局部麻醉药

普鲁卡因(procaine，奴佛卡因)

普鲁卡因为短效、酯类局麻药的代表药，是临床最常用的局麻药。

【体内过程】　本药被吸收后，大部分与血浆蛋白结合，可分布全身，能透过血-脑脊液屏障。在体内可被假性胆碱酯酶水解成对氨苯甲酸和二乙氨基乙醇，前者因结构与磺胺类药物相似，有对抗磺胺类药物的作用，后者可增强强心苷的毒性。

【作用与应用】

1. 局部麻醉　具有起效快、维持时间短、毒性小、穿透力弱等特点，适用于除表面麻醉外的其他各种麻醉，一般不用于表面麻醉。

2. 局部封闭　浸润注射病灶周围，可缓解炎症或损伤部位的疼痛；也常作为去甲肾上腺素、多巴胺、抗恶性肿瘤药等药液漏出血管外的救治用药。

【不良反应】

1. 毒性作用　剂量过大或误注入血管时，可引起中枢神经系统先兴奋后抑制的中毒症状；腰麻及硬膜外麻醉时，可引起低血压。

2. 变态反应　个别患者用药后可发生皮疹、哮喘甚至休克等变态反应。禁用于普鲁卡因过敏者。

【用药护理】

1. 毒性反应的防治措施　用药过程中若出现惊厥，可静脉注射地西泮，出现呼吸抑制时，应立即进行人工呼吸、加压给氧；本药用于腰麻或硬膜外麻醉时，应在术前肌内注射麻黄碱，术后保持头低脚高卧位 12h，以防体位性低血压。如果中毒症状经处理已经控制，应密切观察，注意复发的可能。

2. 变态反应的防治措施　用药前应询问患者有无过敏史，首次应用前应做皮试。因皮试阴性者仍有可能发生变态反应，故用药时应密切观察，一旦出现过敏症状，应立即停药，静脉注射肾上腺素、吸氧和给予抗过敏药物治疗。对本药过敏者可用利多卡因代替。

3. 用药期间应监测患者呼吸、血压、心率及中枢神经系统反应。本药不宜与磺胺类药、强心苷、胆碱酯酶抑制药合用。配置注射液时，宜用生理盐水稀释，不得用葡萄糖注射液稀释，因可降低效价；注射部位应避免接触碘，以免引起沉淀；局部注射应缓慢，并注意有无回血，以免误入血管。

17-1-1 相关知识：无痛分娩

氯普鲁卡因（chloroprocaine）

本药为采用化学修饰方法将普鲁卡因分子中对氨基苯甲酸的 2 位碳上用氯原子取代形成的酯类短效局麻药，有较强的抗光照、热稳定性和湿稳定性，可持续给药而无快速耐药性。氯普鲁卡因毒性较低，且其代谢产物不是引起过敏的物质，不需要做皮试，临床应用方便易行。

丁卡因（tetracaine，地卡因，dicaine）

17-1-2 微课：局部麻醉药

丁卡因为酯类、长效、强效局麻药。具有局麻作用强、毒性大、黏膜穿透力强等特点，主要用于表面麻醉，也适用于传导麻醉、腰麻及硬膜外麻醉，但不用于浸润麻醉。与普鲁卡因存在交叉过敏。本药为酸性，禁与碱性药物合用，久贮混浊后不能使用。

（二）酰胺类局部麻醉药

利多卡因（lidocaine，赛罗卡因，xylocaine）

【作用与应用】

1. 局麻作用　与普鲁卡因相比具有局麻作用强、起效快、作用维持时间较长、黏膜穿透力强等特点。可用于各种麻醉，有全能局麻药之称。

2. 抗心律失常　适用于快速型室性心律失常。

【不良反应】　毒性与普鲁卡因相似或略强，中毒反应来势凶猛，用量过大可致惊厥和心搏骤停，反复应用可产生快速耐受性。

禁用于肝功能严重不良、严重房室传导阻滞、有癫痫大发作史及休克患者。

【用药护理】　由于本药扩散力强且扩散速度快，麻醉范围不易控制，故腰麻时应慎重，用药时应注意患者的体位、药物的剂量和用药部位的把握；肌内注射时宜选择上臂三角肌，并注意抽吸回血，以免误入血管。

碳酸利多卡因（lidocaine carbonate）

碳酸利多卡因是用碳酸氢钠调节盐酸利多卡因的 pH，并在二氧化碳饱和条件下制成的碳酸利多卡因灭菌水溶液，以 28℃ 为临界点，28℃ 以下无结晶析出，因此，碳酸利多卡因应在较低室温使用，药液抽取后必须立即注射。碳酸利多卡因与盐酸利多卡因相比，起效较快，肌肉松弛作用较好，表面麻醉作用为盐酸利多卡因的 4 倍，浸润麻醉和椎管麻醉作用为盐酸利多卡因的 2 倍，传导麻醉作用为盐酸利多卡因的 6 倍；毒性与盐酸利多卡因无显著性差异。

布比卡因（bupivacaine，麻卡因，marcaine）

布比卡因是酰胺类局麻药，化学结构与利多卡因相似，局麻作用较利多卡因强 45 倍，作用维持时间长达 5～10h，属于长效、强效局麻药。因其穿透力弱，适用于除表面

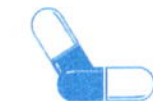

麻醉外的其他麻醉，特别适合分娩期和术后患者预留导管输入药液止痛。

左旋布比卡因(levobupivacaine)为新型长效局麻药，作为布比卡因的异构体，有理论及动物试验的证据证明其具有相对较低的毒性。

本药心脏毒性强，且治疗困难，应予以警惕；眼科手术麻醉可致暂时性光感消失；头晕、口舌周围麻木、耳鸣漂浮感，严重时有肌肉震颤等神经系统症状。如出现严重不良反应，可静脉注射麻黄碱或阿托品。

罗哌卡因(ropivacaine，耐乐品 naropin)

罗哌卡因为新型长效酰胺类局麻药，其作用机制与普鲁卡因类药物相同。脂溶性及神经阻滞效能比较为：利多卡因<罗哌卡因<布比卡因。其麻醉强度为普鲁卡因的8倍。对心肌的毒性比布比卡因小，有明显的收缩血管作用。主要用于区域阻滞麻醉和硬膜外麻醉；也可用于区域阻滞镇痛，如硬膜外术后或分娩痛。

第二节　全身麻醉药

全身麻醉药(general anaesthetics)简称全麻药，是一类作用于中枢神经系统，能可逆性引起意识、感觉(特别是痛觉)和反射消失，骨骼肌松弛，辅助外科手术进行的药物，分为吸入性麻醉药(麻醉乙醚、氟烷、甲氧氟烷、恩氟烷、氧化亚氮等)和静脉麻醉药(硫喷妥钠、氯胺酮、羟丁酸钠、丙泊酚、依托咪酯等)。本节重点讨论静脉麻醉药氯胺酮。

习题 17

氯胺酮(ketamine，凯他敏，ketalar)

氯胺酮是一种非巴比妥类快速作用的静脉麻醉药，该药为中枢兴奋性氨基酸递质*N*-甲基天冬氨酸(NMDA)受体的特异性阻断剂，能阻断痛觉冲动向丘脑和新皮层传导，同时又能兴奋脑干及边缘系统。引起意识模糊、短暂性记忆缺失及达到满意的镇痛效果，但意识并未完全消失，常有幻觉、肌张力增强、血压上升。此状态又称分离麻醉。

护考模拟 17

氯胺酮麻醉起效快(静脉注射后30min，肌内注射后12～25min)，镇痛力强，维持时间短(5～10min)。对体表镇痛作用明显，内脏镇痛作用差。对心血管具有明显兴奋作用，对呼吸影响轻微。适用于短时的体表小手术，如烧伤清创、切痂、植皮等。

禁用于精神分裂症、颅内压增高、脑出血、青光眼、顽固难治性高血压、严重心血管病、近期内心肌梗死及对本药过敏者。

给药前、后24h禁忌饮酒；为减少气管内黏液的分泌，注射前需用阿托品或东莨菪碱；行为心理恢复正常需要一定时间，苏醒期间可有幻梦或幻觉，青壮年多见，应合理监护。

思政学堂 17

常用制剂与用法

盐酸氯胺酮　注射剂：10，50mg/ml。静脉诱导麻醉，1～2mg/kg，维持用量每次0.5mg/kg。静脉用1%溶液2mg/kg，可维持10～15min；肌内注射2.5%～5%溶液5mg/kg，可维持30min。

盐酸普鲁卡因　注射剂：40mg(2ml)，25mg(10ml)。粉针剂：150mg(支)。浸润麻醉浓度 0.25%～0.5%；神经传导麻醉浓度 1%～2%；硬膜外麻醉浓度 2%，一次极量 1000mg；腰麻不超过 200mg。

盐酸丁卡因　注射用盐酸丁卡因：15，50mg(支)。表面麻醉 0.5%～2%喷雾，以便于进行各项检查操作；腰麻、硬膜外麻醉浓度 0.5%。极量：100mg。

盐酸利多卡因　注射剂：100mg(5ml)，200mg(10ml)，400mg(20ml)。表面麻醉浓度 2%～4%，一次不宜超过 200mg；浸润麻醉浓度 0.25%～0.5%；神经传导麻醉、脊髓麻醉及硬膜外麻醉浓度 2%。一次极量 400mg。脊髓麻醉不宜超过 100mg。

盐酸布比卡因　12.5mg(5ml)，25mg(5ml)，37.5mg(5ml)。浸润麻醉浓度 0.25%；神经传导麻醉浓度 0.375%；硬膜外麻醉浓度 0.25%～0.375%。一次极量 200mg。

盐酸罗哌卡因　注射剂：75mg(10ml)，100mg(10ml)。区域阻滞麻醉和硬膜外麻醉，常用浓度 0.5%～1%，一次最大剂量为 200mg。用于术后镇痛及分娩镇痛，常用浓度 0.125%～0.2%溶液。

思考题

1. 普鲁卡因为何不能用于表面麻醉？为何不与磺胺类、强心苷类药物合用？
2. 试比较普鲁卡因与利多卡因的局麻作用、应用有何不同。

（夏晴）

课件 18

第十八章　镇静催眠药

知识导图 18

学习目标

知识目标：掌握地西泮的作用、应用、不良反应和应用注意事项；熟悉其他苯二氮䓬类药物、苯巴比妥、硫喷妥钠、水合氯醛的作用特点、应用、常见不良反应及防治；了解各类药物作用机制、体内过程与药物作用的关系。

能力目标：能准确判断失眠症处方用药的合理性并执行处方。

素质目标：培养护理人员积极乐观面对困难的态度，培养其良好的心理素质。

镇静催眠药(sedative-hypnotics)是一类选择性抑制中枢神经系统，小剂量镇静，较大剂量引起近似生理性睡眠的药物。随着剂量的增大，有些药物还可产生抗惊厥和麻醉等作用。中毒量则能抑制延髓，导致呼吸麻痹，甚至死亡。大多数药物有依赖性，应避免久用。临床常用的镇静催眠药有苯二氮䓬类、巴比妥类和其他类，其中苯二氮䓬类最常用。

18-1-1　微课：镇静催眠药概述

第一节　苯二氮䓬类药物

【案例 18-1】

男，63 岁，因失眠 10 年，长期服用地西泮，突然停服，出现焦虑、注意力不集中、出汗、震颤、失眠等戒断症状，再服后，此征象消失。

试分析：可采取哪些护理措施避免上述现象发生？

苯二氮䓬(benzodiazepine，BZ)类药物多为 1，4-苯并二氮䓬的衍生物，作用相似，但不同衍生物的抗焦虑、镇静、催眠、抗惊厥和中枢性肌肉松弛作用各有侧重。主要用于镇静催眠的苯二氮䓬类药物有地西泮(diazepam，安定)、氟西泮(furazepam，氟安定)、氯氮䓬(chlordiazepoxide，利眠宁)、硝西泮(nitrazepam，硝基安定)、氯硝西泮(clonazepam，氯硝安定)、奥沙西泮(oxazepam，去甲羟基安定，舒宁)、艾司唑仑(estazolam，舒乐安定)、三唑仑(triazolam，酣乐欣)、劳拉西泮(lorazepam，氯羟安定)等。

18-1-2　微课：镇静催眠常用药——地西泮

地西泮(diazepam,安定,valium)

地西泮为BZ类的代表药。因该药血浆蛋白结合率高达99%,且其肝脏代谢物去甲地西泮仍有镇静催眠作用,经肾排泄缓慢,属长效类药物,长期反复用药易致蓄积中毒。

【作用与应用】

1. 抗焦虑　小剂量(每次2.5~5mg,3次/d)可产生良好的抗焦虑作用,选择性高,疗效确切,能明显改善患者的恐惧、忧虑、紧张、失眠等症状。临床应用:①各种原因所致的焦虑症,是目前最好的抗焦虑药之一,但因久用可致依赖性,近年来临床多采用无依赖性的多塞平和丁螺环酮。目前临床治疗广泛性焦虑症的首选药物为新型抗抑郁药,如帕罗西汀等。②麻醉前给药。③心脏电击复律和内镜检查前给药。后两个应用的药理学基础是地西泮静脉注射给药后,产生暂时性记忆缺失,缓解患者对手术和检查操作的恐惧情绪,减少麻醉药用量,协同麻醉作用,并使患者对术中不良刺激术后不复记忆。

2. 镇静催眠　剂量增至每次5~15mg(临睡前服)可产生镇静催眠作用。具有以下优点:①安全范围较大,对呼吸、循环影响小,过量不引起麻醉;②不影响快动眼(rapid eye movement,REM)睡眠,停药后反跳现象及连续用药依赖性均较巴比妥类轻;③无肝药酶诱导作用,联合用药相互干扰少;④后遗效应小,醒后无明显宿醉现象。本类药物现已取代了巴比妥类药物,成为临床上最常用的镇静催眠药,广泛用于各种原因导致的失眠症。因其是长效类药物,常用于易醒和早醒患者。

3. 抗惊厥、抗癫痫　有较强的抗惊厥和抗癫痫作用,常用于小儿高热、破伤风、子痫及药物中毒所致惊厥的治疗;静脉注射给药(每次5~20mg),是治疗癫痫持续状态的首选药。

4. 中枢性肌肉松弛　在降低肌张力的同时,不影响机体的正常活动。常用于缓解中枢性肌肉僵直(脑血管意外、脊髓损伤等)及外周性肌肉痉挛(腰肌劳损)。

【作用机制】　为体内苯二氮䓬受体的激动药,该受体兴奋后,可提高γ-氨基丁酸(GABA)神经等中枢抑制性神经元的功能,呈现不同的中枢抑制效应。

【不良反应及用药护理】

1. 中枢神经系统　治疗量连续应用可出现头晕、嗜睡、乏力等不良反应,大剂量可致共济失调、口齿不清、精神错乱等。用药期间不宜从事高空作业、精细工作及驾驶等。

2. 急性中毒　过量使用或静脉注射过快可引起昏迷和呼吸、循环抑制,血压下降,心率减慢,重者可致呼吸及心跳停止。饮酒或合用其他中枢抑制药时尤易发生。故应缓慢注射,呼吸中枢抑制严重者可用BZ受体阻断药氟马西尼(flumazenil)抢救。

3. 依赖性　长期用药可产生耐受性和依赖性,突然停药可出现戒断症状,表现为失眠、焦虑、激动、震颤等。避免长期应用,宜短期或间断性用药。停药时逐渐减量至停药,以避免戒断症状。

4. 其他　长期应用可致畸,偶有变态反应,如皮疹、白细胞减少等;较大剂量可致尿潴留、呼吸性酸中毒等。孕妇、哺乳期妇女、新生儿、阻塞性肺部疾病患者忌用。有过敏史者、青光眼患者、重症肌无力者、老年人慎用,老年人剂量应减半。

其他常用BZ类药物见表18-1。

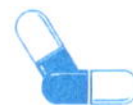

表 18-1　其他常用苯二氮䓬类药物比较表

类别	常用药物	作用特点和临床应用	不良反应及应用注意
长效类	氯西泮	催眠作用强而持久。用于各型失眠症，尤其适用于不能耐受其他催眠药的患者	眩晕、嗜睡、共济失调等。肝、肾功能不全者及孕妇慎用，15 岁以下小儿禁用
	氯氮䓬	抗焦虑、镇静催眠、抗惊厥、抗癫痫、中枢性肌松等作用。用于焦虑症，早醒、易醒，乙醇戒断症状等	嗜睡、便秘等，长期服用可产生耐受性和成瘾性。老人慎用。孕妇和哺乳期妇女禁用
中效类	硝西泮	催眠、抗癫痫作用显著。适用于入睡困难者，癫痫持续状态，婴儿痉挛及阵发性肌痉挛	眩晕、嗜睡、共济失调等。服药期间禁酒，重症肌无力患者禁用
	氯硝西泮	催眠、抗惊厥、抗癫痫作用显著。用于入睡困难者，诱导麻醉	常见嗜睡、共济失调及行为紊乱，偶见焦虑、抑郁等。肝、肾功能不良者慎用，青光眼患者禁用
	艾司唑仑	镇静催眠、抗惊厥、抗焦虑作用显著。用于失眠症、焦虑症、癫痫，麻醉前给药	可见嗜睡、乏力，1～2h 后可消失
短效类	三唑仑	镇静催眠作用强、快、短，不良反应少，但依赖性较强。适用于入睡困难者	眩晕、乏力、嗜睡等。孕妇和哺期妇女慎用，急性闭角型青光眼、重症肌无力患者禁用

第二节　巴比妥类药物

18-2-1　微课：巴比妥类药物

巴比妥类为巴比妥酸的衍生物，根据其脂溶性大小、起效快慢和持续时间长短可分为长效、中效、短效和超短效 4 类。主要药物有苯巴比妥(phenobarbital)、异戊巴比妥(amobarbital)、司可巴比妥(secobarbital)和硫喷妥钠(thiopental sodium)。各药作用特点和应用比较见表 18-2。

表 18-2　巴比妥类药物作用特点和应用比较

类别	药物	显效时间/h	维持时间/h	消除方式	临床应用
长效类	苯巴比妥	0.5～1	6～8	肾排泄 肝代谢	癫痫大发作 抗惊厥
中效类	戊巴比妥	0.25～0.5	3～6	肝代谢	失眠症
	异戊巴比妥	0.25～0.5	3～6	肝代谢	失眠症、抗惊厥
短效类	司可巴比妥	0.25	2～3	肝代谢	失眠症、抗惊厥
超短效类	硫喷妥钠	立即静脉注射	0.25	肝代谢	静脉麻醉

【作用与应用】 对中枢神经系统可产生普遍的抑制作用。随着剂量增大，依次出现镇静、催眠、抗惊厥、抗癫痫和麻醉作用。过量可抑制延髓呼吸中枢和血管运动中枢，导致呼吸麻痹而死亡。

1. 镇静催眠 与BZ类相比具有以下特点：①安全范围小，过量可引起呼吸麻痹而致死，大剂量可引起麻醉；②使REM睡眠时间缩短明显，久用停药易出现反跳现象，患者停药困难，被迫继续用药，进而产生依赖性和成瘾性；③有肝药酶诱导作用(苯巴比妥)，联合用药相互干扰大；④后遗效应明显。故治疗失眠已被BZ类取代。长效及中效巴比妥类可用作麻醉前给药，以消除患者术前紧张情绪，但效果不及地西泮。

2. 抗惊厥、抗癫痫 大于催眠量时具有强大的抗惊厥作用，临床用于小儿高热、破伤风、子痫、脑膜炎、中枢兴奋药中毒所致的惊厥，可选用苯巴比妥钠、异戊巴比妥钠；小剂量即有抗癫痫作用，苯巴比妥可用于治疗癫痫大发作和癫痫持续状态。

3. 麻醉 硫喷妥钠和美索比妥用于静脉麻醉或诱导麻醉。

4. 增强中枢抑制药作用 与镇痛药、解热镇痛药配伍，以增强疗效；也能增强其他药物的中枢抑制作用。

【作用机制】 选择性抑制脑干网状上行激活系统，使大脑皮层兴奋性降低而转入抑制。近年来认为，巴比妥类能增强γ-氨基丁酸(GABA)介导的Cl^-内流(Cl^-通道开放的时间增加)，使神经细胞膜超极化，从而发挥抑制中枢神经系统作用。

【不良反应】

1. 后遗效应 服用催眠量的巴比妥类后，次晨有头晕、嗜睡、精神不振及定向障碍等“宿醉”现象。

2. 耐受性及依赖性 反复或长期服用可使患者对该类药产生耐受性及依赖性，耐受性产生的原因与其诱导肝药酶加速自身代谢和机体对巴比妥类药物产生适应性有关。突然停药易产生反跳现象和戒断症状。

3. 急性中毒 大剂量(5～10倍催眠量)或静脉注射速度过快可引发急性中毒，主要表现为昏迷、呼吸深度抑制、血压下降甚至消失，患者多死于呼吸衰竭。

4. 变态反应 少数人可引起药热、荨麻疹、血管神经性水肿、哮喘、粒细胞减少、血小板减少性紫癜、剥脱性皮炎等。

【用药护理】

1. 高空作业者和驾驶员服用后应注意后遗效应。

2. 对该类药物实施严格管理，以防滥用。

3. 急性中毒抢救措施：①清除体内毒物，如洗胃、灌肠、输液、碱化尿液、利尿、血液透析等。②支持和对症治疗。维持呼吸和循环功能，保持呼吸道通畅，给予人工呼吸、吸氧，必要时实施气管切开、使用兴奋呼吸药等。

4. 过敏和哮喘，严重肺功能不全，心、肝、肾功能不良者及老年患者慎用或禁用。

5. 本类药可透过胎盘并经乳汁排泄，影响胎儿和乳儿的呼吸。临产妇服用后可使新生儿发生低凝血酶原血症及出血。孕妇、哺乳期妇女、临产妇女禁用。

6. 苯巴比妥是药酶诱导剂，可加速其自身及双香豆素、皮质激素、口服避孕药、强心苷、苯妥英钠代谢，使上述药物作用减弱、作用时间缩短，需加大剂量才能达到原有的效果。但停用苯巴比妥前，需减少合用药的剂量，以防中毒。

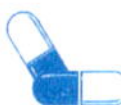

第三节　其他镇静催眠药

水合氯醛(chloral hydrate)

性质稳定,口服吸收快。其作用特点有:①催眠作用强,不缩短 REM 睡眠时间,无宿醉现象;②大剂量有抗惊厥作用;③久用可产生耐受性和依赖性,戒断症状严重,防止滥用。因胃肠刺激性强,常以 10% 稀释溶液口服或灌肠给药用于子痫、破伤风、小儿高热惊厥和其他催眠药无效的患者以及顽固性失眠。但安全范围较小,较易损害心、肝、肾,严重心、肝、肾疾病患者禁用。

丁螺环酮(buspirone)

本药口服吸收快而完全,其作用特点有:①与 BZ 类不同,无镇静、中枢性肌松和抗惊厥作用;②为 5-羟色胺$_{1A}$($5\text{-}HT_{1A}$)受体部分激动剂,有显著抗焦虑作用,适用于各种类型的焦虑症和焦虑引起的失眠治疗;③无明显依赖性。主要不良反应是头晕、头痛及胃肠功能紊乱等。对本品过敏、严重肝肾功能不良、重症肌无力、分娩期者及 18 岁以下儿童禁用。

多塞平(doxepin,多虑平)

多塞平是 5-羟色胺(5-HT)再摄取抑制剂,为三环类镇静功能较强的抗抑郁药。其作用特点有:①较强的抗焦虑作用,兼有抗抑郁作用;②无依赖性,常用于治疗焦虑性抑郁症或神经性抑郁症,也可用于镇静催眠。不良反应少,有口干、便秘、视力模糊、排尿困难。青光眼、对三环类抗抑郁药过敏、心肌梗死恢复期患者禁用。

褪黑素(melatonin,MT)

褪黑素又名脑白金,是大脑松果体分泌的激素,能调节人体昼夜睡眠节律,改善睡眠质量。外源性褪黑素的 $t_{1/2}$ 短,在体内维持 2～4h,用于各种类型的睡眠障碍,尤适用于航空时差调整及昼夜节律性睡眠失调者。

佐匹克隆(zopiclone,忆梦返)

本药为新型镇静催眠药,具有同 BZ 类相似的镇静、抗焦虑、中枢性肌松及抗惊厥作用。口服吸收迅速,体内分布广,主要经尿排泄,也可经唾液和乳汁排出。其催眠特点为:入睡快,延长睡眠时间,明显加深睡眠,轻度缩短 REM 睡眠时间,睡眠质量高。临床主要用于治疗失眠。不良反应少,可出现口苦、口干、恶心、便秘、晨间嗜睡、肌无力等,长期用药突然停药也可出现戒断症状。禁用于有强烈自杀倾向和酗酒的患者、15 岁以下儿童、孕妇及哺乳妇女。服药期间禁止饮酒。

用药护理小结

【用药前沟通】

1. 告知患者睡眠是一个复杂而又重要的生理过程,失眠几乎每个人一生中都会涉及。理想的催眠药,不但要缩短入睡时间,还要能让患者达到一定的睡眠深度和得到充足的睡眠时间，同时要求撤去药物后无反跳现象。目前尚无理想化的药物，故在选择药物时，更多地要考虑其不良反应。长期服用此类药均易产生耐药性和依赖性，宜短期、间断、交替使用，尽量避免长期应用，过量服用还会招致生命危险，应高度警惕。

2.了解患者失眠的原因，视具体情况分别对待。因疼痛、咳嗽而引起的失眠，应查清病因并给予治疗，否则催眠药也难以奏效；因神经衰弱所致失眠，要做好思想工作，帮助患者分析原因，消除焦虑、急躁情绪，再适当使用镇静催眠药，能收到事半功倍的效果。

3.了解患者失眠的特点，对入睡困难者宜选用起效快、作用维持时间较短的催眠药；对睡眠不实或易醒者，则宜选择起效慢而作用持久的药物。

4.询问患者用药史，是否应用过镇静催眠药，用药种类及剂量、时间、疗效，有无依赖性产生等；了解患者对镇静催眠药应用有关知识的知晓度。

【用药后护理】

1.给药方法

(1)地西泮静脉注射过快可发生呼吸中枢抑制，严重者呼吸及心跳停止。应缓慢注射，每分钟不超过 5mg，一次量不超过 10mg，24h 内用量不超过 100mg。静脉注射应单独给药，不能与其他药物配伍。呼吸中枢抑制严重者必要时可用氟马西尼抢救。

(2)避免长期应用地西泮，宜短期或间断性用药。停药时逐渐减量至停药，以避免戒断症状。

2.主要护理措施

(1)长期应用地西泮可产生耐受性、依赖性，避免长期应用，宜短期或间断性用药。不可随意增加剂量，停药时逐渐减量至停药，以避免戒断症状。劝诫患者用药期间不可吸烟、饮酒，以防增强中枢抑制作用，导致严重后果。

(2)服用催眠量的巴比妥类后，次晨有头晕、嗜睡、精神不振及定向障碍等“宿醉”现象。高空作业者和驾驶员服用后应注意“宿醉”现象，避免造成事故。

(3)巴比妥类药物使用催眠量时对正常人呼吸影响小，应用大剂量或静脉注射速度过快可发生急性中毒，抢救措施有：①清除体内毒物，如洗胃、灌肠、输液、碱化尿液、利尿、血液透析等；②支持和对症治疗，维持呼吸和循环功能，保持呼吸道通畅，给予人工呼吸、吸氧，必要时实施气管切开、使用兴奋呼吸药等。

(4)大剂量水合氯醛损害心、肝、肾，应严格掌握用药剂量。严重心、肝、肾疾病患者禁用。

【用药护理评价】 患者睡眠状况是否改善，能否保持正常睡眠；有无药物耐受性和依赖性产生，有无损伤情况及中毒反应；患者能否正确认识所用药物的作用、不良反应，能否正确使用该类药物。

常用制剂与用法

地西泮　片剂：2.5，5mg。抗焦虑、镇静：每次 2.5～5mg，3 次/d；催眠：每次 5～10mg。注射剂：10mg(2ml)。癫痫持续状态：每次 5～10mg，缓慢静脉注射，再发作时可反复应用；心脏电复律：每 2～3 分钟静脉注射 5mg，至出现嗜睡、语言含糊或入睡。

氯氮䓬　片剂：5，10mg。抗焦虑、镇静：每次 5～10mg，3 次/d；催眠：每次 10～20mg，睡前服。

氟西泮　胶囊剂：15mg。催眠：每次 10～30mg，睡前口服。

硝西泮　片剂：5mg。催眠：每次 5～10mg，睡前口服；抗癫痫：每次 5mg，3 次/d。

氯硝西泮　片剂：0.5，2mg。注射剂：1mg(ml)。催眠：每次 2mg，睡前口服；抗癫

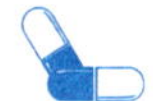

痫:常用量 4～8mg/d。极量 20mg。

艾司唑仑　片剂:1,2mg。镇静:每次 0.5～1mg,3 次/d;催眠:每次 1～2mg,睡前口服;抗癫痫:每次 2～3mg,3 次/d;麻醉前给药:每次 2～4mg,术前 1h 服用。

劳拉西泮　片剂:0.5,1,2mg。抗焦虑:每次 0.5～2mg,3 次/d。

三唑仑　片剂:0.125,0.25mg。催眠:每次 0.25～0.5mg,睡前口服。

苯巴比妥　片剂:15,30mg。镇静及抗癫痫:每次 15～30mg,2～3 次/d;催眠:每次60～100mg,睡前口服。

苯巴比妥钠　粉针剂:50,100,200mg。抗惊厥:每次 0.1～0.2g,肌内注射;癫痫持续状态:每次 0.1～0.2g,缓慢静脉注射。

习题 18

护考模拟 18

思政学堂 18

思考题

1. 简述地西泮的作用及临床应用。
2. 试比较大剂量地西泮和苯巴比妥类所致中毒表现及解救方法。
3. 分析镇静催眠药用药护理中应加强哪些措施来防治耐受性和依赖性。

（夏　晴）

课件 19

知识导图 19

第十九章 抗癫痫药和抗惊厥药

学习目标

知识目标：掌握苯妥英钠、苯巴比妥、乙琥胺、丙戊酸钠、卡马西平及地西泮的作用、应用、不良反应及应用注意事项；熟悉硫酸镁的作用、应用、不良反应及应用注意事项；了解抗癫痫药物应用的一般原则。

能力目标：能准确判断癫痫病处方用药是否合理并正确执行处方。

素质目标：培养护理人员的创新精神，为国家科技进步做贡献。

第一节 抗癫痫药

【案例 19-1】

患者，女，25 岁，患有进行性肌阵挛癫痫，给予苯妥英钠 0.15g，每日 2 次，口服，治疗一周后患者发作加重，全身强直-阵挛性发作每日 1～2 次，肩部及双上肢抽动为每日数十次，并出现反应迟钝、精神萎靡、频繁眨眼等症状。随后治疗方案调整为将苯妥英钠减量至 0.05g，一日 2 次，服用 2 日停用。同时给予口服丙戊酸钠 0.3g，一日 3 次，左乙拉西坦 0.25g，一日 2 次，氯硝西泮 1mg，一日 2 次。患者症状明显改善。试分析：①为何患者服用苯妥英钠会出现病情加重的情况？②该案例体现了哪些抗癫痫药用药原则？

癫痫是一类慢性、突然发作、具反复性大脑机能失调的疾病。多数患者脑组织有局部病灶，呈异常高频率放电并向周围正常脑组织扩散。由于病灶的部位和扩散范围不同，会出现不同的临床表现和脑电图波形，可视为临床诊断的重要依据。其主要发作类型和症状表现见表 19-1。

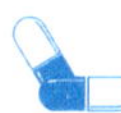

表 19-1　癫痫主要发作类型和临床症状

癫痫发作类型		临床症状
部分性发作（局限性发作）	(1)单纯局限性发作	为局部肢体或面部的感觉异常或肌肉抽搐，无意识障碍
	(2)复杂局限性发作（精神运动性发作）	出现意识障碍及阵发性精神失常。典型脑电波异常呈每秒 4 次方波，可持续数分钟或数天
全身性发作	(1)全身强直-阵挛性发作（大发作）	此型常见。患者突然全身抽搐，意识丧失，脑电波呈每秒 15～40 次的高幅慢波，持续数分钟
	(2)失神性发作（小发作）	分典型发作或不典型发作，好发于儿童，表现为短暂意识丧失，双目凝视失神，无抽搐，不跌倒，脑电波呈每秒 3 次圆波和高幅尖波间隔出现，数秒后消失
	(3)强直性发作（癫痫持续状态）	大发作持续状态，患者反复抽搐，持续昏迷，不及时解救可危及生命

药物减轻或抑止癫痫发作的方式有 2 种：①直接抑制病灶神经元过度、高频放电；②阻止异常放电向周围正常组织扩散。目前临床上常用的抗癫痫药物以后者为主，并且癫痫的治疗尚无有效的预防及根治措施，主要是对症治疗及处理。

一、常用药物

苯妥英钠(phenytoin sodium，大仑丁)

【体内过程】　呈碱性，刺激性强，不宜肌内注射给药。口服吸收缓慢而不规则。分布广，易进入脑组织。血浆蛋白结合率高达 90%，起效慢，个体差异大，临床用药应根据血药浓度调整剂量，有效血药浓度为 10～20μg/ml。

19-1-1　苯妥英钠的作用与应用

【作用与应用】

1. 抗癫痫　对大脑皮层运动区有高度选择性抑制作用，一般认为系通过稳定脑细胞的功能及增加脑内抑制性神经递质 5-羟色胺(5-HT)和 GABA 的作用，防止异常放电的传播而治疗癫痫。苯妥英钠是癫痫大发作首选药之一，也可治疗局限性发作和癫痫持续状态。但它对小发作无效，甚至可使病情恶化。

2. 抗外周神经痛　可治疗三叉神经痛、舌咽神经痛和坐骨神经痛。

3. 抗心律失常　是治疗强心苷中毒所致的室性心律失常的首选药(见第二十七章)。

4. 治疗高血压　机制不清，可能与其中枢抑制作用有关。可用于轻症高血压，疗效与利尿药、甲基多巴等相似。加之苯妥英钠有升高血清高密度脂蛋白含量的作用，对高血压合并动脉粥样硬化的癫痫患者尤为适用。

【不良反应及用药护理】

1. 局部刺激性　碱性强，口服易致恶心、呕吐、腹痛等胃肠道不良反应；静脉注射易发生静脉炎。宜饭后口服，静脉注射应选择较粗大的静脉，稀释后缓注，避免静脉滴注或肌内注射。

2. 齿龈增生　为慢性毒性反应，长期用药发生率约为 20%，多见于儿童和青少年。用药时注意口腔卫生，经常按摩牙龈可减轻增生。

3. 神经系统反应　偶见眩晕、精神紧张和头痛。严重反应为小脑综合征(共济失调、眼球震颤、手颤和复视），可能为用量过大引起，减量或停药可消失。此外尚有瞳孔散大、腱反射亢进、眼球麻痹和精神行为异常等。用药期间应监测血药浓度，以防发生毒性反应。

4. 血液系统反应　影响叶酸代谢，导致药物性巨幼红细胞性贫血，用亚叶酸钙治疗。

5. 变态反应　用药后出现皮疹、药热、白细胞和血小板减少、再生障碍性贫血及肝坏死。久用宜定期查血常规和肝功能，防止变态反应的发生。

6. 影响骨骼生长　诱导肝药酶，加速维生素 D 的代谢，导致低钙血症，可加服钙剂和维生素 D。

7. 其他反应　致畸，禁用于生育期妇女和妊娠期妇女；偶见男性乳房增大、女性多毛症、淋巴结肿大等；久用突然停药可诱导癫痫发作，甚至出现癫痫持续状态，宜逐渐减量至停药。

【药物相互作用】　苯妥英钠为药酶诱导剂，与某些药物合用时可发生相互作用，主要表现在以下几方面：①能加速多种药物如糖皮质激素、强心苷类、避孕药的代谢，使其疗效降低，需适当增加剂量；②与药酶诱导剂如苯巴比妥、卡马西平合用，疗效降低，也需适当增加剂量；③与药酶抑制剂如氯霉素、异烟肼等合用，作用增强，宜适当减少剂量；④与蛋白结合能力强的药物如水杨酸类、磺胺药、保泰松等合用，游离量增多，作用增强，也宜适当减少剂量。

苯巴比妥(phenobarbital，鲁米那，luminal)

【作用与应用】　是用于抗癫痫的第一个有机化合物，具有速效、高效、低毒、广谱、价廉等优点，主要用于治疗强直-阵挛性发作及癫痫持续状态，疗效较好，对单纯局限性发作及精神运动性发作也有效。因有中枢抑制作用，很少作为首选药，对要坚持工作的大发作患者应考虑选用苯妥英钠。

【不良反应及用药注意】　较大剂量有嗜睡甚至共济失调等不良反应。偶见血细胞异常如药物性巨幼红细胞性贫血、白细胞缺乏、血小板减少，长期用药应注意查血象。该药为药酶诱导剂，久用会产生耐受性，且能加快其他合用药的代谢，作用减弱，作用时间缩短，需随时调整剂量。

扑米酮(primidone)

扑米酮又名去氧苯比妥、扑癫酮，为苯巴比妥衍生物，因其代谢物苯巴比妥和苯乙基丙二酰胺仍有抗癫痫作用，故作用时间较长，需注意其蓄积作用。与卡马西平、苯妥英钠合用有协同作用，不能与苯巴比妥合用。常用于其他药不能控制的大发作和局限性发作。不良反应同苯巴比妥。

抗痫灵(antiepilepsirin)

抗痫灵为胡椒碱衍生物，是我国合成的新型、广谱抗癫痫药。主要对癫痫大发作效果显著，作用机制与升高脑内 5-HT 含量有关。不良反应少，偶见恶心、困倦、共济失调。尚未见对肝、肾及血液系统的毒性反应。

卡马西平(carbamazepine，CBZ)

卡马西平又名酰胺咪嗪，是广谱抗癫痫药。口服吸收慢而不规则，单次给药 $t_{1/2}$ 可达 36h。需反复用药，因该药是药酶诱导剂，使自身代谢加快，作用时间缩短。

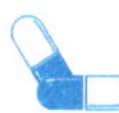

【作用与应用】

1. 抗癫痫　对于精神运动性发作(部分性发作)、全身强直-阵挛性发作、强直性发作、阵挛性发作及继发全身性发作均为首选药物,对大发作也有效,但对小发作(失神性发作)不但无效,反而会加重。因不良反应相对较少,也可用于育龄妇女及儿童癫痫。

2. 抗外周神经痛　对外周神经痛如三叉神经痛、舌咽神经痛疗效优于苯妥英钠。

3. 抗躁狂、抗抑郁　适用于对碳酸锂无效或不能耐受的躁狂症、抑郁症患者。

4. 抗利尿　促进抗利尿激素分泌,用于治疗神经性尿崩症。

5. 抗心律失常　能消除室性及室上性的期前收缩,用于强心苷中毒所致的快速型室性心律失常等。

【不良反应】 常见不良反应有眩晕、嗜睡、恶心。偶见精神失常、共济失调、皮疹、白细胞和血小板减少、肝损害及心血管系统毒性反应。应定期查血常规和肝功能。青光眼、严重心血管疾病患者及老年患者慎用。严重肝功能不良者、哺乳期妇女禁用。

乙琥胺(ethosuximide)

乙琥胺属琥珀酰亚胺类,口服吸收效果好。临床主要用于癫痫小发作(失神性发作)。疗效虽稍逊于氯硝西泮,但副作用及耐受性产生较少,故为防治小发作的首选药。混合型发作宜合用苯妥英钠或苯巴比妥。儿童达稳态血浓度需 4～6d,成人需更长时间。常见副作用为胃肠道反应,如厌食、恶心、呕吐等,其次为中枢神经系统症状,可引起有精神病史者精神失常。偶见粒细胞减少,再生障碍性贫血和肝、肾损害,应定期查血常规,尿常规及肝、肾功能。

丙戊酸钠(sodium valproate)

丙戊酸钠为新型广谱抗癫痫药,口服吸收迅速而完全,生物利用度在 80%以上。对各型癫痫均有一定疗效。对大发作疗效不及苯妥英钠和苯巴比妥;对小发作疗效优于乙琥胺。由于严重的肝毒性一般不作为首选药。但对于大发作合并小发作的患者仍是首选药物。用药期间严密监测肝功能。有致畸作用,孕妇禁用。

苯二氮䓬类(benzodiazepine,BZ)

苯二氮䓬类常用于治疗癫痫的药物有地西泮、硝西泮、氯硝西泮。地西泮静脉注射是抢救癫痫持续状态的首选方法之一,具有速效、安全等特点。硝西泮主要用于失神性发作、肌痉挛性发作和婴儿痉挛等。氯硝西泮为广谱抗癫痫药,适用于小发作、不典型小发作、肌痉挛性发作、婴儿痉挛、癫痫持续状态。

氟桂利嗪(flunarizine)

氟桂利嗪是强效钙拮抗药,近年发现具有较强的抗惊厥作用。临床适用于各型癫痫,尤其对局限性发作和大发作有良好治疗效果。需注意其困倦、体重增加等不良反应。

拉莫三嗪(lamotrigine,利必通)

拉莫三嗪为新型抗癫痫药,口服吸收迅速而完全,不受食物影响,生物利用度为98%。$t_{1/2}$为 6.4～30.4h(平均 12.6h),$t_{1/2}$受合用药物的影响明显,与酶诱导剂如卡马西平和苯妥英钠合用时，$t_{1/2}$缩短到 14h 左右；单独与丙戊酸钠合用时，平均 $t_{1/2}$ 增加到近 70h。

【作用与应用】 抗癫痫作用是通过阻断电压依赖性 Na^+ 通道，稳定突触前膜，减少兴奋性氨基酸的释放。主要用于成人和 12 岁以上儿童局限性发作或全身强直-阵挛性癫痫发作的辅助治疗和 2 岁以上儿童及成人的添加疗法（简单局限性发作、复杂局限性发作、继发性全身强直-阵挛性发作和原发性全身强直-阵挛性发作）；也可用于合并有 Lannox-Gastaut 综合征的癫痫发作。但对严重肌阵挛性发作无效，还可使之加重。美国癫痫学会（AES）和神经病学学会（AAN）于 2004 年发表的癫痫诊治指南中将其定位为局限性发作、全身强直-阵挛性发作等癫痫类型的一线药物。

【不良反应】 常见不良反应为头晕、嗜睡、头痛、共济失调及复视，还可出现恶心、呕吐、弱视，减量即可好转。曾有皮肤不良反应报告，一般发生在开始治疗的前 8 周。大多数皮疹是轻微和自限性的，但罕见严重、有致命危险的皮疹。与其他抗癫痫药同用时，突然停药可引起癫痫反弹发作。除非出于安全性的考虑（例如皮疹）要求突然停药，否则本药的剂量应该在 2 周内逐渐减少至停药。

托吡酯（topiramate，topamax，妥泰）

托吡酯为新型抗癫痫药，口服吸收迅速，一般不受食物影响。生物利用度约为 80%，$t_{1/2}$ 为 18～23h，但与酶诱导剂如苯妥英钠、卡马西平、苯巴比妥合用时，其代谢加速，$t_{1/2}$ 缩短到 12～15h。

【作用与应用】 抗癫痫作用机制可能是：选择性阻断电压依赖性 Na^+ 通道，以限制持续的反复放电；作用于 GABA 受体，增强 GABA 的神经抑制作用；作用于谷氨酸受体，降低谷氨酸介导的神经兴奋作用。与其他抗癫痫药少有相互作用，临床主要用于难治性局限性发作、局限性发作继发全身强直-阵挛性发作及全身性发作等的加用治疗。本药远期疗效好，无明显耐受性，已获得 FDA 和 CFDA 的批准，用于癫痫的单药治疗。AES 和 AAN 于 2004 年发表的癫痫诊治指南中，已把托吡酯推荐为治疗局限性发作、全身强直-阵挛性发作、肌阵挛发作等癫痫类型的一线治疗药物。

【不良反应及应用注意】 主要不良反应为中枢神经系统反应，如眩晕、感觉异常、嗜睡、语言障碍、遗忘等，久用可自行消退；胃肠道反应，如食欲不振、恶心、腹泻等，单药治疗毒副反应发生率低。对伴有潜在肾病因素的患者，可能增加肾结石的危险，大量饮水可防止其发生。因有致畸危险，故孕妇及哺乳期妇女禁用，12 岁以下儿童慎用。

二、抗癫痫药物治疗一般原则

1. 合理选药　大发作首选苯妥英钠；典型小发作首选乙琥胺；精神运动性发作首选卡马西平；大发作合并小发作发作首选丙戊酸钠；癫痫持续状态首选地西泮。

2. 用药个体化　宜从小剂量开始，通过血药浓度测定值，制订个体化用药方案，合理调整用药剂量，逐渐增至疗效明显又没出现严重不良反应时，以维持量治疗。

3. 坚持单药治疗和联合用药原则　癫痫患者尽可能采用单药治疗，若单药治疗不能有效控制发作，则需更换另一种抗癫痫药单药治疗，且必须采用规范的换药方法。原则上应先加上要替换的药物，达治疗目标剂量后，再逐周减少要撤下的药物，直至完全撤出。只有对正规使用多种单药治疗后仍不能控制发作的患者，才考虑采用联合

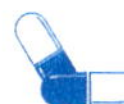

用药。

4.长期用药与停药　癫痫的治疗贵在坚持，患者的依从性差会造成疾病的迁延不愈。只有完全控制发作3～5年后才考虑停用抗癫痫药。用药与停药之间，需要有缓慢减少药量的过程，通常全身强直-阵挛性发作不少于1年，失神性发作不少于6个月。

5.定期检查　用药期间应定期观察药物效应与不良反应；要定期进行血、尿、肝功能等检查；有条件者可监测血药浓度。

第二节　抗惊厥药

惊厥是一种临床症状。中枢神经过度兴奋致全身骨骼肌强烈收缩，出现强直性或痉挛性抽搐，如高热、子痫、破伤风、大发作、药物中毒等都可引起惊厥。常用抗惊厥药有地西泮、巴比妥类、水合氯醛、硫酸镁等。

硫酸镁(magnesium sulphate)

【作用与应用】　Mg^{2+}是机体重要的金属离子，参与体内许多生理、生化过程，影响神经肌肉传递和肌肉应激性维持等。不同的给药途径有不同的作用和应用。

1.导泻、利胆作用(口服)　用于便秘及食物或药物中毒，阻塞性黄疸及慢性胆囊炎(见第十二章)。

2.抗惊厥和降低血压(注射)　Mg^{2+}和Ca^{2+}化学性质相似，可特异性地竞争Ca^{2+}受点，拮抗Ca^{2+}的兴奋作用，引起骨骼肌、心肌、血管平滑肌松弛，从而产生抗惊厥、降血压作用。用于缓解子痫、破伤风所致惊厥，也作为高血压危象、高血压脑病抢救用药。常用的给药途径是肌内注射或静脉滴注。

3.消炎去肿(外用)　常用50%溶液外用热敷患处。

【不良反应及应用注意】　安全范围小，需特别注意用量，过量致外周性呼吸抑制、血压骤降、心搏骤停。呼吸抑制先兆是腱反射消失，需注意检查腱反射。中毒时立即进行人工呼吸，并缓慢静脉注射葡萄糖酸钙或氯化钙抢救。

习题19

常用制剂与用法

苯妥英钠　片剂：50，100mg。注射剂：100mg(支)，250mg(支)。抗癫痫：每次50～100mg，2～3次/d，饭后服。极量每次300mg，每日500mg。癫痫持续状态：每次0.15～0.25g，加5%葡萄糖注射液20～40ml，6～10min缓慢静脉注射。

护考模拟19

卡马西平　片剂：100，200mg。糖衣片：50mg。癫痫、三叉神经痛：300～1200mg/d，分2～4次服用，开始每次100mg，2次/d，以后逐渐增加剂量至3次/d。儿童每日20mg/kg，分3次服用。

丙戊酸钠　片剂：100，200mg。糖浆剂：50mg(ml)。每次200～400mg，3次/d。儿童10～30mg/d，分次给药，应该从低剂量开始。

硝西泮　片剂：5mg。抗癫痫：每次5～30mg，分3次服用。极量每日200mg。

思政学堂19

氯硝西泮　片剂：0.5，2mg。注射剂：1mg(ml)。抗癫痫：小剂量开始口服，根据病情逐渐增加剂量。起始剂量1.5mg/d，最大剂量20mg/d。儿童每日0.01～0.03mg/kg，以后每3日增加0.25～0.5mg，维持剂量为每日0.1～0.2mg/kg。

乙琥胺　胶囊:0.25g。儿童:15～35mg/kg;成人:每次0.5g,2～3次/d。

拉莫三嗪　片剂:25mg。50mg/d,治疗2周后,剂量增至50～100mg/次,2次/d,维持治疗。

托吡酯　片剂:25,100mg。起始量为每晚25～50mg,服用1周后,每周增加剂量25～50mg,分2次服用,根据情况,也可1次/d,直至症状得到控制为止。通常的日剂量为200～400mg。

思考题

1.抗癫痫药物应用的一般原则有哪些?

2.治疗各类型癫痫的首选药物和常用药物有哪些?

3.试述苯妥英钠的临床应用、主要不良反应及用药护理。

（夏　晴）

第二十章　抗精神失常药

课件 20

知识导图 20

学习目标

知识目标：掌握氯丙嗪、丙咪嗪、碳酸锂的作用、应用、不良反应及应用注意事项；熟悉其他吩噻嗪类、硫杂蒽类、丁酰苯类药物的作用特点及应用；了解抗精神失常药分类及代表药。

能力目标：能运用抗精神病药的基本理论知识正确执行医嘱及处理药物不良反应。

素质目标：培养护理人员乐观积极、自信开朗的生活态度。

精神失常是一类由多种原因引起的情感、思维、行为等精神活动障碍的疾病，包括精神分裂症、躁狂症、抑郁症和焦虑症。治疗这类疾病的药物有抗精神病药、抗躁狂症药、抗抑郁症药和抗焦虑症药四类。

第一节　抗精神病药

【案例 20-1】

患者，女，29 岁，半月前因家庭纠纷突然出现情绪、行为失控，思维混乱，喜怒无常，并出现持续性被迫害妄想，伴有幻听等，常有攻击他人行为。检查：躯体、神经系统无阳性表现，血、尿、大便常规正常，脑电图（EEG）检查正常，智力未见明显缺陷。诊断：精神分裂症，采取住院治疗，医嘱如下：(1)奋乃静片 4mg，每日两次，每日增加 4mg 至每日总量 40mg；(2)苯海索片 2mg，每日两次。请问：①为何采取此给药方案，体现了哪些合理用药原则？②应相应采取哪些护理措施提高治疗效果？

本类药按化学结构特点可分为四大类：吩噻嗪类、硫杂蒽类、丁酰苯类及其他类。主要治疗精神分裂症及躁狂症。

20-1-1 微课：抗精神病药-氯丙嗪

20-1-2 知识拓展：脑内的多巴胺神经通路

一、吩噻嗪类

氯丙嗪(chlorpromazine，wintermine，冬眠灵)

【体内过程】 为吩噻嗪类代表药。口服吸收慢而不规则，有首关消除。肌内注射起效快。脂溶性高、分布广，脑内浓度高。体内消除速度随年龄增大而明显减慢，需注意药物的蓄积作用，必要时减量。

【作用】

1. 中枢神经系统

(1)抗精神病：可迅速控制兴奋、躁动等行为紊乱症状，长期用药可缓解幻觉、妄想等思维障碍，恢复理智和自制力。抗精神病作用机制是阻断了中脑—边缘和中脑—皮层通路上的 D_2 受体，发挥较强的神经安定作用。其特点是不易产生耐受性，加大剂量无麻醉作用，不影响感觉功能。正常人服药后会出现：镇静、情感淡漠、对周围事物不感兴趣、活动减少等；易入睡，也易唤醒，醒后神志正常。对抑郁症无效，且可加重。

(2)镇吐：小剂量抑制延髓催吐化学感受器 D_2 受体，大剂量直接抑制呕吐中枢，具有强大的镇吐作用。但不能对抗前庭刺激引起的呕吐。

(3)对体温调节中枢的影响：直接抑制下丘脑体温调节中枢，使体温调节功能失衡，特点是：①随环境温度变化而异，环境温度低，体温明显降低，环境温度高则体温升高，因此氯丙嗪用于人工冬眠必须配合物理降温；②能使异常和正常体温下降。该点是氯丙嗪用于人工冬眠的重要依据。

2. 自主神经系统 具有 α 受体和 M 受体阻断作用：阻断 α 受体，可使血管扩张，血压下降；阻断 M 受体，可致口干、视力模糊、便秘等不良反应。

3. 内分泌系统 抑制促性腺激素的释放，可引起闭经；促进催乳素的释放，可使乳房增大或溢乳(包括男性)；抑制生长激素的分泌，影响生长发育，儿童不宜长期使用。

【应用】

1. 治疗精神病 可治疗急、慢性精神分裂症。对急性精神分裂症疗效好，能缓解患者的躁狂、攻击行为；消除幻觉与妄想；改善思维、情感和行为障碍，使患者恢复生活自理能力。对慢性精神分裂症患者有效。可消除躁狂症患者及其他精神病患者的兴奋、紧张和妄想症状。对所有精神病都没有根治作用，需长期服药维持疗效。

2. 止吐 可治疗顽固性呃逆。对多种疾病如尿毒症、胃肠炎、放射疾病、癌症等引起的呕吐以及多种药物如吗啡、四环素、强心苷所致的呕吐都有强大的镇吐作用。但对前庭神经紊乱所致的晕动病(晕车、晕船)无效。

3. 人工冬眠 与抗组胺药异丙嗪和镇痛药哌替啶组成冬眠合剂，配合物理降温，用于人工冬眠疗法。目的是使患者机体新陈代谢减弱，对外界病理刺激的反应性降低，耗氧量减少，对缺氧的耐受性提高。人工冬眠是严重感染、高热惊厥、甲亢危象、妊娠毒血症等疾病重要的辅助治疗方法，也可用于低温麻醉。

【不良反应】

1. 一般不良反应 自主神经系统反应常见的有血压下降、口干、视力模糊、便秘等；中枢神经系统反应有嗜睡、乏力等；内分泌紊乱可导致闭经、生长缓慢、乳房肿大、溢乳。

2. 锥体外系反应 表现有：①帕金森综合征，出现面具脸、动作迟缓、肌颤等，老年人多见；②静坐不能，患者反复坐立不安，好发于中年人；③急性肌张力障碍，出现强迫

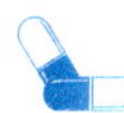

性张口、伸舌、呼吸运动障碍等，多见于青少年。以上 3 种症状是长期大剂量应用氯丙嗪阻断黑质-纹状体上的 D_2 受体，ACh 功能相对增强所致。还可表现出，迟发性运动障碍，发生机制不明。

3. 变态反应　常见光敏性皮炎、皮疹，少数患者出现肝损害、溶血性贫血、粒细胞减少等，应定期查血常规，一旦发生，立即停药。

4. 急性中毒　大剂量给药可致急性中毒。出现昏睡、血压骤降，甚至休克、心动过速、心电图异常等。

【用药护理】

1. 局部刺激性强，常用的给药方法是：口服、深部肌内注射及用生理盐水或葡萄糖液稀释后缓慢静脉注射。静脉注射或肌内注射后，可出现体位性低血压，应嘱咐患者卧床休息1～2h后，缓慢起立。

2. 锥体外系反应的防治　①对于帕金森综合征、静坐不能及急性肌张力障碍 3 种症状，最好将氯丙嗪减量，必要时用中枢抗胆碱药苯海索或东莨菪碱对抗；②对迟发性运动障碍，中枢抗胆碱药防治无效，反而会使症状加重，长期用药应用小剂量维持，以防止不良反应的发生。

3. 出现急性中毒，应立即停药并对症治疗，必要时用 NA 升血压。

4. 其他　①诱发癫痫，有癫痫史者禁用；②致药源性精神异常，如意识障碍、兴奋、躁动、抑郁等，需与原有疾病区别，并减量或停药；③伴冠心病患者用药后易猝死，患有冠心病及其他心血管疾病的老年人慎用。

其他吩噻嗪类药物有奋乃静（perphenazine）、氟奋乃静（fluphenazine）、三氟拉嗪（trifluoperazine）和硫利达嗪（thioridazine）。前三者作用和临床应用与氯丙嗪相似，抗精神病作用比氯丙嗪强，而锥体外系不良反应也相应增强，镇静作用弱。硫利达嗪镇静作用强，但抗精神病作用不及氯丙嗪，最大的优点是锥体外系反应少，适用于门诊患者及年老体弱者。

二、硫杂蒽类（又名噻吨类）

氯普噻吨（chlorprothixene）

氯普噻吨又名泰尔登。抗精神分裂症、消除幻觉、治疗妄想作用比氯丙嗪弱，镇静作用强，兼有抗抑郁、抗焦虑作用。主要用于伴焦虑、抑郁症状的精神分裂症，焦虑性神经症，更年期抑郁症患者。锥体外系反应较少。

同类药有氯哌噻吨（clopenthixol）、氟哌噻吨（flupenthixol），为选择性多巴胺受体阻断药，抗精神病作用较强，起效较快。前者可消除患者的阳性症状（以兴奋、幻觉、妄想为主），缓解患者躁狂和慢性精神分裂症的急性发作。后者可消除患者的阴性症状（以痴呆木僵、情感淡漠为主），也可治疗抑郁症或伴焦虑的抑郁症，因有特殊的激动效应，禁用于躁狂症。不良反应同氯丙嗪。

三、丁酰苯类

氟哌啶醇（haloperidol）

为本类药的代表药，抗精神病作用及锥体外系作用均比氯丙嗪强，主要用于精神分裂症和躁狂症。因镇吐作用较强，也可治疗多种疾病、药物引起的呕吐和持续性呃逆。不良反应常见急性肌张力障碍和静坐不能。久用可致心肌损伤。孕妇禁用。

同类药氟哌利多(droperidol)又名氟哌啶，作用维持时间短。除抗精神病外，还可加强镇痛药、麻醉剂的作用。临床上常与麻醉性镇痛药芬太尼合用，使患者产生一种精神恍惚、不入睡而痛觉消失的特殊麻醉状态，称安定镇痛麻醉术，可用于烧伤大面积换药、各种内镜检查、外科清创、造影及各种手术的全麻诱导和维持等。主要副作用是锥体外系反应。

四、其他类

五氟利多(penfluridol)

五氟利多为氟哌利多衍生物，口服长效制剂，1周服药1次。临床用于急、慢性精神分裂症，尤适用于慢性病患者的维持与巩固治疗。主要不良反应是锥体外系反应。孕妇慎用。

同类药有匹莫齐特(pimozide)，也是氟哌利多衍生物，具长效作用，每日服药1次，对幻觉、妄想、懒散退缩、情绪淡漠等症状疗效较好，一般在用药3周内见效。主治精神分裂症。常见不良反应为锥体外系反应和室性心律失常。伴心脏疾病的患者禁用。

氯氮平(clozapine)

氯氮平又名氯扎平，属于BZ类药物，为新型抗精神病药，最大的优点是几无锥体外系反应。但曾发生用药后因粒细胞缺乏致死，故不作为治疗精神分裂症首选药，适用于其他药物无效者及锥体外系反应严重者。用药过程中应定期查血常规，警惕粒细胞缺乏。

舒必利(sulpiride)

舒必利具有起效快，兼有抗抑郁作用，镇吐作用强，锥体外系反应轻等特点。适用于妄想型、单纯型精神分裂症及慢性退缩和幻觉妄想症，也用于难治性精神分裂症。对各种呕吐和晕动病有效。

利培酮(risperidone)

利培酮是近年治疗精神分裂症的一线药物，具有用药剂量小、使用方便、起效快、锥体外系反应小等优点。可改善精神分裂症的阳性症状和阴性症状，适用于首发患者和慢性精神分裂症。

第二节　抗躁狂症药

抗躁狂症药主要用于治疗躁狂症。躁狂症临床表现：活动、思维、言语不能自制，烦躁不安、情绪高涨。发病机制可能与脑内5-HT减少，而NA释放过多有关。除氯丙嗪等药物有抗躁狂作用外，卡马西平、丙戊酸钠、碳酸锂也有效。

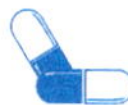

碳酸锂(lithium carbonate)

【作用与应用】　可抑制脑内 NA 及 DA 的释放,并促进两者的再摄取和灭活,同时减少二磷酸肌醇含量。对正常人没有影响,对躁狂症尤其是急性躁狂和轻度躁狂症有显著疗效,也可治疗躁狂抑郁症,长期使用既减少躁狂复发次数,又可预防抑郁复发。

【不良反应及用药护理】　锂盐不良反应多,用药时应注意:①不安全,适用浓度为 0.8～1.5mmol/L,超过 2mmol/L 可出现中毒反应,主要表现为腹痛、腹泻、恶心,甚至出现精神紊乱、反射亢进、惊厥、昏迷、死亡。需随时测定血药浓度,当血药浓度升至 1.6mmol/L,立即停药,并静脉注射生理盐水加速锂盐的排出。碳酸氢钠及甘露醇等也可应用,必要时可进行血液透析。②抗甲状腺作用,引起甲状腺功能减退或甲状腺肿大,缓释片副作用较轻。③妊娠妇女、肾病患者及电解质紊乱者禁用。

第三节　抗抑郁症药

抑郁症临床表现:思维迟钝、情绪低落、说话减少、自责消极,甚至有自杀倾向。发病机制与脑内 5-羟色胺(5-HT)、NA 和 DA 减少有关。抗抑郁症药主要通过增加脑内 5-HT 的含量并纠正去甲肾上腺素的不足而发挥作用。抗抑郁症药分为三环类抗抑郁症药(同时抑制 5-HT 和 NA 再摄取)、NA 再摄取抑制剂及 5-HT 再摄取抑制剂 3 类。

一、三环类抗抑郁症药(TCAs)

丙米嗪(imipramine,米帕明)

【作用与应用】　抗抑郁作用起效慢,需 2～3 周显效。正常人口服可出现困倦、思维能力下降、血压略降等症状。抑郁患者用药后,可振奋精神,改善思维和情绪。有抗焦虑作用。主要用于各种原因引起的抑郁症,对内源性、反应性和更年期抑郁症效果显著;也可治疗小儿遗尿症、强迫症和恐惧症。

【不良反应】

1. 自主神经系统　M 受体阻断症状,如口干、便秘、视力模糊、排尿困难、眼压升高、心悸、体位性低血压等,与阻断 α 受体有关。

2. 中枢症状　乏力、肌肉震颤,少数患者可由抑制转为躁狂,剂量大时更易发生。可诱发癫痫发作、意识障碍等。

3. 心血管系统　剂量过大可发生心律失常及传导阻滞,甚至室颤及心搏骤停。

4. 其他　粒细胞缺乏、闭经、肝功能异常。

【用药护理】

1. 嘱咐患者家属本药起效缓慢,用药后仍需对患者进行监护,以防自杀等意外发生。

2. 严重心、肝、肾疾病患者,青光眼患者,癫痫患者,孕妇,儿童及过敏者禁用。

3. 注意药物相互作用　①与巴比妥类、乙醇及口服避孕药合用,降低疗效;②与吩噻嗪类抗精神病药合用,增强疗效;③与单胺氧化酶抑制剂合用,可相互增强毒性,换药时需停药 2 周；④与儿茶酚胺类合用，可致高血压反应。

其他 TCAs 有地昔帕明（desipramine）、阿米替林（amitriptyline）、多塞平（doxepin），作用特点及不良反应比较见表 20-1。

表 20-1 三环类抗抑郁症药作用特点及不良反应比较

药物	作用特点	不良反应及用药注意事项
丙米嗪	起效慢，2～3 周起效	不良反应多。与其他药合用时需注意药物相互作用
地昔帕明	起效快，作用比丙米嗪强，1 周后起效	不良反应较少。与其他药合用需注意药物相互作用
阿米替林	起效快，作用比丙米嗪强，1～2 周后起效，且有催眠和抗焦虑作用	抗胆碱作用多见，如口干、视力模糊、排尿困难；心血管副作用较轻，偶致心律失常；不能与单胺氧化酶抑制剂合用
多塞平	作用比丙米嗪弱，但有抗焦虑作用	同阿米替林

二、NA 再摄取抑制剂

本类药有马普替林（maprotiline）、米安色林（mianserin），为广谱抗抑郁症药，具有起效快、副作用小等优点，适用于各型抑郁症，特别适用于老年患者。

三、5-HT 再摄取抑制剂

为第三代抗抑郁症药，常用药物有氟西汀（fluoxetine，百忧解）、帕罗西汀（paroxetine，赛洛特）、舍曲林（sertraline，郁乐复）、曲唑酮（trazodone）等。该类药物发展较快，已开发的品种达 30 余个，作用与三环类相似，但心血管副作用小，也不损害精神运动功能，对心血管和自主神经系统功能影响小，具有抗抑郁和抗焦虑双重作用。适用于各型抑郁症及抑郁症伴有的焦虑症，也可用于病因不清且其他药物疗效不佳或不能耐受其他药物的抑郁症患者。不能与单胺氧化酶抑制剂合用。哺乳期妇女及儿童禁用。

常用制剂与用法

盐酸氯丙嗪　片剂：12.5，25，50mg。从小剂量开始，口服，每次 12.5～50mg，3 次/d，限量：轻症 300mg/d，重症 600～800mg/d；好转后减至维持量 50～100mg/d。注射剂：10mg（1ml），25mg（1ml），50mg（2ml）。从小剂量开始，25～50mg 稀释于 500ml 葡萄糖氯化钠注射液中缓慢静脉滴注，1 次/d，每隔 1～2d 缓慢增加 25～50mg，治疗剂量 100～200mg/d。不宜静脉注射。

奋乃静　片剂：2，4mg。精神病：30～60mg/d，分 2～4 次，根据需要和耐受情况调整剂量。注射剂：5mg(1ml)，10mg(2ml)。每次 5～10mg，肌内注射，隔 6 小时 1 次或根据需要与耐受情况调整。静脉注射每次 5mg，用氯化钠稀释至 0.5mg/ml，静脉注射速度不超过 1mg/min。

氯普噻吨　片剂：12.5，25，50mg。口服。精神病：轻症 150mg/d；重症 300～600mg/d，分 3～4 次。治疗失眠、焦虑：每次 25～50mg，3～4 次/d。注射剂：25mg(1ml)，50mg(2ml)。拒绝服药者，每次 30～60mg，加入 25% 葡萄糖注射液 20ml 缓慢静脉注射。

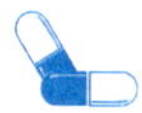

氟哌啶醇　片剂:2,4mg。口服,每次 2～10mg,2～3 次/d。注射剂:5mg(1ml)。肌内注射:每次 5～10mg,2～3 次/d。静脉滴注:10～30mg 加入 250～500ml 葡萄糖注射液内。

舒必利　片剂:100mg。呕吐:口服,每次 50～100mg,2～3 次/d。注射剂:50mg(2ml)。精神病:肌内注射,开始 300～600mg/d,1 周内增至 600～1200mg;维持量:100～300mg/d,2 次/d。

氯氮平　片剂:25,50mg。每次 25mg,2～3 次/d,然后每日增加 25～50mg,将总量增至 300～400mg/d。

碳酸锂　片剂:0.25g。每次 0.25～0.5g,3 次/d。

丙米嗪　片剂:12.5,25mg。口服。每次 12.5mg,3 次/d。极量:300mg/d。小儿遗尿:5 岁以上每次 12.5～25mg,睡前口服。

阿米替林　片剂:25mg。每次 25mg,3 次/d,可逐渐增至 150～300mg/d。

曲唑酮　片剂:10,25,50,75mg。口服,开始剂量 25～100mg/d,分次服用,至少持续 2 周。依病情每日增加 25mg,有效剂量一般为 150mg/d。

氟西汀　片剂:10mg。口服。抑郁症:开始剂量,20mg/d,后增至 20～80mg/d,症状减轻后减至维持量。强迫症:开始剂量,20mg/d,早晨服用,后增至 20～60mg/d。

多塞平 片剂:25mg。每次 25～50mg,3 次/d。极量:300mg/d。

习题 20

护考模拟 20

思政学堂 20

思考题

1. 氯丙嗪引起锥体外系症状的原因是什么?如何防治?
2. 氯丙嗪引起直立性低血压能否用肾上腺素治疗?为什么?
3. 简述丙米嗪的适应证及主要不良反应。

（夏　晴）

课件 21

知识导图 21

第二十一章　抗中枢神经系统退行性疾病药

学习目标

知识目标：掌握左旋多巴的作用、作用机制、不良反应及应用注意事项；熟悉卡比多巴、司来吉兰、溴隐亭、金刚烷胺的作用、作用机制、不良反应及应用注意事项；了解抗胆碱酯酶药治疗阿尔茨海默病的作用、不良反应及用药注意事项。

能力目标：能仔细观察抗中枢神经系统退行性疾病药物的不良反应。

素质目标：培养护理人员给对失智失能患者给予足够关心关爱的职业素质。

中枢神经系统退行性疾病是一组由慢性进行性中枢神经组织退行性变性而产生的疾病的总称。主要包括帕金森病(Parkinson disease，PD)、阿尔茨海默病(Alzheimer's disease，AD)及亨廷顿病(Huntington's disease，HD)等。目前人口老龄化问题日益突出，本组疾病已成为仅次于心血管疾病和癌症的严重影响人类健康和生活质量的第 3 位疾病。因该类疾病确切病因和发病机制尚未完全清楚，药物治疗效果(除 PD 外)还难以令人满意。但近些年来在该类疾病药物的研发方面也有长足的进步。本节重点介绍抗帕金森病药和抗阿尔茨海默病药。

第一节　抗帕金森病药

帕金森病又称震颤麻痹，常见于中老年患者。主要病变部位是中枢黑质-纹状体多巴胺通路，系该通路上抑制性神经递质多巴胺(DA)与兴奋性神经递质乙酰胆碱(ACh)功能失衡，多巴胺能神经功能障碍而乙酰胆碱能神经功能相对亢进，致患者肢体运动不协调，出现 PD 一系列临床症状，如震颤、强直、行走困难、姿势异常等。故治疗 PD 的药物主要分为拟多巴胺类药(补充脑内多巴胺含量和激动脑内多巴胺受体)和抗胆碱药(通过中枢抗胆碱作用缓解症状)。

21-1-1
知识拓展：
帕金森病

一、拟多巴胺类药

左旋多巴(levodopa，*L*-多巴)

【作用与应用】

1. 抗帕金森病　*L*-多巴是多巴胺的前体物，本身无作用，口服后仅 1% 进入中枢，脱

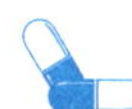

羧后变成多巴胺发挥治疗作用。吸收快、个体差异大、用药后需数周才起效，是目前临床上最常用的抗 PD 药物，可治 PD(原发性震颤麻痹)以及帕金森综合征(继发性震颤麻痹)，但对由阻断中枢 DA 受体的药物(如吩噻嗪类、利血平)中毒所致的帕金森综合征无效。

2. 治疗肝性脑病　*L*-多巴在脑内进一步代谢成 NA，使肝性脑病患者苏醒，但不能改善肝功能。

【不良反应】 *L*-多巴大部分是在外周脱羧后变成多巴胺而引起许多不良反应的。

1. 胃肠道反应　恶心、呕吐、厌食等，宜饭后服药。

2. 心血管反应　常见直立性低血压。部分患者可出现心动过速、心律失常。

3. 神经系统反应　①不自主异常运动：长期用药引起张口、咬牙、伸舌、皱眉、头颈部扭动等不随意运动；②症状波动(开-关现象)：症状突然被控制(开)和症状不能被控制或明显加重(关)；③精神障碍：可有失眠、焦虑、躁狂、抑郁等，停药后好转。

【用药护理】

1. 为防治神经系统反应，用药期间应密切观察患者，注意减量或停药。

2. 维生素 B_6 是多巴脱羧酶的辅酶，可加速其在外周脱羧而加重不良反应，并减少 *L*-多巴进入脑内而降低疗效，不宜同用。

卡比多巴(carbidopa)

卡比多巴又名 α-甲基多巴，为外周多巴脱羧酶抑制药，能减少左旋多巴在外周脱羧生成多巴胺，增加其进入脑内的量，使其在脑内转变成多巴胺，提高疗效，减少不良反应。常与左旋多巴配伍成片剂或胶囊剂，是目前最有效的抗 PD 复方制剂组成成分。本品与 *L*-多巴的复方制剂称为心宁美(sinemet)，现已有心宁美控释片(sinemet,CR)。

同类药还有苄丝肼(benserazide)，与 *L*-多巴制成复方制剂，取名为美多巴，是临床常用制剂。

司来吉兰(selegiline)

司来吉兰为选择性中枢单胺氧化酶抑制剂，减少中枢多巴胺的降解，提高多巴胺浓度。与 *L*-多巴合用，可减少后者用量和开-关现象。

溴隐亭(bromocriptine)

溴隐亭为中枢多巴胺受体激动药，治疗帕金森病疗效与左旋多巴相当，较少引起运动障碍。该药可抑制催乳素和生长激素的分泌，可用于催乳素分泌过高所致的闭经和产后回乳。

金刚烷胺(amantadine)

金刚烷胺既是抗病毒药，又是抗 PD 药。治疗 PD 疗效不及 *L*-多巴，但优于中枢抗胆碱药。起效快，维持时间短，与 *L*-多巴有协同作用。不良反应较多，常见头痛、眩晕、共济失调、直立性低血压。偶致惊厥，癫痫患者禁用。老年患者应减少剂量。

21-1-2 微课：抗帕金森病药

二、抗胆碱药

苯海索(benzhexol，artane，安坦)

苯海索为中枢抗胆碱药。阻断黑质-纹状体上 M 受体，降低该多巴胺通路上的

ACh 兴奋性，从而缓解 PD 症状。不良反应较多，常见口干、尿潴留、便秘、视力模糊、眩晕等，部分患者可有精神障碍。青光眼患者禁用。

第二节 抗阿尔茨海默病药

21-2-1
知识拓展：
阿尔茨海默症

【案例 21-1】

患者，男，68 岁。记忆力进行性减退 4 年，近一年来出现行为异常、穿着不整齐、不洗漱、沉默寡言，有时出现尿失禁。饮食及睡眠减少、易醒。以往无脑血管病或脑外伤史。体检：神志清醒，表情淡漠，言语迟缓且有时欠准确。计算力、判断力、定向力和近记忆力下降。共济检查配合不佳，脑 CT 显示脑皮质萎缩，双侧脑室对称性轻度扩张。诊断：阿尔茨海默病。治疗：功能锻炼，鼓励个人完成生活日常，多与人交流；多奈哌齐 5mg，睡前口服，若无明显不适，4 周后增至 10mg；吡拉西坦 0.8 t. i. d.，都可喜 1 片 b. i. d.。问题：①对该患者应用上述药物是否合理？②对于 AD 还可选择哪些药物？

阿尔茨海默病（AD）又称原发性老年性痴呆，是一种与年龄高度相关、以进行性认知障碍和记忆力损害为主的中枢性退行性变性疾病。患者脑内 ACh 合成减少及胆碱能神经系统功能减退。目前采用的比较有特异性的治疗方法是增加中枢胆碱能神经功能，其中胆碱酯酶抑制药效果相对肯定，M 受体激动药正在临床试验中。

一、胆碱酯酶抑制药

他克林（tacrine）

第一代可逆性 AChE 抑制药，选择性与 AChE 结合并抑制其活性，减少 ACh 代谢，提高脑内 ACh 的浓度，缓解痴呆症状，提高认知和改善记忆功能，长期应用可缓解病程。多与卵磷脂合用治疗 AD，可延缓病程 6～12 个月，食物可影响其吸收，个体差异大。主要不良反应为肝毒性，用药时需定期测肝功能。不良反应较大，限制了其临床应用。

多奈哌齐（donepezil）

多奈哌齐为第二代 AChE 抑制药。口服吸收好，生物利用度 100%，半衰期长。具有剂量小、毒性低、价格相对低廉、饮食不影响吸收等优点，用于轻、中度 AD 治疗，能提高患者的认知功能，耐受性较好，临床较为常用。常见不良反应有皮疹、幻觉、胃肠道反应、肌肉痉挛、疲倦、心动过缓等。

利斯的明（rivastigmine）

利斯的明为第二代 AChE 抑制药。适用于伴有心、肝、肾等疾病的轻、中度 AD 患者。常见不良反应有胃肠道反应、乏力、眩晕、嗜睡、精神错乱等，继续用药一段时间或减量一般可消失。

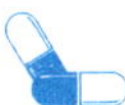

加兰他敏(galantamine)

加兰他敏为第二代 AChE 抑制药。除了减少 ACh 水解外,尚可增加胆碱受体数量、增强 N 胆碱受体功能等。用于轻、中度 AD,还可用于重症肌无力和脊髓灰质炎后遗症。用药 2~3 周可出现恶心、腹泻等胃肠道反应,稍后即消失,无肝毒性。偶致过敏反应。

石杉碱甲(huperzine-A,哈伯因)

石杉碱甲为强效第二代 AChE 抑制药。用于老年性记忆功能减退及 AD 患者,提高其记忆和认知能力,还可治疗重症肌无力。常见不良反应有恶心、头晕、多汗、腹痛、视物模糊等,严重者可用阿托品拮抗。

二、M 受体激动药

占诺美林(xanomeline)

占诺美林对脑部 M_1 受体有高度的选择性,可改善 AD 患者的行为能力和认知功能。口服易吸收,易通过血-脑脊液屏障。主要不良反应为胃肠道和心血管系统反应,如不能耐受则改用皮肤给药。

三、其他类药物

习题 21

本类药化学结构不同,而且作用方式与机制各异。目前已用于临床的药物有 4-氨基吡啶(4-aminopyridine)、吡拉西坦(piracetam)、茴拉西坦(aniracetam)、奥拉西坦(oxiracetam)、尼莫地平(nimodipine)等。据报道该类药物可改善痴呆症状,提高智能活动,但不改变 AD 的基本病程。

常用制剂与用法

护考模拟 21

左旋多巴　片剂:0.1,0.25g。抗帕金森病:口服,每次 0.25g,2~3 次/d,以后每隔 3~7 天增加一次,每次增加 0.1~0.75mg。维持量:2~5g/d,分 2~3 次饭后服。与卡比多巴合用时,左旋多巴 600mg/d。注射剂:50mg(20ml)。肝性脑病:0.2~0.3g/d 加入 5%葡萄糖溶液 500ml,静脉滴注,清醒后减量为 0.2g/d。

卡比多巴　片剂:25mg。口服,每次 25mg,3 次/d。

盐酸金刚烷胺　片剂:0.1g。口服,每次 0.1g,2 次/d。

盐酸溴隐亭　片剂:2.5mg。口服,首剂 0.625mg,2 次/d,后每周递增 2.5mg,维持量 10~25mg/d。

盐酸苯海索　片剂:2mg。口服,首次 1~2mg,3 次/d,以后递增,每日不超过 20mg。

多奈哌齐　片剂:5mg。初始每日 5mg,1 次/d,睡前服。1 个月后视需要可增加剂量至 10mg,3~6 个月为 1 个疗程。

思考题

思政学堂 21

1. 试述左旋多巴治疗帕金森病外周主要不良反应及其预防措施。
2. 为什么不可应用左旋多巴治疗氯丙嗪引起的帕金森综合征?

(夏　晴)

课件 22

知识导图 22

第二十二章 镇痛药

学习目标

知识目标：掌握吗啡、哌替啶的临床应用、不良反应、禁忌证、急性中毒症状及应用注意事项；熟悉芬太尼、美沙酮、喷他佐辛、罗通定及纳洛酮的作用特点和临床应用；了解癌症患者的三级镇痛阶梯疗法。

能力目标：学会成瘾性镇痛药的用药监护，并在工作中正确区分处方药与非处方药。

素质目标：培养护理人员重视药品分类管理的意识，以及珍爱生命、远离毒品的个人素养。

镇痛药作用于中枢神经系统，在不影响患者意识状态和其他感觉的情况下，迅速、有效地减轻或消除疼痛及疼痛引起的不愉快情绪。因本类药大多数有成瘾性，故又称中枢性镇痛药或成瘾性镇痛药，也称其为麻醉性镇痛药，属国家严格管理麻醉药品。按来源将药物分类如下：①阿片生物碱类镇痛药，如吗啡、可待因；②人工合成镇痛药，如哌替啶、芬太尼、美沙酮、喷他佐辛等；③其他类，如罗通定。前两类药物镇痛作用机制是兴奋脑内阿片受体，阻断痛觉传导，发挥强大的中枢性镇痛作用；后一类镇痛机制尚未清楚，不属于阿片受体激动剂。

第一节 阿片生物碱类镇痛药

【案例 22-1】

患者，男，55 岁。因原发性肺癌合并骨转移癌痛加重，给予吗啡缓释片 30mg 口服，口服后 2h 出现胸闷、呼吸困难、呼吸深慢 4～5 次/min，口唇轻度发绀，瞳孔缩小 2mm，即予以对症治疗，2h 后呼吸逐渐恢复为 10～16 次/min，4h 后发绀好转，瞳孔恢复正常，生命体征稳定。诊断：吗啡引起的呼吸抑制。请问：①吗啡引起呼吸抑制的原因是什么？②遇到此种情况，给药后的注意事项有哪些？可以使用什么拮抗药？

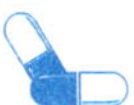

22-1-1　微课：吗啡的作用与应用

吗啡(morphine)

【体内过程】　口服易吸收，但首关消除明显，常皮下注射给药，30min 吸收 60%。分布广，难以透过血-脑脊液屏障，脑中浓度低，但足以发挥强大的镇痛作用；可透过胎盘屏障，影响胎儿。肝代谢、肾排泄，少量经乳腺排泄，影响乳儿。孕妇和哺乳期妇女禁用。

【作用】　为阿片受体激动剂，属强效镇痛药。主要激动丘脑内侧、脑内导水管周围灰质及脊髓角质区的阿片 μ 受体(强效)、κ 受体(中效)、δ 受体(中效)而发挥作用。

1. 中枢神经系统

(1)镇痛、镇静：皮下注射 5～10mg 就可明显减轻或消除各种疼痛，维持 4～6h。小剂量至中等剂量可用于减轻持续性钝痛，中至大剂量可减轻创伤或内脏引起的锐痛，镇痛同时伴随强大的镇静作用，消除患者由疼痛引起的紧张、焦虑、恐惧情绪，提高其对疼痛的耐受力。在安静环境易诱导入睡，但患者易被唤醒。吗啡还可引起欣快症，表现为满足感和飘然欲仙等，连续使用可成瘾。

(2)镇咳：直接抑制延髓咳嗽中枢，镇咳作用强大，但易成瘾，临床上常用可待因代替。

(3)呼吸抑制：有强大的呼吸抑制作用，治疗量可使呼吸频率减慢、潮气量降低、每分通气量减少，其中呼吸频率减慢尤为明显；大剂量呼吸呈浅而快，中毒量呼吸深度抑制导致呼吸衰竭而致死亡。

(4)缩瞳：激动脑干缩瞳核，成针尖样瞳孔。临床上可作为吗啡中毒重要诊断指征。

(5)催吐：激动延脑催吐化学感受器，引起恶心、呕吐。

2. 兴奋平滑肌作用

(1)提高胃肠平滑肌张力，肠蠕动减少，有止泻作用，并可导致便秘。

(2)提高胆道奥迪括约肌张力，胆汁排空受阻，胆内压增加，诱发胆绞痛。治疗胆绞痛需合用阿托品。

(3)提高输尿管平滑肌和膀胱括约肌张力，引起尿潴留。

(4)大剂量可提高支气管平滑肌张力，诱发哮喘。

(5)可影响子宫平滑肌张力，对抗催产素的作用，延长产程。禁用于分娩止痛。

3. 心血管系统　扩张血管，其机制如下。

(1)直接扩张外周血管，引起体位性低血压。

(2)抑制呼吸，中枢 CO_2 蓄积，引起脑血管扩张，颅内压升高。故低血压或颅内压升高患者禁用吗啡。

4. 抑制免疫功能　吗啡对细胞免疫和体液免疫功能均有抑制作用，主要与 μ 受体激动有关。

(1)使白细胞介素、肿瘤坏死因子等数量。

(2)抑制自然杀伤细胞活性，抑制刀豆蛋白 A 刺激的 T 细胞增殖。

(3)抑制巨噬细胞的吞噬功能。

(4)抑制一氧化氮(NO)的释放。

一般认为，短期用药与影响交感神经系统有关，长期用药与影响下丘脑-垂体-肾上腺系统有关。吗啡的免疫抑制作用在停药后戒断症状出现时最明显，但长期给药对免疫的抑制可出现耐受现象。吸毒者由于机体的免疫功能被抑制易被感染。

【应用】

1.镇痛

(1)用于急性锐痛如术后痛、严重创伤痛、烧伤痛、癌性疼痛、血压正常心绞痛。

(2)合用阿托品解除胆、肾绞痛。

(3)不用于分娩止痛、低血压或颅内压升高患者止痛。因有成瘾性，故不用于慢性钝痛。

22-1-2 相关知识：心源性哮喘

2.治疗心源性哮喘　是治疗心源性哮喘的首选药，其机制如下。

(1)扩血管作用，减轻心脏的前后负荷，缓解左心衰竭所致急性肺水肿。

(2)镇静作用，消除患者紧张情绪，间接减轻心脏负荷。

(3)降低呼吸中枢对 CO_2 的敏感性，使急促且浅表的呼吸得以缓解。因吗啡抑制呼吸，并使支气管平滑肌张力增加，故禁用于支气管哮喘。

3.止泻　临床上曾用阿片酊治疗消耗性腹泻，因有成瘾性，现已少用。

【不良反应】

1.一般不良反应　常见呼吸抑制、直立性低血压、呕吐、嗜睡、诱发胆绞痛、排尿困难、便秘等。

2.耐受性及依赖性　反复应用产生耐受性，甚至产生依赖性，突然停药引起严重生理功能紊乱，表现为戒断症状，如烦躁不安、流涕、流泪、呕吐、腹绞痛、肌肉痛、出汗、意识丧失，可危及生命。患者为减少痛苦会不择手段寻觅吗啡，传播疾病，对社会危害极大，应严格限制使用。

3.急性中毒　主要表现为昏迷、呼吸极度抑制、针尖样瞳孔、血压骤降。呼吸麻痹是致死的主要原因。

【用药护理】

1.用药时应密切关注患者耐受性和依赖性，禁止滥用。

2.急性中毒抢救措施：①人工呼吸；②适量给氧；③必要时静脉注射阿片受体拮抗剂纳洛酮。

3.禁用于慢性阻塞性肺病、支气管哮喘、严重肝功能减退、颅内压升高、分娩疼痛。哺乳期妇女禁用。

可待因(codeine)

可待因又名甲基吗啡，口服生物利用度为50%，因脂溶性较高而易于进入中枢。主要经肝脏代谢，约10%脱甲基形成吗啡而发挥镇痛作用，血浆半衰期为2～4h。镇痛作用是吗啡的1/12，镇咳作用约为吗啡的1/4。无明显镇静作用，欣快感和依赖性也比吗啡弱。临床上用于癌症患者中等程度疼痛，也常作为中枢性镇咳药治疗剧烈性干咳。但仍属限制性应用的成瘾性镇痛药。

22-2-1　微课：人工合成镇痛药

第二节　人工合成镇痛药

哌替啶(pethidine，dolantin，度冷丁)

【体内过程】　口服吸收快，但首关消除大，镇痛效力仅为注射的1/2。皮下注射局部刺激性强，故常采用肌内注射给药。分布广，可透过胎盘屏障，影响胎儿。少量经

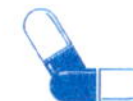

乳汁排泄。

【作用】 与吗啡相似，但作用弱、维持时间短。镇痛作用只是吗啡的 1/10；呼吸抑制作用弱；对平滑肌影响小，没有止泻和治便秘作用，不诱发胆绞痛，不延长产程，治疗量对支气管平滑肌无影响。

【应用】

1. 镇痛 替代吗啡用于各种急性锐痛，如创伤后疼痛、术后疼痛及分娩疼痛（分娩前 2～4h 禁用，以防胎儿宫内缺氧）；胆绞痛或肾绞痛需合用阿托品。

2. 治疗心源性哮喘 可代替吗啡用于治疗心源性哮喘，效果良好，作用机制与吗啡相同。

3. 麻醉前给药 具镇静作用，可消除患者紧张情绪，也可增强麻醉药的镇痛作用。

4. 人工冬眠 与氯丙嗪、异丙嗪组成冬眠合剂，用于如高热、惊厥、甲亢危象和严重创伤等时的人工冬眠。

【不良反应和应用注意】 治疗量可致口干、恶心、心悸、直立性低血压。长期反复用药可产生耐受性和依赖性。过量抑制呼吸，偶致肌颤，甚至惊厥。应控制使用，连续用药不宜超过 2 周。支气管哮喘和颅脑外伤患者禁用。

其他人工合成镇痛药有芬太尼（fentanyl）、美沙酮（methadone）、二氢埃托啡（dihydroetorphine）、喷他佐辛（pentazocine）、曲马朵（tramadol）、布桂嗪（bucinnazine）。其作用特点和应用比较见表 22-1。

表 22-1 其他人工合成镇痛药作用特点和应用比较

药物	作用特点	临床应用	不良反应及应用注意事项
芬太尼	镇痛作用比吗啡强 100 倍，呼吸抑制作用小，时间短	急性锐痛。常与氟哌利多合用，实施神经安定镇痛术	大剂量致呼吸抑制，禁用于支气管哮喘，脑外伤、脑肿瘤引起昏迷患者及 2 岁以下小儿
美沙酮	镇痛作用与吗啡相当。成瘾发生慢且易治	急性锐痛和阿片脱毒替代疗法	有呼吸抑制作用，孕妇临产前、呼吸功能不全者、婴幼儿禁用
二氢埃托啡	镇痛作用是吗啡的 12000 倍，且有解痉作用，依赖性小，但维持时间短	急性锐痛和阿片脱毒替代疗法；用于内脏绞痛不必合用阿托品	口服不吸收，常舌下含服；作用时间短，需 2～3h 静脉注射或肌内注射 1 次
喷他佐辛（镇痛新）	镇痛作用是吗啡的 1/3，成瘾性很小。升血压，加快心率	慢性剧痛	大剂量呼吸抑制，血压升高，心率加快；可致焦虑、噩梦及幻觉
曲马朵	镇痛作用是吗啡的 1/3，无呼吸抑制，无欣快感	急、慢性剧痛和癌性疼痛	长期应用不排除成瘾可能；肝、肾功能不全者及孕妇慎用
布桂嗪（强痛定）	镇痛作用是吗啡 1/3，有止咳作用，成瘾性小	各种剧痛，包括神经性、炎症性、外伤性疼痛及痛经	长期用可成瘾；偶致困倦、恶心、眩晕、头痛等

第三节 其他类镇痛药

罗通定(rotundine,颅通定)

作用特点:①非阿片受体兴奋剂,镇痛作用弱,但比解热镇痛药强;②无呼吸抑制作用;③无成瘾性;④有催眠作用。对慢性钝痛(如头痛、痛经、胃肠绞痛、肝胆系统引起的钝痛及分娩疼痛)效果好,也可用于疼痛所致的失眠。

22-4-1 微课：阿片受体阻断药

第四节 阿片受体阻断药

纳洛酮(naloxone)

【作用与应用】

1. 与阿片受体有亲和力,但没有内在活性,阻止吗啡或内啡肽与受体结合而发挥作用。

2. 首关消除明显,常肌内注射或静脉注射。

用于吗啡中毒解救及急性酒精中毒解救;也用于阿片依赖者的鉴别诊断。

同类药还有纳曲酮。

【附】 癌症患者的三级镇痛阶梯疗法

为提高癌症患者的生活质量,缓解癌症患者的疼痛,临床上实施三级镇痛阶梯疗法:①轻度疼痛:主要选用解热镇痛药,如阿司匹林、对乙酰氨基酚、布洛酚、吲哚美辛等;②中度疼痛:选用弱阿片类,如可待因、曲马朵等;③重度疼痛:选用强阿片类,如吗啡、美沙酮等。

用药护理小结

【用药前沟通】

1. 了解病史及用药史　明确患者所患疾病的性质及病程,疼痛的部位、发生时间、性质,了解患者心肺功能情况,有无吸烟、饮酒习惯;了解是否用过镇痛药,其种类、剂量、疗效,有无依赖性产生等;了解患者及家属对麻醉性镇痛药治疗的必要性及成瘾性危险的知晓程度。

2. 用药指导　镇痛药不能轻易使用,应在明确病因的前提下使用,否则,容易掩盖疾病真相,延误诊治;另外,镇痛药仅限于急性剧烈疼痛时用,而且作用是短期的,不能反复多次使用。

镇痛药多数都有成瘾性,属于麻醉药品,国家有严格的管理条例,使用时应严格掌握适应证,遵医嘱用药;自购时选安全性大、成瘾性小的药物为好。但需要指出的是,一方面强调不盲目滥用,即无确凿证据非用不可,或评估病情有进展使疼痛加重;另一方面因为担心产生药物依赖性而过于谨慎致药量不足,也可产生依赖性。长期使用镇

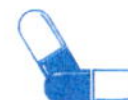

痛药，将会产生不伴有心理依赖的身体依赖。因此，对那些有滥用药物史、嗜酒、情绪不稳定、有情感性疾病者，虽不能剥夺其使用镇痛药的权力，但在医生监督下使用是完全必要的。

【用药后护理】

1. 给药方法

(1)吗啡：晚期癌痛最常选用的镇痛药物，口服易吸收，肝脏首关消除较强。速释硫酸吗啡、盐酸吗啡镇痛时间为 4～6h。口服吗啡控释片的作用时间可达 12h。对于经胃肠道给药不能控制的疼痛或疼痛发作特别频繁的患者，可经静脉全身给药。在口服、静脉经皮等途径都失败后或产生难以控制的副作用时，可改用椎管内给药或复合局部神经阻滞疗法。

(2)芬太尼：术中常用的镇痛药物，经皮芬太尼贴剂(TTS-fentanyl)是晚期癌痛治疗的重要药物。其镇痛强度是吗啡的 70～100 倍。芬太尼缓释透皮贴剂适用于不能口服的患者。初次用药，6～12h 达到血浆峰浓度，12～24h 达到血浆稳态浓度，每隔 72h 更换一次贴剂，可维持稳定的血药浓度。

(3)哌替啶：因其在体内的代谢物——去甲哌替啶半衰期是哌替啶本身的 2～3 倍，长期使用可导致在体内的蓄积，引起中枢神经系统的一系列不良反应，如震颤、肌阵挛甚至癫痫发作，纳洛酮不能拮抗去甲哌替啶引起的不良反应，甚至有加重的趋势，故哌替啶不适用于慢性疼痛和癌痛的治疗。

2. 主要护理措施

(1)长期口服阿片类药物，因肠蠕动受抑制，便秘发生率高。故在使用之初就应预防性地联合使用一些治疗便秘药物如番泻叶等。严重便秘可使用作用较强的导泻药，或换用非口服制剂，如芬太尼贴剂。阿片类药物刺激呕吐中枢，胃肠道阿片受体以及便秘常可引起患者恶心呕吐。防治的方法包括：甲氧氯普胺 10mg，3～4 次/d；氟哌利多 2.5～5mg，1～2 次/d，但可引起镇静作用，故不用于已有镇静反应的患者；地塞米松 5～10mg，1～2 次/d；严重的呕吐患者可用 5-HT_3 受体拮抗剂。随着使用时间的延长，阿片类药物的催吐作用可逐渐减轻直至消失，因此，在阿片类药物治疗时应从小剂量开始，逐渐增加剂量，这样可明显减轻呕吐。

习题 22

(2)呼吸抑制作为阿片类药物的急性不良反应，在晚期癌痛治疗使用控缓释阿片类药物的患者中极少发生，应加强对首次使用阿片类药物患者的监测。一旦出现副作用，可用阿片受体拮抗剂纳洛酮(20～40μg/min，静脉注射)进行治疗，随后减少阿片类药物的剂量。

护考模拟 22

(3)晚期癌症患者使用阿片类药物主要以镇痛为目的，可出现药物耐受和躯体依赖现象，但与吸毒者的心理依赖有别，出现成瘾的极少(哌替啶除外)。因顾及可能出现成瘾而限制晚期癌症患者的阿片类药物用量是没必要的，也不利于疼痛的控制和晚期肿瘤患者的生活质量。

【用药护理评价】　疼痛是否缓解，生命体征是否正常，呼吸是否通畅；有无药物依赖性发生，有无毒性反应症状；患者是否已经基本知晓所用镇痛药的相关知识，能正确、合理用药，配合治疗。

思政学堂 22

常用制剂与用法

盐酸吗啡　片剂：5，10mg。每次 5～10mg，1～3 次/d。注射剂：5mg(0.5ml)，10mg(1ml)。每次 10mg，3 次/d，皮下或肌内注射。极量：每次 20mg，60mg/d，皮下注射。

盐酸哌替啶　片剂：25，50mg。口服每次50～100mg，2～4次/d。注射剂：50mg(1ml)，100mg(2ml)。皮下或肌内注射，每次50～100mg，2～4次/d。静脉注射成人每次以0.3mg/kg为限。

枸橼酸芬太尼　注射剂：0.1mg(2ml)。每次0.05～0.1mg，皮下或肌内注射。

盐酸美沙酮　片剂：2.5mg。每次5～10mg，2～3次/d。注射剂：5mg(ml)。每次5～10mg，2～3次/d，肌内注射。

盐酸喷他佐辛　片剂：25，50mg。每次25～50mg。注射剂：30mg(ml)。每次30mg，皮下或肌内注射。

盐酸曲马朵　胶囊剂：50mg。3次/d。注射剂：50mg(2ml)。50～200mg/d，缓慢静脉滴注。

盐酸罗通定　片剂：30mg。每次60～100mg，3次/d。注射剂：60mg(2ml)。每次60mg，肌内注射。

纳洛酮　注射剂：0.4mg(1ml)。脱瘾治疗：每次0.4～0.8mg，肌内注射或静脉注射。

思考题

1. 吗啡急性中毒的表现有哪些？如何抢救？
2. 吗啡为什么可用于治疗心源性哮喘，而禁用于支气管哮喘？
3. 试述哌替啶的镇痛作用特点和临床应用。

（夏　晴）

第二十三章　解热镇痛抗炎药

课件 23

知识导图 23

学习目标

知识目标：掌握非甾体抗炎药的基本药理作用及作用机制；掌握阿司匹林的作用、临床应用和不良反应；熟悉对乙酰氨基酚、吲哚美辛、布洛芬及萘普生的作用特点、临床应用及主要不良反应；了解吡罗昔康、尼美舒利及芬酸类药物的作用特点、临床应用及不良反应。

能力目标：学会观察慢性疼痛治疗药物的不良反应并会正确处理；能准确判断感冒处方用药的合理性。

素质目标：培养护理人员正确看待药物作用与不良反应，具备全面分析和认识事物本质的职业素质。

第一节　基本药理作用及作用机制

【案例 23-1】

患者，男，70 岁，10 年前患高血压，为预防心梗、血栓等方面的病变，除服降压药外，开始长期服用阿司匹林 100mg/d。半月前间断出现脐周隐痛，伴间断黑便，入院前 6h 于午餐后再次出现脐周隐痛，随即呕吐咖啡色胃内容物，伴头晕、乏力，并出现排血便，量多。入院诊断：上消化道出血，十二指肠溃疡出血。①请分析该患者出血的原因。②使用阿司匹林抗凝，过程中应注意什么？

解热镇痛抗炎药(antipyretic-analgesic and anti-inflammatory drugs)是一类具有解热、镇痛，大部分还有抗炎、抗风湿作用的药物。因其抗炎作用与含甾核的糖皮质激素不同，故又称非甾体抗炎药(non-steroid anti-inflammatory drugs，NSAIDs)。

这类药物的作用机制都与抑制前列腺素(prostaglandin，PG)在体内的生物合成有关。研究表明，前列腺素是一类致热物质，同时可以增强其他致痛物质如缓激肽、5-羟色胺、组胺等的致痛作用，加重疼痛。此外，前列腺素也是一类炎症介质。解热镇痛抗炎药通过抑制花生四烯酸环氧合酶(COX)，阻断前列腺素的生物合成而达到消炎、解热、镇痛作用(图 23-1)。

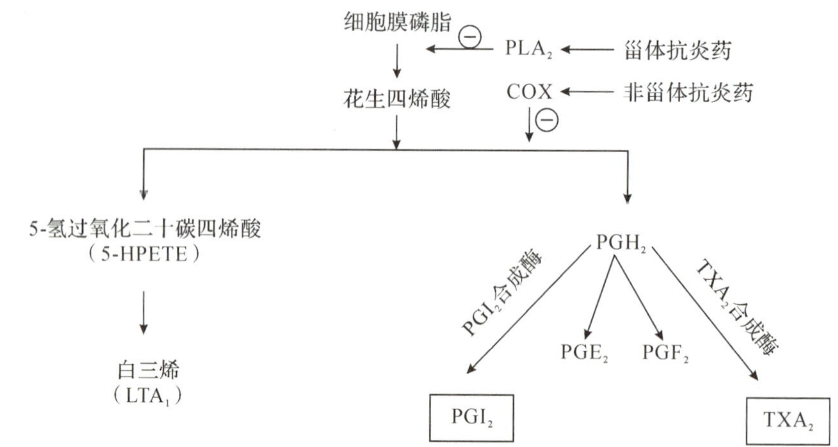

图 23-1　前列腺素生物合成及药物作用环节

此类药物抑制环氧合酶-2(COX-2)的作用是其治疗基础，而对环氧酶-1(COX-1)的抑制作用则成为其不良反应产生的原因(表 23-1)。

表 23-1　COX-1 和 COX-2 特性比较

类别	COX-1	COX-2
生成	固有的	需经诱导
功能	生理学：保护胃肠，调节血小板聚集；调节外周血管阻力；调节肾血流分布；调节 TXA_2/PGI_2 比例	生理学：妊娠时，PG 生成增加 病理学：生成蛋白酶、PG 及其他炎症介质，导致炎症
抑制药物	吲哚美辛(1.68/0.028)　萘普生(7.28/4.8) 阿司匹林(277/1.6)　布洛芬(5.6/9.5) 吡罗昔康(0.906/0.0015)　双氯芬酸(1.1/1.57)	美洛昔康(0.171/21.4) 尼美舒利(0.07/10)

本类药物基本药理作用如下：

1. 解热作用　通过抑制中枢 PG 合成而发挥解热作用。使发热患者的体温恢复正常，而对体温正常者几乎没有影响。

2. 镇痛作用　主要通过抑制外周 PG 合成而发挥镇痛作用。与麻醉性镇痛药不同，具有中等程度的镇痛作用，对慢性钝痛效果良好，不产生呼吸抑制作用和耐受性、成瘾性。

3. 抗炎作用　通过抑制炎症部位 PG 的合成而使炎症反应得以缓解。大剂量对症治疗，注意中毒反应。乙酰苯胺类药物无抗炎作用。

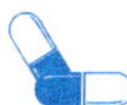

第二节　常用药物

23-2-1　微课：常用解热镇痛药

一、非选择性环氧酶抑制药

阿司匹林(aspirin,乙酰水杨酸)

【作用与应用】　为水杨酸类代表药,不同剂量具有不同的作用和临床应用。

1.抑制血小板聚集　小剂量(每日 75～150mg)抑制血小板 COX,减少血栓素 A_2(TXA_2)生成而起到抑制血小板聚集及抗血栓的作用。临床上用于心血管系统疾病的预防,治疗缺血性心脏病和脑缺血患者。

2.解热镇痛　一般剂量(每次 0.3～0.6g,3 次/d)具有显著的解热镇痛作用。用于解热、减轻中度疼痛(如头痛、牙痛、肌肉痛、痛经等慢性钝痛)及感冒发热等。

3.抗炎抗风湿　大剂量(3～5g/d,分 4 次服)可迅速缓解风湿性关节炎及风湿热的症状。用于风湿热、风湿性及类风湿性关节炎治疗。风湿热症状在 24～48h 是否迅速好转,是重要鉴别诊断依据。

23-2-2 知识拓展:阿司匹林的发现史

【不良反应】　不良反应较多,主要表现在以下方面。

1.胃肠道反应　引起上腹不适、恶心、呕吐。长期使用对胃黏膜有刺激性,诱发加重溃疡、糜烂性胃炎、胃出血及穿孔等。

2.凝血障碍　大剂量抑制凝血酶原合成,小剂量抑制血小板聚集,均可加重出血倾向。

3.变态反应　偶致皮疹、血管神经性水肿和过敏性休克。诱发支气管哮喘,即阿司匹林哮喘,拟肾上腺素类药物治疗无效。

4.水杨酸反应　剂量过大时出现(5g/d 以上)。表现为恶心、呕吐、头痛、头晕、听力下降,严重者出现换气频率增加、高热、酸碱平衡失调甚至精神失常。

5.瑞夷综合征　常见于病毒感染的青少年应用阿司匹林后,表现为严重肝功能不良合并脑病,虽少见,但致死率高。

【用药护理】

1.消化性溃疡者禁用,必要时与碳酸钙或 PGE_2 合用。

2.用维生素 K 预防凝血障碍。维生素 K 缺乏症、低凝血因子Ⅱ症、严重肝病患者和孕、产妇禁用。术前 1 周停用。

3.用抗组胺药及糖皮质激素类药物治疗阿司匹林所致的变态反应。哮喘、荨麻疹、鼻息肉患者禁用。

4.一旦发生水杨酸反应,应立即停药,静脉滴注碳酸氢钠碱化尿液,加速药物排出。

5.病毒感染的青少年慎用。

对乙酰氨基酚(acetaminophen,paracetamol,扑热息痛)

对乙酰氨基酚为非那西丁的体内代谢产物,是苯胺类的代表药。具有以下特点:①解热镇痛作用较强;②无抗炎抗风湿作用;③无明显胃肠刺激。临床主要用于退热和镇痛，如感冒发热、神经痛、肌肉痛及对阿司匹林不能耐受者和过敏者。不良反应少见。偶致皮疹、药热等变态反应。在正常剂量下对肝脏无损害，长期使用可致肝肾毒性。

吲哚美辛（indomethacin，消炎痛）

吲哚美辛为吲哚乙酸类衍生物，是最强的PG合成酶抑制剂之一。具有显著的抗炎及解热作用，对炎性疼痛有明显的镇痛效果。临床上仅用于其他药不能耐受或疗效不佳的强直性脊柱炎、风湿性关节炎、类风湿性关节炎等。对癌性发热及其他药不能控制的发热常能见效。不良反应多且严重，表现为：消化道反应有恶心、呕吐、腹泻，偶致溃疡穿孔；神经系统反应有头痛、耳鸣，偶致精神失常；血液系统反应有粒细胞减少、溶血性贫血、血小板减少性紫癜，偶致再生障碍性贫血；其他如变态反应，与阿司匹林有交叉过敏现象。饭后服用可减少一些不良反应。消化道溃疡、肝病、癫痫、精神失常者和孕妇及儿童禁用。

布洛芬（ibuprofen）

布洛芬为芳基丙酸类化合物，又名异丁苯丙酸。具有明显的抗炎、解热、镇痛作用。由于胃肠道反应较少，临床主要用于风湿及类风湿性关节炎、骨关节炎、强直性关节炎、急性肌腱炎、滑液囊炎，也可用于痛经的治疗。常见不良反应有轻度消化不良、转氨酶含量升高、皮疹、头痛，偶见溃疡病加重、视力模糊等，出现视力障碍者应立即停药。

双氯芬酸（diclofenac）

双氯芬酸为芳基乙酸类化合物。解热、镇痛、抗炎、抗风湿作用比吲哚美辛强2～2.5倍，但不良反应小于后者，吸收迅速，长期服用无蓄积作用。常用于类风湿性关节炎、风湿性关节炎、骨关节炎、术后疼痛、痛经、各种原因引起的发热等。

吡罗昔康（piroxicam）

吡罗昔康为苯并噻嗪类化合物，是新型消炎镇痛药及长效抗风湿病药。其抗炎、镇痛作用与吲哚美辛相似，主要优点是长效，半衰期可达45h，每日只需服1次。临床上用于感冒发热、风湿性及类风湿性关节炎、强直性脊椎炎、骨性关节炎及痛风急性发作等。短期服用副作用少，偶见胃肠道反应及变态反应。但剂量过大或用药时间过久可致上消化道出血。溃疡病、支气管哮喘、阿司匹林哮喘患者及哺乳期妇女慎用。

二、选择性环氧酶-2抑制药

常用药物有美洛昔康（meloxicam）和尼美舒利（nimesulide）。两药作用比较见表23-2。

表23-2　美洛昔康和尼美舒利作用比较

药物	主要作用	临床应用	不良反应
美洛昔康	抗炎作用强	风湿、类风湿性关节炎，急性痛风，强直性脊椎炎	大剂量可致消化道出血
尼美舒利	抗炎作用强	类风湿性关节炎、骨关节炎、呼吸道及五官软组织炎症	胃肠道反应轻微、短暂

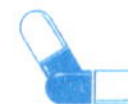

三、解热镇痛药的复方配伍及合理用药

常用对乙酰氨基酚复方制剂，其所用的商品名有日夜百服宁、祺尔百服宁、加合百服宁、菲斯特、泰诺、泰诺林、康利诺、白加黑、可利得、银得菲、康得、帕拉辛等。以上药物均是以对乙酰氨基酚为主药，与下列不同成分按规定的剂量组成的复方制剂，以提高疗效，缓解相关症状（表 23-3）。主要适用于解热，减轻伤风、感冒、头痛、咳嗽、流涕、鼻塞等症状。避免重复用药。

表 23-3　各药物成分作用及用药注意事项

药物成分	作用	不良反应及禁(慎)用者
咖啡因	收缩脑动脉，缓解脑血管扩张所致搏动性头痛症状	惊厥，故小儿高热不宜选用
阿司匹林	增加解热、镇痛效果	变态反应，哮喘、过敏者禁用
异丙安替比林	增加解热、镇痛效果	变态反应，肝肾功能不良者、过敏者禁用
伪麻黄碱	收缩鼻黏膜血管，消除鼻塞症状，缓解感冒症状	收缩血管，高血压、心脏病患者，孕妇，老年人禁用
氯苯那敏	抗过敏症状	中枢抑制，驾驶员、高空作业及精细工作者禁用
苯海拉明	抗过敏症状	同氯苯那敏
右美沙芬	止咳	痰多者慎用

【附】　抗痛风药

痛风是由体内嘌呤代谢紊乱所引起的一种顽固性代谢疾病，主要表现为高尿酸血症，尿酸盐在关节、肾脏及结缔组织中析出结晶，可引起关节局部炎症及粒细胞浸润。在我国高尿酸血症及痛风成为一种现代文明病，其患病率直线上升。临床治疗尚无根治药物，药物治疗目的是：控制急性发作、抑制尿酸合成及促进尿酸排泄，控制尿酸值在正常水平，防治和保护已损害的脏器。抗痛风药分为以下 5 类：①抑制粒细胞浸润药：秋水仙碱；②非甾体抗炎药：吲哚美辛、双氯芬酸、保泰松、萘普生、舒林酸、布洛芬等；③抑制尿酸生成药：别嘌呤醇；④促进尿酸排泄药：丙磺舒、苯溴马隆、磺吡酮等；⑤促肾上腺皮质激素或糖皮质激素类：促皮质素（ACTH）、泼尼松。

秋水仙碱（colchicine）

【作用与应用】　主要通过：①抑制中性白细胞的趋化、黏附和吞噬作用；②抑制磷脂酶 A_2，减少单核细胞和中性粒细胞释放前列腺素和白三烯；③抑制局部细胞产生 IL-6 等，从而控制关节局部的红肿热痛等炎症反应。对急性痛风性关节炎有选择性抗炎、镇痛作用，可迅速解除急性痛风的症状。适用于痛风性关节炎的急性发作、预防复发性痛风性关节炎的急性发作以及家族性地中海热。

【不良反应及用药护理】　不良反应较多，治疗窗窄，常见：胃肠道反应（80%）如恶心、呕吐、腹痛、腹泻，口服时应与食物或牛奶同服，以减少胃肠道刺激症状；有骨髓抑制作用，如长期应用可引起血小板减少、白细胞减少、粒细胞缺乏甚至再生障碍性贫血，用药期间应定期检查血常规；肝肾毒性多见；肌肉骨骼有近端肌无力、肌肉抽搐等，与他汀类(辛伐他汀)合用引起急性肌病;精神神经系统症状如手指发麻、刺痛或无力等;静脉注射有致命毒性,禁止静脉注射以及静脉和口服途径并用;中毒时可出现水样腹泻及血便、脱水、休克。

别嘌醇(allopurinol,别嘌呤醇)

【作用与应用】 本品及其代谢产物可抑制黄嘌呤氧化酶,使尿酸生成减少,降低血中尿酸浓度,减少并逆转组织中尿酸盐结晶的沉积和抑制肾结石的形成。主要用于慢性原发性或继发性痛风或痛风性肾病。对痛风急性发作无治疗作用,且用药初期可诱发痛风发作,故于开始4～8周内可与小剂量秋水仙碱合用。

【不良反应及用药护理】 不良反应较少,偶见皮疹、胃肠道反应、转氨酶含量升高、中性粒细胞减少等。用药期间不得饮酒,勿节食减肥或饥饿,保持饮水量(2500～3000ml/d);用药前及用药期间要定期检查血尿酸及24h尿的尿酸水平,以此作为调整药物剂量的依据;用药期间定期检查血常规及肝肾功能。本品必须在痛风性关节炎的急性炎症消退后(一般在发作后2周左右)开始应用;孕妇,哺乳期妇女、严重肝肾功能不全、对本品过敏者禁用。

用药护理小结

【用药前沟通】

1.发热是机体的一种防御反应,不同热型又是诊断疾病的重要依据,因此,在发病原因未明确以前,有热就退,滥用解热药物,就可能掩盖病情,贻误治疗。但是,如发热太久或体温过高,患者体力过度消耗,产生头痛和全身不适,引起惊厥、昏迷甚至危及生命时,就应在采取对因治疗的同时,选用适当的解热镇痛药进行对症治疗。

2.用药指导 在选用解热镇痛药时应注意以下几点:①在用药物降温前要尽可能弄清发热原因,进行对因治疗。②患者体温过高或用药量过大,可因大汗淋漓而致虚脱,特别是老年和婴幼儿患者。因此,遇有上述情况应用解热镇痛药时,剂量应略小些。③无必要把体温降至37℃,更不应因体温降得不多而盲目增加剂量。④持续不退高热往往是疾病严重或疾病没有得到控制的信号。因此,使用退热药时如连续3d仍发热不退,必须请医生诊治。⑤妊娠早期、严重肝肾功能损害或有消化性溃疡者应慎用或禁用,有过敏史者禁用。

【用药后护理】

1.给药方法

(1)除非是发热温度过高,一般都不急于用退热药。若需使用,要同时进行病因治疗。因为单靠解热药不能解决根本问题。其次就是注意用量,尤其是作用快而强的氨基比林,用量过大,患者出汗过多、体温骤降,还容易引起虚脱。

(2)根据患者的指征、机体状况及药物的适应证、禁忌证等综合因素合理用药:①一般以疗效确切、毒性低、价格较便宜的药物如阿司匹林及其复方制剂为首选药,次之选用对乙酰氨基酚、布洛芬及其复方制剂等。解热应用不超过3d,镇痛应用不超过5d。②对于导致长期高热的疾病如血吸虫病、伤寒、晚期癌症可考虑应用吲哚美辛栓剂。③儿科用药最好仅限阿司匹林、对乙酰氨基酚、布洛芬及其复方制剂。④妊娠期妇女应慎用解热镇痛药,最好选用对乙酰氨基酚。⑤含氨基比林、非那西丁的一些复方制剂如索米痛片、APC最好不用,这些已趋淘汰。

2. 不良反应防治措施

(1)阿司匹林:①胃肠道反应:大剂量服用可引起消化道出血或溃疡形成,故胃溃

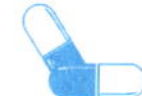

疡患者禁用。采用饭后服药及适当同服抗酸药以减轻胃肠道反应。②凝血功能障碍：久用延长出血时间，致出血倾向，可用维生素 K 防治。凡有严重肝病、血友病、维生素 K 缺乏症和近期有脑出血史者禁用，大手术前一周应停用本类药。③变态反应：用抗组胺药及糖皮质激素类药物治疗阿司匹林所致的变态反应。哮喘、荨麻疹、鼻息肉患者禁用。④水杨酸反应：应立即停药，给予对症治疗，并可静脉滴入碳酸氢钠溶液以碱化尿液，加速药物排出。⑤瑞夷(Reye)综合征：对水痘、流感等病毒感染青少年慎用。⑥长期使用可致肝肾功能损害。

(2)对乙酰氨基酚：长期应用可造成肾损害，由于其毒性较大，已不单独使用。

(3)一些常用解热镇痛药常相互配伍，或配伍巴比妥类、咖啡因或抗组胺药(如氯苯那敏)以期提高疗效和减少不良反应。但据一些对照观察，复方并不优于单用，且复方中大多含有非那西丁(苯胺类)，久用可致肾乳头坏死，并可能引起肾盂癌；非那西丁还可能与某些复方久用引起依赖性有关。此外，不少复方都含氨基比林(吡唑酮类)，少数患者服用后出现粒细胞缺乏。

习题 23

【用药护理评价】 发热是否消退，体温是否恢复正常，疼痛及关节肿痛症状是否缓解；是否出现严重不良反应，处理方法及结果如何；患者能否坚持正确、合理用药。

常用制剂与用法

护考模拟 23

阿司匹林　片剂：0.025，0.05，0.1，0.3，0.5g。肠溶片剂：0.3g。解热镇痛：每次 0.3～0.6g，3 次/d。抗风湿：3～5g/d，分 4 次服。预防血栓形成：0.05～0.1g/d。

对乙酰氨基酚　片剂：0.1，0.3，0.5g。每次 0.3～0.5g，3～4 次/d。胶囊剂：0.3g。用量同片剂。栓剂：0.15，0.3，0.6g。每次 0.3～0.6g，1～2 次/d，直肠给药。注射剂：75mg(1ml)，250mg(2ml)。每次 150～250mg，肌内注射。

吲哚美辛　片剂或胶囊剂：25mg。每次 25mg，2～3 次/d，餐中服，以后每周可递增 25mg，至每日总量为 100～150mg。

布洛芬　片剂：0.1，0.2g。每次 0.2～0.4g，3 次/d。餐中服。

双氯芬酸　肠溶片剂：25mg。每次 25～50mg，3 次/d。缓释胶囊剂：50，100mg。每次 100mg。粉针剂：每次 75mg。1 次/d，深部肌内注射。

思政学堂 23

吡罗昔康　片剂：20mg。每次 20mg，1 次/d，饭后服。注射剂：20mg(2ml)。每次 10～20mg，1 次/d，肌内注射。

秋水仙碱　片剂：0.5，1mg。急性期：成人常用量为每 1～2h 服 0.5～1mg，直至关节症状缓解，或出现腹泻或呕吐，达到治疗量(一般为 3～5mg)，24h 内不宜超过 6mg，停服 72h 后改为 0.5～1.5mg/d，分次服用，共 7d。预防：0.5～1mg/d，分次服用。

别嘌醇　片剂：0.1g。开始每次 0.05g，2～3 次/d，剂量渐增，2～3 周后增至 0.2～0.4g/d，分 2～3 次服。维持量：每次 0.1～0.2g，2～3 次/d。

思考题

1. 简述解热、镇痛、抗炎、抗风湿药基本药理作用及作用机制。
2. 阿司匹林的不良反应有哪些？如何防治？
3. 选用解热镇痛药有什么注意事项？

(夏　晴)

课件 24

知识导图 24

第二十四章　中枢兴奋药

学习目标

知识目标：掌握咖啡因、尼可刹米、洛贝林的作用特点、临床应用及用药注意事项；熟悉甲氯芬酯、胞磷胆碱、吡拉西坦等临床应用特点；了解中枢兴奋药的分类法。

能力目标：能正确执行中枢兴奋药医嘱及处理药物不良反应。

素质目标：培养护理人员遇到危重病情时临危不乱、争分夺秒的职业素质。

中枢兴奋药(central stimulants)是能提高中枢神经系统功能活性的一类药物。其对呼吸中枢有兴奋作用，主要用于抢救因疾病或药物引起的中枢性呼吸抑制或呼吸衰竭。根据作用部位的不同，将药物分为：①主要兴奋大脑皮层的药物，如咖啡因等；②主要兴奋延髓呼吸中枢的药物，如尼可刹米、二甲弗林等；③主要促进大脑功能恢复的药物，如胞磷胆碱等。本类药随着剂量增大，作用范围扩大，作用增强，使中枢神经系统广泛兴奋，严重者产生惊厥，继而能量耗竭转为抑制，直至呼吸抑制而死亡。需控制用量，并严密监测患者呼吸、血压、脉搏等生命体征，必要时可用地西泮或巴比妥类药物抗惊厥，确保用药安全有效。

第一节　主要兴奋大脑皮层的药物

咖啡因(caffeine)

咖啡因是从茶叶或咖啡豆中提取的生物碱，临床常用其人工合成品，口服吸收好，难溶于水。

【作用与应用】

1. 兴奋大脑皮层　小剂量(50～100mg)明显兴奋大脑皮层，能振奋精神，改善思维，减轻疲劳，提高工作和学习效率。

2. 兴奋延髓　较大剂量(200～250mg)直接兴奋延髓呼吸中枢和血管运动中枢，使呼吸中枢对二氧化碳的敏感性增强，升高血压，改善微循环。主要用于抢救严重传染病，催眠药、抗组胺药过量中毒及其他原因引起的中枢性呼吸抑制。

3. 收缩脑血管　临床常用麦角胺咖啡因制剂治疗脑血管扩张所致的偏头痛。与

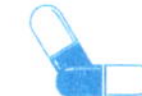

溴化物合用治疗神经症。

【不良反应】

1. 剂量较大可致激动、失眠、心悸等。过量致惊厥，婴儿高热时更易发生。

2. 久用有依赖性，为第一类精神药品，实施严格管理。

【用药护理】

1. 小儿高热不宜用含咖啡因复方制剂退热。

2. 因增加胃酸分泌，消化性溃疡患者不宜久用。

3. 与肾上腺素或麻黄碱合用互相增强作用，不宜同时注射给药。

哌甲酯(methylphenidate，利他林)

【作用与应用】 促进NA、5-羟色胺、多巴胺的释放，改善精神活动，消除睡意，解除疲乏。较大剂量可兴奋呼吸中枢。主要用于巴比妥类等中枢抑制药过量中毒的抢救，也可用于轻度抑郁及小儿遗尿症、儿童多动症及发作性睡病等。

【不良反应及用药注意】 治疗量不良反应少，大剂量可致头疼、眩晕、惊厥和血压升高。长期用可产生耐受性和精神依赖性。宜在医生指导下使用；高血压患者禁用；避免久用。

第二节 主要兴奋呼吸中枢的药物

【案例24-1】

患者，女，24岁，利用胃肠道藏匿海洛因约500g，因包装破损导致昏迷且呼吸深度抑制送诊。来诊时呼吸为3次/min，面色发绀，血压110/70mmHg，心率为140次/min，双瞳孔等大等圆，对光反射迟钝。入院后即给予气管插管接呼吸机，并迅速建立静脉通道，使用尼可刹米及洛贝林等药兴奋呼吸中枢，与人工呼吸，给氧同步进行，随即静注纳洛酮0.8mg后呼吸抑制明显改善，1min后恢复正常呼吸和神志，后以纳洛酮0.8mg每隔1h再推注1次，连续进行3次。配合洗胃、灌肠、呋塞米等药物阻断毒物吸收，促进药物排泄。请叙述用药注意事项。

尼可刹米(nikethamide，可拉明)

【作用与应用】 既有直接兴奋呼吸中枢作用，又可刺激颈动脉体和主动脉体化学感受器，反射性兴奋呼吸中枢，并提高呼吸中枢对二氧化碳的敏感性，使呼吸加深加快，对抑制状态的呼吸中枢作用更明显，较温和、安全。但作用时间短(5～10min)，必要时，需间歇重复给药维持疗效。主要用于各种原因引起的中枢性呼吸抑制。对吗啡中毒所致呼吸抑制的解救及肺心病引起的呼吸衰竭疗效较好，对巴比妥类药物中毒引起的呼吸抑制效果较差。

【不良反应】 治疗量不良反应少。过量致血压升高、心动过速、出汗、咳嗽、呕吐、肌肉震颤、惊厥。可用地西泮抗惊厥。不宜与碱性药物如碳酸氢钠合用，以防沉淀析出。

洛贝林(lobeline,山梗菜碱)

【作用与应用】 刺激颈动脉体和主动脉体化学感受器，反射性兴奋呼吸中枢。起效迅速，作用弱，维持时间短，安全，不易致惊厥。主要适用于新生儿窒息、小儿呼吸衰竭、一氧化碳中毒及其他中枢抑制药（如阿片、巴比妥类）中毒、肺炎或白喉等传染病引起的呼吸抑制。

【不良反应】 大剂量兴奋迷走神经，使心动过缓、传导阻滞。过量又使心动过速、惊厥。用药时应严密观察心脏的毒性反应。

二甲弗林(dimefline,回苏灵)

直接兴奋呼吸中枢而发挥作用，起效迅速，作用比尼可刹米强100倍。主要用于各种传染病和药物中毒所致中枢性呼吸抑制，也可治疗肺性脑病。易致惊厥，有惊厥史者、吗啡中毒者禁用。

多沙普仑(doxapram,多普兰)

【作用与应用】 为新型呼吸兴奋药。小剂量刺激颈动脉体和主动脉体化学感受器，反射性兴奋呼吸中枢。较大剂量直接兴奋呼吸中枢，作用较尼可刹米强，具有起效快、作用强、安全有效等优点。主要用于早产儿窒息、各种原因引起的中枢性呼吸抑制。

【不良反应】 对心血管有轻度兴奋作用，可使心率加快、血压升高。过量致惊厥。用药时应严密观察心血管反应。避免过量使用。

第三节　促进大脑功能恢复的药物

胞磷胆碱(citicoline,尼可林)

本品为核苷衍生物，口服无效。能促进脑细胞内卵磷脂的合成，改善脑循环，增加脑血流量而促进脑细胞的代谢，对大脑功能的恢复、催醒有一定作用。主要用于急性颅外伤及脑手术所致意识障碍、中枢抑制药中毒、一氧化碳中毒及各种器质性脑病。不良反应少，偶见眩晕、头痛、恶心及暂时性的血压下降。如治疗脑水肿应合用甘露醇。活动期颅内出血患者慎用。有癫痫史者禁用。

甲氯芬酯(meclofenoxate,氯酯醒)

能促进脑细胞代谢，增加糖的利用率，对抑制状态的中枢神经有兴奋作用，能振奋精神，消除疲劳。适用于颅脑外伤后昏迷，乙醇、一氧化碳中毒及脑动脉硬化所致的意识障碍及儿童遗尿症等。起效缓慢，需反复用药后显效。

吡拉西坦(piracetam,脑复康)

为γ-氨基丁酸(GABA)的衍生物，作用于大脑皮层，具有激活和修复神经细胞，改善和恢复记忆，促进思维活动等作用。原型经肾排出。适用于脑动脉硬化及脑血管意外引起的记忆力和思维活动能力减退等，亦用于阿尔茨海默病、早老性痴呆和儿童智力缺陷。

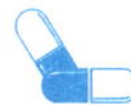

不良反应轻，偶有食欲减退、失眠等反应，停药后消失。肝、肾功能不良者慎用，孕妇禁用。

用药护理小结

【用药前沟通】

病史及用药史　了解患者呼吸、血压等生命体征，呼吸抑制的程度及病因；了解患者所用药物的种类、剂量、疗效等情况；了解患者及家属对所用药物相关知识的了解程度。

【用药后护理】

1.药效观察　用药期间密切监测呼吸频率、血压、脉搏、血气分析以及患者的肌腱反射、语言变化、精神症状等。

2.主要护理措施

(1)咖啡因：注射给药时，如出现烦躁不安、肌肉震颤、耳鸣等过量中毒症状应立即停药。

(2)尼可刹米：用药过程中应严密观察患者血压、心率及呼吸状况，如出现心率加快、多汗、面红、恶心、呕吐、血压升高等情况应及时调整剂量，当出现震颤、肌僵直时，应立即停药，以防惊厥。若出现惊厥，可静脉注射地西泮对抗。

【用药护理评价】　患者的生命体征是否恢复，呼吸抑制和缺氧状态是否解除，大脑功能是否改善；是否出现药物毒性反应，是否及时得到处理。

习题 24

常用制剂与用法

安钠咖　注射剂：0.25g(1ml)，0.5g(2ml)。每次 0.25～0.5g，皮下注射或肌内注射。

哌甲酯　片剂：10mg。每次 10mg，2～3 次/d。注射剂：20mg(1ml)。每次 10～20mg，1～3 次/d，皮下注射、肌内注射或静脉注射。

尼可刹米　注射剂：250mg(1ml)，375mg(1.5ml)，500mg(2ml)。每次 250～500mg，皮下注射、肌内注射或静脉注射，必要时每 1～2h 重复 1 次，或与其他中枢兴奋药交替使用。极量：1 次 1.25g。

护考模拟 24

洛贝林　注射剂：3mg(1ml)，10mg(1ml)。每次 3～10mg，小儿每次 1～3mg，成人每次 10mg，皮下注射或肌内注射。极量：成人每次 20mg，50mg/d。必要时可 1 次 3mg(小儿每次 0.3～3mg)缓慢静脉注射，间隔 30min 可重复 1 次。抢救新生儿窒息可用 3mg 自脐静脉注射。

多沙普仑　注射剂：20mg(1ml)，100mg(5ml)。每次 0.5～1mg/kg，用 5%葡萄糖注射液稀释后静脉滴注。1 日总量不超过 300mg。

思政学堂 24

胞磷胆碱　注射剂：0.25mg(2ml)。1 次 0.5～1g 加入 5%或者 10%葡萄糖注射液 500ml 中静脉滴注，1 次/d，5～10d 为 1 个疗程；也可用 25%葡萄糖注射液 20ml 稀释后缓慢注射。

吡拉西坦　片剂：0.2，0.4g。每次 0.4～0.8g，2～3 次/d。

思考题

1.中枢兴奋药最主要的不良反应是什么？主要影响因素是什么？应如何采取措施防控？

2.试述尼可刹米、洛贝林的作用特点及临床应用。

（夏　晴）

第五篇　心血管系统药物

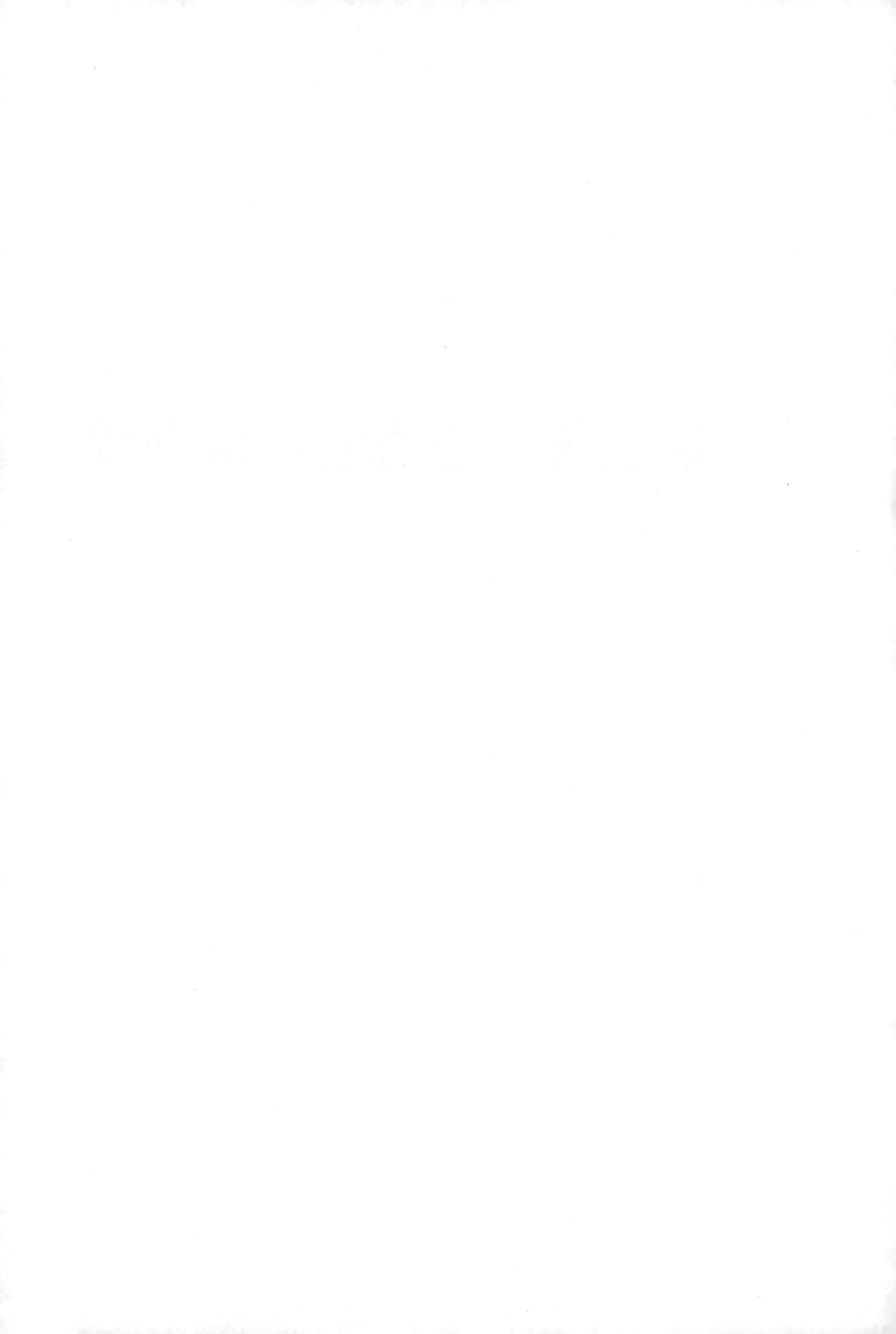

第二十五章　泌尿系统药物

课件 25

知识导图 25

学习目标

知识目标：掌握呋塞米、噻嗪类的药理作用、临床应用、不良反应和用药护理；熟悉螺内酯、氨苯蝶啶和甘露醇的药理作用、临床应用、不良反应和用药护理；了解利尿药作用的生理学基础、脱水药的作用特点。

能力目标：对不同水肿患者能正确使用利尿药和脱水药并做好用药监护。

素质目标：培养护理人员透过表象认识本质的科学研究意识。

第一节　利尿药

利尿药(diuretics)是一类能抑制肾小管不同节段对水、钠的再吸收，影响尿液生成过程，促进电解质和水的排出，从而增加尿量的药物。临床主要用于治疗各种原因引起的水肿、心功能不全、高血压、高血钙症及促进毒物排泄等。常用利尿药按其作用部位、化学结构及作用机制分为：①袢利尿药：如呋塞米、托拉塞米、依他尼酸等；②噻嗪类及类噻嗪类利尿药：如氢氯噻嗪、氯噻酮等；③保钾利尿药：如螺内酯、阿米洛利、氨苯蝶啶等；④碳酸酐酶抑制药：如乙酰唑胺。

【案例 25-1】

患者，男，56 岁，因“反复血尿 3 年，浮肿少尿 20 余天”入院。体检：BP 160/96mmHg，HR 104 次/min；尿常规：血尿＋＋，蛋白尿＋＋。肾功能：SCr(血肌酐)256μmol/L(正常值 88.4～176μmol/L)，尿素氮 13.4mmol/L(正常值 3.2～7.1mmol/L)。体检：双下肢浮肿，腹水(＋＋)。治疗：①螺内酯口服每次 20mg，3 次/d；②氯化钾片，口服每次 500mg，3 次/d。请问联合用药是否合理？为什么？

一、利尿药的作用基础

尿液的生成包括肾小球的滤过、肾小管和集合管的重吸收及分泌过程。利尿药主要通过影响肾单位的不同部位(图 25-1)而产生利尿作用。

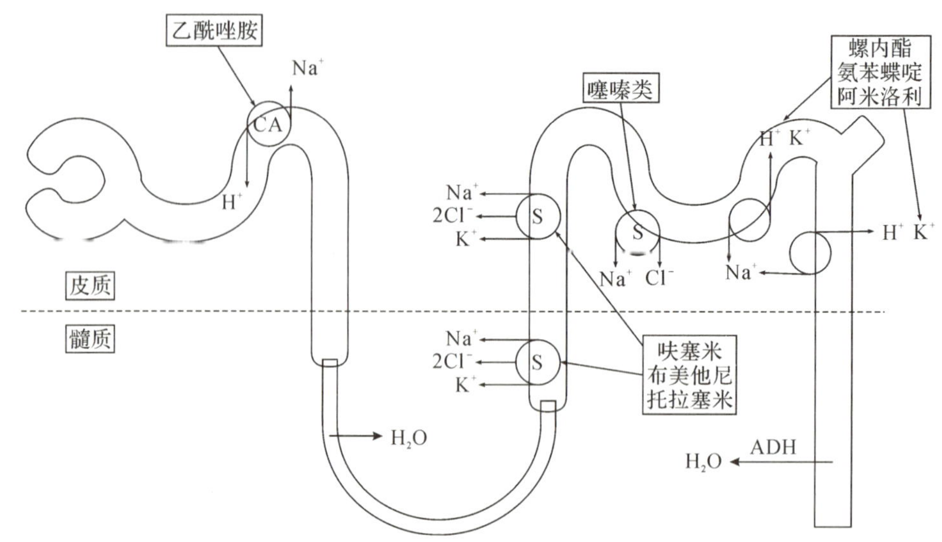

CA：碳酸酐酶；S：同向转运载体

图 25-1　利尿药作用部位及机制示意图

（一）肾小球

正常人肾小球滤过液（原尿）约 180L/d，但每日尿量（终尿）仅为 1～2L，约 99%的原尿被肾小管重吸收。凡能增加肾小球血流量和滤过率的药物，都可使原尿增加。但由于肾脏存在球-管平衡机制，终尿量并不能明显增多，药物利尿作用很微弱。

（二）肾小管

1. 近曲小管　原尿中近 85% $NaHCO_3$、40% NaCl 以及葡萄糖、氨基酸和其他所有可滤过的有机溶质通过近曲小管特定的转运系统被重吸收，60%的水被动重吸收以维持近曲小管液体渗透压的稳定。碳酸酐酶抑制剂乙酰唑胺主要在近曲小管中起作用。

2. 髓袢升支粗段髓质部和皮质部　原尿中约 35% Na^+ 在此段被重吸收，对 NaCl 的重吸收依赖于管腔膜上 Na^+-K^+-$2Cl^-$ 共转运子（Na^+-K^+-$2Cl^-$ cotransporter），高效能利尿药如呋塞米等选择性阻断该共转运子，因而有髓袢利尿药之称。髓袢升支粗段对水不通透，不仅稀释了管腔液，而且重吸收的 Na^+ 与尿素一起维持此段髓质的高渗。当尿液流经集合管时，在抗利尿激素（ADH）的调节下，大量的水被再吸收，使尿液浓缩。袢利尿药抑制该段 NaCl 的重吸收，一方面降低了肾的稀释功能，另一方面由于髓质的高渗无法维持而降低了肾的浓缩功能，排出大量近等渗的尿液，产生强大的利尿作用（图 25-1）。

3. 远曲小管　滤液中约 10%的 NaCl 在远曲小管被重吸收，近端远曲小管对 NaCl 的重吸收主要依赖 Na^+-Cl^- 共转运子（Na^+-Cl^- cotransporter）。噻嗪类利尿药通过阻断 Na^+-Cl^- 共同转运子而产生利尿作用。

4. 集合管　集合管重吸收原尿中 2%～5%的 NaCl，集合管通过 K^+-Na^+ 交换、H^+-Na^+ 交换的方式重吸收 Na^+，K^+-Na^+ 交换过程受醛固酮调节。保钾利尿药螺内酯、氨苯蝶啶等作用于此段，抑制 Na^+ 的重吸收和 K^+ 的排泄（其中螺内酯是通过拮抗醛固酮作用，间接抑制 Na^+-K^+ 交换），产生较弱的利尿作用（图 25-1），同时使血中 K^+ 升高，故有保钾利尿药之称。

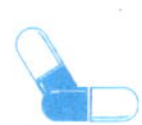

二、常用利尿药

(一)袢利尿药(高效利尿药)

该类药物利尿作用快而强大，即使在肾小球滤过率低于10ml/min，其他利尿药难以奏效的情况下，仍能产生利尿作用。常用药物有呋塞米、布美他尼、托拉塞米、依他尼酸、阿佐塞米和吡咯他尼等。

25-1-1 微课：高效利尿药-呋噻米

呋塞米(furosemide，速尿)

【体内过程】 为袢利尿药的代表药。口服吸收迅速，但不完全，生物利用度50%～70%。口服30～60min见效，1～2h血药浓度达高峰，作用维持6～8h；静脉注射后2～5min见效，作用维持2～3h。$t_{1/2}$为30～70min，新生儿和肝、肾功能不全者有所延长。主要分布于细胞外液，血浆蛋白结合率为95%～99%，几乎均与白蛋白结合。本药能通过胎盘屏障，并可进入乳汁中。药物大部分以原型经肾脏近曲小管有机酸分泌机制或肾小球滤过，随尿排出。

【作用】

1.利尿　可与髓袢升支粗段髓质部和皮质部Na^+-K^+-$2Cl^-$共转运子结合，抑制NaCl的重吸收，从而使肾脏对尿液的稀释和浓缩功能降低，产生强大的利尿作用。用药后起效快，排出大量接近等渗的尿液。长期应用可引起低血氯性碱中毒，也抑制K^+、Mg^{2+}、Ca^{2+}的再吸收，尿中Na^+、Cl^-、K^+、Ca^{2+}、Mg^{2+}、HCO_3^-等排出增多。

25-1-2 相关知识：肺水肿和脑水肿

2.扩张血管　可扩张肾血管，增加肾血流量，这是预防急性肾功能衰竭的理论基础；其次还可扩张小静脉，减轻心脏负荷，减轻肺水肿。作用机制可能是促进前列腺素合成，使前列腺素E_2(PGE_2)，含量升高，从而产生扩血管作用。

【应用】

1.急性肺水肿和脑水肿　通过利尿和扩张血管减少血容量和细胞外液进而减少回心血量，减轻心脏负担，是急性肺水肿的首选药。通过利尿作用，使脑组织脱水，降低颅内压，可与甘露醇合用治疗脑水肿。

25-1-3 相关知识：水电解质紊乱

2.其他严重水肿　适用于心、肝、肾性水肿的治疗，一般不作首选。多用于其他利尿药无效的各种顽固性水肿。

3.急、慢性肾功能衰竭　早期使用对急性肾功能衰竭有预防作用。通过增加肾血流量及其强大的利尿作用，促进有害物质和K^+的排泄、减轻肾小管肿胀及细胞水肿；大剂量的呋塞米可以治疗慢性肾功能衰竭，增加尿量，其可扩张肾血管、增加肾血流量，对慢性肾功能衰竭也有一定的好处。

4.加速毒物排泄　配合输液，利用其强大的利尿作用，加速毒物排泄，如巴比妥类、水杨酸类等药物中毒的解救。

5.其他　高钾血症、高钙血症、心功能不全及高血压危象的辅助治疗。

【不良反应】

1.水和电解质紊乱　因过度利尿引起，主要表现为低血容量、低血钾、低血钠、低血镁、低氯性碱中毒等。以低血钾最为常见，长期使用应补钾。用药期间应注意监测体重、体液出入量及电解质，防止水与电解质紊乱。对应用利尿药的肝病患者要注意观察神志、监测血钾，避免肝性昏迷的发生。

2.耳毒性　表现为耳鸣、眩晕或暂时性耳聋。依他尼酸的耳毒性比呋塞米大，更易引起永久性耳聋，应避免与氨基糖苷类抗生素合用。

3. 高尿酸血症　与尿酸竞争有机酸分泌机制，使肾脏排泄尿酸减少；另外与利尿后血容量降低，细胞外液容量减少，导致尿酸经近曲小管的重吸收增加有关。长期应用引起高尿酸血症而诱发痛风。

4. 其他　常见恶心、呕吐、上腹不适、腹泻、胃及十二指肠溃疡等胃肠道反应；升高LDH胆固醇和甘油三酯含量、降低HDL胆固醇含量；可引起高血糖（但很少促成糖尿病）；偶见粒细胞减少等；对磺胺过敏的患者对本药、布美他尼和托拉塞米有交叉过敏反应。

托拉塞米（torsemide）

托拉塞米为新型高效袢利尿剂，其化学结构、作用机制与呋塞米相似，因其除有利尿作用外，还兼有抑制血管紧张素Ⅱ的缩血管、促生长作用及抑制醛固酮分泌作用。与呋塞米比较具有以下优点：①利尿作用强（排钠利尿活性是呋塞米的8倍）；②作用维持时间长；③尿钾、钙排出作用弱于呋塞米；④降低心力衰竭患者病死率。适用于高血压、慢性肾衰竭及心力衰竭等所致的水肿治疗，具有较好的应用前景。

其他袢利尿剂：布美他尼作用强而持久，利尿作用强度为呋塞米的40～60倍。依他尼酸的利尿作用弱于呋塞米，不良反应较严重，耳毒性发生率高于其他袢利尿剂。阿佐塞米和吡咯他尼的作用机制、临床应用和不良反应等均与呋塞米相似。

（二）噻嗪类及类噻嗪类利尿药（中效利尿药）

25-1-4 知识拓展：从磺胺类到氢氯噻嗪

噻嗪类利尿药是临床广泛应用的口服中效利尿药。此类药物基本结构相同，在肾小管的作用部位及作用机制相同，利尿效能基本一致，只是起效快慢及维持时间、所需的剂量各不相同。效价从弱到强依次为：氢氯噻嗪＜氢氟噻嗪＜苄氟噻嗪＜环戊噻嗪。其他类似噻嗪类的利尿药有吲达帕胺、氯噻酮、喹乙宗、美托拉宗等。

氢氯噻嗪（hydrochlorothiazide，双氢克尿噻）

25-1-5 知识拓展：体育禁药-氢氯噻嗪

氢氯噻嗪为噻嗪类利尿药的代表药，是目前临床应用最广泛的中效利尿药。

【体内过程】　口服吸收迅速而完全，口服后1～2h起效，4～6h血药浓度达高峰。以有机酸的形式从肾小管分泌，自尿排出，因而与尿酸的分泌产生竞争，使尿酸的分泌速率降低。

【作用】

1. 利尿　作用温和而持久。其机制是抑制远曲小管近端的Na^+-Cl^-共同转运子，减少Na^+、Cl^-的重吸收，影响肾脏的稀释功能而产生利尿作用。对尿液的浓缩过程没有影响，故利尿效能中等。由于转运至远曲小管的Na^+增加，促进了Na^+-K^+交换，K^+的排出也增加，长期服用可引起低血钾。用药后可增加尿中Na^+、K^+、Cl^-、HCO_3^-、Mg^{2+}等排出。与袢利尿剂相反，本类药物促进远曲小管的Ca^{2+}重吸收过程，而减少尿Ca^{2+}含量。

2. 降压　用药初期通过利尿作用减少血容量而降压，后期因排钠较多，降低血管平滑肌对儿茶酚胺等加压物质的敏感性而使血压下降（见第九章）。

3. 抗利尿　其抗利尿作用机制不明，但能明显减少尿崩症患者尿量，减轻其口渴症状。

【应用】

1. 轻、中度水肿　是治疗各类轻、中度心、肝、肾性水肿的首选药。对肾性水肿的疗效与肾功能有关，肾功能不良者疗效差；对肝性水肿，与螺内酯合用疗效增加，可避免血钾过低诱发肝性昏迷。但由于该药可抑制碳酸酐酶，减少H^+分泌，使NH_3排出

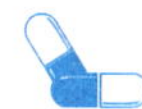

减少，血氨升高，有加重肝性昏迷的危险，应慎用。

2. 高血压　作为一线抗高血压药单独或与其他药联合应用治疗各型高血压（见第九章）。

3. 尿崩症　用于肾性尿崩症及加压素无效的垂体性尿崩症。轻症效果好，重症疗效差。也可用于高尿钙伴有肾结石者，以抑制高尿钙引发的肾结石的形成。

25-1-6 相关知识：尿崩症

【不良反应】

1. 水、电解质紊乱　长期用药可引起低血钾、低血镁、低氯性碱中毒及低血钠症。低血钾症较多见，用药期间应注意电解质平衡，尤应注意监测血钾水平，及时补钾，加服留钾利尿药有一定预防作用。

2. 代谢异常　①血糖升高：与剂量有关，一般在用药 2～3 个月后出现，停药后能自行恢复。糖尿病患者应慎用。②高脂血症：高脂血症患者不宜使用。③高尿酸血症：痛风患者慎用。④肾功能减退患者的血尿素氮含量升高，故肾功能不全者禁用。

3. 变态反应　偶致皮疹、皮炎、粒细胞减少、血小板减少及溶血性贫血等。

吲达帕胺（indapamide，寿比山）

吲达帕胺为非噻嗪类氯磺酰衍生物，其化学结构与噻嗪类利尿药相似，具有利尿和钙拮抗作用。但利尿作用较弱，扩血管作用明显，可直接扩张小动脉，降低外周阻力，降压作用强而持久，是一种新型的强效、长效降压药。适用于轻、中度高血压，单独服用降压效果比较显著，伴有水肿者更为适宜。长期服用能减轻或逆转左室肥厚。

不良反应及用药护理见第九章。

（三）保钾利尿药（低效利尿药）

作用于远曲小管远端和集合管细胞，轻度抑制 Na^+ 的再吸收，减少 K^+ 的分泌，具有保钾排钠作用，利尿作用弱，单用效果差，常与其他利尿药合用，可增加利尿效果，减少不良反应。

螺内酯（spironolactone，安体舒通，antisterone）

25-1-7 知识拓展：螺内酯的新用途

【作用与应用】　是人工合成的醛固酮竞争性拮抗药。本品及其活性代谢物的结构均与醛固酮相似，能竞争性地和远曲小管、集合管上的醛固酮受体结合，拮抗醛固酮的作用，促进 Na^+ 和水的排出。

作用特点：①作用弱，起效慢，维持时间长。口服后 1d 起效，2～4d 达高峰，停药后作用可持续 2～3d。②作用的发挥依赖于体内醛固酮的存在，对伴有醛固酮升高的顽固性水肿，如肝硬化腹水，利尿作用较明显。

主要用于醛固酮增多的顽固性水肿，如肝硬化、肾病综合征、慢性充血性心力衰竭，也用于原发性醛固酮增多症。因利尿作用弱，较少单用，常与噻嗪类利尿药合用。

【不良反应】　较少，久用可致高血钾，常表现为嗜睡、极度疲乏、心率减慢及心律失常。肾功能不全及血钾过高者禁用。还有性激素样副作用，如男性乳房发育、女性多毛、月经不调等，停药后可消失。少数患者可出现消化道反应及头痛、困倦、精神错乱。

【用药护理】

1. 本药有留钾作用，应用过程中不可盲目使用氯化钾，且应少食含钾丰富的食物。对长期应用此药的患者注意观察高血钾的临床表现。

2. 告诫患者该药利尿作用在服药后 1d 才起效，2～4d 达高峰，停药后作用仍持续 2～3d。对性功能紊乱、有性激素样作用以及性功能障碍的患者，要向其说明此种表现为药物副作用，停药后可自行消失，以减少患者焦虑。

3. 应于进食或餐后服药，以减少胃肠道反应，并可能提高本药的生物利用度。药片可压碎服用。嘱服药期间有嗜睡症状的患者避免驾车、高空作业或操作有危险的机器。

氨苯蝶啶(triamterene)与阿米洛利(amiloride)

【作用与应用】 两种药均作用于远曲小管远端和集合管，通过阻滞管腔膜上的钠通道，减少 Na^+ 的重吸收，同时抑制 K^+ 的分泌，从而产生排钠留钾利尿作用。阿米洛利的利尿作用强于氨苯蝶啶和螺内酯。口服 2h 起效，氨苯蝶啶作用维持 12～18h，阿米洛利作用维持 22～24h。临床治疗各类顽固性水肿，单用疗效较差，常与排钾利尿药合用。

【不良反应】 较少，两种药久用可致高血钾、肾功能不全，糖尿病患者及老年人较易发生。偶见嗜睡及恶心、呕吐、腹泻等消化道症状。氨苯蝶啶抑制二氢叶酸还原酶，可引起叶酸缺乏。有高血钾倾向者禁用。在应用氨苯蝶啶与阿米洛利期间，尿液可呈淡蓝色荧光尿。无尿、肾功能损害、糖尿病、酸中毒和低血钠患者慎用。

(四)碳酸酐酶抑制药

乙酰唑胺(acetazolamide，醋唑磺胺)

乙酰唑胺为磺胺的衍生物，是现代利尿药发展的先驱。该药通过抑制碳酸酐酶的活性而抑制 HCO_3^- 的重吸收，主要作用部位在肾脏近曲小管，利尿作用较弱，故现在很少作为利尿药使用。因其还可抑制肾脏以外部位的碳酸酐酶依赖的 HCO_3^- 转运，故本类药物目前主要有以下几种特殊用途：①局部应用能降低眼内压，用于青光眼的治疗；②治疗心源性水肿；③防治急性高山病，在开始攀登前 24h 口服本品可减轻高山反应症状，改善机体功能；④碱化尿液，促进尿酸、胱氨酸及弱酸性药物排泄；⑤抑制胃酸分泌，治疗消化性溃疡；⑥癫痫的辅助治疗等。

用药护理小结

【用药前沟通】

1. 了解病史及用药史　询问患者有无心、肝、肾及呼吸系统等疾病，有无妊娠、痛风、糖尿病、高血脂等；有无药物过敏史，有无正在注射氨基糖苷类抗生素。

2. 相关用药知识教育　使患者了解不同类型的利尿药可能引起的不良反应，需要长期在家服用利尿药的患者应学会观察和记录尿量、水肿的消退程度及体重的变化；了解患者能否讲述利尿药的有关知识。

【用药后护理】

1. 给药方法

(1)呋塞米：紧急情况或不能口服者，可静脉注射，肠道外用药宜静脉给药。静脉注射宜用氯化钠注射液稀释，不宜用葡萄糖注射液稀释，以免产生沉淀。常规剂量静注时间应超过 1～2min，大剂量静脉注射不超过 4mg/min，静脉注射速度不宜过快。少尿或无尿患者应用最大剂量后 24h 仍无效时应停药。

(2)氢氯噻嗪：脂溶性高，口服吸收迅速但不完全，进食能增加吸收量。磺胺类药物过敏患者慎用。从最小有效剂量开始使用，最好在早晨或上午进行，以免用药后夜间多尿而影响患者休息。开始服用利尿药时，每日需严格记录出入量及测体重。

(3)螺内酯、氨苯蝶啶与阿米洛利：给药应个体化，从最小有效剂量开始使用，如每

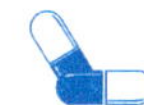

日应于早晨服药一次，且首日剂量可增加至常规剂量的2～3倍，以后酌情调整剂量。与其他利尿药合用时，可先于其他利尿药2～3d服用。如已应用其他利尿药再加用本药，其他利尿药剂量在最初2～3d可减量50%，以后酌情调整剂量。停药时，本药应先于其他利尿药2～3d停药。

2. 药效观察　查体液出入量是否平衡；睡眠是否正常，是否可以保持良好的精神面貌和自我形象；有无水、电解质紊乱等严重的不良反应发生。

3. 主要护理措施

(1)电解质紊乱：电解质紊乱是利尿剂的常见副作用，在大剂量、长疗程、应用袢利尿剂的情况下尤其容易发生。常见如低钾、低钠、低氯、低钙、低镁，其中低钾和低钠血症最常见。低钾血症可以引起乏力、心律失常、肠蠕动紊乱(甚至肠麻痹)；低钠血症引起倦怠、嗜睡、烦躁甚至昏迷；低钙血症引起心律失常、肌肉痉挛、抽搐等；低镁血症引起心律失常。通过下列方法避免或减少利尿剂引起的低钾血症：①补充电解质：口服或静脉补钾是最常采用的方法；②与保钾利尿剂合用；③鼓励患者多食富钾食物，如香蕉、苹果、橘子、鱼肉等。低效能利尿药类药物久用可致高血钾，肾功能不良患者尤易发生，常表现疲乏、心率减慢及心律失常等，肾功能不全及血钾过高者禁用。

(2)体液容量不足：应用袢利尿剂宜从小剂量开始，嘱咐患者及家属准确测量、记录体液出入量。

(3)感知功能改变：应避免与氨基苷类抗生素等有耳毒性的药物合用；关节痛、眼痛怕光与中效能利尿药导致痛风症有关，应注意监测患者尿酸水平，预防痛风出现。

【用药护理评价】　水肿或高血压等疾病是否得到控制，是否可以保持良好的精神面貌和自我形象；体液出入量、电解质是否平衡，血糖和尿酸是否正常，有无严重不良反应发生；患者对所用药物的一般知识的知晓度是否提高，能否正确服药、坚持治疗。

第二节　脱水药

25-2-1 常用脱水药-甘露醇

【案例25-2】

患者，男性，60岁。一月前出现心悸、气短、下肢浮肿。医生诊断为慢性心功能不全。给予地高辛每次口服0.25mg，1次/d；为尽快消除水肿，加甘露醇250ml缓慢静脉滴注。请你评价此用药是否合理，为什么？

脱水药(dehydrant agents)又称渗透性利尿药，能提高血浆渗透压而使组织脱水。一般而言，脱水药应具备以下特点：①静脉注射后不易透过毛细血管进入组织，迅速提高血浆渗透压；②易经肾小球滤过，但不易被肾小管重吸收，可在肾小管形成高渗透压而具有渗透利尿作用；③在体内不易被代谢。该类药物包括甘露醇、山梨醇、高渗葡萄糖、甘油果糖等。

甘露醇(mannitol)

属于多醇糖，可溶于水，一般用20%的高渗水溶液静脉注射或静脉滴注，是临床最常用的脱水药。

【作用】

1. 脱水　静脉注射不易从毛细血管渗入组织，能迅速提高血浆渗透压，使组织间液水分向血浆转移，产生组织脱水作用。静脉滴注后20min，颅内压和眼内压显著下降，2～3h作用达高峰，持续6～8h。

2. 利尿　静脉注射后产生的脱水作用使循环血量增加，提高肾小球滤过率。因其在肾小管内几乎不被吸收，使原尿渗透压升高，肾小管对水的重吸收减少。此外，该药还可间接抑制 Na^{+}-K^{+}-$2Cl^{-}$ 共转运子，使 Na^{+}、Cl^{-} 等重吸收减少而增加尿量。

【应用】

1. 脑水肿及青光眼　是治疗脑水肿、降低颅内压安全而有效的首选药；也用于青光眼急性发作和术前准备，以降低眼内压。

2. 预防急性肾功能衰竭　脱水作用可减轻肾间质水肿，同时维持足够尿量，使肾小管内有害物质稀释，防止肾小管萎缩坏死。还可改善肾血流，有利于急性肾功能衰竭少尿期的防治。

【不良反应】　注射速度太快可引起一过性头痛、眩晕、视力模糊及注射部位疼痛。静脉注射漏出血管外，可引起局部组织肿胀，严重时可致组织坏死。大剂量快速静脉滴注时，可引起渗透性肾病，出现尿量减少，甚至急性肾功能衰竭。常见于老年肾血流量减少及低钠、脱水患者。因甘露醇可增加循环血容量而加重心脏负荷，禁用于慢性心功能不全、尿闭者和活动性颅内出血者。偶可引起皮疹、荨麻疹、呼吸困难、过敏性休克等变态反应。

【用药护理】

1. 注意患者血压、呼吸、脉搏情况，预防循环血量增加而引起的急性肺水肿。在应用脱水药过程中，应密切观察患者的出入量，每小时测尿量，并做好记录。观察水、电解质紊乱的症状和体征，并监测血清电解质。尤其对有心脏疾病患者、老年人及小儿更需注意体征变化。

2. 甘露醇遇冷易结晶，故应用前应仔细检查。如有结晶，可置于80℃热水中浸泡或用力振荡，待结晶完全溶解后再使用。不能与其他药物混合静脉滴注。

3. 静脉注射切勿漏出血管外，否则可引起局部组织肿胀，严重时可致组织坏死。一旦外漏应及时给予热敷。当甘露醇浓度高于15%时，应使用有过滤器的输液器。使用低浓度和含氯化钠溶液的甘露醇能减少过度脱水和电解质紊乱的发生机会。

4. 根据病情选择合适的浓度，避免不必要地使用高浓度和大剂量。静脉注射或静脉滴注时，宜用大号针头，滴速为5～10ml/min，滴速不宜过快，以免出现局部组织坏死。

5. 若出现变态反应，立即停药，并给予对症处理。

山梨醇(sorbitol)

山梨醇是甘露醇的同分异构体，作用与临床应用同甘露醇。大部分在肝内转化为果糖，所以作用较弱。易溶于水，价廉，一般用其25%的高渗液。不良反应及用药护理同甘露醇。

高渗葡萄糖(hypertonic glucose)

50%的高渗葡萄糖也有脱水和渗透性利尿作用，但可部分地从血管弥散进入组织中并被代谢，所以作用弱且不持久。主要用于脑水肿和急性肺水肿，一般与甘露醇合用。

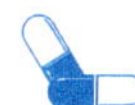

甘油果糖(glycerol fructose)

【作用】　本药为含有甘油、果糖和氯化钠的高渗注射液，是安全而有效的渗透性脱水剂。大部分代谢为 CO_2 和水被排出。与甘露醇相比，具有以下优点：①起效较慢(注射后约 0.5h 颅内压开始下降，约 2h 达作用高峰)，维持时间较长(6～12h)，且无反跳现象；②不增加肾脏负担，一般无肾脏损伤作用；③促进脑代谢，增强脑细胞活力，可为患者提供一定能量，对长期昏迷患者尤为适用。

【应用】　主要用于：①由于脑血管疾病、脑外伤、脑肿瘤、颅内炎症及其他原因引起的急慢性颅内压增高，脑水肿等；②改善下列疾病的意识障碍、神经障碍和自觉症状，如脑梗死、脑内出血、蛛网膜下腔出血、头部外伤、脑脊髓膜炎等；③脑外科术前缩小脑容积及术后用药等。

习题 25

【不良反应及用药护理】　一般无不良反应，偶可出现瘙痒、皮疹、头痛、恶心、口渴和溶血现象。遗传性果糖耐受不良、高钠血症、无尿和严重脱水者禁用。严重循环系统机能障碍、尿崩症、糖尿病患者慎用。使用前必须认真检查，如发现容器渗漏、药液混浊变色，切勿使用。本品含氯化钠 0.9%，用药时须注意患者食盐摄入量。在 0℃ 以下会冻结，使用前，应先微温解冻，至接近体温时使用。其血红蛋白尿的发生与滴速过快有关，故应严格控制静脉滴注速度。

常用制剂与用法

护考模拟 25

呋塞米　片剂：20mg。注射剂：20mg(2ml)。口服每次 20～40mg，3 次/d。注射给药治疗水肿性疾病，开始 20～40mg，必要时每 2 小时追加剂量，直至出现满意疗效。

氢氯噻嗪　片剂：10，25mg。每次 12.5～50mg，一日最大量可达 200mg。

螺内酯　片剂：20mg。口服每次 20～40mg，2～3 次/d。

氨苯蝶啶　片剂：50mg。口服每次 50～100mg，3 次/d。

乙酰唑胺　片剂：0.25g。治疗青光眼：口服每次 0.25g，2 次/d 或 3 次/d；利尿：口服每次 0.25g，1 次/d 或隔日 1 次。

甘露醇　20%注射剂。治疗脑水肿、颅内高压和青光眼：0.25～2g/kg，配制为 15%～25%浓度于 30～60min 内静脉滴注。当患者衰弱时，剂量应减小至 0.5g/kg。严密监测肾功能。

思政学堂 25

山梨醇　25%注射剂。静脉滴注，1 次 25%溶液 250～500ml，儿童 1 次量 1～2g/kg，在 20～30min 内输入。为消退脑水肿，每隔 6～12h 重复注射 1 次。

葡萄糖　50%溶液，每次 40～80ml，静脉注射。

甘油果糖　注射液：250ml(瓶)；500ml(瓶)。静脉滴注：成人一般每次 250～500ml，1～2 次/d。每 500ml 需滴注 2～3h，根据年龄、症状可适当增减。

思考题

1. 比较呋塞米、氢氯噻嗪、螺内酯的作用部位、作用机制、利尿作用特点及主要应用。

2. 试述袢利尿药、噻嗪类利尿药及保钾利尿药的主要不良反应及用药护理。

3. 简述甘露醇的作用、应用及用药护理。

(胡　珏)

课件 26

第二十六章　钙通道阻滞药

知识导图 26

学习目标

知识目标：掌握钙通道阻滞药的作用、用途、不良反应和用药护理程序；熟悉钙通道阻滞药的选择性；了解钙通道阻滞药的分类、代表药物和作用机制。

能力目标：会观察钙通道阻滞药的疗效及不良反应及采用相应护理措施。

素质目标：培养护理人员关爱、尊重心血管患者的职业素养。

26-1-1 知识拓展：通道病

钙通道阻滞药(calcium channel blocker，CCB)，是一类选择性阻滞钙通道，抑制细胞外 Ca^{2+} 内流，降低细胞内游离 Ca^{2+} 浓度的药物，又称钙拮抗药(calcium antagonists，CA)。Ca^{2+} 作为细胞内重要的第二信使，参与机体多种生理功能及疾病的发生与发展过程。细胞膜上 Ca^{2+} 通道开放引起 Ca^{2+} 内流和胞内 Ca^{2+} 释放，是导致 Ca^{2+} 浓度升高的基本机制，细胞内 Ca^{2+} 浓度持续异常升高，可引起细胞损伤，进而导致相关组织或器官的功能障碍。与细胞 Ca^{2+} 内流相关的细胞 Ca^{2+} 通道可分为电压依赖性 Ca^{2+} 通道(votage-denpendent Ca^{2+} chanel，VDC)和受体调控性 Ca^{2+} 通道(receptor-operated Ca^{2+} channel，ROC)，VDC 又分为 T、L、N、P、Q、R 6 种亚型。CCB 是目前临床应用最广泛的心血管药物之一，主要用于高血压、心绞痛、心律失常和脑血管疾病的治疗。

第一节　钙通道阻滞药的分类

一、根据对钙通道的选择性分类

1987 年世界卫生组织(WHO)专家委员会根据药物对钙通道的选择性，将药物分为两大类：选择性钙通道阻滞药和非选择性钙通道阻滞药；又根据药物对心脏和血管的作用特点进一步分为 6 小类(表 26-1)。

表 26-1　WHO 专家委员会对钙通道阻滞药分类

药物类别	药物名称
1. 选择性钙通道阻滞药	
Ⅰ类(苯烷胺类)	维拉帕米、戈洛帕米、噻帕米
Ⅱ类(二氢吡啶类)	硝苯地平、尼群地平、尼莫地平、氨氯地平、非洛地平等
Ⅲ类(苯噻氮草类)	地尔硫草、克仑硫草等

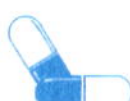

续表

药物类别	药物名称
2.非选择性钙通道阻滞药	
Ⅳ类(哌嗪类)	桂利嗪、氟桂利嗪等
Ⅴ类(普尼拉明类)	普尼拉明
Ⅵ类(其他类)	哌克昔林、卡罗维林等

二、按药物作用部位分类

1992 年国际药理学联合会按药物作用部位,将作用于 VDC 的 CCB 分为 3 类。

Ⅰ类:选择作用于 *L*-型钙通道的药物,又分 4 个亚类。Ⅰa 类:二氢吡啶类(dihydropyridines,DHPs),如硝苯地平等;Ⅰb 类:地尔硫䓬类(benzothiazepines,BTZs),如地尔硫䓬等;Ⅰc 类:苯烷胺类(phenylalkylamines,PAAs),如维拉帕米等;Ⅰd 类:粉防己碱(tetrandrine)。

Ⅱ类:选择作用于其他型(T、N、P)钙通道的药物,可分为:①作用于 T 通道的药物,如米贝地尔(mibefradil)、苯妥英(phenytoin);②作用于 N 通道的药物,如芋螺毒素(conoto-xin);③作用于 P 通道的药物,如某些蜘蛛毒素。

Ⅲ类:非选择性钙通道调节药,如氟桂利嗪(flunarizine)、普尼拉明(prenylamine)、卡罗维林(caroverine)、苄普地尔(bepridil)等。

三、按应用时间分类

按应用的时间先后分为三代药物(表 26-2)。

表 26-2　钙通道阻滞药按应用的时间先后分类及特点

药物分类	代表药	特点
第一代	维拉帕米、硝苯地平、地尔硫䓬	对心肌电生理有显著作用,负性肌力作用,负性传导作用;疗效稳定,不良反应少等
第二代	非洛地平、尼莫地平、尼群地平、尼卡地平	高度的血管选择性,性质稳定,疗效确切
第三代	氨氯地平、普尼地平、苄普地尔	高度的血管选择性;$t_{1/2}$长,作用持久稳定

第二节　钙通道阻滞药的药理作用

目前常用的 CCB 主要作用于 *L*-型 VDC,其作用机制在于可与钙通道的特异部位相结合而影响钙经通道的内流,使细胞内游离 Ca^{2+} 浓度降低。各类药物化学结构不同,对机体组织、器官的选择作用各异,但药理作用基本相似,具体作用如下。

1. 对心脏的作用

(1)负性肌力作用:阻滞 Ca^{2+} 内流,使心肌细胞内游离 Ca^{2+} 浓度降低,导致心肌兴奋收缩脱偶联,从而产生心肌收缩力减弱、心肌耗氧量降低等负性肌力作用。其心脏抑制作用常部分被舒张血管、降低血压引起的反射性交感神经兴奋所抵消。

(2)负性频率及负性传导作用：阻滞窦房结和房室结细胞4相和0相Ca^{2+}内流，可降低窦房结自律性，减慢房室结传导速度，使心率减慢。该作用是治疗室上性心动过速的理论基础，维拉帕米和地尔硫䓬作用较为显著，而硝苯地平则因其扩张血管作用强大而表现为反射性加快心率。

(3)缺血心肌的保护作用可能的机制有：①阻滞Ca^{2+}通道，降低细胞内游离Ca^{2+}浓度，减轻心肌细胞钙超载；②扩张外周血管，降低心脏前、后负荷，降低心肌耗氧量；③扩张冠状动脉，增加缺血心肌的供血，改善心肌能量代谢。

(4)抗心肌肥厚作用：抑制Ca^{2+}内流，减少细胞内Ca^{2+}浓度，抑制血管紧张素Ⅱ等生长因子的促生长作用，明显逆转心肌肥厚。

2. 对血管平滑肌的作用　阻滞血管平滑肌钙通道，使细胞内Ca^{2+}浓度降低，血管平滑肌松弛。①对动脉舒张作用大于静脉，使外周阻力降低，产生明显的降压作用。②舒张冠状动脉，增加冠脉流量和侧支循环，发挥抗心绞痛作用(硝苯地平、地尔硫䓬作用显著)。③舒张脑血管，增加脑血流量(尼莫地平、氟桂利嗪作用显著)，对蛛网膜下腔出血后脑血管痉挛有明显的改善作用。④舒张外周血管，解除肢端血管痉挛(硝苯地平作用显著)。

3. 抗动脉粥样硬化作用　钙参与动脉硬化的病理过程，因其过程复杂，CCB抗动脉粥样硬化作用机制尚未完全清楚，可能通过以下作用实现：①减轻钙超载所造成的动脉壁损害；②抑制平滑肌增殖和动脉基质蛋白质合成，阻滞钙在斑块的蓄积，增加血管壁的顺应性，逆转血管重构；③抑制血小板聚集和血栓形成，改善血液流变学；④抑制脂质过氧化，保护血管内皮细胞；⑤提高溶酶体酶和胆固醇酯的水解活性，降低胆固醇沉积。

4. 对肾脏的保护作用　舒张肾血管，增加肾血流量，尚有一定的排钠利尿作用，但对正常血流动力学没有明显影响。

第三节　钙通道阻滞药的临床应用

1. 高血压　作为一线抗高血压药用于各型高血压及高血压危象的治疗，尤其适用于高血压合并冠心病的患者。硝苯地平(短效制剂)降压作用迅速而强大，但作用持续时间短，血压波动较大，近年来应用日渐减少，临床多用硝苯地平缓/控释制剂。氨氯地平作用持续时间长，降压温和而持久，既可有效控制血压，又能降低其波动过大所致的不良反应。

2. 心绞痛　对各型心绞痛均有不同程度的疗效，硝苯地平对变异型心绞痛疗效最佳；维拉帕米、地尔硫䓬多用于稳定型心绞痛。

3. 心律失常　维拉帕米是治疗阵发性室上性心动过速的首选药；地尔硫䓬与地高辛合用控制心房颤动和心房扑动所致的快速心室率，疗效较为显著。

4. 心力衰竭　长效制剂氨氯地平具有改善心力衰竭症状，降低死亡率的趋势，适用于伴有高血压、心绞痛及心肌缺血的慢性心功能不全。

5. 肥厚型心肌病　高血压和心力衰竭最后可发展为肥厚型心肌病，CCB可通过调节细胞钙代谢而阻止或逆转左室肥厚，改善心室顺应性。

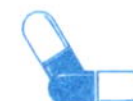

6. 血管性疾病 ①脑血管疾病：尼莫地平、氟桂利嗪等可用于蛛网膜下腔出血、缺血性脑病以及偏头痛等治疗；②外周血管痉挛性疾病：硝苯地平、非洛地平等可用于血栓闭塞性脉管炎及雷诺病(肢端血管痉挛性疾病)。

CCB还可用于预防动脉粥样硬化、孕妇早产；治疗肺动脉高压、支气管哮喘、消化性溃疡等。常用CCB临床应用比较见表26-3。

表26-3 常用钙通道阻滞药的临床应用比较

药物	适应证	剂量和用法	主要不良反应
氨氯地平	高血压、心绞痛、心力衰竭	5～10mg，p. o.，q. d.	头痛、头晕
硝苯地平	高血压、心绞痛、雷诺现象	5～10mg，p. o.，t. i. d. 或舌下含服20mg(缓释片)，p. o.，b. i. d.	头痛、心悸、踝部水肿
非洛地平	高血压、心绞痛、雷诺现象	5～20mg，p. o.，q. d.	头痛、头晕、心悸
维拉帕米	心律失常、心绞痛、高血压、心肌病、偏头痛	40～120mg，p. o.，t. i. d. 10mg，i. v.	便秘、头痛、踝部水肿
尼卡地平	高血压、心绞痛、脑血管疾病	20～40mg，p. o.，t. i. d.	头痛、头晕、踝部水肿
尼莫地平	脑血管疾病、偏头痛	40～60mg，p. o.，b. i. d. 或 t. i. d.	头痛、腹泻
尼群地平	高血压、心绞痛	10～20mg，p. o.，b. i. d.	头痛、头晕、踝部水肿
地尔硫䓬	心律失常、心绞痛、高血压、雷诺现象、肥厚型心肌病	30～60mg，p. o.，q. d.(缓释片) 70～150μg/kg，i. v.	头痛、头晕、心动过缓
氟桂利嗪	脑血管病、偏头痛	5～10mg，p. o.，q. d.	头晕

第四节 钙通道阻滞药的不良反应

1. 一般不良反应 颜面潮红、头痛、头晕、恶心、便秘、心悸和水肿等，但无须停药。

2. 严重不良反应 对钙内流的过多抑制而引起严重的心脏抑制，表现为低血压、心动过缓、房室传导阻滞及心力衰竭等。

用药护理小结

【用药前沟通】

1. 了解病史及用药史 询问患者是否应用过本类药物，疗效及不良反应发生情况；目前正在应用哪些药物。

2. 相关用药知识教育 ①患者使用CCB类缓释片和控释片时，应嘱其不应嚼碎、掰开或碾碎服用，宜整片以水吞服，以免影响疗效，甚至引发严重不良反应。②给药期间由蹲、坐或卧位直立时，应缓慢，宜扶持，以免发生晕厥或直立性低血压。③患有骨质疏松症的老年高血压患者，在服用CCB类药物同时服用钙剂（如钙尔奇D）。若患者担心抗钙和补钙相互矛盾，可向患者解释：CCB类药物只是拮抗血管内皮和心肌细胞外的钙离子进入上述细胞内，起到降压作用，并不拮抗血液中的钙进入骨质。故CCB类既不会引起人体缺钙和骨质疏松，也不会拮抗钙剂的作用。

【用药后护理】

1.给药方法　①每次给药前，应测量患者脉搏，如过慢或不规则，应暂停给药。②静脉注射给药速度宜缓，注射后让患者平卧静息1～2h，以避免自立性低血压发生。

2.药效观察　①给药期间，应注意患者血压和心率的变化，静脉给药或调整口服剂量时应进行心电图监护；②应注意观察不良反应，如面部潮红、头痛、头晕、下肢发热、心悸等，多在治疗初期出现，继续用药可自行消退；③应经常观察足、踝及小腿有无肿胀情况，一旦发现应立即减量或停药；④若患者出现严重的头晕、头痛、胸痛、心率加快、血压降低、呼吸困难等，应及时报告医师。

习题26

3.主要护理措施

(1)严重不良反应处理方法：心动过缓、传导阻滞或心脏停搏，可静脉给予阿托品、异丙肾上腺素、NA或人工心脏起搏器；低血压可静脉给予异丙肾上腺素、间羟胺或NA；新出现或原有心力衰竭加重者，加用强心药及利尿药。

(2)药物间相互作用　CCB能提高地高辛浓度，延长西咪替丁$t_{1/2}$；硝苯地平可降低奎尼丁血药浓度；维拉帕米与地高辛合用时，可使后者的血药浓度升高70%，引起缓慢型心律失常，因为维拉帕米抑制地高辛经肾小管分泌，减少其消除，故两药合用宜减少地高辛用量。

【用药护理评价】　观察病情是否得到控制，症状是否减轻或消除；有无头晕、恶心、便秘、心悸、足/踝和小腿肿胀以及严重不良反应发生的情况。

护考模拟26

常用制剂与用法

硝苯地平　片剂：5，10mg。胶丸剂：5mg。胶囊剂：5，10mg。缓释片：10，20mg。控释片：20，30mg。喷雾剂：100mg。口服：每次5～10mg，3次/d，急用时可舌下含服。控释片：每次20～30mg，1～2次/d。缓释片：每次10～20mg，1～2次/d。咽部喷药：每次喷1.5～2mg，喷3～4次。

尼群地平　片剂：10mg。口服：每次10～20mg，2次/d。

尼莫地平　片剂：10mg。40～60mg/d，分2～3次口服。

氨氯地平　片剂：2.5，5，10mg。开始口服时5mg/d，以后可根据情况增加剂量，最大剂量10mg/d。

思政学堂26

非洛地平　缓释片：2.5，5，10mg。最初剂量每次5mg，1次/d，可根据患者反应将剂量减少至2.5mg/d或增加至10mg/d。剂量调整间隔一般不少于2周。建议剂量范围为2.5～10mg/d。

地尔硫䓬　片剂：30mg。缓释片：30mg。口服常用量：每次30～60mg，3次/d；心律失常：每次30～60mg，4次/d；心绞痛：每次30～60mg，每6～8小时服用30～60mg；高血压：120～240mg/d，分3～4次服用。

盐酸维拉帕米　片剂：40mg。缓释片：120，180，240mg。口服：开始每次40～80mg，3～4次/d，视情况逐日或逐周增加剂量，总量一般为240～480mg/d。注射剂：5mg(2ml)。静脉给药：开始用5mg，静脉注射2～3min，若无效，10～30min后再注射1次；静脉滴注：5～10mg/h，加入0.9%氯化钠注射液或5%葡萄糖注射液中静脉滴

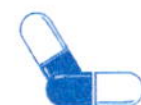

注，总量不超过 50～100mg/d。

氟桂利嗪　胶囊剂：25mg。口服：每次 5～10mg，1 次/d。

思考题

1. 钙通道阻滞药按应用的时间先后如何分类？试述其代表药及主要特点。
2. 简述钙通道阻滞药的药理作用及主要临床应用。

（李高文）

课件 27

知识导图 27

第二十七章　抗心律失常药

学习目标

知识目标：掌握利多卡因、美西律、普罗帕酮、胺碘酮、普萘洛尔、维拉帕米对心肌电生理的影响、临床应用、主要不良反应及用药护理；熟悉抗心律失常药的基本电生理作用；了解抗心律失常药的分类、代表药及治疗原则。

能力目标：会观察主要抗心律失常药的疗效及不良反应，并采用相应护理措施。

素质目标：培养护理人员关爱、尊重心律失常患者，在护理操作中保持慎独精神。

心律失常(arrhythmia)是指心动节律和频率的异常，按其发生原理，可分为冲动形成异常和冲动传导异常；按其频率快慢，可分为缓慢型心律失常和快速型心律失常，缓慢型心律失常用阿托品及异丙肾上腺素治疗，后者治疗药物种类较多，机制复杂。本节所述为治疗快速型心律失常的药物。因多数药物又存在致心律失常的毒副作用，要做到正确合理用药，必须掌握正常心肌电生理、心律失常发生机制以及药物作用机制。

27-1-1　微课：正常心肌电生理

第一节　心律失常的电生理学基础

一、正常心肌电生理

27-1-2　知识拓展：心肌细胞的分类

1. 心肌细胞膜电位　心肌细胞的静息膜电位，呈内负外正极化状态，约为 −90mV，由心肌细胞内高浓度的 K^+ 外流所致。心肌细胞兴奋时，先后发生除极化和复极化而形成动作电位。动作电位分为 5 个时相(图 27-1)，0 相至 3 相的时程合称动作电位时程(action potential duration，APD)。

2. 自律性　自律细胞自发地发生节律性兴奋的特性称为自律性，其形成的主要离子基础因心肌细胞类型而异。快反应细胞(希-普细胞)使 Na^+ 内流加快和 K^+ 外流减慢；慢反应细胞(窦房结和房室结细胞)则使 Ca^{2+} 内流加快和 K^+ 外流减慢。自律性的高低主要取决于自动除极的速率、最大舒张电位水平和阈电位水平。自动除极的速率快，最大舒张电位与阈电位之间的差距小，达到阈电位的时间短，自律性就高，反之则

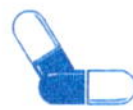

自律性低。

3. 膜反应性和传导速度　膜反应性是指膜电位水平与其所激发的 0 相最大上升速率之间的关系，膜反应性代表 Na^+ 通道的活性，是决定传导速度的重要因素。一般情况下，膜电位负值越大，0 相上升速率越大，动作电位振幅越大，传导速度则越快，反之则慢。

4. 兴奋性和有效不应期　兴奋性是指心肌细胞受到刺激后产生动作电位的能力。心肌细胞从除极开始到复极膜电位恢复到约 −60mV 前的一段时间内，刺激不能引起动作电位，称为有效不应期(effective refractory period, ERP)。一般而言，ERP 与 APD 长短的变化基本一致，即 APD 延长，ERP 也相对延长。ERP/APD 值增大，心肌不起反应的时间相对较长，兴奋性降低，不易发生快速型心律失常(图 27-1)。

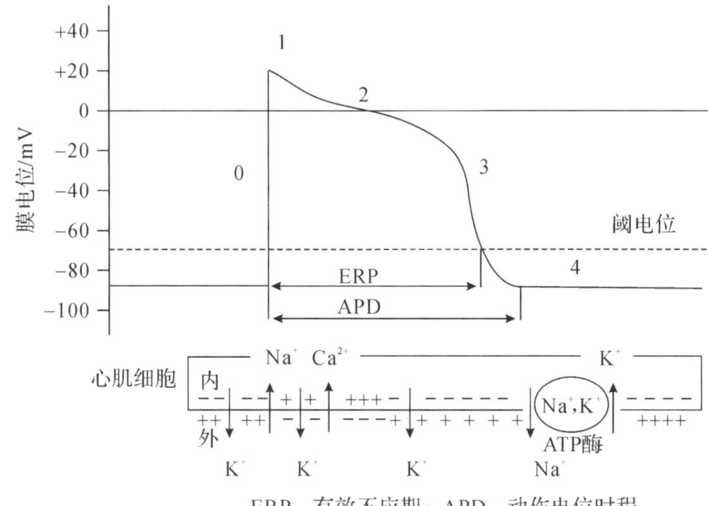

ERP：有效不应期；APD：动作电位时程

图 27-1　心肌细胞的跨膜电位

二、心律失常发生的电生理学机制

心律失常发生的电生理学机制主要有冲动形成异常和冲动传导障碍，或二者兼有。

27-1-3　微课：心律失常发生的电生理学机制

1. 冲动形成异常　包括自律性增高和后除极与触发活动。

(1)自律性增高：自律细胞(窦房结、房室结及希-普细胞)4 相自发性除极速率加快(斜率增高)、最大舒张电位减小(水平上移)或阈电位下移均可使自律性增高而致冲动形成增多，引起快速型心律失常。非自律细胞(心房肌及心室肌细胞)膜电位减少至 −60mV 或更小时，也可引起 4 相除极而发放冲动，引起异位节律。引起自律性增高的常见因素有体内儿茶酚胺增多、电解质紊乱(低血钾、高血钙)、心肌缺血缺氧及心肌代谢紊乱等。

(2)后除极与触发活动：后除极是动作电位复极过程中或复极后发生的继发性除极，分为早后除极和迟后除极。早后除极发生在心肌复极过程中，主要引发因素有低钾、酸中毒、心肌缺血缺氧和药物中毒等，心动频率缓慢时易被激发。其频率快，呈震荡性波动，当达到阈电位时，易引起心肌触发活动。迟后除极是在心肌复极后发生，常出现于 4 相开始期，由细胞内 Ca^{2+} 超载而诱发 Na^+ 短暂内流引起，如强心苷类药物中毒所致心律失常与此有关。

2. 冲动传导障碍　分为单纯性传导障碍和折返激动。

（1）单纯性传导障碍：包括传导减慢、传导阻滞及单向传导阻滞等。主要触发因素有心肌细胞缺血缺氧、心肌细胞受损及炎症等。

（2）折返激动：一次冲动经环形通路返回原处，引起再次激动并继续向前传导的现象，是引发快速型心律失常的重要机制之一。折返激动形成的促成条件主要有：①心肌组织在解剖上存在环形传导通路；②在环形通路上存在单向传导阻滞；③邻近心肌组织 ERP 长短不一。单次折返激动引起一次期前收缩，连续多次折返激动则可引起阵发性心动过速、心房或心室的扑动或颤动。折返激动形成及药物作用机制见图 27-2。

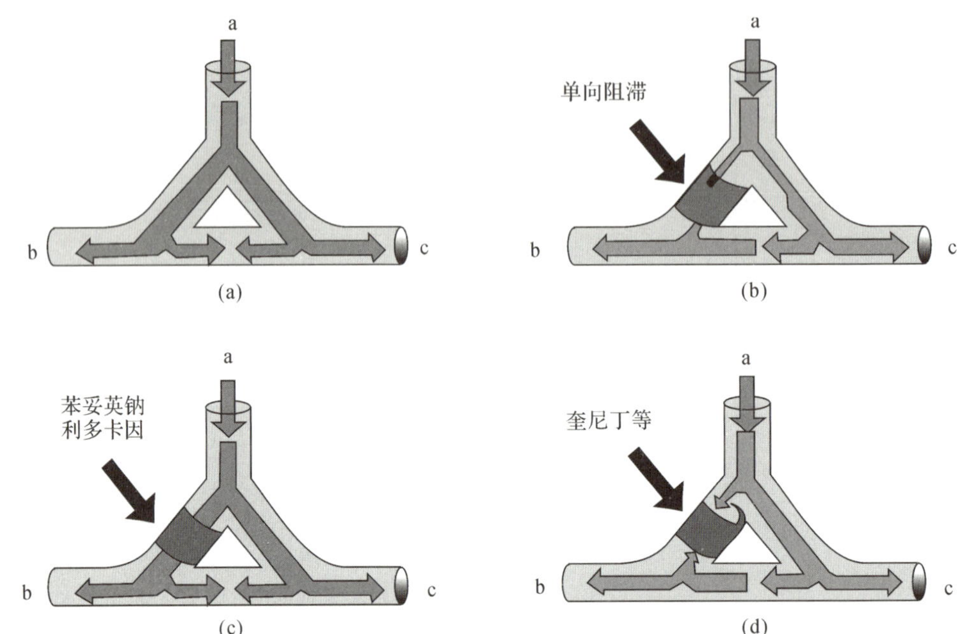

（a）：正常心肌；（b）：单向阻滞形成折返；（c）：消除单向阻滞后折返消失；（d）：单向阻滞变为双向阻滞后折返消失

图 27-2　折返激动形成及药物作用机制

第二节　抗心律失常药分类及基本电生理作用

一、抗心律失常药分类

抗心律失常药（antiarrhythmic drugs）通过直接或间接方式，影响心肌细胞膜离子通道功能、抑制异位起搏点自律性及改善冲动传导，进而发挥抗心律失常作用。根据 Vaughan Williams 分类法，将治疗快速型心律失常的药物依据其电生理机制分为以下 4 类。

Ⅰ类（钠通道阻滞药），依阻滞程度不同又分为Ⅰa、Ⅰb、Ⅰc 3 个亚类：①Ⅰa 类，如奎尼丁、丙吡胺、普鲁卡因胺等；②Ⅰb 类，如利多卡因、苯妥英钠、美西律、妥卡尼等；③Ⅰc 类，如普罗帕酮、氟卡尼、莫雷西嗪等。

Ⅱ类（β 肾上腺素受体阻断药），如普萘洛尔、美托洛尔、阿替洛尔、纳多洛尔等。

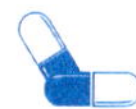

Ⅲ类(延长动作电位时程药)，如胺碘酮、索他洛尔、伊布利特、多非利特、溴苄胺等。

Ⅳ类(钙通道阻滞药)，如维拉帕米、地尔硫䓬等。

未纳入该分类的临床常用抗心律失常药物有地高辛、腺苷、镁盐及钾盐等。

二、抗心律失常药的基本电生理作用

1. 降低自律性　抑制 Na^+、Ca^{2+} 内流或促进 K^+ 外流的药物，可减慢4相除极速率(降低4相斜率)，增大最大舒张电位(水平下移)，提高动作电位的发生阈值，降低自律性。如：奎尼丁阻滞快反应细胞4相 Na^+ 内流；维拉帕米阻滞慢反应细胞4相 Ca^{2+} 内流；利多卡因促进4相 K^+ 外流。

27-2-1　知识拓展：心律失常发生的离子通道靶点学说

2. 减少后除极　抑制 Ca^{2+}、Na^+ 内流或缩短APD的药物，可减少早后除极和迟后除极。如：钙通道或钠通道阻滞药(维拉帕米或奎尼丁)减少迟后除极；利多卡因、苯妥英钠促进3相 K^+ 外流而缩短APD，减少早后除极。

3. 消除折返

(1)改变传导性：增强膜反应性而改善传导或降低膜反应性而减慢传导的药物都能消除折返，前者因促进3相 K^+ 外流，使最大舒张电位增大，增强膜反应性，改善传导，取消单向阻滞而停止折返，如利多卡因、苯妥英钠[图27-2(c)]；后者因抑制0相 Na^+ 内流，减小0相除极速率，减弱膜反应性，减慢传导，使单向阻滞变双向阻滞而消除折返，如钠通道阻滞药和β肾上腺素受体阻断药[图27-2(d)]。

(2)延长ERP：影响ERP的情况主要有以下3种。①绝对延长ERP：延长ERP和APD，而以延长ERP更为显著，如奎尼丁、胺碘酮等。②相对延长ERP：缩短ERP和APD，但缩短APD更为显著，如利多卡因、苯妥英钠等。③使邻近心肌细胞的ERP趋于一致，心脏同步兴奋而消除折返，如奎尼丁等。

第三节　常用抗心律失常药

【案例27-1】

患者，女，67岁。一日突然感到心跳变得不规则，并伴有恶心，到医院就诊。查：心律不齐，心率120～140次/min，血压132/76mmHg，心电图(ECG)显示心房纤颤。治疗：立即静脉注射维拉帕米后心率下降到80～100次/min，节律仍不规整，静脉注射奎尼丁，20min后ECG显示恢复了窦性心律。后三周反复出现心悸，加用胺碘酮，再没有症状发作。请问：为何先用维拉帕米控制心率而后用奎尼丁复律？长期应用胺碘酮会产生什么不良反应？用药护理中应注意什么？

一、Ⅰ类(钠通道阻滞药)

Ⅰ类钠通道阻滞药分为Ⅰa、Ⅰb和Ⅰc 3类。Ⅰa类药物(适度阻滞钠通道药)的基本电生理作用是降低自律性、减慢传导和绝对延长ERP。其离子基础是适度阻滞心肌细胞膜钠通道和不同程度抑制心肌细胞膜 K^+、Ca^{2+} 的通透性。Ⅰb 类药物（轻度阻滞钠通道药）的基本电生理作用是降低自律性、改善传导性和相对延长 ERP。其离子基础是轻度阻滞心肌细胞膜钠通道和促进 K^+ 外流。Ⅰc 类药物（重度阻滞钠通道药）的基本电生理作用是降低自律性、明显减慢传导速度和相对延长 ERP。其离子基础是重度阻滞心肌细胞膜钠通道，明显抑制 Na^+ 内流。

奎尼丁（quinidine）

属Ⅰa 类抗心律失常药，是由金鸡纳树皮中提取出的生物碱，为抗疟药奎宁的右旋体。

【作用】 适度阻滞钠通道，不同程度抑制心肌细胞膜对 K^+ 和 Ca^{2+} 的通透性，阻断 α 受体及 M 受体而发挥以下药理作用：①降低自律性；②减慢传导速度；③绝对延长 ERP；④对自主神经作用：竞争性阻断 M 受体，其抗胆碱作用能解除迷走神经对房室结的抑制，使房室结传导加快，心率加快。故心房颤动患者应先用强心苷减慢传导后再用此药，以防室性频率过快；阻断 α 受体，扩张血管，使血压降低。此外，抑制 Ca^{2+} 内流，可产生负性肌力作用。

【应用】 为最早应用的广谱抗心律失常药，可治疗各种快速型心律失常。但因毒性较大，近年已少用。现主要用于心房颤动与心房扑动的复律、复律后窦律的维持和危及生命的室性心律失常。

【不良反应及用药护理】 ①胃肠道反应，腹泻最为常见，腹泻引起低血钾可加重奎尼丁所致尖端扭转型心动过速；②金鸡纳反应（长期用药所致，表现为头痛、耳鸣、听力下降、视力模糊、谵妄及晕厥等）；③心血管反应（重者可发生奎尼丁晕厥，发作时表现为意识丧失、四肢抽搐、呼吸停止、尖端扭转型室性心动过速甚至心室颤动而致猝死）；④变态反应。

用药期间应注意观察金鸡纳反应和奎尼丁晕厥的征兆，进行心电图和血压监护，若发生奎尼丁晕厥，应立即进行人工呼吸、胸外按摩、电除颤等，同时用异丙肾上腺素及乳酸钠等药物治疗。最好采用餐中或餐后服药，或与牛奶同服，可减轻对胃肠道的刺激。重度房室传导阻滞、低血压、强心苷中毒、严重心肌损害、高血钾及奎尼丁过敏者禁用。

普鲁卡因胺（procainamide）

【作用与应用】 属Ⅰa 类抗心律失常药，对心肌的直接作用与奎尼丁相似，但较弱。可降低自律性，减慢传导速度，延长 APD 及 ERP；无明显 α 受体及 M 受体阻断作用。临床应用与奎尼丁相似，用于多种室上性和室性心律失常。对心房颤动和心房扑动的转复效果不及奎尼丁，静脉给药用于抢救危急病例，长期口服不良反应多，现已少用。

【不良反应及用药护理】 长期口服可出现胃肠道反应；大剂量有心脏抑制，如窦性停搏、房室传导阻滞等；高浓度静脉注射引起低血压；长期应用可致红斑狼疮样综合征及白细胞减少。

长时间给药患者应定期检查血常规、肝功能及抗核抗体滴度，避免发生红斑狼疮样反应。注意观察粒细胞增高及血小板减少症状，一旦发生，应立即停药，及时处理。静脉给药时，应严密观察，做好以下监护：让患者平卧，注意血压变化，血压下降超过 2kPa（15mmHg）时，应立即停止注射。给药速度宜缓慢，做好心电图监护。禁忌证同奎尼丁。

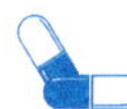

利多卡因(lidocaine)

【体内过程】　为Ⅰb类抗心律失常药，首关消除明显，不宜口服而常用静脉注射给药。静脉注射15～30s起效，持续15～20min，$t_{1/2}$为1～2h。血浆蛋白结合率约为70%，分布广，主要在肝脏代谢。

【作用与应用】

1.降低自律性　治疗量轻度抑制4相Na^+内流，促进K^+外流，降低希-普细胞和心室肌4相自动除极速率，降低自律性，提高心室致颤阈。

2.改善传导性　治疗量对传导速度无明显影响，但当心肌缺血时(细胞外K^+浓度升高)，可抑制0相Na^+内流，减慢传导，变单向阻滞为双向阻滞而消除折返；低血钾或因心肌损伤而部分除极时，可促进3相K^+外流，加快传导，消除单向阻滞而终止折返[图27-2(c)]。

3. 相对延长ERP　促进3相K^+外流，缩短希-普细胞和心室肌的APD和ERP，以缩短APD为显著，使ERP/APD值增大，相对延长ERP而消除折返。

主要用于各种原因引起的室性心律失常，静脉给药，是治疗急性心肌梗死诱发的室性期前收缩、室性心动过速及心室颤动的首选药；也可用于心脏手术、心导管术及强心苷中毒等所致的室性心律失常。

【不良反应】　发生率较低，多在静脉注射和剂量过大时发生。①神经系统反应，如头昏、嗜睡、视力模糊，肌肉颤动、抽搐及呼吸抑制等；②心血管反应，如窦性停搏、房室传导阻滞、血压下降及心脏骤停等。

【用药护理】

1.静脉注射时最好用5%的葡萄糖液稀释，不宜加入其他药物。注射时必须核对药物标签，应是“供心律失常用注射剂”，并注意控制注射速度，如无特殊医嘱不得超过4mg/min。

2.给药过程中应注意：①开始静脉注射时有些患者有麻醉样感觉，如头晕、眼黑，改为静脉滴注给药即可减轻或消失；②注意观察中枢神经反应，如有症状，可视具体情况决定减量或停药；③进行心电图监护，如有P-R间期延长或QRS波增宽、心率慢、心律不齐加重，应立即停药；④尽量使用最小量维持。

3.本药罕见过敏性休克，给药期间亦应加强监护，患者出现不适、喘鸣、眩晕、便意、耳鸣、出汗等症状，应立即停药，防止休克。对本药有过敏史者及严重房室传导阻滞者禁用。

苯妥英钠(phenytoin sodium)

【作用与应用】　为抗癫痫药，属Ⅰb类抗心律失常药。抗心律失常作用与利多卡因相似，可降低希-普细胞的自律性、改善传导性、缩短APD及相对延长ERP。其特点是：能与强心苷竞争Na^+-K^+-ATP酶，抑制强心苷中毒所致的迟后除极。主要用于强心苷中毒所致的室上性和室性心律失常，常作为首选药，亦可用于其他原因所致的室性心律失常，但疗效不及利多卡因。

【不良反应及用药护理】　静脉注射过快或剂量过大可引起血压下降、心动过缓、窦性停搏、心室颤动及呼吸抑制等。其他不良反应及用药护理详见相关章节。

美西律(mexiletine，慢心律)

【作用与应用】　属Ⅰb类抗心律失常药，为利多卡因的衍生物，具有抗心律失常、抗惊厥及局部麻醉作用。其作用与利多卡因相似，具有以下特点：①首关消除不明显，生物利用度高(90%)，$t_{1/2}$长(8～12h)，口服有效，作用持久；②对心肌的抑制作用较小；③不延长心室除极和复极时程。主要用于急慢性室性心律失常，如室性早搏、室性心动过速、心室颤动及强心苷中毒引起的心律失常。特别对心肌梗死后急性室性心律失常有效，常作为利多卡因治疗后的维持用药。

【不良反应及用药护理】 不良反应与剂量相关，可出现胃肠道不适，长期口服可出现神经症状，如嗜睡、震颤、头痛、眩晕、复视、共济失调、精神失常等；大剂量可引起低血压、心动过缓、传导阻滞等。心源性休克、二度或三度房室传导阻滞、病窦综合征者禁用。室内传导阻滞、严重窦性心动过缓、低血压、肝功能异常、有癫痫史者慎用。

普罗帕酮(propafenone，心律平)

为新型广谱抗心律失常(Ⅰc类)药，化学结构与普萘洛尔相似。

【作用与应用】 ①降低希-普细胞、心室肌和心房肌的自律性；②减慢心房、心室和希-普细胞的传导；③延长心肌细胞APD和ERP；④轻度负性肌力作用(兼有微弱的β受体阻断作用和钙通道阻滞作用)。

适用于防治室性早搏、室性和室上性心动过速(包括心房颤动)、预激综合征及电转复律后心室颤动发作。由于本药具有轻度降压和扩张冠状动脉作用，对高血压、冠心病引起的心律失常有良好效果。

【不良反应】 ①常见味觉异常、口干和舌唇麻木(本药有轻度的局麻作用)；②其次有胃肠道不适(恶心呕吐)、头痛、眩晕等，多出现在开始服药后2～3d，减量或继续服药可自行消失；③因阻断β受体，偶有窦性心动过缓和哮喘等，亦可加重心力衰竭，引起房室传导阻滞。

【用药护理】

1. 给药期间，应定期检查血常规、肝功能，如有明显异常，应及时调整剂量或停药；应注意监测血压，老年患者用药后可出现血压下降，且易发生肝、肾功能损害，因此要谨慎应用。老年患者的有效剂量较正常值低。

2. 老年人及衰弱者用药后可产生眩晕，应嘱患者在给药后卧床休息1～2h，起床时宜扶持，应缓慢，以免坠床。

3. 静脉给药时，最好用心电图或动态心电图对心脏进行严密监护。

4. 严重心肌损害者，严重的心动过缓、肝肾功能不全者，明显低血压患者，孕妇及哺乳期妇女慎用。

5. 一般不宜与其他抗心律失常药合用，以避免心脏抑制。病态窦房结综合征、心源性休克及严重房室传导阻滞者禁用。

二、Ⅱ类(β受体阻断药)

本类药物研发较快，具有广泛的心血管药理作用及临床应用，主要用于抗心律失常的药物有普萘洛尔、美托洛尔、阿替洛尔、纳多洛尔、艾司洛尔、比索洛尔等。β受体阻断作用及心肌细胞膜的直接抑制作用是其抗心律失常的基本机制，其优点是具有抗心肌缺血作用，可改善心肌病变，防止严重心律失常及猝死，降低心肌梗死恢复期患者的病死率。

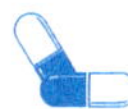

普萘洛尔(propranolol)

【作用】 竞争性阻断心脏 β_1 受体，大剂量尚有膜稳定作用，抑制 Na^+ 内流。

1. 降低自律性　抑制窦房结、心房及希-普细胞的自律性，该作用在运动及情绪激动时尤为明显；减少儿茶酚胺的迟后除极而防止触发活动。

2. 减慢传导　大剂量由于膜稳定作用，明显减慢房室结和希-普细胞的传导。

3. 延长房室结 ERP　治疗浓度缩短 APD 和 ERP，相对延长 ERP，较大剂量则绝对延长 ERP，有利于消除折返。

【应用】

1. 室上性心律失常　常用于窦性心动过速、室上性阵发性心动过速、心房颤动及心房扑动等。对交感神经过度兴奋所致的窦性心动过速疗效最佳，常作为首选药。

2. 室性心律失常　对运动、情绪激动、甲状腺功能亢进及嗜铬细胞瘤所致的室性心律失常亦有效。

3. 其他　可用于预激综合征、Q-T 延长综合征及肥厚型心肌病引起的心律失常；心肌梗死患者长期使用可减少心律失常的发生率和再梗率，降低病死率。

【不良反应及禁忌证】 详见相关章节。

【用药护理】

1. 给药期间应定期检查血常规、血压、心功能、肝功能，糖尿病患者应定期检查血糖。

2. 治疗中应密切观察药物不良反应，若出现支气管痉挛，间接性跛行，不能耐受的胃肠道反应，头痛、幻觉、醉酒感等中枢神经系统症状，应立即停药，并报告医师对症治疗。

3. 静脉注射仅限于紧急情况，注射时应注意：①用 5%葡萄糖液稀释，静脉注射速度不得超过 1mg/min；②让患者平卧，进行血压持续监测，开始给药后，每 5min 测 1 次，1.5h 后，每 15min 测 1 次，以后改为每 1h 测 1 次，保持血压平稳；③进行心电图持续监测，并注意监测心率，警惕严重的心动过缓；④注意观察有无心力衰竭早期症状；⑤备好阿托品、肾上腺素、异丙肾上腺素、氨茶碱、胰高血糖素等，以便急用。

4. 口服可空腹或与食物共进，后者可延缓肝内代谢，提高生物利用度；用量必须个体化，首次用药需从小剂量开始，逐渐增加剂量并密切观察反应以免发生意外；长期用药不可骤然停药，应逐渐递减停药，以免发生停药反应。

阿替洛尔(atenolol)

阿替洛尔是长效 β_1 受体阻断药，心脏选择性强，抑制窦房结及房室结自律性，减慢房室传导，对希-普系统也有抑制作用。可用于室上性心律失常，对室性心律失常亦有效。不良反应与普萘洛尔相似，由于选择性作用于 β_1 受体，可用于糖尿病及哮喘患者，但须注意剂量不宜过大。

艾司洛尔(esmolol)

艾司洛尔为短效 β_1 受体阻断药，$t_{1/2}$ 为 9min。具有心脏选择性，抑制窦房结及房室结自律性及传导性。主要用于室上性心律失常，减慢心房扑动、心房颤动时的心室率。静脉注射后数秒钟起效。不良反应有低血压，轻度抑制心肌收缩。

三、Ⅲ类(延长动作电位时程药)

本类药物的作用机制尚未完全阐明，部分原因与阻断 K^+ 通道有关，故又称钾通道阻滞药。其离子基础主要是抑制 K^+ 外流、抑制心肌的复极过程以及明显延长 APD 和 ERP。

胺碘酮(amiodarone，乙胺碘呋酮)

胺碘酮为广谱抗心律失常药，疗效确切，但不良反应多且严重。因其化学结构与甲状腺素相似，部分药理作用和毒性均与其作用于甲状腺素受体有关。

【体内过程】 口服吸收慢而不完全，生物利用度为 30%～40%，且有明显的个体差异。连续服药一周后起效，停药后作用可维持一个月左右。血浆蛋白结合率约 95%，分布广泛，经肝脏代谢成的乙基胺碘酮具有与原药相似的药理效应，并可在脂肪组织中蓄积达数月之久，长期口服应用，其消除 $t_{1/2}$ 长达 19～40d，主要经胆汁和粪便排泄。

【作用】 阻滞 K^+、Na^+、Ca^{2+} 通道，并可轻度非竞争性地阻断 α 和 β 受体。

1. 绝对延长 ERP　抑制 K^+ 外流，抑制心肌的复极过程，明显延长 APD 和 ERP，绝对延长 ERP 而消除折返。

2. 降低自律性　阻滞 Na^+、Ca^{2+} 通道和阻断 β 受体，降低窦房结和希-普细胞的自律性。

3. 减慢传导　阻滞 Na^+ 和 Ca^{2+} 通道，减慢房室结和希-普细胞的传导速度。

4. 扩张血管　阻断 α 和 β 受体，扩张冠状动脉和周围血管，降低外周血管阻力，增加冠脉流量，减少心肌耗氧量，保护缺血心肌。

【应用】 适用于各种室上性、室性心律失常及预激综合征。对心房扑动、心房颤动、室上性心动过速效果好，可转复为窦性心律。适用于传统药物治疗无效的室上性心律失常。口服可降低室性心动过速和心室颤动复发率，静脉注射可用于抢救危及生命的窦性心动过速及心室颤动。也可用于伴有充血性心力衰竭和急性心肌梗死的心律失常患者。急性心肌梗死恢复期患者，口服此药能在一定程度上降低病死率。

【不良反应】

1. 心血管反应　静脉注射时可致心动过缓、房室传导阻滞及低血压等，剂量过大可致严重的心律失常，如尖端扭转型室性心动过速。

2. 胃肠道反应　如食欲减退、恶心、呕吐及便秘等。

3. 甲状腺功能紊乱　因含碘，长期服用可引起甲状腺功能亢进或低下。

4. 其他　药物可经泪腺排出，发生角膜褐色微粒沉着，一般不影响视力，停药可消退；偶致肺纤维化，但最为严重，有致死报道，一旦发现应立即停药，用肾上腺皮质激素治疗。心动过缓、房室传导阻滞、Q-T 间期延长综合征、甲状腺功能障碍、有慢性肺部疾患以及对碘过敏者禁用。

【用药护理】

1. 给药期间应定期检查血常规、心电图、肝功能、肺部 X 线、甲状腺功能以及眼科，长期用药者应定时监测血清 T_3、T_4，若有异常，应及时减量或停药，并对症处理；应注意监测血压、心率、脉律等，尤其是在静脉注射时更不可少。

2. 治疗中应特别注意观察肺毒性症状，如出现咳嗽、胸痛、发热以及进行性呼吸困

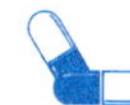

难，应立即停药，及时处理。

3.应告知患者：①餐后服药或与牛奶同服，可减轻胃肠道反应。②服药期间皮肤及眼睛对强烈日光敏感性增强，应避免在阳光下暴晒。③用药超过2个月，常出现皮肤及角膜色素沉着，停药后一般可逐渐恢复。可采用肝素碘化钠溶液或1%甲基纤维素滴眼液滴眼，以保护角膜，减少色素沉着。

4.该药在肝脏代谢，代谢物主要随胆汁向肠道排泄，体内分布广泛。与地高辛合用，可使其表观分布容积减少，血药浓度升高而导致中毒。本品pH值为3.5～4.5，不可与氨茶碱、头孢他啶、地高辛、肝素、亚胺培南、西司他丁、磷酸盐、0.9%氯化钠和碳酸氢钠等药物配伍。

5.药物的稳定性有浓度依赖性。不能过度稀释(稀释后浓度应≥600μg/ml，即不能将300mg药物加到500ml以上的5%葡萄糖中，或将600mg药物加到1000ml以上的5%葡萄糖中)，最大浓度为1.2g/500ml(2.4mg/ml)。

索他洛尔(sotalol)

索他洛尔是非选择性β受体阻断药，同时又是钾通道阻断药，通过阻断β受体和阻滞K^+外流而发挥以下药理作用：①降低自律性；②减慢房室结传导；③明显延长APD和ERP而消除折返。可用于转复和预防室上性心动过速、预激综合征并发室上性心动过速、心房扑动或颤动以及各种室性心动过速。对急性心肌梗死并发严重心律失常有良好的防治作用。

不良反应较胺碘酮少，过量可明显延长Q-T间期，应重视用药期间心电图监护。低血钾、肾功能低下者及有遗传性长Q-T间期综合征者慎用。

四、Ⅳ类(钙通道阻滞药)

本类药物的基本电生理作用是：降低自律性，减慢传导，延长APD和ERP。其离子基础是：阻滞心肌细胞膜钙通道，抑制Ca^{2+}内流。常用药物有维拉帕米和地尔硫䓬等。

维拉帕米(verapamil)

【体内过程】　口服吸收迅速而完全，首关消除明显，生物利用度低。口服2h后起效，3h血药浓度达峰值，维持6h左右，静脉注射立即起效。血浆蛋白结合率约为90%，$t_{1/2}$为3～7h，大部分在肝脏代谢，肝功不良者消除减慢。

【作用】　抑制Ca^{2+}内流，影响心肌慢反应细胞，具有以下作用：

1.降低自律性　减慢窦房结细胞4相自动除极化速率，使窦房结自律性降低；也可减少迟后除极引发的触发活动。

2.减慢传导　使房室结细胞0相除极化速率减慢，变单向阻滞为双向阻滞而消除折返。

3.延长APD和ERP　延长窦房结和房室结的ERP，取消折返。高浓度也能延长希-普细胞的APD和ERP。

【应用】　静脉注射对室上性心动过速和房室结折返引起的阵发性室上性心动过速疗效好，是首选药之一。对急性心肌梗死、心肌缺血及强心苷中毒所致的室性期前收缩有效。

【不良反应】　静脉注射过快或剂量过大可引起血压下降、心动过缓、房室传导阻滞、心脏停搏及诱发心力衰竭等。病态窦房结综合征、心源性休克、心力衰竭以及二、三度房室传导阻滞患者禁用。

【用药护理】

1. 静脉注射宜缓慢，速度以 2mg/min（老年人 1.5mg/min）为宜。静脉注射时可致无症状性低血压，注射后应让患者平卧静息 1～2h。

2. 与 β 受体阻断药或奎尼丁合用可增强心脏毒性；能降低地高辛的肾清除率，使后者浓度上升 50%～75%，两药合用时应减少地高辛剂量，以免中毒。

3. 应在室温下避光保存，不要冷冻。用药期间，特别是与可产生心血管反应的药物合用时要经常监测患者的心率和心电图。

五、其他类药

腺苷（adenosine）

【体内过程】 为内源性嘌呤核苷酸，体内代谢迅速，作用快而短暂，$t_{1/2}$ 极短，约为 10s，静脉注射迅速起效。

【作用与应用】 主要通过激活腺苷受体（A_1）而发挥抗心律失常作用。腺苷与窦房结、心房、房室结细胞上的 A_1 受体结合，激活对 ACh 敏感的钾通道，使 K^+ 外流增加，缩短 APD，心肌细胞膜超极化而降低自律性；也抑制 Ca^{2+} 内流，减慢房室结传导，延长 ERP 以及抑制交感神经兴奋引起的迟后除极。主要用于迅速终止折返性室上性心律失常。

【不良反应】 治疗量多数患者出现胸闷、呼吸困难，静脉注射速度过快可致短暂心脏停搏，偶致心房颤动；严重的有背部不适、无力、出汗、心悸、嗜睡、腹痛、情绪不稳、咳嗽、视力模糊、口干、耳不适及口中有金属味等；非致命的心肌梗死，三度房室传导阻滞，室性心动过速，心动过缓，窦房传导阻滞，窦性停搏等。

【用药护理】 严重肝功能不全者、对本品过敏者禁用；肾功能不全伴有止血缺陷者，孕妇及哺乳期妇女，存在一度房室传导阻滞及房室束传导分支阻滞者，自主神经功能障碍、瓣膜狭窄性心脏病、心包炎或心包积液、颈动脉狭窄等患者慎用；不宜长期用于预防阵发性室性心动过速。

第四节　抗心律失常药的治疗原则

为使抗心律失常药发挥最佳治疗效果而使致心律失常作用降至最低点，临床治疗的关键是根据各药作用特点及心律失常的原因选择用药，合理用药应注意以下治疗原则。

1. 消除促发心律失常因素　临床常见的心律失常促发因素有电解质紊乱（低钾血症、低镁血症）、心肌缺血缺氧、药物（强心苷、茶碱类、抗组胺药、红霉素、抗心律失常药）及病理状态（甲状腺功能亢进）。可通过病史或体检及早发现，采取有效的措施及时纠正和消除。

2. 根据心律失常类型合理选药　①窦性心动过速宜用 β 受体阻断药，也可选用维拉帕米。②控制阵发性室上性心动过速，可选用腺苷或维拉帕米静脉注射。③心房颤

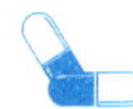

动的治疗若以减慢心室率为目的，可选用地高辛、维拉帕米及β受体阻断药；若以转律和窦性心律的维持为目的，可选用Ⅰa、Ⅰc及Ⅲ类抗心律失常药，包括胺碘酮、普罗帕酮、莫雷西嗪、普鲁卡因胺、奎尼丁、丙吡胺、索他洛尔等，有器质性心脏病、心力衰竭的患者首选胺碘酮，没有器质性心脏病者可首选Ⅰ类药。④房性期前收缩必要时选用普萘洛尔、胺碘酮、维拉帕米，次选奎尼丁、普鲁卡因胺、丙吡胺。⑤室性期前收缩必要时首选普鲁卡因胺、美西律、丙吡胺、胺碘酮、妥卡尼，急性心肌梗死时宜用利多卡因。⑥持续性室性心动过速，首选利多卡因或索他洛尔、胺碘酮静脉注射。⑦强心苷中毒所致的室性心律失常首选苯妥英钠。

3.采用个体化治疗方案　患者的年龄、体质、体内电解质平衡状况、重要脏器功能以及因患其他疾病现用药情况，都会影响其对药物的反应，故必须按患者的具体情况，确定个体化治疗方案。在用药过程中，应适时进行血药浓度、心电图等监测，及时调整用药方案。

4.减少严重不良反应　房室传导阻滞的患者勿用强心苷类、钙通道阻滞药和β受体阻断药；Q-T延长综合征患者禁用奎尼丁和索他洛尔；慢性类风湿性关节炎患者勿用普鲁卡因胺，以减少红斑狼疮发生的可能性；慢性肺部疾患的患者禁用胺碘酮，以避免肺纤维化的发生。

主要的抗心律失常药物的应用比较见表27-1。

表27-1　主要的抗心律失常药物的应用比较

分类	药物	心房扑动、心房颤动	室上性心动过速	心室期前收缩	室性心动过速
钠通道阻滞药	普鲁卡因胺 丙吡胺 奎尼丁	√	√	√	√
	利多卡因			√	√
	吡西卡尼	√	√	√	√
β受体阻断剂	普萘洛尔	√	√		
钾通道阻滞药	胺碘酮	√	√	√	√
钙通道阻滞药	维拉帕米	√	√		√

用药护理小结

【用药前沟通】

1.了解病史及用药史　询问心律失常的类型及发作情况，有无心脏病及呼吸系统疾病；是否服用过抗心律失常药或对心律有影响的药物，剂量与疗程如何，有无不良反应；有无药物过敏史，尤其是在使用奎尼丁、普鲁卡因胺、普罗帕酮等药物之前，如有过敏者，应禁用。

2.相关用药知识教育　①若患者是初次用药，应嘱咐其在药效高峰期间避免下床，以防引起直立性低血压；②奎尼丁、胺碘酮等药物胃肠道反应明显，最好在餐中或餐后服用，或与牛奶同服，以减少对胃肠道的刺激；③长时间卧床或药物作用会引起直立性低血压、眩晕，要告知患者缓慢更换体位，尤其是老年人要采取必要的安全措施，防止摔伤；④患者服用胺碘酮，应向其说明可能发生的不良反应，如影响甲状腺功能、引起皮肤及角膜色素沉着以及偶致肺纤维化，用药期间应加以注意；⑤患者服用苯妥英钠，应告知服药后出现粉红、红或红棕色尿是正常现象，不必惊慌。长期用药要注意口腔卫生，经常按摩齿龈，可减轻齿龈增生。

【用药后护理】

1. 给药方法

(1)利多卡因静脉注射时最好用5%的葡萄糖液稀释，注射时必须使用标明供心律失常用的注射剂，滴速一般不得超过4mg/min；苯妥英钠用注射用水稀释，不可与其他药混合，也不可静脉滴注，0.1g缓慢静脉注射，6～10min静脉注射完。

(2)普萘洛尔用5%葡萄糖液稀释，静脉注射速度不得超过1mg/min；维拉帕米静脉注射宜缓慢，速度以2mg/min(老年人1.5mg/min)为宜；腺苷使用时需静脉快速注射给药，否则在药物到达心脏前即被灭活。

(3)胺碘酮不能过度稀释，常用稀释方法：500ml葡萄糖溶液中至少加300mg药物(1000ml中至少加入600mg药物)，最大浓度为1.2g/500ml。

2. 药效观察　应严密观察患者的血压、心率及心律的变化，注射时应进行心电图监护。

3. 主要护理措施

(1)奎尼丁大剂量应用可致金鸡纳反应和奎尼丁晕厥，若发生奎尼丁晕厥，应立即进行人工呼吸、胸外按摩、电除颤等，药物抢救可用异丙肾上腺素及乳酸钠。

(2)普鲁卡因胺长期应用可致红斑狼疮样综合征和白细胞减少，用药超过2周应进行抗核抗体滴度、血常规等检测，注意观察粒细胞增高及血小板减少症状，一旦发生，应立即停药，及时处理。

【用药护理评价】　心律失常是否得到缓解和控制，睡眠以及精神状况是否改善；心率、脉律、心电图、肝肾功能、血常规等是否恢复正常；患者对抗心律失常药物相关知识的知晓率是否提高，是否能正确服药、坚持治疗。

常用制剂与用法

盐酸奎尼丁　片剂：0.2g。口服：第1天0.2g/2h，连续5次；无效或无明显毒性反应，第2天0.3g/2h、第3天0.4g/2h，连续5次。每日总量不宜超过2g。恢复正常心律后，改用维持量，0.2～0.4g/d。注射剂：0.5g(10ml)。静脉注射：0.25g(小儿2mg/kg)，以5%葡萄糖液稀释至50ml缓慢静脉注射，必须在心电图监护下进行。

普鲁卡因胺　片剂：0.125，0.25g。口服：每次0.5～0.75g，3次/d，心律正常后，逐渐减至每次0.25g，2～6次/d。注射剂：0.1g(1ml)，0.2g(2ml)，0.5g(5ml)，1g(10ml)。静脉注射：每次0.1g，用葡萄糖注射液稀释后，以不超过20mg/min的速度缓慢静脉注射，必要时5～20min重复1次至心律失常消失，总量不超过10～15mg/kg。静脉滴注：一般以每次0.2～0.5g加于5%葡萄糖注射液100～200ml中，浓度不超过4mg/ml，最多每次1g。开始以2～6mg/min的速度静脉滴注，以后视情况调整，24h内总量不超过2g。

盐酸利多卡因　注射剂：0.1g(5ml)，0.4g(20ml)。静脉给药：1～2mg/kg，静脉注射，继以0.1%溶液(1～4mg/min)静脉滴注，每小时不超过200mg。

苯妥英钠　片剂：0.05，0.1g。口服：每次0.1～0.2g，2～3次/d。口服极量：每次0.3，0.5g/d。注射剂：0.1，0.25g。静脉注射：临用前加灭菌注射用水适量溶解，每次0.125～0.25g，缓慢静脉注射，一日总量不超过0.5g。

美西律　片剂：50，100，250mg。口服：每次50～200mg，150～600mg/d，每6～8h服药1次，以后酌情减量维持。注射剂：100mg(2ml)。静脉给药：开始量100mg加入

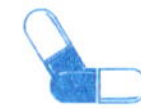

5%葡萄糖注射液 20ml 中，缓慢静脉注射(3～5min)，若无效，可在 5～10min 后再给 50～100mg，然后以 1～1.5mg/min 的速度静脉滴注 3h，继以 0.5～1mg/min 维持。

普罗帕酮　片剂：0.05，0.1，0.15g。口服：每次 0.1～0.2g，3～4 次/d。维持量：0.15g，3 次/d。注射剂：35mg(10ml)，70mg(20ml)。静脉给药：每次 70mg，3 次/d，缓慢静脉注射或静脉滴注。1 日总量不超过 350mg。

习题 27

盐酸普萘洛尔　片剂：10mg；缓释片或缓释胶囊：40mg。口服：每次 5～40mg，3～4 次/d，根据需要酌情调整剂量。儿童 0.5～1.5mg/(kg·d)。注射剂：5mg(5ml)。静脉给药。抗心律失常：成年人 1～3mg，缓慢静脉注射，必要时 5min 后可重复，总量 5mg。儿童，静脉注射，0.01～0.1mg/kg，缓慢注入(>10min)，不宜超过 1mg。

盐酸胺碘酮　片剂：0.1，0.2g。口服：开始 0.2g，3 次/d，饭后服，3d 后改用维持量，每次 0.2g，1～2 次/d。注射剂：0.15g。静脉给药：1 次 3mg/kg 加入 20%葡萄糖注射液 20ml 中缓慢静脉注射；1 次 5mg/kg 加入 5%葡萄糖注射液 500ml 中静脉滴注。

索他洛尔　片剂：80mg。口服：开始每次 80mg，3 次/d，必要时 2～3d 内增至每次 120～160mg，3 次/d。注射剂：20mg(2ml)。静脉注射：0.5～1.5mg/kg，稀释于 5%葡萄糖注射液 20ml 中，10min 内缓慢注射，如有必要可在 6h 后重复。

护考模拟 27

盐酸维拉帕米　片剂：40mg。口服：开始 1 次 40～80mg，3～4 次/d，视情况逐日或逐周增加剂量，总量一般为 240～480mg/d。注射剂：5mg(2ml)。静脉给药：开始用 5mg，静脉注射 2～3min，若无效，10～30min 后再注射 1 次；静脉滴注：5～10mg/h，加入 0.9% 氯化钠注射液或 5%葡萄糖注射液中，总量不超过 50～100mg/d。

地尔硫䓬　片剂：30mg。口服：开始每次 30mg，3 次/d。注射剂：10，50mg。每次 5～10mg，稀释后缓慢静脉注射。

腺苷　注射液：2，6，30ml。静脉注射：成年人起始剂量为 6mg，若 1～2min 内未见症状改善，第 2 次或第 3 次给予 12mg，直至症状改善。儿童起始剂量为 0.05～0.1mg/kg，依症状是否改善每隔 1～2min 以 0.05～0.1mg/kg 剂量缓慢增加直至症状改善，但最大剂量不超 0.25～0.3mg/kg。

思考题

思政学堂 27

1. 试述抗心律失常药的分类及代表药。

2. 窦性心动过速(交感神经过度兴奋所致)、阵发性室上性心动过速、室性心动过速应选何药治疗为宜？并简述其作用。

3. 简述胺碘酮的不良反应，在用药护理时，护士应告知患者哪些内容？

（李高文）

课件 28

知识导图 28

第二十八章　抗心力衰竭药

学习目标

知识目标：掌握强心苷正性肌力作用、作用机制及其特点、应用、不良反应、中毒防治及其用药注意；熟悉血管紧张素转化酶抑制剂、β 受体阻断药、血管扩张药抗心衰作用的机制及其应用；了解心力衰竭新标准中的治疗药物、非苷类正性肌力药物的作用特点及主要应用。

能力目标：能准确判断强心苷类药物的中毒指征；能正确指导心衰病人合理使用相关药物；能开展抗心力衰竭药的用药宣教工作。

素质目标：培养学生仔细观察病人病情、严格实施用药护理程序的工作态度；养成学生善于发现问题、用科学的思维方法解决问题的职业素养。

心力衰竭(heart failure，HF)是指各种病理因素损伤心脏舒缩功能，导致心排血量不能满足对全身组织供氧的需要而产生的临床综合征。传统概念认为 HF 患者均有器官淤血的症状，故将其称为充血性心力衰竭(congestive heart failure，CHF)，又称慢性心功能不全。

传统治疗 HF 的目标是缓解症状，改善血流动力学的变化。现代治疗目标在以上基础上更强调防止并逆转心肌及血管重构，提高患者生活质量，降低病死率。当前 HF 新的标准治疗(常规治疗)药物是血管紧张素转化酶抑制药(angiotensin converting enzyme inhibitor，ACEI)、β 受体阻断药、利尿药及地高辛，前两类药物能防止并逆转心肌及血管重构，提高 HF 患者的生存率。

第一节　心力衰竭的病理生理学及治疗药物分类

28-1-1 知识拓展：心力衰竭药物治疗的演变

一、心力衰竭的病理生理学

1. 心脏结构和功能变化　在心力衰竭发病过程中，心肌处在长期超负荷状态，在神经体液因素及其他促生长物质影响下，出现心肌细胞肥大、细胞外基质增加及心肌组织纤维化等形态学变化，导致心肌肥厚与重构(remodeling)，心室形态结构改变的同时伴有功能的减退(图 28-1)。

2. 神经内分泌改变　心力衰竭时全身及局部性神经-体液调节发生一系列变化

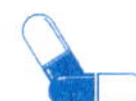

(图 28-1),主要表现如下。

(1)交感-肾上腺髓质系统激活:心力衰竭时交感神经张力增高是最主要的调节机制,在 HF 早期起到一定的代偿作用,但过量儿茶酚胺(CA)能引起心肌细胞凋亡及坏死,使病情恶化;过分血管收缩加重心脏后负荷,增加心率可导致耗氧量增加,促进心肌肥厚,诱发心律失常甚至猝死。

(2)肾素-血管紧张素-醛固酮系统(RAAS)激活:心力衰竭时 RAAS 激活是重要的调节机制,RAAS 长期激活,导致血管紧张素Ⅱ(AngⅡ)生成增多,AngⅡ可使全身小动脉强烈收缩;促使肾上腺皮质释放醛固酮;使去甲肾上腺素(NA)释放增加;增加血管对 NA 的反应性;促进精氨酸升压素(AVP)的释放;对心肌、血管壁有促生长作用等,导致外周阻力增加、水钠潴留、心脏后负荷增大等,加速心肌及血管重构,使病情恶化。

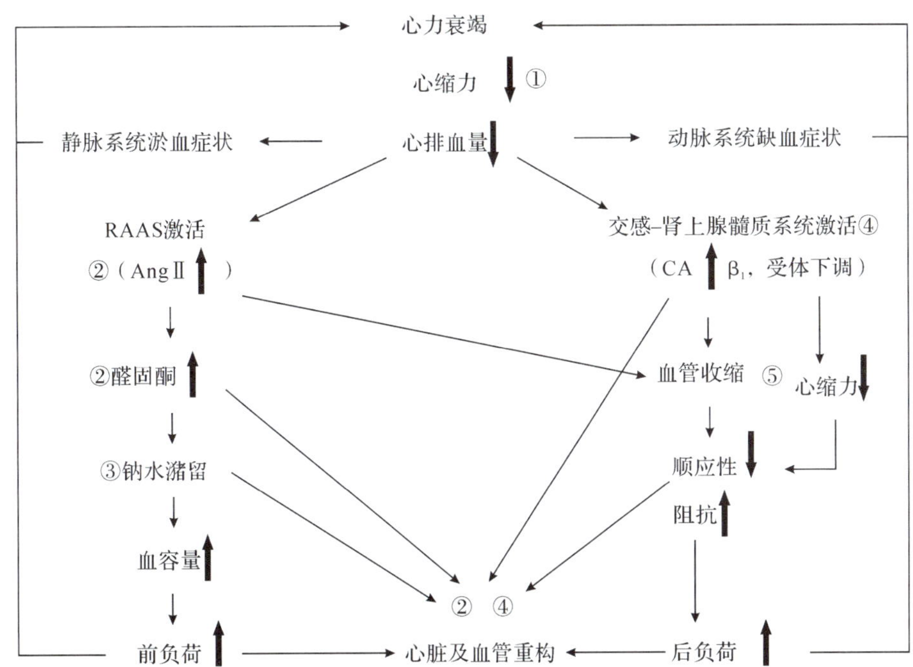

图 28-1 心力衰竭的病理生理学及药物主要作用环节

(3)其他内分泌激素和生理活性物质:AVP、内皮素、肿瘤坏死因子、心房利钠肽和脑利钠肽、内皮细胞舒张因子等含量在心力衰竭时均有不同程度的增加。

3. 心肌肾上腺素 β 受体信号转导的变化 主要表现 β_1 受体下调(数量减少)、β_1 受体与兴奋性 Gs 蛋白脱耦联及 G 蛋白耦联受体激酶活性增加,导致心肌收缩功能障碍。

二、治疗药物分类

根据药物的作用及作用机制,将治疗心力衰竭的药物分为以下 6 大类。

1. 肾素-血管紧张素-醛固酮系统抑制药

(1) 血管紧张素Ⅰ转化酶抑制药,如卡托普利、依那普利、贝那普利等。

(2) 血管紧张素Ⅱ受体阻断药,如氯沙坦、缬沙坦、伊贝沙坦等。

(3) 醛固酮受体阻断药，如螺内酯、依普利酮等。

2. 利尿药　包括氢氯噻嗪、呋塞米、托拉塞米等。

3. β受体阻断药　包括美托洛尔、比索洛尔、卡维地洛等。

4. 正性肌力药

(1) 强心苷类药：地高辛、去乙酰毛花苷等。

(2) 非苷类正性肌力药：①磷酸二酯酶抑制药，如米力农、维司力农等。②β受体激动药，如多巴胺、多巴酚丁胺等。

5. 扩血管药　包括硝普钠、硝酸异山梨酯、肼屈嗪、哌唑嗪等。

6. 钙增敏药及钙通道阻滞药　包括匹莫苯、氨氯地平等。

第二节　肾素-血管紧张素-醛固酮系统抑制药

【案例 28-1】

老年患者，男，70 岁，患心梗、房颤及心衰。服用地高辛 0.25 mg，1 次/d×10d；维拉帕米 80mg，2 次/d×10d；上述药物连用 2d 后，测地高辛血药浓度 1.4 g/L，连用到第 7d，患者突然晕倒，心搏骤停，地高辛血药浓度监测为 4g/L。请分析：①中毒的原因。②应如何预防地高辛中毒？③本病例应如何处理？

肾素-血管紧张素-醛固酮系统(RAAS)抑制药按其作用靶点不同分为血管紧张素Ⅰ转化酶抑制药(ACEI)、血管紧张素Ⅱ受体阻断药(AT_1 或 ARB)及醛固酮受体拮抗药。

一、血管紧张素Ⅰ转化酶抑制药

20 世纪 90 年代前后几个大规模临床研究证明，ACEI 既能消除或缓解心力衰竭症状，提高运动耐力，改善患者生活质量，又能防止或逆转心肌及血管重构，降低病死率，还可延缓心力衰竭的发生，现已成为治疗心力衰竭的基石和首选药物，常用药物有卡托普利(captopril)、依那普利(enalapril)、贝那普利(benazepril)、福辛普利(fosinopril)等。

【作用】　基本作用是抑制循环和组织中的血管紧张素Ⅰ转化酶(ACE)活性，减少 AngⅡ生成，使 AngⅡ含量降低，醛固酮释放减少；同时减慢缓激肽的降解，使缓激肽含量增高而发挥抗心力衰竭作用，其作用机制如下(图 28-2)。

1. 改善血流动力学紊乱　①降低外周血管阻力，降低心脏后负荷。AngⅡ含量降低，外周阻力降低，增加心输出量，减低室壁张力，改善心脏的舒张功能；降低肾血管阻力，增加肾血流。②减少醛固酮生成，减轻水钠潴留，降低心脏前负荷。用药后心衰症状改善，运动耐力增加。

2. 抑制心肌及血管重构　AngⅡ和醛固酮是促进心肌和血管重构的主要因素，缓激肽可促进 NO 及 PGI_2(前列腺素 I_2)的生成，具有抗生长和血管增殖作用。ACEI 通过降低 AngⅡ和醛固酮的含量，增高缓激肽的含量，有效防止或逆转心肌及血管重构，提高心血管顺应性，延缓心力衰竭的发生，降低病死率。

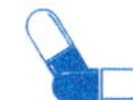

3. 降低交感神经活性 通过其抗交感作用进一步改善心功能：恢复下调的 β 受体数量，增加 Gs 蛋白量而增强腺苷酸环化酶活性，直接或间接降低血中 CA 和 AVP 的含量，提高副交感神经张力。

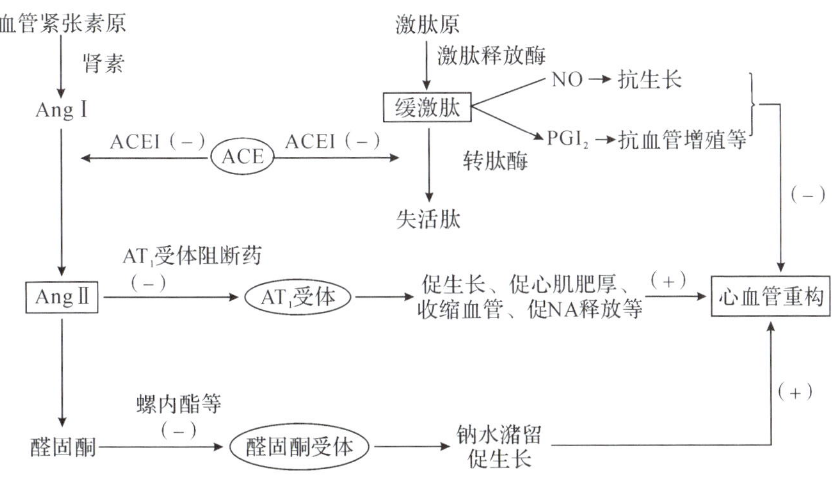

图 28-2 RAAS 抑制药治疗心力衰竭的主要机制

【应用】

1. 治疗心力衰竭 可用于临床症状严重程度不同的各类心力衰竭患者，包括无症状左室收缩功能异常及重度心力衰竭患者。轻、中度心力衰竭应首选利尿药治疗，疗效不佳时再加用 ACEI 制剂，剂量应遵循小剂量开始、逐渐增量的原则（表 28-1）。严重心力衰竭患者可首选 ACEI 制剂加用强效利尿药如呋塞米和强心苷类如地高辛。

2. 治疗高血压 适用于各型高血压治疗。

表 28-1 ACEI 类治疗 HF 的起始剂量及维持剂量

药物	每次起始剂量	每次维持剂量
卡托普利	6.25mg，t. i. d.，p. o.	50～100mg，t. i. d.，p. o.
依那普利	2.5mg，b. i. d.，p. o.	10～20mg，b. i. d.，p. o.
贝那普利	2.5mg，q. d.，p. o.	5～10mg，q. d.，p. o.
福辛普利	5～10mg，q. d.	40mg，p. o.
赖诺普利	2.5～5mg，q. d.，p. o.	30～35mg，q. d.，p. o.
雷米普利	1.25～2.5mg，q. d.	5～10mg，b. i. d.，p. o.

【不良反应】 禁忌证如下：曾因服用 ACEI 而发生危及生命的不良反应，如声带水肿或无尿性肾功能衰竭、妊娠期妇女、显著低血压（收缩压＜80mmHg）、肾功能明显减退、血钾增高（＞5.5mmol/L）、双侧肾动脉狭窄等。

二、血管紧张素Ⅱ受体（AT_1）阻断药

常用药物有氯沙坦（losartan）、缬沙坦（valsartan）、伊贝沙坦（irbesartan，厄贝沙坦）、坎地沙坦（candesartan）、替米沙坦（telmisartan）等。

本类药物可直接阻断 AngⅡ与 AT_1 受体的结合，拮抗 AngⅡ对心血管系统的生物学作用，缓解心力衰竭患者症状，防止或逆转心肌及血管重构（图 28-2）。与 ACEI 类药物比较其特点是：不良反应较轻，不易引起干咳及血管神经性水肿。临床主要用于高血压治疗；亦可作为心力衰竭患者不能耐受 ACEI 制剂时的替代药物。

三、醛固酮受体拮抗药

常用药物有螺内酯(spironolactone,安体舒通)、依普利酮(eplerenone)。

研究表明,心力衰竭时患者血中醛固酮浓度升高为正常时的20倍,过多的醛固酮除引起钠水潴留,血容量增加,后负荷增加而加重心力衰竭症状外,尚有明显的促生长作用,加速心肌及血管重构,使病情恶化,易致室性心律失常及猝死。该类药物通过阻断醛固酮受体(图28-2),减轻或消除醛固酮在心力衰竭过程中的不良影响,从而发挥其对心脏、血管、脑、肾等靶器官的保护作用。对严重心力衰竭患者,在常规药物治疗的基础上加用螺内酯,能显著改善症状,降低病死率及室性心律失常的发生率。

第三节　利尿药

利尿药是心力衰竭传统治疗药物之一,是唯一能充分控制心力衰竭患者体液潴留的药物,是心力衰竭标准治疗中必不可少的组成部分,目前仍作为一线药物广泛用于各种心力衰竭的治疗。常用的利尿药有袢利尿药和噻嗪类,能促进 Na^+、水排泄,减少体液量,降低心脏前、后负荷,消除或缓解外周及肺水肿,有利于改善心功能。利尿药作用机制不同,作用特点及适应证也不尽相同。

合理使用利尿药是其他治疗心力衰竭药物取得成功的关键因素之一。一方面,利尿药用量不足造成液体潴留,会降低对ACEI的反应,增加使用β受体阻断药的风险。另一方面,不恰当地大剂量使用利尿药则会导致血容量不足,增加ACEI和血管扩张药引发低血压的危险,以及ACEI和ARB导致肾功能不全的风险。应根据心力衰竭病情进行合理选药:轻度心力衰竭可单用噻嗪类中效利尿药如氢氯噻嗪(hydrochlorothiazide);中度心力衰竭可口服高效利尿药如呋塞米(furosemide)或与氢氯噻嗪及弱效利尿药如螺内酯合用;重度心力衰竭或充血性心力衰竭急性发作及急性肺水肿时,需静脉给予呋塞米,并加用螺内酯,以有效拮抗醛固酮水平的升高,增强利尿效果及防止失钾,还可逆转心肌及血管重构;严重心力衰竭伴腹水者,利尿药常与ACEI及地高辛合用。

第四节　β受体阻断药

在心力衰竭药物治疗中,β受体阻断药之所以能从心力衰竭的禁忌药转而成为心力衰竭常规用药的一部分,就是因为走出了"短期"、"药理学"治疗的误区,发挥其长期治疗的"生物学"效应。自20世纪70年代中期,应用β受体阻断药治疗CHF有效后,对卡维地洛等β受体阻断药的大量循证医学证据表明,长期应用可以改善CHF症状,提高射血分数,改善患者的生活质量,降低死亡率和住院率。此外,β受体阻断药治疗心力衰竭的独特之处就是能显著降低猝死率(41%～44%)。临床常用药物有卡维地洛(carvedilol)、美托洛尔(metoprolol)、比索洛尔(bisoprolol)等,其中以卡维地洛治疗效果最为显著。

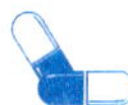

【治疗心力衰竭的作用机制】

1. 抑制交感神经活性　抑制过度兴奋的交感神经及过量 CA 对心血管的毒性作用；上调 β_1 受体（β_1 受体数量增多），恢复其对 CA 的敏感性。

2. 抑制 RAAS 活性　直接或间接抑制心力衰竭时 RAAS 的激活，减少 AngⅡ和醛固酮的释放，降低心脏前、后负荷，改善心功能，延缓心力衰竭进程。

3. 抗心肌及血管重构　主要通过拮抗心力衰竭时过度升高的 CA 对心肌和血管的毒性及降低 RAAS 的兴奋性，阻止心肌细胞凋亡、心肌及血管重构等病理过程。

4. 抗心律失常及抗心肌缺血作用　抑制心肌异位节律，延缓心内传导；减慢心率，减少心肌耗氧量，改善心肌缺血及能量代谢障碍，改善心室的舒张功能。

【应用】　可用于所有慢性、稳定性、收缩性心力衰竭，且无显著性体液潴留的患者。NYHAⅡ、Ⅲ级病情稳定患者，以及无症状性心力衰竭或 NYHAⅠ级的患者 LVEF（左心室射血分数）＜40%，均必须应用 β 受体阻断药，且需终身使用。NYHA Ⅳ级心力衰竭患者需待病情稳定（4d 内未静脉用药，无液体潴留并体重恒定）后，在严密监护下由专科医师指导应用。

> **知识链接　NYHA 心功能分级**
>
> 美国纽约心脏病学会（NYHA）根据患者自觉症状的分级。Ⅰ级：体力活动不受限，日常活动无心力衰竭症状；Ⅱ级：轻度体力活动受限，日常活动，出现心力衰竭症状；Ⅲ级：体力活动明显受限，低于日常活动，出现心力衰竭症状；Ⅳ级：不能进行任何体力活动，休息时出现心力衰竭症状。

【不良反应及用药护理】　应用时必须注意：①从小剂量开始，逐步递增剂量至最大耐受量；②在剂量递增期间，密切监测血压、心率及体重，及时调整剂量；③一般在服药后 2～3 个月才显效，长期坚持服用可提高生存率；④治疗一般应在利尿药和 ACEI 的基础上加用 β 受体阻断药；⑤心力衰竭、有明显液体潴留，需大量利尿者，暂时不能应用，应先利尿，达到干体重后再开始应用；⑥急性心力衰竭、支气管哮喘、心率过慢（低于 60 次/min）或重度房室传导阻滞禁用。

第五节　正性肌力药

28-5-1　强心苷的作用与应用

一、强心苷类

强心苷（cardiac glycosides）是一类具有强心作用的苷类化合物，临床应用的药物有地高辛（digoxin）、洋地黄毒苷（digitoxin）、去乙酰毛花苷（deslanoside，西地兰 D）、毒毛花苷 K（strophanthin K）等，其中以地高辛最为常用。

【体内过程】　不同制剂的体内过程差异直接影响其作用强弱、快慢、久暂（表 28-2）。洋地黄毒苷脂溶性高，口服吸收完全，起效慢，维持时间久；地高辛口服生物利用度个体差异显著，临床应用时应注意调整剂量。去乙酰毛花苷和毒毛花苷 K，显效快，维持时间短，均需静脉用药。

表 28-2　常用强心苷类药物分类及体内过程特点

分类	药物	口服吸收率/%	蛋白结合率/%	肝代谢率	肾排泄率/%	肝肠循环率	$t_{1/2}$	给药方法
慢效	洋地黄毒苷	90～100	97	70%	10	26%	5～7d	p. o.
中效	地高辛	60～85	25	20%	60～90	7%	36h	p. o.
速效	毒毛花苷 K	2～5	5	0	100	少	1～19h	i. v.
	去乙酰毛花苷	20～30	<20	少	90～100	少	23h	i. v.

【作用】

1. 正性肌力作用(增强心肌收缩力)　治疗量强心苷能选择性作用于心脏，增强心肌收缩力，对心力衰竭心肌作用尤为显著，具有以下特点：①加快心肌纤维缩短速度，使心肌收缩敏捷，相对延长舒张期；②加强衰竭心肌收缩力，增加心排血量的同时，不增加甚至降低心肌耗氧量。

正性肌力作用机制：目前认为治疗量强心苷与心肌细胞膜上的强心苷受体 Na^+-K^+-ATP 酶结合并轻度抑制其活性，使 Na^+、K^+ 交换减少及 Na^+、Ca^{2+} 交换增强，导致心肌细胞内可利用 Ca^{2+} 增加而增强心肌收缩力。

2. 负性频率作用(减慢心率)　治疗量强心苷对正常心率影响小，对心率加快及伴有心房颤动的心力衰竭患者减慢心率作用明显。强心苷通过增强心肌收缩力，使心排血量增加，反射性降低交感神经活性，增强迷走神经张力，抑制窦房结引起心率减慢；还可增加心肌对迷走神经的敏感性，故强心苷过量所致的心动过缓和传导阻滞可用阿托品对抗。

3. 对心肌电生理特性的影响　对心肌电生理特性的影响因心肌部位、心肌状态及药物剂量不同而表现各异。治疗量时因迷走神经兴奋，促进 K^+ 外流，加快心房传导、减慢房室结传导、降低窦房结自律性及缩短心房 ERP，后者是强心苷治疗心房扑动时转为心房颤动的原因；大剂量过度抑制 Na^+-K^+-ATP 酶，导致细胞内缺钾，最大舒张电位减小而接近阈电位，使希-普纤维的自律性提高，K^+ 外流减少而使 ERP 缩短，故强心苷中毒时引起室性心动过速，甚至心室颤动。

4. 对心电图的影响　治疗量早期可出现 T 波低平、双向甚至倒置，S-T 段下移呈鱼钩状。随后出现 P-R 间期延长、Q-T 间期缩短、P-P 间期延长等。中毒量可引起各种心律失常的心电图变化。

5. 其他作用

(1)对神经内分泌作用：治疗量减慢心率及减慢房室传导作用与兴奋迷走神经中枢及敏化窦弓压力感受器有关；中毒量兴奋催吐化学感受器而引起呕吐；降低心力衰竭患者血浆肾素活性，进而减少 AngⅡ及醛固酮含量，对过度激活的 RAAS 产生抑制作用。

(2)对肾脏作用：通过正性肌力作用使肾血流量增加，对心力衰竭患者产生间接利尿作用；抑制肾小管上皮细胞 Na^+-K^+-ATP 酶，减少肾小管对 Na^+ 的重吸收而产生直接利尿作用。

(3)对血管作用：直接收缩血管平滑肌，使外周阻力升高。但心力衰竭患者用药后，因交感神经活性降低作用超过直接收缩血管效应，使外周阻力有所下降，心排血量和组织灌流增加。

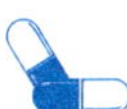

【应用】

1. 治疗心力衰竭　强心苷对不同病因所致的心力衰竭疗效各异，分为以下3类情况：①对高血压、心脏瓣膜病、先天性心脏病等导致心脏长期负荷过重、心肌收缩功能障碍、心排血量降低而形成的低排血量型心力衰竭疗效好；②对甲状腺功能亢进、严重贫血所继发的高排血量型心力衰竭疗效差，对肺源性心脏病、活动性心肌炎或严重心肌损伤疗效也差，且易发生中毒；③对扩张性心肌病，心肌肥厚、舒张性心力衰竭者不宜选用强心苷，而应首选ACEI类和β受体阻断药。

2. 治疗某些心律失常　①心房颤动：为首选药物，其作用不是终止心房颤动，而是通过抑制房室传导，阻止过多的心房冲动传向心室，减慢心室率，缓解循环障碍；②心房扑动：为常用药物，通过缩短心房ERP，使心房扑动变为心房颤动，继而发挥其治疗心房颤动的作用；③阵发性室上性心动过速：在采用压迫颈动脉窦等方法未奏效时，可选用速效类静脉注射制剂如毒毛花苷K等，通过兴奋迷走神经减慢房室传导，减慢心室率。

【不良反应】　强心苷类药物安全范围窄，临床有效量已达中毒量的60%，加之生物利用度个体差异较大，故易发生不同程度的毒性反应，主要表现以下3方面。

1. 胃肠道反应　常见有厌食、恶心、呕吐及腹泻等，是中毒早期非特异性表现，应与强心苷用量不足及心力衰竭未被控制所引起的恶心、呕吐相鉴别。

2. 心脏毒性反应　为最严重、最危险的中毒特异性表现。可出现各种类型的心律失常：①快速型心律失常：最常见和最早出现的是室性期前收缩，可发生二联律、三联律及室性心动过速，甚至心室颤动；②缓慢型心律失常：可出现二、三度房室传导阻滞及窦性心动过缓，重者可致窦性停搏。

3. 中枢神经系统反应　常见头痛、眩晕、疲倦、失眠等，严重可有谵妄、精神抑郁或错乱等。还可出现黄视、绿视及视物模糊等视觉障碍，为中毒的特有表现。

【中毒防治】

1. 预防　可采取以下预防措施：①根据患者的具体情况制订个体化治疗方案；②及早发现并消除中毒促发因素，如低血钾、高血钙、低血镁、心肌缺氧、心肌病理状态、电解质紊乱、发热、高龄及合并用药等；③用药过程中注意观察并监测中毒先兆（停药指征），如频发室性期前收缩、窦性心动过缓及视觉障碍；④必要时监测血药浓度，地高辛血浆浓度在3ng/ml，洋地黄毒苷浓度在45ng/ml以上可认为是中毒。

2. 治疗　①一旦出现中毒首先停用强心苷和排钾利尿药；②快速型心律失常应及时补钾，轻者口服氯化钾，重者静脉滴注钾盐，并可选用苯妥英钠、利多卡因等抗心律失常药；③缓慢型心律失常不宜补钾，因高血钾可加重房室传导阻滞，可选用阿托品治疗；④对危及生命的严重中毒者，可静脉注射地高辛抗体Fab片段（每80mg可拮抗1mg地高辛），因其能迅速与地高辛结合，可有效对抗强心苷中毒。

【给药方法】

1. 全效量法　全效量（洋地黄化量）是指在短期内给予能充分发挥疗效，而不致中毒的最大耐受剂量，又称饱和量。先给全效量，再给维持量，以维持疗效。维持量是指每日补充的机体消除量，可使血药浓度维持在稳态血药浓度范围内。全效量给药方法有缓给法和速给法两种：

(1)缓给法：适用于慢性轻症病例，可在3～4d内达到全效量，如地高辛首剂口服0.25～0.5mg，以后每次0.25mg，3～4次/d，直至全效量。

(2)速给法：适用于病情急、重且2周内未用过强心苷类药物的病例，在24h内达到全效量。如毛花丙苷首剂0.4～0.6mg，以25%的葡萄糖稀释后缓慢静脉注射，以后每2～4h重复注射0.2～0.4mg，直至全效量。

2.每日维持量法　又称逐日恒量给药法，适用于病情不急或2周内用过强心苷的病例。此法不必先给全效量，采用每日给予维持量，经过4～5个$t_{1/2}$，也能在体内达到C_{ss}而发挥疗效。如每次口服地高辛0.125～0.5mg，每日1次，经过6～7d后可达到C_{ss}。此法的优点是可明显降低中毒率。

【用药护理】

1.用药前护理评估。了解患者病史及机体状况，如心力衰竭的程度、肺部呼吸音、外周循环情况、皮肤颜色、体重、心率、每日出入量等；询问用药史，如服用强心苷类药物的时间、疗效、不良反应，是否在服用其他药物等；了解相关临床检验资料等。

2.每次用药都要测量脉搏和体重，评价有无中毒反应；注意观察患者有无心力衰竭症状，如足、踝及小腿部有无水肿，肺部是否出现大水泡音、液体出入量是否不平衡等。

3.用药期间应监测患者血压、心率变化，定期检查体重、血钠、血钾、血钙、血镁及眼科视觉情况，并注意观察患者的精神状况，必要时进行血药浓度监测及心电图监护等。

4.要教会患者自检心力衰竭的症状，如呼吸困难、活动受限、体重增加、下肢水肿等；教会患者自测脉搏及自我识别强心苷中毒先兆的方法，自觉记录脉搏、体重和尿量的变化。若脉搏每分钟低于60次或出现心律不齐，且有恶心、呕吐、食欲不振，应立即与主治医师联系，及时调整用药方案。

5.用药期间应告诫患者：维持量应在早餐后服用，以减轻药物对胃黏膜的刺激；讲明该病需长期服药的原因及按医嘱服药的重要性，不可遗忘、漏服，不可任意加减药量，更不可因漏服而加倍补服，不可突然停药。

二、非苷类正性肌力药

本类药物主要有磷酸二酯酶（PDE）抑制药、β受体激动药。该类药物长期应用可能增加心力衰竭患者的病死率，故不宜作常规治疗用药，现主要用于急性心力衰竭的支持治疗。

1.磷酸二酯酶抑制药（phosphodiesterase inhibitor，PDEI）　是一类具有正性肌力作用和血管扩张作用的药物。常用药物有氨力农（amrinone）、米力农（milrinone）、维司力农（vesnarinone）、依诺昔酮（enoximone）、匹莫苯（pimobendan）等。

本类药物抑制磷酸二酯酶Ⅲ（PDEⅢ）活性，使心肌细胞内cAMP水平增高，发挥正性肌力作用和血管扩张作用；使心排血量增加，心脏负荷降低，缓解心力衰竭症状。

仅供短期静脉给药，用于对强心苷、利尿药、血管扩张药治疗无效或欠佳的急、慢性顽固性充血性心力衰竭。氨力农不良反应发生率高，现已少用。米力农为氨力农的替代品，抑酶作用较之强20倍，口服给药无严重不良反应。维司力农口服有效，并兼有中等程度的扩血管作用，临床应用可缓解心力衰竭症状，提高生活质量。

2.β受体激动药　常用制剂有多巴胺（dopamine，DA）、多巴酚丁胺（dobutamine）、异波帕胺（ibopamine）、多培沙明（dopexamine）、对羟苯心安（prenaterol）、吡布特罗（pirbuterol）、沙丁胺醇（salbutamol）等。该类药物多具选择性β受体激动作用，可产生正性肌力和扩张血管作用，短期应用可改善心力衰竭患者血流动力学。主要用于强心苷反应不佳或禁忌者，更适宜伴有心率减慢或传导阻滞的患者。

多巴酚丁胺（dobutamine）

【作用与应用】　本品与多巴胺不同，不间接通过内源性NA的释放，而是直接作用于心脏。主要作用于β_1受体，对β_2及α_1受体作用较弱。能明显增强心肌收缩力，

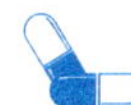

降低血管阻力，提高衰竭心脏的心脏指数，增加心排血量。临床主要用于心排血量低和心率慢的心力衰竭患者，其改善左心室功能的作用优于多巴胺；对心肌梗死后或心脏外科手术时心排血量低的休克患者有较好疗效，优于异丙肾上腺素，较为安全。

【不良反应及用药护理】 可有心悸、恶心、头痛、胸痛、气短等，用量过大可出现心律失常；用药期间严密观察血压、心率、心电图变化；对血容量不足的患者应补充血容量以后再用；急性心肌梗死合并心房颤动者慎用；梗阻性肥厚型心肌病禁用。

第六节　扩血管药

20 世纪 70 年代应用血管扩张药治疗心力衰竭至今，对其短期的血流动力学效应和中期的运动耐量改善予以肯定，但多数药物不能阻止心力衰竭的进展，未能降低病死率，同时还具有使人迅速产生耐受性及反射性激活神经内分泌机制等缺点，故临床仅作为心力衰竭的辅助疗法，多合并应用利尿药及强心苷类药物用于重度和难治性心力衰竭的治疗。

【基本药理作用】 ①扩张静脉（容量血管），降低心脏前负荷，缓解静脉系统淤血症状；②扩张小动脉（阻力血管），降低心脏后负荷，改善动脉系统缺血症状。

【药物分类及适应证】 见表 28-3。

表 28-3　治疗心力衰竭的血管扩张药分类及主要适应证

分类	药物	主要适应证
主要扩张小静脉药	硝酸甘油 硝酸异山梨酯	肺静脉压明显升高、肺淤血症状明显的急性心力衰竭
主要扩张小动脉药	肼屈嗪	肾功能不全及对 ACEI 不能耐受的心力衰竭
	氨氯地平	伴有高血压、心绞痛及心肌缺血的心力衰竭
主要扩张小动脉和小静脉药	哌唑嗪	缺血性心力衰竭效果好
	硝普钠	难治性心力衰竭疗效好

第七节　钙增敏药及钙通道阻滞药

1. 钙增敏药（calcium sensitizers）　常用药物有匹莫苯（pimobendan）、硫马唑（sulmazole）等，因具有钙增敏及 PDEⅢ抑制作用而发挥其正性肌力作用和血管扩张作用，可增加心力衰竭患者的运动耐量及改善症状，但可降低心力衰竭患者的存活率，临床疗效有待探讨。近期报道，新药左西孟旦（levosimendan）除具有钙增敏作用外，尚有钾通道开放而扩张血管作用，短期使用能改善血流动力学效应及症状，治疗急性心力衰竭已获得较好的效果，长期治疗还可降低再住院率和改善患者的存活率。

2. 钙通道阻滞药（calcium channel blockers，CCB）　长效 CCB 类如氨氯地平、非洛地平作用出现慢，维持时间较长，舒张血管作用强而负性肌力作用弱，且反射性激活神经内分泌系统作用较弱，降低左室肥厚的作用与 ACEI 类相当，可用于 CHF 治疗。

其最佳适应证是：继发于冠心病、高血压病以及舒张功能障碍的CHF，尤其是其他药物治疗无效的病例。但对CHF伴有房室传导阻滞、低血压、左室功能低下伴后负荷低以及有严重收缩功能障碍的患者不宜使用。

用药护理小结

【用药前沟通】

1. 了解病史及用药史　①询问有无近期感染和心律失常等诱发因素，如室性心动过速、心室颤动患者禁用强心苷，低钾血症、高钙血症、房室传导阻滞、心肌炎等应慎用强心苷类药物。了解患者心衰的症状和体征，如有无咳嗽、气促、发绀、心悸、颈静脉充盈、水肿、腹水等。②了解患者服用强心苷时间的长短、服药方法、药效及不良反应，是否用过其他与强心苷相互作用的药物，有无过量服药。

2. 相关用药知识教育

(1)β受体阻断药：琥珀酸美托洛尔缓释片(47.5mg)每天一次，最好在早晨服用，可掰开但不能咀嚼或压碎，因为每个微囊作为独立的贮药单位不能被破坏，否则“剂量突释”导致不良反应。富马酸比索洛尔应在早晨并可在就餐时用水整片送服，不应咀嚼。本类药物一般在服药后2～3个月才显效，长期坚持服用可提高生存率。无医嘱不可擅自减量或突然停药，以免发生危险。若需减量或停药，应在专科医生的指导下逐渐减量，缓慢停药。

(2)地高辛：①告知患者本类药物安全范围小、个体差异大，讲明该病需长期服药的原因及按医嘱服药的重要性，患者不可遗忘、漏服，不可任意加减药量，更不可因漏服而加倍补服，以免发生中毒。②耐心指导患者学会自检心力衰竭的症状，如呼吸困难、活动受限、体重增加、下肢水肿等。③教会患者自测脉搏及自我识别强心苷中毒先兆的方法，若脉搏低于每分钟60次或出现心律不齐等症状，要立即与主治医师联系，及时调整用药方案。④用药期间应告诫患者：禁服钙剂，若必须补钙，应在严密监测条件下应用钙剂；维持量应在早餐后服用，以减轻药物对胃黏膜的刺激；控制钠盐摄入量，多食含钾丰富的食物。

(3)多巴胺或多巴酚丁胺：一旦漏出至血管外的话，就会造成坏死，所以要注意从中心静脉开始给药。

【用药后护理】

1. 给药方法　①强心苷静脉注射时，不能与其他药液混合注射，尤其不得与钙盐注射剂合用。速度宜缓慢，注射后1～2h要密切监视患者心脏情况。地高辛静脉给药时，必须用5%～25%葡萄糖注射液或0.9%氯化钠注射液稀释4倍以上，不可直接静脉注射，以免引起血管刺激反应或出现混浊。每次剂量注射时间应在5min以上。②注意考来烯胺、新霉素可妨碍地高辛的吸收；奎尼丁、胺碘酮、维拉帕米等可提高地高辛的血药浓度。

2. 药效观察　用药期间必须密切监测患者的脉搏、心率、心律及心电图。如脉搏低于60次/min，且有食欲减退的症状，要停服当日剂量，并立即报告医生。

3. 主要护理措施

(1)每次用药都要测量脉搏和体重，特别注意观察有无早期中毒症状，患者如出现新的心律失常、视力模糊、黄视或绿视，应立即停药，并给予利尿药和心电图监护。

(2)老人，小儿，心肌缺氧、电解质紊乱及肾功能障碍者，其用量应减少25%～50%。

(3)中毒急救处理：①一旦出现中毒首先停用强心苷和排钾利尿药；②快速型心律失常应及时补钾，苯妥英钠为首选；③缓慢型心律失常不宜补钾，宜用阿托品治疗；

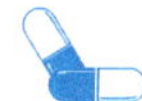

④严重中毒者，可静注地高辛抗体 Fab 片段。

【用药护理评价】 体液和电解质是否保持平衡，血钾是否维持正常水平；心力衰竭症状和体征是否得到控制，有无强心苷中毒症状；患者能否正确叙述强心苷类药物常见的不良反应、中毒先兆及预防方法等知识；患者是否能正确服药、坚持治疗。

常用制剂与用法

地高辛　片剂：0.25mg。全效量：1～1.5mg。维持量：0.125～0.5mg/d。注射剂：0.5mg(2ml)。常用量每次 0.25～0.5mg 用 10%或 25%葡萄糖注射液稀释后缓慢静脉注射；极量为 1mg/次。

洋地黄毒苷　片剂：0.1mg。每次 0.05～0.2mg。全效量：成年人 0.7～1.2mg，于 48～72h 分次服用。维持量：成年人 0.05～0.1mg/d。极量：0.4mg/次，1mg/d。

习题 28

去乙酰毛花苷　注射剂：0.2mg(1ml)，0.4mg(2ml)。每次 0.25～0.5mg 用 10%葡萄糖注射液 20～40ml 稀释后缓慢静脉注射。全效量：1～1.6mg。

毒毛花苷 K　注射剂：0.25mg(1ml)。首剂 0.125～0.25mg 用 10%葡萄糖注射液 20～40ml 稀释后缓慢静脉注射，1～2h 后重复 1 次，总量为 0.25～0.5mg/d。

卡维地洛　片剂：25mg。首剂为 25mg/d，顿服，可根据需要逐渐增加剂量至 50mg/d，分 1～2 次口服，最大日剂量不超过 100mg。

米力农　片剂：2.5，5mg。每次 2.5～7.5mg，每 6 小时 1 次，口服。注射液：5mg(5ml)。负荷量 25～75μg/kg，5～10min 缓慢静脉注射，以后每分钟 0.25～1μg/kg。每日最大剂量不超过 1.13mg/kg。

多巴酚丁胺　注射剂：20mg(2ml)，250mg(50ml)。250mg 加入 5%葡萄糖注射液或 0.9%氯化钠注射液 250ml(或 500ml)中静脉滴注，滴速为每分钟 2.5～10μg/kg。

护考模拟 28

知识链接

洋地黄的发现

在 18 世纪的英国，为了消除浮肿，会使用一种民间疗法。这种方法是将 20 种以上的草药混合，虽然能够消除浮肿，但也会带来强烈的呕吐等不良反应。

威廉·惠特宁(William Withering)在爱丁堡大学学习医学期间推断，这种组合的草药真正起作用的是洋地黄的叶子。因此，他让浮肿患者喝下用洋地黄叶子制成的茶，患者服用后尿量明显增加，且浮肿也消失。

惠特宁通过此药物的利尿作用思考洋地黄是否是影响了肾脏的尿液生成和排泄而发挥作用。他在 10 年间持续地对此植物进行研究，发现花朵盛开时所摘下的叶子药效最好。现代研究表明，起作用的是叶子中的洋地黄毒苷、洋地黄等成分。这些成分在其他动植物如蟾蜍、夹竹桃等中也被发现了。

思考题

1. 简述 ACEI 类抗心力衰竭的基本作用及应用。
2. 简述 β 受体阻断药治疗心力衰竭的作用机制及应用注意。
3. 强心苷有哪些不良反应？试述强心苷心脏毒性表现及防治。

思政学堂 28

（李高文）

课件 29

知识导图 29

第二十九章　抗高血压药

学习目标

知识目标：掌握抗高血压药的分类和代表药，掌握一线降压药的作用、用途、不良反应和用药护理程序，熟悉可乐定、哌唑嗪等其他降压药的特点和应用；了解抗高血压药的用药原则。

能力目标：能观察降压药的疗效及不良反应，综合分析、判断及采用相应护理措施；会开展合理应用降压药的宣教工作。

素质目标：培养学生关心关爱高血压患者，积极参与抗高血压药物用药宣教教育，为建设健康中国出力。

高血压(hypertension)是一种以动脉血压升高为主要特征，可并发心脏、血管、脑与肾等靶器官损害以及代谢改变的全身性慢性疾病。世界各国人群高血压的发病率高达10%～20%，其已成为严重危害人类健康的常见病。1999年世界卫生组织/国际高血压学会(WHO/ISH)规定未应用降压药者的血压≥140/90mmHg(18.7/12.0kPa)即可诊断为高血压。按其发病原因可分为原发性高血压(病因尚未阐明，约占90%，又称高血压病)和继发性高血压(约占10%)。按照2005年版《中国高血压防治指南》，根据血压水平、相关危险因素、靶器官损害和临床疾病将高血压分为低危、中危、高危和极高危。

抗高血压药(antihypertensive drugs)又称降压药，是一类能有效控制血压，防止或减少心、脑、肾等靶器官损害，主要用于高血压治疗的药物。合理应用抗高血压药不仅能控制血压，延缓动脉硬化、左心室心肌肥厚的形成和发展，还可降低并发症的发生率，延长寿命，改善患者的生活质量。

第一节　抗高血压药分类

29-1-1　微课：抗高血压药概述

直接影响动脉血压调节的基本因素有外周血管阻力、心脏功能和血容量。高血压病的病理生理过程主要表现为：交感神经活性亢进、肾素-血管紧张素-醛固酮系统活性增高、血管结构和功能异常等，抗高血压药分别作用于不同环节而发挥降压作用。抗高血压药根据其作用部位或机制可进行以下分类(表29-1)。

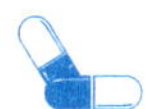

表 29-1　抗高血压药根据其主要作用部位或作用机制分类

药物分类	常用药物
1. 利尿药	氢氯噻嗪、吲达帕胺等
2. 交感神经抑制药	
(1)中枢性降压药	可乐定、利美尼定等
(2)神经节阻断药	樟磺咪芬等
(3)去甲肾上腺素能神经末梢阻断药	利舍平、胍乙啶等
(4)肾上腺素受体阻断药	
①β 受体阻断药	美托洛尔、比索洛尔等
②α 受体阻断药	哌唑嗪、特拉唑嗪等
③α、β 受体阻断药	拉贝洛尔、卡维地洛等
3. 肾素-血管紧张素系统抑制药	
(1)血管紧张素Ⅰ转化酶抑制药(ACEI)	卡托普利、依那普利、贝那普利等
(2)血管紧张素Ⅱ受体阻断药(ARB)	氯沙坦、缬沙坦、厄贝沙坦等
(3)肾素抑制药	雷米克林
4. 钙通道阻滞药	硝苯地平、尼群地平、氨氯地平等
5. 血管扩张药	
(1)直接扩张血管药	肼屈嗪、硝普钠等
(2)钾通道开放药	米诺地尔等

29-1-2 相关知识：高血压的症状表现

第二节　常用抗高血压药

29-2-1　微课：利尿药

【案例 29-1】

患者，男性，68 岁，7 年前首次诊断为高血压，伴有溃疡病，曾以可乐定间歇治疗，血压维持在 23.4～23.9/14.6～15.3kPa，今晨出现严重心前区疼痛、恶心、出汗而入院。体检：体温 36.8℃，心率 100 次/min，呼吸频率 25 次/min，血压 27.9/20.1kPa。眼底检查，有视网膜出血和渗血。心电图提示心肌梗死。请分析：本病例伴有上述并发症时宜用何药治疗？并说明用药的依据。

一、利尿药

利尿药是治疗高血压的基础药物，临床常用药物有：中效利尿药噻嗪类，其中以氢氯噻嗪最常用；弱效利尿药氨苯蝶啶、螺内酯适用于低钾血症、高尿酸血症、糖耐量降低或原发性醛固酮过多症；强效利尿药呋塞米等不作为轻、中度高血压的一线药物，主要用于高血压危象及伴有慢性肾功能不良的高血压患者。

氢氯噻嗪(hydrochlorothiazide，双氢克尿噻)

【作用及降压机制】　具有利尿、降压作用。降压特点：作用缓慢、温和而持久；人长期用药无明显耐受性。降压机制：用药初期通过排钠利尿作用减少血容量而降压；

后期因排钠较多，降低血管平滑肌对儿茶酚胺等加压物质的敏感性而使血管扩张，血压下降。

【应用】 除用于轻、中度水肿（是治疗各类轻、中度心、肝、肾性水肿的首选药）和尿崩症（用于肾性尿崩症及加压素无效的垂体性尿崩症）外，作为一线抗高血压药单独或与其他药联合应用治疗各型高血压。单用于轻度高血压（首选）；与其他降压药合用对中、重度高血压，老年性高血压，单纯收缩期高血压和伴有心功不全的患者尤为适用。

【不良反应及用药护理】 详见相关章节。

吲达帕胺（indapamide，natrilix，钠催离，寿比山）

【作用与应用】 是一类非噻嗪类氯磺酰胺衍生物，其化学结构与噻嗪类利尿药相似，具有利尿作用和钙拮抗作用。但利尿作用较弱，扩血管作用明显。可直接扩张小动脉，降低外周阻力，降压作用强而持久，是一种新型的强效、长效降压药。降压机制与利尿排钠和阻滞 Ca^{2+} 内流、降低细胞内 Ca^{2+} 浓度有关。每天服药 1 次，降压作用可维持 24h。

适用于轻、中度高血压，尤其适用于老年高血压。单独服用，降压效果显著，伴有浮肿者更为适宜。长期服用能减轻或逆转左室壁肥厚。

【不良反应】 少而轻微，偶见头晕、头痛、恶心、失眠、轻度低血钾、直立性低血压、复视、阳痿、性欲减退等。严重肝肾功能不全、对磺胺类和噻嗪类过敏者及急性脑血管病发作期间禁用。

【用药护理】 应于每晨给药 1 次，以免夜间起床排尿；治疗中应注意监测血压，及时调整剂量；用药期间由蹲、坐或卧位直立时，宜扶持，应缓慢。

临床常用含利尿药的固定复方制剂。

29-2-2 微课：钙通道阻滞药

二、钙通道阻滞药

二氢吡啶类对血管平滑肌作用较强，常用药物有硝苯地平、非洛地平、尼群地平、氨氯地平、尼卡地平和拉西地平等。降压机制：主要通过阻滞血管平滑肌细胞上的钙通道，使进入细胞内的 Ca^{2+} 减少，导致小动脉扩张，外周阻力下降而降低血压。

硝苯地平（nifedipine，心痛定，拜新同）

【作用与应用】 降压作用快而强，口服 10min 起效，30～40min 达最大效应，作用持续 3h，舌下含化 2～3min 即可起效。常伴有反射性心率加快、心排血量增多、血浆肾素活性增高等不良反应，合用 β 受体阻断药可避免不利影响，并增强降压效果。

临床用于治疗轻、中、重度高血压，尤以低肾素性高血压疗效好；亦可用于合并心绞痛或肾脏疾病、糖尿病、哮喘、高脂蛋白血症及恶性高血压患者。目前推荐使用缓释剂或控释剂，降压平稳，以减轻反射性交感神经活性。

尼群地平（nitrendipine，硝苯甲乙吡啶，舒麦特）

作用与硝苯地平相似，降压作用温和而持久，对血管松弛作用较硝苯地平强，能降低心肌耗氧量，对缺血性心肌有保护作用。适用于各型高血压，尤其适用于伴冠心病的高血压。不良反应与硝苯地平相似，肝功能不良者宜慎用或减量，可增加地高辛血药浓度。

 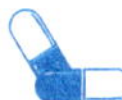

氨氯地平(amlodipine,络活喜)

为第三代长效钙通道阻滞药,对血管平滑肌有较高的选择性,降压作用缓慢、平稳而持久。对心率、房室传导及心肌收缩力均无明显影响,并能逆转或减轻心血管重构作用。口服吸收好,不受食物影响,生物利用度高,$t_{1/2}$ 长达 35～48h。口服 1～2 周出现明显的降压作用,6～8 周达最大降压效果。每日只需口服 1 次,降压作用可持续 24h。适应于轻、中度高血压,是目前最常应用的降压药物之一。

三、血管紧张素Ⅰ转化酶抑制药

29-2-3　微课：血管紧张素Ⅰ转化酶抑制药

该类药物与其他降压药比较,具有以下作用特点:①降压时不伴有反射性心率加快,对心排血量无明显影响;②可防止或逆转心肌和血管重构;③增加肾血流量,保护肾脏;④改善胰岛素抵抗,不引起电解质紊乱和脂质代谢改变;⑤对慢性心功能不全患者能改善心脏泵血功能,增加心排血量;⑥久用不易使人产生耐受性。

卡托普利(captopril,巯甲丙脯酸、开博通)

【作用】　具有较强的降压作用,能使高血压患者收缩压、舒张压降低。降压谱较广,除肾素型高血压及原发性醛固酮增多症外,对其他类型或病因的高血压都有效。降压机制:①抑制 ACE,使 AngⅡ生成减少,取消其收缩血管、促进 CA 释放的作用;②使AngⅡ生成减少,醛固酮释放减少,减轻水钠潴留;③抑制 ACE,缓激肽可因降解减少而增多,增强扩血管效应;④降低 AngⅡ和醛固酮的含量,增高缓激肽的含量,有效防止或逆转心肌及血管重构,提高心血管顺应性,降低病死率(图 28-2)。

【应用】　单独使用可治疗各型高血压,对原发性、肾性及高肾素型高血压疗效均佳,尤其适用于合并糖尿病、左心室肥厚伴心力衰竭、心肌梗死的高血压患者。重型及顽固性高血压宜与利尿药及β受体阻断药合用。

【不良反应】

1. 咳嗽与支气管痉挛　无痰干咳最为常见,发生率 5%～20%,是患者被迫停药的主要原因。偶见支气管痉挛性呼吸困难。

2. 首剂低血压　约 3.3%的患者首次服用 5mg 后动脉压降低 30%以上。

3. 高血钾　伴有肾功能不全或服用β受体阻断药及补钾的患者多见。

4. 血管神经性水肿　唇、口腔、舌、鼻及面部等部位可发生,偶发于喉部,威胁生命。

5. 其他　对胎儿有影响、味觉及嗅觉障碍,偶见白细胞减少、低血糖、肝毒性等。

【用药护理】

1. 给药时告知患者,食物影响吸收,宜餐前 1h 空腹服用。该药有轻微的硫味,勿疑虑。

2. 治疗中,应注意监测患者血压、心率变化,特别是首剂应用时,如有恶心、呕吐、出汗、胸痛及严重低血压等症状,应立即停药。

3. 给药期间,应定期检查肝肾功能、白细胞计数和分类、血清电解质、尿红细胞和尿蛋白,如有异常,应立即调整剂量或停药处置。

4. 用药过程中,应密切观察不良反应,老年人对其降压作用敏感,应加强观察。如患者有无原因的发热、异常疲倦、口腔或喉痛、易出血等,应立即报告医生;如有味觉异常,伴畏食、体重下降时,应停药,3～4 周内症状可消失;如出现皮损症状、血清样反应、关节痛等，应立即停药处置；应警惕血管神经性水肿的发生，如发生在喉部可致死。一旦发生，应立即停药，并迅速皮下注射 1∶1000 的肾上腺素注射液 0.3～0.5ml 解救。

5. 伴有双侧肾动脉狭窄、高血钾者和孕妇及哺乳期妇女禁用。

依那普利（enalapril，悦宁定）

依那普利为不含巯基的强效 ACEI，降压作用机制与卡托普利相似，但抑制 ACE 作用较卡托普利强 10 倍，降压作用强而持久，主要用于各型高血压和心功能不全。因作用强，引起咳嗽较多，但不含巯基，无青霉胺样反应（皮疹、嗜酸细胞增多等）。

同类药物还有贝那普利（benazepril，洛汀新）、赖诺普利（lisinopril）、福辛普利（fosinopril）等，这些药物的共同特点是长效，每日只需口服 1 次，作用及临床应用与依那普利相似。

29-2-4 微课：血管紧张素Ⅱ受体阻断药

四、血管紧张素Ⅱ受体（AT_1）阻断药

氯沙坦（losartan，洛沙坦，科索亚）

【作用与应用】 选择性阻断 AngⅡ与 AT_1 受体的结合，产生缓慢、强大而持久的扩血管作用及防止和逆转心血管重构作用（图 28-2）；增加肾血流量，促进尿钠和尿酸的排泄，对肾具有保护作用。适用于各型高血压和心功能不全。对原发性和高肾素型高血压疗效显著。

【不良反应】 较 ACEI 少，主要有头晕、高血钾、与剂量相关的直立性低血压、心动过速等。不影响缓激肽的降解，故无刺激性干咳及血管神经性水肿等。

【用药护理】 与利尿药合用、肝功能不良的患者剂量应适当减小，初始剂量为 25mg/d；避免与钾盐或留钾利尿药合用；孕妇、哺乳期妇女及肾动脉狭窄者禁用。

同类药物还有缬沙坦（valsartan）、伊贝沙坦（irbesartan，厄贝沙坦，安博维）、替米沙坦（telmisartan，美卡素）及坎地沙坦（candesartan，必洛新）等。

五、β 受体阻断药

29-2-5 微课：β受体阻断药

比索洛尔（bisoprolol，康可，博苏）

【降压作用及机制】 为选择性 β_1 受体阻断药，其作用比阿替洛尔强，无内在拟交感活性和膜稳定作用。本药特点：①作用时间长，可达 24h 以上；②对呼吸系统抑制作用微弱；③对脂质和糖代谢无明显影响。

降压机制主要与下列因素有关：①阻断心脏 β_1 受体，心肌收缩力减弱，心率减慢，心肌耗氧量下降，心排血量减少；②阻断肾小球旁器的 β_1 受体，使肾素分泌减少，从而抑制 RAAS 活性；③阻断中枢 β 受体，使外周交感神经系统活性下降；④阻断交感神经末梢突触前膜上的 β_2 受体，减少 NA 的释放，降低外周交感神经活性。

【应用】 用于高血压、冠心病（心绞痛）及伴有左心室收缩功能减退（射血分数≤35%，根据超声心动图确定）的中度至重度慢性稳定性心力衰竭。在使用本品前，需要遵医嘱接受 ACE 抑制剂、利尿剂和选择性使用强心苷类药物治疗。

【不良反应及用药护理】 服药初期可能出现乏力、胸闷、头晕、头痛、心悸等，继续服药上述症状可自动减轻或消失。罕见腹泻、便秘、恶心、腹痛、瘙痒等。长期用

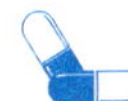

药者不可骤然停药(减药过程 10～14d),以避免停药综合征。禁忌和慎用详见相关章节。

美托洛尔(metoprolo)和阿替洛尔(atenolo)

两药的降压机制同比索洛尔,对心脏 β_1 受体有较高的选择性,降压作用持续时间较长,治疗剂量对支气管平滑肌 β_2 受体影响较小。临床用于治疗各型高血压、心绞痛、心肌梗死及伴有左心室收缩功能异常的慢性稳定性心力衰竭。

卡维地洛(carvedilol)

为 α、β 受体阻断药,阻断 β 受体同时具有舒张血管作用,口服首关消除显著,生物利用度 22%,药效可维持 24h。用于治疗轻、中度高血压或伴有肾功能不全及糖尿病的高血压患者。不良反应与普萘洛尔相似,但不影响血脂代谢。

第三节　其他抗高血压药

一、中枢性降压药

可乐定(clonidine,氯压定,110 降压片)

【作用与应用】　为咪唑啉衍生物,口服吸收良好,可通过血-脑脊液屏障进入中枢。

1. 降压作用　降压作用中等偏强,降压时伴有心率减慢及心排血量减少,对肾血流量和肾小球滤过率无明显影响。降压机制复杂,主要激动血管运动延髓腹外侧核吻侧端的 I_1 咪唑啉受体,使外周交感神经抑制。

2. 镇静、镇痛作用　激动中枢 α_2 受体,兴奋抑制性神经元产生镇静作用;激动脑内阿片受体,激活中枢抗痛系统而镇痛。

3. 抑制胃肠分泌及蠕动　与抑制胆碱能神经末梢释放神经递质有关。

常用于其他降压药治疗无效的中、重度高血压,与利尿药合用有协调作用。对兼有消化性溃疡和肾性高血压患者较为适宜;口服还可用于预防偏头痛或作为治疗吗啡类镇痛药成瘾者的解毒药。

【不良反应】　常见口干、嗜睡和便秘。其他有头痛、眩晕、腮腺肿胀、血管性水肿、性功能减退、直立性低血压、下肢浮肿、心动过缓等。

【用药护理】　①因可致嗜睡、眩晕、直立性低血压,应嘱年老体弱患者,用药期间少运动,变换体位时应缓慢,避免驾驶、机械操作或高空作业。②长期用药突然停药可出现血压骤升、心悸、出汗等交感神经亢进所致的停药综合征。此时可注射酚妥拉明或恢复应用可乐定,然后 2～4d 内逐步停药。连续漏服数剂,也会出现血压反跳现象,故应嘱患者遵医嘱服药,避免漏服或擅自停药。

莫索尼定(moxonidine)

为第二代中枢性降压药,主要通过激动血管运动延髓腹外侧核吻侧端的 I_1 咪唑啉受体而发挥降压作用。降压作用略低于可乐定，因其对 α_2 受体作用较弱，不良反应较可乐定少，无显著的镇静作用，无停药反跳现象。长期用药能逆转高血压患者的心肌肥厚。口服吸收好，作用持久，每日给药 1 次。主要用于轻、中度高血压。

二、血管扩张药

血管扩张药分为：直接扩张血管药，如肼屈嗪、硝普钠等；钾通道开放药，如米诺地尔。本类药物降压时反射性引起交感神经兴奋，表现以下缺点：①心率加快，心排血量增加，部分对抗其降压效力；②心肌耗氧量增加诱发心绞痛等不良反应；③血浆肾素活性增高，导致水钠潴留，使降压效果减弱。故不宜单用，常与利尿药和 β 受体阻断药合用。

肼屈嗪（hydralazine，肼苯哒嗪）

肼屈嗪直接扩张小动脉，使血管扩张，外周阻力下降，血压下降。适用于中度高血压治疗。与利尿药和 β 受体阻断药合用可增强降压效果，减少不良反应。常见不良反应有头痛、心悸、外周神经炎等。大剂量长期服用可致全身性红斑狼疮样综合征。

硝普钠（sodium nitroprusside）

【作用与应用】 属于硝基扩张血管药，可直接松弛小动脉和静脉平滑肌，在血管内通过释放一氧化氮（NO）产生强大的扩血管作用。降压特点：速效、强效、短效。口服不吸收，静脉滴注 30s 内起效，2min 达最大效应，停药 3～5min 血压回升。主要用于高血压危象、高血压脑病及难治性心功能不全的治疗。

【不良反应】 静脉滴注时可出现恶心、呕吐、精神不安、肌肉痉挛、头痛、皮疹、出汗、发热等，过量应用可引起氰化物（SCN^-）堆积而中毒。

【用药护理】 ①静脉滴注液应新鲜配制，溶液内不宜加入其他药物，输液瓶及输液管应以铝箔或不透光材料避光，静脉滴注液保存与应用不应超过 24h。新配置溶液为淡棕色，若颜色变为暗棕色、橙色、暗红色、蓝色或绿色，应弃去。②静脉滴注速度不宜超过 3μg/（kg · min），最好使用输液泵，以便精确调节滴速。③药液有局部刺激，操作时谨防外渗，给药后应热敷，缓解刺激。④给药期间应严密监测血压、心率，如有干呕、出汗、心悸、烦躁、肌抽搐、心律不齐等，应立即停药。⑤如有氰化物中毒征象，可吸入亚硝酸异戊酯或静脉滴注亚硝酸钠或硫代硫酸钠。

三、α_1 受体阻断药

哌唑嗪（prazosin）

【作用与应用】 舒张小动脉和小静脉的血管平滑肌，降压作用中等偏强。降压机制为选择性阻断突触后膜 α_1 受体，而对突出前膜的 α_2 受体几无作用，故具有以下优点：①不引起反射性心率加快；②不损害肾功能，不增加肾素分泌；③长期用药对血脂代谢有良好作用。

适用于高血压伴高脂蛋白血症或肾功能不全者，与利尿药或 β 受体阻断药联合应用可增强降压效果；还可治疗难治性心功能不全。

【不良反应】 常见不良反应有头痛、头晕、鼻塞、口干、尿频、嗜睡等，无须停药，可自行消失。部分患者首次给药后可出现“首剂现象”，出现直立性低血压、心悸、晕厥等

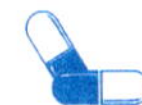

症状。首次剂量减为 0.5mg，临睡前服用可避免。

同类药物还有特拉唑嗪、多沙唑嗪、乌拉地尔等。特拉唑嗪和多沙唑嗪还可改善前列腺肥大患者尿流动力学及临床症状，除用于高血压外，还可用于良性前列腺增生。

四、去甲肾上腺素能神经末梢阻断药

该类药物主要通过抑制交感神经末梢摄取 NA 和 DA，使递质耗竭而产生降压作用。如利舍平(reserpine)和胍乙啶(guanethidine)。

利舍平具有镇静、安定和降压作用，降压作用较弱，起效缓慢、温和而持久。但有胃酸过多(诱发或加重溃疡病)、抑郁症等不良反应，目前很少单独使用，仅与其他药物组成复方制剂(表 29-2)用于治疗轻、中度高血压。伴有溃疡病史和抑郁症者禁用或慎用。

胍乙啶降压作用比利舍平快而强，无中枢镇静作用。主要不良反应是直立性低血压和明显的水钠潴留，不单独使用，与其他抗高血压药合用治疗重度高血压。

表 29-2　固定配比复方制剂组成、用量、给药次数及主要不良反应

主要组分与每片剂量	每次剂量/片	分服次数/次	相应组分的不良反应
复方利血平片(利血平 0.032mg/氢氯噻嗪 3.1mg/双肼屈嗪 4.2mg/异丙嗪 2.1mg)	1～3	2～3	鼻塞、胃酸增加、抑郁、消化性溃疡、困倦
复方利血平氨苯蝶啶片(利血平 0.1mg/氨苯蝶啶 12.5mg/氢氯噻嗪 12.5mg/双肼屈嗪 12.5mg)	1～2	1	鼻塞、胃酸增加、抑郁、消化性溃疡、头痛、血钾异常
珍菊降压片(可乐定 0.03mg/氢氯噻嗪 5mg)	1～2	2～3	低血压、血钾异常
氯沙坦钾/氢氯噻嗪(海捷亚、奈迪亚) (氯沙坦钾 50mg/氢氯噻嗪 12.5mg) (氯沙坦钾 100mg/氢氯噻嗪 12.5mg)	1 1	1 1	偶见血管神经水肿、血钾异常
缬沙坦/氢氯噻嗪(复欣、怡欣坦、复代文) (缬沙坦 80mg/氢氯噻嗪 12.5mg)	1～2	1	偶见血管神经水肿、血钾异常
厄贝沙坦/氢氯噻嗪(安博诺、依伦平、利培酮分散片)(厄贝沙坦 150mg/氢氯噻嗪 12.5mg)	1	1	偶见血管神经水肿、血钾异常
替米沙坦/氢氯噻嗪(美嘉素、迅可安) (替米沙坦 80mg/氢氯噻嗪 12.5mg)	1	1	偶见血管神经水肿、血钾异常等
卡托普利/氢氯噻嗪(开富特、复方卡托普利片) (卡托普利 10mg/氢氯噻嗪 6mg)	1～2	1～2	咳嗽、偶见血管神经水肿、血钾异常
复方阿米洛利(蒙达清) (阿米洛利 2.5mg/氢氯噻嗪 25mg)	1	1	血钾异常、尿酸升高
贝那普利/氢氯噻嗪(依思汀) (贝那普利 10mg/氢氯噻嗪 12.5mg)	1	1	咳嗽、偶见血管神经水肿、血钾异常

续表

主要组分与每片剂量	每次剂量/片	分服次数/次	相应组分的不良反应
培哚普利/吲达帕胺（百普乐）（培哚普利 2mg/吲达帕胺 0.625mg）	1	1	咳嗽、偶见血管神经水肿、血钾异常
比索洛尔/氢氯噻嗪（诺释）（比索洛尔 2.5mg 或 5mg/氢氯噻嗪 6.25mg）	1	1	乏力、头晕、心悸，可自行减轻或消失

五、神经节阻断药

神经节阻断药对交感神经节和副交感神经节均有阻断作用，曾广泛用于高血压治疗，但由于降压作用过快过强，副作用较多，现很少使用，仅限用于高血压危象、主动脉夹层动脉瘤、外科手术中的控制性低血压等。本类药物有樟磺咪芬（trimetaphan）、美卡拉明（mecamylamine）、六甲溴铵（hexamethonium bromide）等。

第四节　抗高血压药的应用原则

治疗高血压的主要目的是最大限度地降低心血管发病和死亡的危险。因此选用的药物不仅要降低高血压，而且要避免各种危险因素。现代高血压的治疗强调：①有效、平稳降压与终身治疗；②个体化治疗；③联合用药；④保护靶器官。

一、有效、平稳降压与终身治疗

有效降压可大幅度减少并发症的发生率。所谓有效降压就是将血压控制在目标值以下：普通高血压患者血压降至＜140/90mmHg（最近最佳治疗研究结果提出目标血压是＜138/83mmHg）；年轻人或糖尿病及肾病患者血压降至＜130/80mmHg；老年人收缩压降至＜150mmHg。

研究证明血压不稳定可导致器官损伤。人体血压在 24h 内存在自发性波动，称为血压波动性（blood pressure variability，BPV）。在血压水平相同的高血压患者中，BPV 高者，靶器官损伤严重。药物宜从小剂量开始，逐渐增量，起效后改用维持量，避免降压过快、过剧。短效降压药常使血压波动增大，建议选用长效制剂，清晨醒后 1 次服用，24h 平稳降压。既可有效控制血压的波动，防止血压在清晨时突然升高，又能有效控制夜间睡眠血压，达到预防脑出血和脑血栓形成的目的。对凌晨血压增高的患者可以选择长效、控释剂型抗高血压药物或改变服药时间，以保证全天的血压控制。

高血压病病因不明，无法根治，需要长期用药，终身治疗。应提高患者对长期治疗重要性的认识，使其坚持按医嘱用药，即使血压趋向正常也不能随意停药。

二、个体化治疗

由于每个患者的发病因素、生理情况、并发症以及对药物的耐受性存在差异，不同

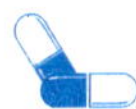

患者或同一患者在不同病程阶段所需药物和剂量不同，因此在选用降压药时遵循个体化用药原则是非常必要的，详见表 29-3。一些研究提示，延缓糖尿病和非糖尿病肾病的肾功能不全，ACEI 或 ARB 优于其他类；改善左心室肥厚，ARB 优于 β 受体阻断药；预防心衰，利尿药优于其他类；延缓动脉粥样硬化，CCB 优于利尿药和 β 受体阻断药；合并良性前列腺增生症者可优先选用 α_1 受体阻断药。

表 29-3　高血压个体化治疗的药物选择

并发症或因素	优先选用	不宜选用
充血性心力衰竭	利尿药、ACEI/ARB、β 受体阻断药	CCB(非二氢吡啶类)
窦性心动过速(50 岁以下)	β 受体阻断药	硝苯地平、肼屈嗪
心绞痛	β 受体阻断药、长效 CCB、ACEI	肼屈嗪
肾功能不全	ACEI/ARB、袢利尿药	氢氯噻嗪
糖尿病、痛风	ACEI/ARB(痛风优选氯沙坦)、CCB	氢氯噻嗪
消化性溃疡	可乐定	利舍平
高脂蛋白血症	哌唑嗪、ACEI	β 受体阻断药
脑卒中	ACEI/ARB、CCB、吲达帕胺	血管扩张药
老年人	CCB、氢氯噻嗪	β 受体阻断药、利舍平
青壮年	β 受体阻断药、ACEI/ARB	氢氯噻嗪

三、联合用药

随机临床试验证明，70%以上患者需要联合用药才能达到血压控制目标值。将不同作用机制的药物联合应用，多数能起到协同作用。由于联合应用的药物剂量均减少，故可降低甚至相互抵消副作用。《中国高血压防治指南》推荐以下几种联合用药方案：①利尿药＋ACEI/ARB，其中 ARB＋噻嗪类利尿药是一类被各国广泛推荐的组合；②利尿药＋β 受体阻断药；③CCB(二氢吡啶类)＋β 受体阻断药；④CCB(二氢吡啶类)＋ACEI/ARB；⑤CCB(二氢吡啶类)＋利尿药；⑥α 受体阻断药＋β 受体阻断药。联合用药有两种方式：一是固定配比复方(表 29-2)，其优点是服用方便，患者依从性强。二是按需剂量配比处方，其优点是可根据临床需要调整药物品种及剂量。

四、保护靶器官

高血压靶器官损害包括心肌肥厚、肾小球硬化和小动脉重构等。在抗高血压的治疗中必须逆转或阻止靶器官的损害。对左心室肥厚逆转较好的药物有 ACEI、长效 CCB 和 ARB；对高血压肾病有保护作用，并可延缓其疾病进程的药物有 ACEI、ARB 和 CCB，利尿药和 β 受体阻断药保护作用不明显。

用药护理小结

【用药前沟通】

1. 了解病史及用药史

(1)现病史及机体状况：①了解患者现患疾病种类及主要症状，了解患者心电图、胸透或胸片、血象及血液生化检验的基本数值，如血脂，电解质，血糖，肝、肾功能等，明确患者主要健康问题及高血压程度；②询问有无引起血压升高的危险因素存在，如工作的紧张程度、焦虑状态、吸烟、嗜酒、高脂和高钠饮食习惯等；③了解患者及家属对抗高血压药治疗的基本知识及饮食调节的相关知识的知晓度。

(2)既往病史及用药史：①有无高血压、心脏病、糖尿病等家族史；②是否服用过抗高血压药，曾服或现服用过何种药物，剂量、效果、服用时间长短、有无不良反应等；③是否有药物过敏史。

2. 相关用药知识教育

(1)要耐心对患者进行抗高血压药物治疗知识的宣传教育：①对患者讲明抗高血压药物治疗的主要目标及目标血压，使其了解治疗的目的还包含预防并发症以及改善治疗后的情况，使患者明确药物控制血压的重要意义。②简要宣教抗高血压药物治疗的基本知识，解释长期、不间断用药的重要性，教导患者严格遵守医嘱，不自行停药或换药。③指导正确的用药方法，如抗高血压药最好在清晨醒后一次服用；氢氯噻嗪宜采用小剂量(6.25～12.5mg/d)餐后服用；卡托普利宜餐前 1h 空腹服用等。④说明药物治疗中可能出现的不良反应，如卡托普利的刺激性干咳，哌唑嗪的首剂现象等，指导患者正确对待与克服。

(2)心理教育及健康指导：鼓励患者积极配合治疗，消除对疾病的恐惧和焦虑，给予正确的饮食、运动方面的健康指导，避免非药物因素的影响，以确保有效的药物治疗。

【用药后护理】

1. 给药方法

(1)慢性高血压患者一般采用口服给药，目前提倡选用 24h 长效制剂，平稳持久降压；高血压危象等特殊情况宜注射给药。

(2)硝普钠静脉滴注液应新鲜配制，溶液内不宜加入其他药物，输液瓶及输液管应以铝箔或不透光材料避光，静脉滴注液保存与应用不应超过 24h，静脉滴注速度不宜超过 3μg/(kg・min)。

(3)拉贝洛尔、硝苯地平等药物也应遮光密闭保存。

2. 药效观察　在固定时间和相同条件下测量血压，并记录结果，以便对血压进行有效的监测和疗效评价。

(1)氢氯噻嗪：应定期检查血液电解质含量，如出现口干、衰弱、嗜睡、肌痛、腱反射消失等早期电解质紊乱症状，应立即减量或停药。

(2)卡托普利：应定期检查肝肾功能、白细胞计数和分类、血清电解质、尿红细胞和尿蛋白，如有异常，应立即调整剂量或停药处置。

(3)硝普钠：应严密监测血压、心率，如有干呕、出汗、心悸、烦躁、肌抽搐、心律不齐等，应立即停药。

3. 主要护理措施

(1)卡托普利：老年人对其降压作用较为敏感，应加强观察。如患者有无原因的发热、异常疲倦、口腔或喉痛、易出血等，应立即报告医生；如出现皮损症状、血清样反应、

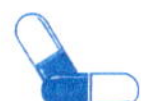

关节痛等，应立即停药处置；一旦发生血管神经性水肿，应立即停药，并迅速皮下注射1∶1000的肾上腺素注射液0.3～0.5ml解救。

(2)对有头痛、头晕的患者，嘱其卧床休息，缓慢更换体位，以防摔伤。

(3)可乐定、普萘洛尔、比索洛尔、美托洛尔、阿替洛尔用药期间切忌突然停药，以免出现血压反跳性升高或高血压危象。

(4)突然停用β受体阻断药如普萘洛尔、比索洛尔、美托洛尔等可诱发心绞痛、致死性心肌梗死或心律失常，要缓慢减量，逐渐停药并密切关注此类药物产生的心脏衰竭、心律不齐、支气管哮喘等不良反应。

【用药护理评价】　患者血压是否稳定，是否控制在期望值(目标血压)之内；患者的自觉症状、体力和精神状态是否好转；有无严重的不良反应；患者对抗高血压药相关知识的知晓度是否提高，是否能坚持遵医嘱用药。

常用制剂与用法

习题29

氢氯噻嗪　片剂：口服，每次12.5～25mg，1～2次/d。

吲达帕胺　片剂：口服，每次2.5mg，1次/d。维持量：每次2.5mg，1次/2d。

硝苯地平　片剂：10mg。胶丸剂：5mg。口服或舌下含服。每次5～10mg，3次/d。

尼群地平　片剂：10，20mg。口服，开始每次10mg，3次/d，以后随反应调整为每次20～40mg，3次/d。

氨氯地平　片剂：5mg。口服，每次5～10mg，1次/d。

卡托普利　片剂：25，50，100mg。口服，开始每次25mg，3次/d，饭前服，逐渐增至每次50mg，3次/d，每日最大剂量不超过300mg。

马来酸依那普利　片剂：5，10mg。口服，开始时2.5～5mg/d，治疗量为2.5～40mg/d，可1次或分2次服用。

护考模拟29

贝那普利　片剂：5，10，20mg。口服，开始时2.5mg/d，常用量5～10mg/d，1次/d。

氯沙坦　片剂：25，50mg。口服，每次25mg，2次/d。

缬沙坦　片剂：80，160mg。口服，每次80mg，1次/d，视情况调整为每次160mg。

伊贝沙坦　片剂：150mg。口服，每次150～300mg，1次/d。

比索洛尔　片剂：2.5，5mg。胶囊剂：2.5，5，10mg。口服，起始剂量2.5mg，1次/d。此后按需要调整，每日最大剂量不超过10mg。

美洛托尔　片剂：50，100mg。口服，50～100mg/d，分2～3次服用，可逐渐加量，必要时可增至200mg/d。维持量：50～200mg/d。缓释剂：每次50～100mg，1次/d。

阿替洛尔　片剂：25，50，100mg。口服，每次50～100mg，1次/d。

盐酸哌唑嗪　胶囊剂：1，2，5mg。片剂：0.5，1，2mg。口服，首次0.5mg，然后每次1mg，3次/d，一般每隔2～3d增加1mg。

思政学堂29

盐酸可乐定　片剂：0.075mg。口服，每次0.075～0.15mg，1～3次/d，根据病情可逐渐增加剂量。剂量：每次0.4～0.6mg。注射剂：0.15mg/ml，肌内注射或静脉注射，每次0.15～0.3mg，必要时每6小时重复1次，遮光密闭保存。

莫索尼定　片剂：0.2，0.4mg。每次0.2～0.4m，1次/d，最大日剂量为0.6mg。

盐酸肼屈嗪　片剂：10，25，50mg。口服，最初剂量为每次10～25mg，3次/d，以后按需要增至每次50mg，3次/d。最大剂量不超过200mg/d，应遮光、密闭、干燥保存。

硝普钠　粉针剂：50mg。静脉滴注：50mg以5%葡萄糖溶液2～3ml溶解后，根据所需浓度再稀释于250，500或1000ml的5％葡萄糖溶液中，缓慢静脉滴注（容器避光），滴速不超过3μg/(kg·min)，配置时间超过4h的溶液不宜使用。遮光（加黑纸包裹）、密闭保存。

米诺地尔　片剂：2.5mg。口服，开始每次2.5mg，2次/d，以后逐渐增至5～10mg，2次/d。

思考题

1.试述抗高血压药按其主要作用部位或机制分为哪几类。各举一代表药。

2.简述氢氯噻嗪、比索洛尔、ACEI降压特点、降压机制、适应证及主要不良反应。

3.简述抗高血压药的应用原则。

（李高文）

第三十章　抗心绞痛药

课件 30

知识导图 30

学习目标

知识目标：掌握硝酸甘油的作用、用途、不良反应；熟悉普萘洛尔、钙通道阻滞药等其他抗心绞痛药的作用、应用和不良反应；了解硝酸酯类和β受体阻断药合用的药理学基础。

能力目标：能观察抗心绞痛药的疗效、不良反应并进行用药监护；会开展合理应用抗心绞痛药的宣教工作。

素质目标：培养护理人员处理心脏突发疾病时镇定沉稳的心理素质。

心绞痛(angina pectoris)是冠状动脉粥样硬化性心脏病的常见症状，是由心肌急剧且短暂性缺血、缺氧所致的临床综合征。药物治疗原则是：降低心肌耗氧量，增加冠状动脉供血和供氧，使心肌氧的供需恢复平衡。抗心绞痛药物主要有硝酸酯类(硝酸甘油)、β受体阻断药(普萘洛尔)和钙通道阻滞药(硝苯地平)。

第一节　硝酸酯类

30-1-1　微课：硝酸酯类

【案例 30-1】

半年前刘大妈在体检时查出患有冠心病，医生给她配了硝酸甘油，并叮嘱她如果觉得心脏有什么不舒服，可先舌下含服。后来几次，每当心脏有不适症状，她总会第一时间拿出这个"宝贝药片"来，服后症状马上就缓解了。但这次服药后两个多小时，原来很灵光的药不起作用了，她仍胸闷难当、胸口绞痛。请分析：①硝酸甘油不起作用的可能原因。②硝酸甘油舌下含服时，应嘱患者哪些注意事项？

本类药物包括：硝酸甘油、硝酸异山梨酯(消心痛)、单硝酸异山梨酯(安心脉)、戊四硝酯(硝酸戊四醇酯)。该类药物作用相似，只是显效快慢与维持时间长短有所不同，其中以硝酸甘油、硝酸异山梨酯等最为常用。

硝酸甘油(nitroglycerin)

为硝酸酯类药物的代表药，用于治疗心绞痛已有100余年的历史，因其具有起效快、疗效稳定、使用方便、廉价易得等优点，至今仍是防治心绞痛的首选药物。

【体内过程】 普通制剂口服首关消除率高，生物利用度仅为8%，一般不作口服给药。舌下含化吸收好，生物利用度约80%，1～2min起效，3～10min作用达高峰，作用持续20～30min。

【作用及机制】 松弛血管平滑肌是硝酸甘油的基本作用，尤其是对血管平滑肌选择性高，对全身血管平滑肌的直接松弛作用是其防治心绞痛的药理学基础。

1. 降低心肌耗氧量　扩张外周血管，对静脉血管的松弛作用大于动脉血管。扩张小静脉（容量血管），使回心血量减少，心室容积缩小，室壁张力降低，心脏前负荷降低；较大剂量时，扩张小动脉（阻力血管），使心射血阻力降低，心脏后负荷降低。

2. 改善缺血区心肌供血　扩张输送性冠状动脉和侧支血管，增加缺血区的血液灌注；扩张容量血管，降低心室充盈压，增加心内膜下区血液供应。

3. 抑制血小板黏附和聚集　刺激NO释放，激活血小板鸟苷酸环化酶，抑制血小板的黏附和聚集，防止血栓形成。

4. 保护缺血心肌　通过释放NO，促进内源性保护因子释放，如PGI_2、热休克蛋白等，对缺血心肌具有保护作用。

作用机制：硝酸甘油作为NO的供体，在平滑肌细胞内经谷胱甘肽转移酶的催化释放NO，通过活化cGMP依赖性蛋白激酶，降低细胞内可利用Ca^{2+}浓度，引起平滑肌松弛。

抗心绞痛不利因素：剂量过大，扩张阻力血管，血压降低所致反射性心率加快和心肌收缩力增加，使心肌耗氧量增加；心率加快可缩短心舒期冠脉灌流时间，减少供氧，不利于心绞痛治疗，甚至加重心绞痛发作。与β受体阻断药普萘洛尔合用，可提高疗效，相互抵消副作用。

【应用】

1. 防治各型心绞痛　是治疗心绞痛的首选药。舌下含服或气雾吸入可迅速中止发作，口服缓释片及口颊片适用于长效预防发作。

2. 治疗急性心肌梗死　早期静脉注射不仅能迅速降低心肌耗氧量，增加缺血心肌供血、供氧，还可抑制血小板聚集和黏附，缩小梗死范围。

3. 治疗心力衰竭　急性左心衰竭时采用静脉给药，慢性心功能不全可采用长效制剂，需与强心苷类正性肌力药物合用。

【不良反应】

1. 血管扩张反应　最为多见，如颜面潮红、搏动性头痛、眼压升高、反射性心动过速等，大剂量应用可出现直立性低血压和晕厥。颅脑损伤、颅内出血者及低血容量者禁用，青光眼患者慎用。

2. 快速耐受性　连续用药2～3周可产生耐受性，停药1～2周后耐受性消失。耐受性产生的原因可能与NO生成过程中还原性巯基(—SH)被消耗有关。可采用下列措施加以克服：①调整给药次数和剂量，不宜频繁给药；②采用小剂量、间歇给药法，每天不用药的间歇期应在8h以上；③与乙酰半胱氨酸合用，因其可提供—SH，延缓耐受性产生。

3. 高铁血红蛋白血症　长期大剂量应用可产生高铁血红蛋白血症。

 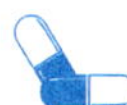

【用药护理】

1. 舌下含服时，应嘱患者：①宜采取坐位或半卧位，用药前应使口腔湿润，便于药物溶化。②药物入口腔应有灼热、麻、刺感，否则可能失效。③用药后应休息15～20min，不可过早活动，以免发生眩晕或晕厥。④舌下含服1片后，若无效，可于5min后再含1片，但15min内不可超过3片。若不能解除症状或症状反而加重时，应警惕心肌梗死，并立即报告医师。⑤切记不可咬碎吞服，不可人为促溶，并尽可能减少进食、饮水，使药片留置时间延长。

2. 本药是一种亚硝酸盐，过热、见光均易分解失效。试验表明，不论是国产还是进口的普通硝酸甘油片剂，当瓶封开启后一直在25℃下空气中放置，其有效期分别为4.60d和6.39d。而贴身存放，人体的温度一般都有37℃，更易失效。故药片应放在棕色玻璃瓶内，每次用后应立即拧紧瓶盖，遮光、密封、阴凉处保存。不应贴身存放，随身携带应及时更换药物。

3. 应用喷雾剂时，应让患者取坐位，舌顶上腭，向口腔舌下黏膜喷射1～2次，喷雾前不要剧烈摇晃药瓶，喷雾后不要吸入或吞咽唾液；局部贴膜用于预防发作，应贴在无毛的皮肤上，用药后不要按摩，以免加速吸收。

4. 静脉滴注硝酸甘油注意事项：用药前及用药中应监测血压、脉搏和面部情况，一般15～30min测量一次，视情况调整滴速；掌握好给药速度，一般将硝酸甘油1～2mg溶于5%葡萄糖溶液100ml，以10～20滴/min的滴速滴入，大约每分钟滴入硝酸甘油10～20μg；硝酸甘油易挥发，应核对有效期，静脉滴注时应采取分次少量的方法现用现配。输液瓶和墨菲滴管要用玻璃容器和特殊胶管，需用黑布或黑纸包裹，药液要避光；不得与其他药物合用1个静脉通道，也不能和其他药物混合。

5. 治疗中应注意观察不良反应：①出现持续头痛、视力模糊、恶心呕吐、出汗、心动过速，应减量或停药；②有眩晕、昏厥、面颊或颈部潮红等直立性低血压症状，应立即中止用药，马上使患者平卧、取脚高头低位，必要时对症治疗；③如过量而发生口唇和指甲青紫、眩晕欲倒、头胀气短、心跳快而弱时，应立即停药，使患者平卧，抬高双腿，给氧，应用NA或甲氧明，重症可静脉注射亚甲蓝。

6. 大量或长期用药时，不可擅自骤然停药，停药应递减用量，以防撤药时心绞痛反跳。

硝酸异山梨酯(isosorbide dinitrate，消心痛)

【作用与应用】　作用与机制与硝酸甘油相似，但作用较弱，起效较慢，维持时间较长。本品经肝代谢生成异山梨醇-2-单硝酸酯和异山梨醇-5-单硝酸酯，仍具有扩张血管和抗心绞痛作用。主要口服用于心绞痛的预防和心肌梗死后心力衰竭的长期治疗。

【不良反应及用药护理】　少数患者出现头痛、眩晕、恶心、面部潮红、胃肠障碍，减量后可自行消失；偶发皮疹甚至剥脱性皮炎，饮酒可加重其副作用；长期应用可发生耐受性，和其他硝酸酯类有交叉耐受性；青光眼、严重低血压、急性循环衰竭者及孕妇等禁用。

单硝酸异山梨酯(isosorbide mononitrate)作用及应用与硝酸异山梨酯相似。

30-2-1　微课：β受体阻断药和钙通道阻滞药

第二节　β受体阻断药

β受体阻断药于20世纪60年代用于心绞痛的治疗，是继硝酸酯类药物之后又一类作为防治心绞痛的一线药物。临床可用于心绞痛治疗的β受体阻断药有10余种，普萘洛尔、美托洛尔和阿替洛尔最为常用。

普萘洛尔(propranolol，心得安)

【作用及作用机制】

1.降低心肌耗氧量　阻断β_1受体，心率减慢、心肌收缩力减弱，可明显降低心肌耗氧量。

2.增加缺血区血液供应　心肌耗氧量降低使非缺血区的血管阻力增加，而缺血区的血管则因缺氧呈代偿性扩张状态，促使血液更多地流向缺血区；同时心率减慢使心脏舒张期延长，增加冠脉的灌注时间，有利于血液向缺血区流动。

3.改善心肌代谢　心肌缺血，肾上腺素分泌增加，使游离脂肪酸(FFA)增多，其代谢消耗大量的氧而加重心肌缺氧。阻断β受体，抑制脂肪水解酶，使FFA减少，通过加强糖代谢使心肌耗氧量降低。

抗心绞痛的不利因素：普萘洛尔因抑制心肌收缩力，使心室射血时间延长，心室容积增大，心肌耗氧量增加而部分抵消降低心肌耗氧量的有利作用，可合用硝酸酯类药物加以抵消或消除。合用时硝酸酯类药物引起的心率加快、心肌收缩力增强的不利因素可被普萘洛尔抵消或纠正。注意合用时应酌情减少各药的用量，以防血压过度下降，冠脉流量减少，反而加重心绞痛。

【应用】　主要用于稳定型和不稳定型心绞痛患者，尤其适用于伴有心率快和高血压的心绞痛患者。与硝酸酯类药物合用可取长补短。变异型心绞痛不宜应用，因β受体阻断后使α受体作用占优势，易致冠脉痉挛而加重心肌缺血症状。

【不良反应及用药护理】

1.心脏功能抑制及诱发加重哮喘，故心动过缓、低血压、严重心功能不全者及哮喘或慢性阻塞性肺疾患者禁用；长期用药可使血脂升高，血脂异常者禁用。

2.长期应用β受体阻断药，由于受体向上调节，如突然停药可出现反跳现象，使心动过速、心绞痛加重，甚至诱发心肌梗死或猝死。故长期用药不宜突然停药，应逐渐递减停药，一般需1～2周。

3.该药治疗剂量个体差异大，应从小剂量开始用药，逐渐加大剂量，以达到最小用量、最佳疗效和最少不良反应。

4.食物能延缓普萘洛尔吸收，故应在饭前服用。服用本药期间应戒烟，以免降低疗效。

第三节　钙通道阻滞药

钙通道阻滞药是20世纪70年代以来临床用于防治心绞痛的主要药物，可单独应用，也可与β受体阻断药合用。常用药物有硝苯地平、维拉帕米、地尔硫䓬、吗多明等。

硝苯地平(nifedipine，心痛定，拜新同)

【抗心绞痛作用机制】　阻滞Ca^{2+}通道，抑制Ca^{2+}内流，其作用机制如下：

1.降低心肌耗氧量　抑制心肌收缩力，减慢心率，松弛血管平滑肌，降低心脏后负荷，使心肌耗氧量降低。

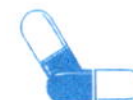

2.增加缺血心肌供血　扩张冠脉，特别对处于痉挛状态的血管有显著的解除痉挛作用，从而增加缺血区的血液灌注；促进侧支循环开放，改善缺血区的供血和供氧；抑制血小板聚集，有利于改善冠脉血流。

3.保护缺血心肌　钙通道阻滞药抑制细胞外 Ca^{2+} 内流，减轻缺血心肌细胞的 Ca^{2+} 负荷而保护心肌细胞，对急性心肌梗死者，能缩小梗死范围。

【应用】　可用于各型心绞痛防治，尤其适用于变异型心绞痛。亦可用于伴有哮喘、阻塞性肺疾患、外周血管痉挛性疾病的心绞痛。对稳定型心绞痛疗效不及普萘洛尔，两者合用会提高疗效，抵消各自不良反应。

地尔硫䓬(diltiazem，硫氮䓬酮，合心爽，恬尔心)

【作用与应用】　为钙通道阻滞药，抑制心肌收缩力作用与维拉帕米相似，减慢心率和扩张冠脉血管作用比维拉帕米弱。本品可降低窦房结自律性及异位节律；减慢房室结传导，并延长其不应期，从而消除房室结折返，防止房室扑动和房室颤动引起的心室率加快。

适用于：①心绞痛，常用于心房颤动和心房扑动的心绞痛患者；②轻、中度高血压；③室上性快速型心律失常。

马来酸桂哌齐特（cinepazide maleate，克林澳）

【作用与应用】　为钙通道阻滞药，通过阻止 Ca^{2+} 跨膜进入血管平滑肌细胞内，使血管平滑肌松弛，脑血管、冠状血管和外周血管扩张，从而缓解血管痉挛，降低血管阻力，增加血流量。还具有增强 cAMP 的作用，降低氧耗；提高红细胞的柔韧性和变形性，降低血液的黏性，改善微循环；提高脑血管的血流量，改善脑的代谢。

适用于：①脑血管疾病：脑动脉硬化、一过性脑缺血发作、脑血栓形成、脑栓塞、脑出血后遗症和脑外伤后遗症等；②心血管疾病：冠心病、心绞痛，如用于治疗心肌梗死，应配合有关药物综合治疗；③外周血管疾病：下肢动脉粥样硬化病、血栓闭塞性脉管炎、动脉炎、雷诺现象等。

【不良反应及用药护理】　偶见粒细胞减少、血小板减少，如有发烧、头痛、无力等症状出现时，应立即停药，并进行血液检查；偶有腹泻、腹痛、便秘、胃痛、胃胀等胃肠道功能紊乱；有时会出现头痛、头晕、嗜睡或失眠以及皮疹等。白细胞减少者禁用，孕妇和哺乳期妇女慎用。

吗多明(molsidomine)

为钙通道阻滞药，其代谢产物为 NO 的供体，释放 NO，扩张血管，降低心肌耗氧量，改善侧支循环，增加心肌供血。舌下含服或喷雾吸入用于稳定型心绞痛或心肌梗死伴高充盈压者疗效较好。

30-4-1 知识拓展：抗血小板药和抗血栓形成药在心绞痛治疗中的作用

第四节　其他抗心绞痛药

1.钾通道激活剂　如克罗卡林、吡那地尔、尼可地尔等已被建议作为直接冠脉舒张药用于治疗血管痉挛性和慢性稳定型心绞痛，尼可地尔适用于变异型心绞痛，且不易使人产生耐药性。

2. 抗血小板药　小剂量阿司匹林可减少心绞痛患者心肌梗死发生率和死亡率；新型抗血小板聚集药物，如噻氯匹定适用于无禁忌证心绞痛患者。

3. 抗凝药　如肝素、低分子量肝素和华法林，可用于治疗不稳定型心绞痛和其他药物治疗无效的心绞痛。对急性心肌梗死的患者可减少溶栓后的再梗死和心绞痛发作。

4. 曲美他嗪（trimetazidine，万爽力）　为作用较强的新型抗心绞痛药，具有抗肾上腺素、去甲肾上腺素及加压素的作用，能降低血管阻力，增加冠脉血流量及周围循环血流量，促进心肌代谢及心肌能量的产生，同时能减低心脏负荷；降低心肌耗氧量及心肌能量的消耗，从而改善心肌氧的供需平衡。临床适用于冠脉功能不全、心绞痛、陈旧性心肌梗死、慢性充血性心力衰竭等，可与强心苷合用。此药不作为心绞痛发作时的对症治疗用药，也不适用于对不稳定心绞痛或心肌梗死的初始治疗。个别患者可有食欲不振、头晕、皮疹等，急性心肌梗死患者、孕妇及对本品过敏者禁用。

5. 丹参酮Ⅱ-A　具有抗心脑缺血作用，缩小梗死范围，改善缺血心肌乳酸代谢，抑制血小板聚集，抑制血栓形成。可改善缺血、缓解胸闷及心绞痛症状，适用于冠心病、心绞痛及急性心肌梗死。

6. ACEI 类　对心绞痛具有一定的治疗作用，但对血压正常的患者无效。该类药物除能降低血压外，对室壁张力具有良好效应，还可减少冠状动脉对血管紧张素Ⅱ的反应，并可阻止心室重构。

用药护理小结

【用药前沟通】

1. 了解病史及用药史

(1)既往病史及现病史：患者有无心绞痛症状，发作的频率、部位、严重程度和持续时间及诱发原因；休息和药物能否缓解；是否存在心绞痛的其他危险因素，如高血压、高血脂等。

(2)用药史：以往是否用过抗心绞痛药物，其用药目的是缓解心绞痛症状还是预防发作，用药的种类、剂量、效果等情况。

2. 相关用药知识教育　硝酸酯类不能连续长期应用，以免产生耐受。克服耐受的方法：不宜频繁给药，采用小剂量、间隔疗法，每天不用药间隔期必须在 8h 以上。

【用药后护理】

1. 给药方法

(1)硝酸甘油：①舌下含服时应嘱患者宜采取坐位或半卧位，用药前应使口腔湿润，便于药物溶化；②用药后应休息 15～20min，以免发生眩晕或晕厥；③切记不可咬碎吞服，不可人为促溶；④药片应放在棕色玻璃瓶内，每次用后应立即拧紧瓶盖，遮光、密封、阴凉处保存；⑤应用喷雾剂时应嘱咐患者取坐位，舌顶上腭，向口腔舌下黏膜喷射 1～2 次，喷雾前不要剧烈摇晃药瓶，喷雾后不要吸入或吞咽唾液；⑥若含服药片无头胀、舌麻刺感，表明药已失效；⑦硝酸甘油静脉滴注给药时，要用特殊输液瓶及输液管，一般将硝酸甘油 1～2mg 溶于 5%葡萄糖溶液 100ml，以 10～20 滴/min 的滴速滴入，不得直接用作静脉注射，不得与其他药物合用一个静脉通道，也不能和其他药物混合。

(2)普萘洛尔：治疗剂量个体差异大，应从小剂量开始用药，逐渐加大剂量。长期用药避免突然停药，否则会出现反跳现象，甚至诱发心肌梗死或猝死。

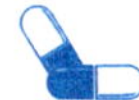

2. 主要护理措施

(1)应用硝酸酯类期间，出现持续头痛、视力模糊、心动过速等症状，应减量或停药；出现眩晕、昏厥等直立性低血压症状，应立即中止用药，马上使患者平卧、取脚高头低位；如过量而发生口唇和指甲青紫、头胀气短等症状，应立即停药，应用 NA 或甲氧明，重症可静脉注射亚甲蓝。

(2)患者突然起立，若有头晕、视力模糊，表明有直立性低血压发生，劝告患者取卧位即可。若出现反射性心率加快，可合用 β 受体阻断药或维拉帕米等。

(3)若患者疼痛仍然持续，可能与心肌进一步缺血、梗死有关，可立即报告主治医师，含化或静脉滴注硝酸甘油。

【用药护理评价】　对患者心绞痛发作次数、强度、疼痛部位、激发疼痛的因素等做记录，并进行治疗前后对比；药物疗效是否明显，有无严重的不良反应；患者能否正确合理使用抗心绞痛药物。

常用制剂与用法

习题 30

硝酸甘油　片剂：0.3，0.6mg。每次 0.3mg，舌下含化。缓释片：2.5mg。每次 2.5mg，2 次/d。

硝酸异山梨酯　片剂：2.5，5，10mg。每次 5～10mg，2～3 次/d，口服；每次 2.5～5mg，舌下含服。缓释片：5mg。每次 5mg，2 次/d，口服。控释片：20mg。每次 20mg，2 次/d，口服。

单硝酸异山梨酯　片剂：20，40，60mg。20mg/次，2 次/d，饭后口服。缓释片：40mg。40mg/次，2 次/d，口服。

盐酸普萘洛尔　片剂：10mg。开始每次 10mg，3～4 次/d，口服，以后每 3 天可增加10～20mg，逐渐增至 200mg/d。使用时应注意个体差异，从小剂量开始，根据症状调整剂量。

护考模拟 30

美托洛尔　片剂：50，100mg。25～50mg/d，2～3 次/d，口服，可逐渐加量，必要时可增至 50～100mg/d，3 次/d。

硝苯地平　片剂：5，10mg。每次 10mg，3 次/d，口服或舌下含服。缓释片，每次 10～20mg，2 次/d，口服。

地尔硫䓬　片剂：30mg。口服：开始每次 30mg，3 次/d。注射剂：10，50mg。静脉注射：每次 5～10mg，稀释后缓慢静脉注射。

马来酸桂哌齐特　注射液：80mg(2ml)。每次 320mg 加于 5%～10%葡萄糖液或生理盐水 250～500ml 静脉滴注，速度为 100ml/h，1 次/d。

曲美他嗪　片剂：20mg。每次 20mg，3 次/d，饭前服。

思政学堂 30

思考题

1. 试述抗心绞痛药分类并各举一代表药。
2. 简述硝酸甘油抗心绞痛作用及机制。
3. 试述硝酸甘油和普萘洛尔治疗心绞痛合用的理由和应用注意事项。

（李高文）

课件 31

第三十一章　调血脂药与抗动脉粥样硬化药

知识导图 31

学习目标

知识目标：掌握他汀类和贝特类药物的作用特点、用途、主要不良反应；熟悉其他调血脂药的特点。

能力目标：能观察调血脂药的疗效及不良反应并学会用药监护；会开展合理应用调血脂药的宣教工作。

素质目标：培养护理人员关心关爱高脂血症患者，严格实施用药护理程序工作的职业素质。

31-1-1 相关知识：动脉粥样硬化发生的病理过程

动脉粥样硬化(atherosclerosis,AS)是缺血性心脑血管疾病的主要病理学基础。血脂异常可导致 AS,是心脑血管疾病发病与死亡的重要危险因素之一，也是导致冠心病的第一因素。因此，改善异常血脂是防治缺血性心脑血管疾病的重要措施。用于防治 AS 的药物分为调血脂药(blood-modulators)和抗动脉粥样硬化药(antiatherosclerotics)。

第一节　调血脂药

【案例 31-1】

患者，男，65 岁，患有冠心病，高脂蛋白血症，医生开了以下处方，请分析是否合理，为什么？

处方：硝酸异山梨酯片 5mg×30；用法：一次 5mg,3 次/d,舌下含服；

考来烯胺 200g×30；用法：一次 4～5g,3 次/d;

洛伐他汀 20mg×30；用法：一次 40mg,1 次/d,晚餐时服用。

血脂是以胆固醇酯(CE)和甘油三酯(TG)为核心，外包胆固醇(Ch)和磷脂(PL)构成球形颗粒，再与载脂蛋白(Apo)结合，以脂蛋白的形式在血浆中转运与代谢。应用密度梯度超速离心技术，将血浆脂蛋白分为乳糜微粒(CM)、极低密度脂蛋白(VLDL)、低密度脂蛋白(LDL)、中间密度脂蛋白(IDL)及高密度脂蛋白(HDL)等。Apo 主要有 A、B、C、D、E 5 类，不同的 LP 含不同的 Apo,ApoA 为 HDL 的主要载脂

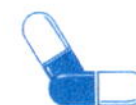

蛋白，ApoB-100 是 LDL 仅有的载脂蛋白。近年来研究证实，血浆总胆固醇（TC，为 CE＋Ch）、LDL、ApoB 与 AS 呈正相关，可促进 AS 的形成；而 HDL、ApoA 与 AS 呈负相关，有抗 AS 作用。

高脂蛋白血症可分为原发性和继发性。1970 年 WHO 将原发性高脂蛋白血症分为 6 个表型（表 31-1）。治疗高脂蛋白血症以改变不良生活方式、调整饮食结构为首要条件，而药物治疗需掌握指征。凡能使 LDL、VLDL、TC、TG 和 ApoB 减少，或使 HDL、ApoA 增加的药物，均有抗 AS 作用。调血脂药主要通过调整血浆脂质或脂蛋白的紊乱状态治疗高脂蛋白血症。

表 31-1　高脂蛋白血症分型

分型	病名	脂蛋白变化	血脂变化		发病率
			TC	TG	
Ⅰ	家族性高乳糜微粒血症	CM↑	↑	↑↑↑	极低
Ⅱa	家族性高胆固醇血症	LDL↑	↑↑		较高
Ⅱb	家族性复合性高脂蛋白血症	VLDL 及 LDL↑	↑↑	↑↑	较高
Ⅲ	异常 β-脂蛋白血症	IDL↑	↑↑	↑↑	低
Ⅳ	高前 β-脂蛋白血症，家族性高三酰甘油血症	VLDL↑		↑↑	高
Ⅴ	高乳糜微粒血症，伴高前 β-脂蛋白血症	CM 及 VLDL↑	↑	↑↑	较低

一、主要减少 TC 和 LDL 的药物

TC 或 LDL 增加是冠心病的重要危险因素，降低 TC 或 LDL 的血浆水平可降低冠心病和脑血管病的发病率和死亡率。

1. 他汀类　又称 3-羟基-3-甲基戊二酰辅酶 A（HMG-CoA）还原酶抑制药，简称 HMG-CoA 还原酶抑制药。常用药物有洛伐他汀（lovastatin，美降脂）、普伐他汀（pravastatin，美百乐镇）、辛伐他汀（simvastatin，舒降之）、氟伐他汀（fluvastatin，来适可）、阿托伐他汀（atorvastatin，立普妥）、瑞舒伐他汀（rosuvastin，可定）等。

【作用与应用】

（1）调血脂作用　本类药物在肝内竞争性抑制 HMG-CoA 还原酶，因该酶是合成 Ch 的限速酶，故阻碍内源性 Ch 的合成，具有明显的调血脂作用。在治疗剂量下，对 LDL-C 降低作用最强，TC 次之，降 TG 作用很弱，可使 HDL-C 略有升高。用药 2 周显效，4～6 周达高峰。调血脂作用呈剂量依赖性，长期应用可保持疗效。

（2）非调血脂作用　又称他汀类的多效作用。①改善血管内皮功能，提高血管平滑肌对扩血管物质的反应性；②抑制血管平滑肌细胞的增殖和迁移，促进其凋亡；③减少血浆 C 反应蛋白，减轻 AS 过程的炎性反应；④抑制单核-巨噬细胞的黏附和分泌功能；⑤通过抑制血小板聚集和提高纤溶活性发挥抗血栓作用；⑥抗氧化作用：斑块内的 LDL 极易发生氧化修饰，本类药物通过清除氧自由基，发挥抗氧化作用；⑦减少动脉壁巨噬细胞和泡沫细胞的形成，稳定并缩小 AS 斑块。

（3）肾保护作用　本类药物不仅有依赖低胆固醇的肾保护作用（即纠正因脂代谢异常而引发的慢性肾损害），还具有抗细胞增殖、抗炎症、免疫抑制、抗骨质疏松等作用，减轻肾损害的程度，从而保护肾功能。

主要适用于高胆固醇血症，是伴有 Ch 增加的Ⅱ、Ⅲ型高脂蛋白血症的首选药，也可用于 2 型糖尿病和肾病综合征引起的高胆固醇血症。亦可用于血管成形术后再狭窄，预防心脑血管急性事件，缓解器官移植后的排异反应及治疗骨质疏松症等。

【不良反应】 少而轻，大剂量应用时少数患者可见：①轻度胃肠反应（腹泻、胀气及便秘）、头痛和皮疹。②偶见肝毒性，无症状性转氨酶含量升高。③肌痛、无力、肌酸磷酸激酶（CPK）含量升高等肌病表现，停药后即可恢复正常。偶有横纹肌溶解症，以辛伐他汀和西立他汀发病率高，普伐他汀和氟伐他汀的发病率较低。④急性胰腺炎（洛伐他汀、普伐他汀）。孕妇、哺乳期妇女及转氨酶含量持续升高者禁用。

【用药护理】 见用药护理小结。

辛伐他汀（simvastatin，舒降之）

调血脂作用较洛伐他汀强一倍，升高 HDL 和 ApoAⅠ的作用强于阿托伐他汀，临床试验证明，长期应用在有效调血脂的同时，显著延缓 AS 病变进展和病情恶化，减少心脏事件后不稳定心绞痛的发生。进食后吸收良好，血药浓度达峰时间为 1.3～2.4h。治疗 2 周可见疗效，4～6 周达高峰，长期治疗后停药作用持续达 4～6 周。适用于原发性高胆固醇血症、杂合子家族性高胆固醇血症或混合性高胆固醇血症以及纯合子家族性高胆固醇血症患者。

血脂康（xuezhikang）

血脂康为中药制剂，其主要成分是红曲，内含天然他汀类物质，如洛伐他汀（内脂式）及酸性洛伐他汀约 20mg/g 以上。研究证实，红曲具有调血脂、保护血管内皮、抑制过氧化损伤、抗动脉粥样硬化等作用。临床主要用于脾虚痰瘀阻滞症的气短、乏力、头晕、头痛、胸闷、腹胀、食少纳呆等及高脂蛋白血症，也可用于由高脂血症及动脉粥样硬化引起的心脑血管疾病的辅助治疗。不良反应较少，偶见肠胃不适（胃部灼热、胃肠胀气、胃痛）及 CPK 含量轻度升高（0.12%）等，均短暂、可逆，一般无需停药。孕妇及哺乳期妇女慎用。

2. 胆汁酸结合树脂　为碱性阴离子交换树脂，不溶于水，不受消化酶破坏，进入肠道后不被吸收，与胆汁酸牢固结合阻滞胆汁酸的肝肠循环和反复利用，从而大量消耗 Ch 并使血浆 TC 和 LDL-C 水平降低，安全性能好。常用药物有考来烯胺和考来替泊。

考来烯胺（cholestyramine，消胆胺，降脂树脂Ⅰ号）为苯乙烯型强碱性阴离子交换树脂的氯化物，亲水而不溶于水，无臭或有氨臭。

考来替泊（colestipol，降胆宁，降脂树脂Ⅱ号）为二乙基五胺环氧氯丙烷的聚合物，是弱碱性阴离子交换树脂，无臭无味，有亲水性，但不溶于水。

【作用与应用】 明显降低血浆 TC、LDL 水平，ApoB 含量也相应降低，但对 HDL、TG 和 VLDL 影响较小。用药后 4～7d 生效，2 周内达最大效应，作用大小与剂量相关。适用于胆固醇升高的Ⅱa 型高脂蛋白血症，对纯合子高脂蛋白血症无效，所以，此病患者肝细胞表面缺乏 LDL 受体。

【不良反应及用药护理】 ①应用剂量较大，考来烯胺有特殊的臭味和一定的刺激性，主要不良反应是腹胀、消化不良和便秘。用药时可嘱患者将药物混在饮料、牛奶或水中服用；鼓励患者多食富含纤维素的食物。②偶可出现短时的转氨酶含量升高、高氯酸血症或脂肪痢。③本类药物影响脂溶性维生素、噻嗪类、香豆素类、强心苷类、保泰松、苯巴比妥、叶酸及铁剂的吸收，应尽量避免伍用，必要时应在本类药用前 1h 或用后 4h 服用上述药物。

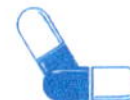

3. 酰基辅酶A胆固醇酰基转移酶抑制药

甲亚油酰胺(melinamide)

抑制酰基辅酶A胆固醇酰基转移酶(acyl-coenzyme A cholesterol acyltransferase, ACAT),阻滞细胞内Ch向胆固醇酯的转化,减少外源性Ch的吸收,阻滞Ch在肝形成VLDL,并且阻滞外周Ch的蓄积和泡沫细胞的形成,有利于Ch的逆化转运,使血浆及组织含量Ch降低。抑制ACAT可发挥调血脂和抗AS的效应。

适用于Ⅱ型高脂蛋白血症。服药后约50%在门静脉吸收,70%自胆汁排出。孕妇、哺乳期妇女以及小儿禁用,与抗凝药联用应谨慎,如有过敏反应立即停药。

二、主要减少TG及VLDL药物

1. 贝特类　又称苯氧酸类,氯贝丁酯(clofibrate,安妥明)是最早用于临床的贝特类药物,因其不降低冠心病的死亡率,且多见肝胆系统并发症,现已少用。目前应用的新型贝特类药物,调血脂作用强而不良反应少,常用药物有吉非贝齐(gemfibrozil,吉非罗齐)、苯扎贝特(bezafibrate)、非诺贝特(fenofibrate)及环丙贝特(ciprofibrate)等。

【作用与应用】

(1)调血脂作用:减少血浆TG、VLDL-C、TC、LDL-C;增加HDL-C。吉非贝齐、非诺贝特和苯扎贝特作用较强。

(2)非调血脂作用:具有抗血小板聚集、抑制凝血、降低血浆黏度和加速纤维蛋白溶解等作用。其作用机制为:增强脂蛋白脂酶活性;促进肝脏合成脂肪酸,抑制肝脏合成TG;促进HDL合成和Ch的逆转运;促进LDL的清除。

用于治疗以TG或VLDL增加为主的高脂蛋白血症,如Ⅱb、Ⅲ、Ⅳ型高脂蛋白血症,对家族性高CM血症无效。亦可用于2型糖尿病的高脂蛋白血症。

【不良反应】　一般耐受良好,可致恶心、腹痛、腹泻等消化道反应。偶见皮疹、脱发、视力模糊、肌痛、一过性转氨酶增加、胆石症(吉非贝齐)、性欲丧失及阳痿(非诺贝特)等,与他汀类合用可增加疾病的发生。肝胆疾病患者、孕妇、哺乳期妇女、儿童及肾功能不全者禁用。

【用药护理】　见用药护理小结。

2. 烟酸及其衍生物

烟酸(nicotinic acid)

【作用与应用】　是一种水溶性的B族维生素,为广谱调血脂药。直接抑制脂肪细胞脂解的作用,引起血浆脂肪非酯化脂肪酸水平急剧降低,有效降低血清TC、TG、LDL-C水平,明显升高HDL-C水平。其降低TG水平作用较强,4～7d达最大作用,降低LDL-C水平慢而弱,用药5～7d生效,3～6周达最大效应。与胆汁酸结合树脂、他汀类合用产生协同作用。

对除Ⅰ型外所有高脂蛋白血症均有效,可作为一线治疗药,也可用于心肌梗死。

【不良反应及用药护理】　①可引起皮肤潮红、瘙痒等,服药前30min服用阿司匹林可缓解;②也可引起恶心、呕吐、腹泻等胃肠道刺激症状,餐时或餐后服用可减轻;③长期应用可致皮肤干燥、棘皮症;④大剂量可引起血清转氨酶含量升高、高血糖和高尿酸。溃疡病、糖尿病、肝功能异常者禁用,痛风患者慎用。

阿昔莫司(acipimox,乐脂平)

阿昔莫司为烟酸的衍生物，药理作用与烟酸相似，但抑制脂肪组织脂解的作用比烟酸更强，作用时间更持久。能降低血清 TC、TG 水平和增高 HDL-C 水平。与烟酸比较具有以下特点：不影响糖尿病患者的血糖水平，不引起胰岛素抵抗，对糖尿病患者的空腹血糖和糖耐量有一定的改善作用。故适用于 2 型糖尿病伴高脂血症者；亦可用于Ⅱb、Ⅲ、Ⅳ型高脂蛋白血症。不良反应与烟酸相似，可因皮肤血管扩张出现灼热、瘙痒和红斑，偶有上腹部不适、头痛。

31-1-2 知识拓展：抗动脉粥样硬化药的新趋向

三、减少 Lp(a)的药物

流行病学调查证明，血浆脂蛋白 a[Lp(a)]含量升高是 AS 独立危险因素，也是经皮腔内冠状动脉成形术(percutaneous transluminal coronary angioplasty,PTCA)后再狭窄的危险因素。其原因可能一方面是 Lp(a)与纤溶酶原有高度的相似性，竞争性地抑制纤溶酶原活化，促进血栓形成；另一方面是增进单核细胞对内皮的黏附，参与泡沫细胞的形成。降低血浆 Lp(a)水平已经成为防治 AS 研究的热点。现已证明，可降低血浆 Lp(a)水平的药物有烟酸、烟酸戊四醇酯、烟酸生育酚酯、阿昔莫司、新霉素、多沙唑嗪等。

第二节　抗氧化剂

活性氧簇(reactive oxygen species,ROS)在 AS 致病中的作用备受重视，ROS 可直接损伤内皮细胞、平滑肌细胞和血细胞，影响 NO 的保护作用，引起脂质过氧化等病理损伤，还可通过氧化修饰的脂类(ox-LDL)促进 AS 的形成。因此，抗氧化剂对防治 AS 具有重要意义。具有抗氧化作用的药物有普罗布考、维生素 E、银杏叶制剂、丹参制剂、绞股蓝等。

普罗布考(probucol,丙丁酚)

【作用与应用】

1. 抗氧化　抑制 ox-LDL 的生成及其致 AS 作用，如内皮细胞损伤、泡沫细胞形成、血管平滑肌细胞增殖及迁移等，阻止 AS 病变的发展。

2. 调血脂　主要降低血浆 LDL、TC 水平，对 VLDL、TG 影响小，也能使 HDL 和 ApoAⅠ明显减少。主要用于Ⅱa 型高脂蛋白血症的治疗。因其降低 HDL 水平，故 LDL 和 HDL 的比值已经很高的患者不宜使用。

【不良反应及用药护理】　①用药者 10%发生胃肠道刺激症状，如恶心、腹胀、腹泻等，与食物同服或餐后服用吸收增加，减少刺激症状。②偶有肝功能异常、高血糖、高尿酸、肌病、感觉异常等。③延长 Q-T 间期，治疗前应仔细检查 ECG。心肌受损、严重室性心律失常、Q-T间期异常、急性心肌梗死者及孕妇等禁用。

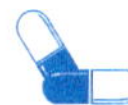

第三节　多烯脂肪酸类

又称多不饱和脂肪酸类(polyunsaturated fatty acids,PUFAs),根据不饱和键在脂肪酸链中开始出现的位置,分为 n-3(或 ω-3)型及 n-6(或 ω-6)两型。

一、n-3 型 PUFAs

包括二十碳五烯酸(eicosapentaenoic acid,EPA)、二十二碳六烯酸(docosahexaenoic acid,DHA),主要存在于海生动物的油脂中。

【作用与应用】

1. 调血脂作用　降低 TG 及 VLDL 水平作用强,升高 HDL 水平,明显加大 ApoA Ⅰ/ ApoAⅡ比值。

2. 非调血脂作用　抑制血小板聚集、抗血栓形成、扩血管作用,抑制血管平滑肌细胞的增殖和迁移,增加红细胞的可塑性,改善微循环等作用。

适用于高三酰甘油型高脂血症,可明显改善心肌梗死者预后。亦可用于糖尿病并发高脂蛋白血症。一般无不良反应,长期大剂量应用可使出血时间延长,免疫反应降低。

二、n-6 型 PUFAs

主要来源于植物油,有亚油酸(linoleic acid,LA)和 γ-亚麻酸(γ-linolenic acid,γ-LNA)。常用月见草油和亚油酸等。月见草油具有调血脂和抗血小板聚集作用,用于防治冠心病和心肌梗死等,但作用较弱。亚油酸具有调血脂和抗 AS 作用,常做成胶丸或与其他调血脂药和抗氧化剂制成多种复方制剂应用。

第四节　黏多糖和多糖类

黏多糖和多糖类药物含有大量负电荷,结合在血管内皮表面,防止白细胞、血小板及有害因子的黏附,产生保护血管内皮作用,对血管平滑肌细胞增生也有抑制作用。本类药物又称动脉内皮保护药,典型代表药为肝素,因其抗凝作用过强,口服无效,不宜应用。

一、低分子量肝素(low molecular weight heparin,LMWH)

常用药物有依诺肝素钠(enoxaparin sodium,克赛)、那屈肝素钙(nadroparin calcium,速碧林)、替地肝素(tedelparin)、弗希肝素(fraxiparin)、洛吉肝素(logiparin)及洛莫肝素(lomoparin)等。主要用于不稳定型心绞痛及急性心肌梗死等。

二、天然类肝素(natural heparinoids)

常用药物有硫酸乙酰肝素(heparin sulfate,HS)、硫酸皮肤素(dermatan sulfate,

DS)、硫酸软骨素(chondroitin sulfate,CS)及冠心舒等。冠心舒(脑心舒)具有调血脂,降低心肌耗氧量,抑制血小板聚集,保护血管内皮和阻止AS斑块形成等作用,用于心及脑缺血性病症。

用药护理小结

【用药前沟通】

1.了解病史及用药史　在用药前应询问患者的既往病史(如肝肾功能障碍、糖尿病)和联合用药情况,将可能存在的安全性隐患告知患者,在增加剂量或调整治疗方案时,应密切关注患者的不良反应发生情况。

2.相关用药知识教育　①避免高脂饮食;②膳食纤维和水果可减少药物吸收,过量的葡萄柚汁可数倍增加洛伐他汀、阿托伐他汀和辛伐他汀的生物利用度,导致严重不良反应,但对不经CYP3A4代谢的普伐他汀和氟伐他汀影响小。

【用药后护理】

1.给药方法

(1)他汀类:应嘱患者服药注意以下内容。①宜与饮食共进(氟伐他汀不受食物影响),以利吸收;②临睡前服药,可提高疗效(阿托伐他汀 $t_{1/2}$ 长,可不必夜间服用)。

(2)胆汁酸结合树脂(考来烯胺、考来替泊):有特殊的臭味和一定的刺激性,主要不良反应是腹胀、消化不良和便秘。用药时可嘱患者将药物混在饮料、牛奶或水中服用。

(3)贝特类(吉非贝齐):应于早餐及晚餐前30min服用,可增加吸收。

(4)烟酸:可引起恶心、呕吐、腹泻等胃肠道刺激症状,餐时或餐后服用可减轻。

(5)普罗布考:与食物同服或餐后服用,可使吸收增加,减少刺激症状。

2.主要护理措施

(1)他汀类:①给药期间应定期进行安全检测:常规剂量服药4周后,复查血脂及谷丙转氨酶(ALT)、肌酸激酶(CK),若ALT达正常上限的3倍,和/或CK达正常上限的5倍或有肌炎应停药。②治疗中应注意观察严重不良反应:患者出现低血压、严重急性感染、创伤、代谢紊乱等情况,需注意可能出现的继发于肌溶解后的肾衰竭。出现上腹部突发持续性剧痛,且疼痛向腰背部反射,进食加剧,弯腰、起坐或前倾减轻时,应警惕急性胰腺炎,必须马上报告医生。出现多尿、多饮、多食、疲乏等怀疑与糖尿病或血糖紊乱有关的症状,立即向医生咨询,以明确病因并采取适当的处理措施。建议使用本类药品的糖尿病患者密切监测血糖状况,如果出现血糖情况恶化,应立即就诊。③药物相互作用:他汀类药物经CYP3A4代谢,与其他在治疗剂量下对CYP3A4有明显抑制作用的药物(如环孢素、红霉素、克拉霉素、伊曲康唑、酮康唑等)或贝特类或烟酸合用时,可导致横纹肌溶解症危险性增高;与地高辛合用,使地高辛的 C_{ss} 增加20%,应对地高辛浓度进行监测;与香豆素类抗凝药合用,使凝血酶原时间延长,应注意监测凝血酶原时间,及时调整抗凝药的剂量。

(2)胆汁酸树脂:本类药物影响脂溶性维生素、噻嗪类、香豆素类、强心苷类、保泰松、苯巴比妥、叶酸及铁剂的吸收,应尽量避免配伍使用,必要时应在本类药用前1h或用后4h服用上述药物。

(3)贝特类:①与口服抗凝药合用,应适当减少抗凝药的剂量;②治疗中应密切观察病情,患者出现胆石症、胆囊炎、肌痛、严重腹泻、血尿等不良反应时,应立即停药;③用药早期监测肝、肾功能。

【用药护理评价】　对患者血脂情况进行治疗前后对比;药物疗效是否明显,有无

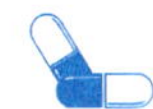

严重的不良反应;患者能否正确合理使用调血脂药和抗动脉粥样硬化药。

习题 31

护考模拟 31

思政学堂 31

常用制剂与用法

洛伐他汀　片剂:20,40mg。每次 20～40mg,1 次/d,晚餐时服,必要时可将剂量增至 80mg/d。

普伐他汀　片剂:5,10mg。每次 5～10mg,1 次/d,晚餐时口服,必要时剂量可增至 40mg/d。

辛伐他汀　片剂:10mg。每次 10mg,1 次/d,晚餐时口服,最大剂量 40mg/d。

阿托伐他汀　片剂:10,20,40mg。每次 10～20mg,起始剂量 10mg,晚间顿服,如需要 4 周后可增至 80mg。

瑞舒伐他汀钙片　片剂:10,20,40mg。每次 10～40mg,治疗时应从 10mg 开始,需要时增至 20～40mg,晚间顿服。

血脂康　胶囊剂:0.3g。每次 0.6g,2 次/d,早晚饭后服用;轻、中度患者 0.6g/d,晚饭后服用。

吉非贝齐　胶囊剂:0.3,0.6g。每次 0.6g,2 次/d。

苯扎贝特　片剂:0.2g。每次 0.2g,2～3 次/d。

非诺贝特　胶囊(片)剂:0.1g。每次 0.1g,2～3 次/d,餐后服。

考来烯胺　粉剂:每次 4～5g,3 次/d,餐中服。

考来替泊　粉剂:每次 4～5g,3 次/d,餐中服。

烟酸　片剂:开始每次 0.1g,3 次/d,逐渐增至 1～2g/d,3 次/d,餐后服。

阿昔莫司　胶囊剂:250mg。每次 250mg,3 次/d,餐后服。

普罗布考　片剂:0.25g。每次 0.25～0.5g,2 次/d,早晚餐中服。

甲亚油酰胺　胶囊剂:0.25g。每次 0.5～0.75g,3 次/d。

思考题

1. 试述调血脂药的分类并各举一代表药。
2. 简述他汀类作用、应用及主要不良反应。

（李高文）

第六篇　内脏和血液系统药物

第三十二章　血液及造血系统药物

课件 32

知识导图 32

学习目标

知识目标：掌握肝素及华法林的抗凝作用特点及机制、应用、自发性出血的防治，掌握维生素 K 和氨甲苯酸的止血机制、应用及主要不良反应的防治；熟悉常用抗血小板药及纤维蛋白溶解药的作用及应用，熟悉铁制剂、叶酸及 B_{12} 的作用及应用；了解促白细胞增生药及血容量扩充药的作用及应用。

能力目标：学会观察抗凝血药和止血药的不良反应并能正确处理；能做好预防贫血的宣教工作。

素质目标：培养学生对疾病发病原因的探究精神和灵活运用护理措施的临床思维。

第一节　作用于凝血系统药物

【案例 32-1】

患者，王某，83 岁，女性，患心房颤动、高血压、心绞痛、甲状腺功能低下。华法林(20mg/d)，心房颤动治疗中，凝血控制得很好，PT 凝血酶原时间国际标准化比值(PT-INR)为 2.1。治疗支气管炎服用克拉霉素 100mg/d，14d，停药 3d 后检查发现 PT-INR 值为 16.8。请分析该患者 PT-INR 值升高的原因。对正在服用华法林的患者应进行哪些用药指导？

血液在血管内正常流动依赖于凝血与抗凝血系统的对立与统一，一旦平衡被打破，就会出现血栓性或出血性疾病。凝血由多种凝血因子参与，已知的以罗马数字编号的 13 种凝血因子均为蛋白质，主要在肝脏中合成，其中凝血因子Ⅱ、Ⅶ、Ⅸ、Ⅹ的合成需维生素 K 参与，又称维生素 K 依赖的凝血因子。凝血过程分为 3 个阶段：①凝血酶原激活物的形成；②凝血酶的形成(Ⅱa)；③纤维蛋白形成(图 32-1)。抗凝血系统由抗凝物质和纤维蛋白溶解系统(纤溶系统)组成，血液中的抗凝物质主要有抗凝血酶Ⅲ(antithrombin Ⅲ，AT-Ⅲ)和肝素，AT-Ⅲ主要在肝脏合成，是Ⅱa、Ⅸa、Ⅹa、Ⅺa、Ⅻa 等含丝氨酸的凝血因子抑制剂，肝素可加速 AT-Ⅲ 对以上凝血因子的灭活，故又称肝素促进灭活的凝血因子。纤维蛋白溶解的基本过程可分为两个阶段：①纤溶酶原在纤溶酶原激活物的作用下转变为纤溶酶。②纤维蛋白在纤溶酶参与下水解成纤维蛋白降解产物(图 32-1)。本节主要介绍抗血栓药及促凝血药。

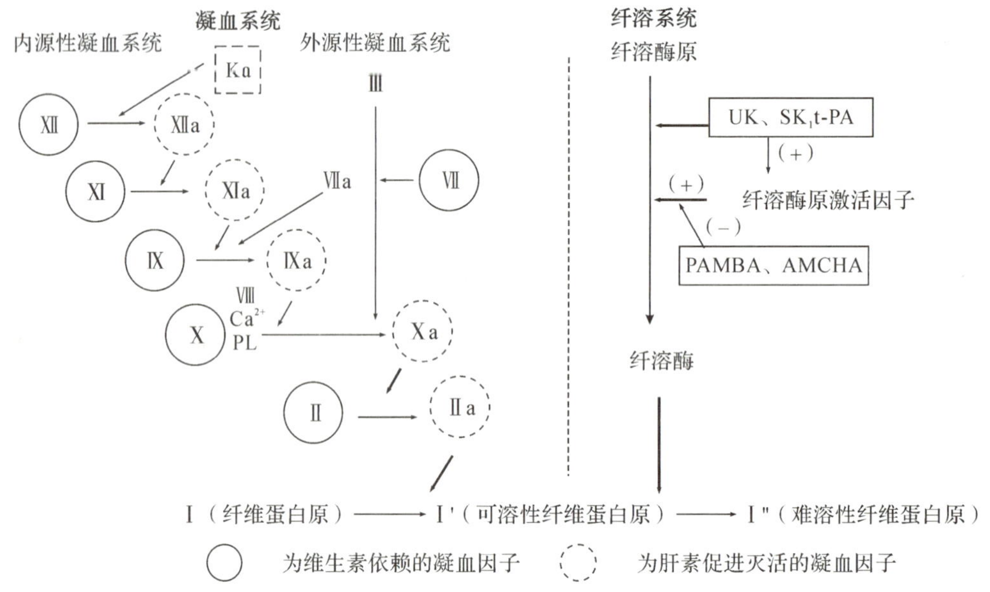

图 32-1　血液和纤溶过程及药物作用环节

一、抗血栓药

抗血栓药(antithrombotics)是用于预防血栓的形成和扩大或使其溶解的药物。分为抗凝血药、抗血小板药及纤维蛋白溶解药。

(一)抗凝血药

抗凝血药(anticoagulants)是一类影响凝血过程的不同环节，阻止血液凝固的药物。按抗凝作用特点分为：①体内外抗凝血药(注射用抗凝血药)：肝素、低分子量肝素；②体内抗凝血药(口服抗凝药)：香豆素类，如华法林(苄丙酮香豆素)、双香豆素、醋硝香豆素(新抗凝)；③体外抗凝血药：枸橼酸钠。临床主要用于血栓栓塞性疾病的防治。

肝素(heparin)

32-1-1 微课：常用抗凝药-肝素

药用肝素是从猪小肠黏膜或猪、牛的肺脏提取的一种黏多糖硫酸酯，呈强酸性，分子中带有大量的负电荷。

【体内过程】　肝素为高极性大分子物质，不易透过生物膜，口服无效。临床一般采用静脉注射或静脉滴注给药，不宜做肌内注射，因可致局部出血和刺激现象。主要存在于血液中，V_d 为 0.05～0.07L/kg。$t_{1/2}$ 为 1～2h，随剂量增加而延长。

【作用及机制】

1. 抗凝作用　具有以下特点：①抗凝作用迅速而强大，维持时间短；②体内、体外均有强大的抗凝作用。

2. 其他　还具有抑制血小板聚集、降血脂、抗炎及抑制血管平滑肌细胞增生等

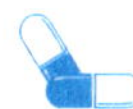

作用。

抗凝机制：主要增强 AT-Ⅲ 活性，加速 AT-Ⅲ 对Ⅱa、Ⅸa、Ⅹa、Ⅺa、Ⅻa 等凝血因子的灭活。

【应用】

1. 防治血栓栓塞性疾病　主要用于防止血栓的形成与扩大，对已形成的血栓无溶解作用。尤其适用于急性动、静脉血栓形成，是最好的快速抗凝药物。

2. 治疗弥散性血管内凝血(DIC)　宜早期应用，防止凝血因子Ⅰ及其他凝血因子耗竭所致的继发性出血。

3. 防治心肌梗死、脑梗死、心血管手术及外周静脉术后血栓形成　预防高危患者发生静脉血栓栓塞性疾病及心肌梗死患者发生动脉栓塞。

4. 体外抗凝　用于体外循环、心导管手术、器官移植及血液透析等，防止血液凝固。

【不良反应及用药护理】

1. 自发性出血　是肝素主要不良反应，表现为各种黏膜出血、关节积血和伤口出血等。用药期间注意：①告知患者及时报告出血情况，如尿液和呕吐物的颜色，有无齿龈或口腔出血、黑便、血痰等。②定期检查大便隐血及尿潜血试验、血小板计数、凝血时间(试管法：维持在 20～25min)或部分活化凝血活酶时间(APTT＜100s)。③若出现自发性出血应立即停药，严重出血者可缓慢静脉注射特效对抗剂硫酸鱼精蛋白，因鱼精蛋白带正电荷，可与带负电荷的肝素结合而使其失活。注射速度应小于 20mg/min，或 10min 内注射 50mg，通常 1mg 的鱼精蛋白可中和 100U 肝素，如肝素注射已超过 30min，鱼精蛋白用量需减半。④有出血倾向或伴有血凝延缓的各种疾病(如严重高血压、溃疡病、脑出血、血友病)者及孕妇、先兆流产及产后患者、严重肝肾功能不良者禁用。

2. 变态反应　偶见荨麻疹、哮喘、发热等，应及时停药，肝素过敏者禁用。

3. 其他　血小板减少症(发生率达 5%～6%)、脱发、骨质疏松及自发性骨折等。应告知患者，脱发多发生在治疗后数月，可以恢复，以免其产生恐惧和不配合治疗；血小板功能不全或血小板减少、紫癜禁用。

4. 静脉滴注或静脉注射禁与下列注射液混合使用：卡那霉素、庆大霉素、硫酸链霉素、青霉素 G 钾(或钠)、新生霉素、万古霉素、哌替啶、异丙嗪、四环素类等。以上药物可使肝素作用减弱或抵消。

低分子肝素(low molecular weight heparin，LMWH)

【作用特点与应用】　是用化学方法从普通肝素分离而得的分子量低于 6500 的肝素。与肝素相比具有以下特点：①抗血栓形成作用强于抗凝作用，出血的危险性较小。②$t_{1/2}$长，静脉注射可维持 12h，皮下注射每日 1 次。③生物利用度高，皮下注射可达 98%。④不良反应少而轻，但过量仍可致自发性出血，可用鱼精蛋白中和。LMWH 将取代普通肝素用于治疗血栓栓塞性疾病、DIC 早期，也可用于体外抗凝。

【不良反应及用药护理】　可出现皮肤黏膜、牙龈出血，偶见血小板减少等；宜皮下注射，不能肌内注射；不同的低分子肝素制剂特性不同，并不等效，切不可在同一疗程中使用两种不同的产品。

临床常用制剂有依诺肝素(enoxaparin)、那曲肝素钙(nadroparin calcium)、替地肝素(tedelparin)、弗希肝素(fraxiparin)、洛吉肝素(logiparin)及洛莫肝素(lomoparin)等。

32-1-2 微课：华法林和枸橼酸钠

华法林（warfarin，苄丙酮香豆素）

为临床最常应用的香豆素类口服抗凝药。同类药物还有双香豆素（dicoumarol）及醋硝香豆素（acenocoumarol，新抗凝），该类药物是维生素 K 的拮抗药。

【作用及机制】

1. 抗凝作用特点　①缓慢而持久；②体内抗凝。

2. 抗凝机制　结构与维生素 K 相似，竞争性抑制维生素 K 环氧还原酶，阻断维生素 K 从环氧型转变为氢醌型，阻碍维生素 K 的循环利用，继而抑制维生素 K 依赖性凝血因子Ⅱ、Ⅶ、Ⅸ、Ⅹ在肝内的活化（图 32-2）。故华法林只能在体内抗凝，体外无效；因其只能抑制上述凝血因子的活化，而对已形成的凝血因子无效，需待凝血因子耗竭后才出现疗效，故起效缓慢；维生素 K 可逆转其抗凝作用。

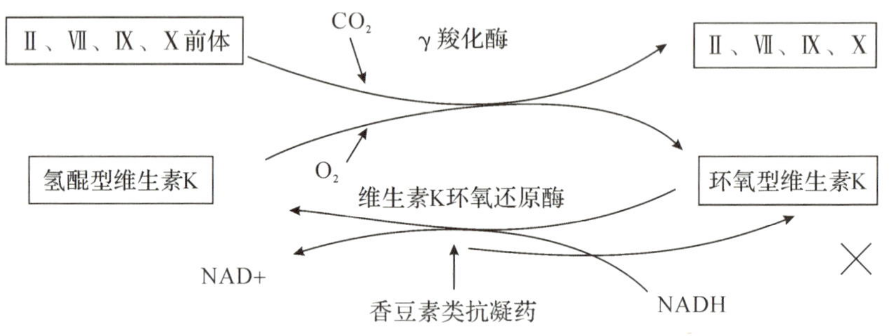

图 32-2　维生素 K 的作用与香豆素类抗凝机制

【应用】　主要用于防治血栓栓塞性疾病，防止血栓形成与发展。因起效慢、剂量不易控制等缺点，故多用于轻症血栓性疾病或长期需要预防血栓形成的疾病；急症患者可与肝素合用，待症状控制后停用肝素；也可作为心肌梗死的辅助用药。

【不良反应】

1. 易致自发性出血　用量过大易引起各种出血，如瘀斑、紫癜、牙龈出血、鼻出血、消化道出血、血尿、伤口出血不愈、月经量增多等，严重者为颅内出血。

2. 皮肤软组织坏死　一般在用药后 3d 内出现，开始皮肤黑紫，周围发红，老年人和肥胖者发生率高，应注意观察。

3. 其他　胃肠道反应、肝脏损害、粒细胞增多及致畸等。禁忌证同肝素。

【用药护理】

1. 用药期间应嘱患者注意观察出血现象，避免任何易致损伤的活动。

2. 给药 2d 后开始监测凝血酶原时间（PT），控制在 25～30s（正常值为 12s）。凝血酶原时间的国际化标准比值（PT-INR）应控制在 2.0～3.0，若 INR＞3.0 时当日停药，次日复查 INR，直至 INR 降至 3.0 以下。应用维持量时，应每 1～2 周检查一次 PT、尿潜血、大便潜血及肝功能，并密切观察口腔黏膜、鼻腔及皮下出血，减少不必要的手术操作。

3. 若有出血，应立即停药，严重者用维生素 K 救治（维生素 K_1 5～25mg，缓慢静脉注射）或输血。

4. 维生素 K 缺乏可增强抗凝血作用甚至出血反应。食物中维生素 K 缺乏或长期大剂量应用广谱抗生素抑制肠道细菌，长期应用调血脂药考来烯胺等，均可使维生素 K 吸收减少。

5. 在服药期间告诫患者，不要随意服用其他药物。因为华法林为窄治疗窗药物，

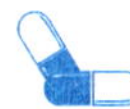

且可与多种药物发生相互作用，剂量的精确对取得疗效和减少不良反应至关重要。

(1)减弱华法林抗凝作用的药物：苯巴比妥、苯妥英钠、利福平、口服避孕药、维生素 K、螺内酯、皮质激素等。

(2)增强华法林抗凝作用的药物：阿司匹林、保泰松、对乙酰氨基酚、吲哚美辛、甲苯磺丁脲、甲硝唑、别嘌醇、红霉素、克拉霉素、多西环素、青霉素 G、阿莫西林、氨苄西林、氯霉素、头孢菌素类、新霉素、诺氟沙星、环丙沙星、磺胺异噁唑、异烟肼等。

6.对服用华法林的患者应进行用药指导，内容包括：①嘱咐患者按医嘱服药，定期接受检查。②做手术或拔牙时应告诉医生正在服用华法林。③到其他医院就诊时，也应告诉医生自己正在服用华法林。④服用华法林过程中，最好少吃富含维生素 K 的食品，如青豌豆、卷心菜、韭菜、菠菜、生菜、西柚汁、奶酪、蛋黄和动物内脏等，以免减弱抗凝作用。

枸橼酸钠(sodium citrate)

为体外抗凝血药，其枸橼酸根与 Ca^{2+} 形成难解离的可溶性络合物，使血浆中游离 Ca^{2+} 减少而发挥抗凝作用。临床仅用于体外抗凝，采血时，每 100ml 全血中加入 2.5%枸橼酸钠溶液 10ml，足以起到良好的抗凝作用。大量输血(超过 1000ml)或输血速度过快时，枸橼酸钠不被机体及时氧化而引起血钙下降，导致手足抽搐、心功能不全、血压下降等症状，应静脉注射钙剂解救；新生儿及幼儿因体内缺乏枸橼酸钠氧化酶，更易发生此现象，输血时尤应注意。

(二)抗血小板药

抗血小板药(antiplatelet drugs)是指抑制血小板黏附和聚集的药物，用于防治心脑血管或外周血管血栓栓塞性疾病。此类药物发展较快，是预防动脉血栓性疾病的重要治疗药物。根据其作用机制分类如下：①血栓素 A_2(TXA_2)合成抑制药：阿司匹林、利多格雷等；②二磷酸腺苷(ADP)受体拮抗药：噻氯匹定、氯吡格雷；③磷酸二酯酶(PDE)抑制药：双嘧达莫、西洛他唑；④血小板膜糖蛋白Ⅱb/Ⅲa 受体阻断药：阿昔单抗、依替巴肽、替罗非班等；⑤其他：曲克芦丁、阿加曲班、水蛭素、前列环素(PGI_2)及其类似物等。

阿司匹林(aspirin)

【作用与应用】　小剂量(30～50μmol/L 血浆浓度)：抑制血小板中的环氧酶(COX)而使 TXA_2 的合成减少，从而抑制血小板聚集，减少血栓形成。

主要用于预防心脑血管疾病的发作及人工心脏瓣膜或其他术后的血栓形成。预防短暂性脑缺血和脑卒中，可降低脑卒中率和病死率。国内外权威指南推荐使用的剂量为：75～300mg/d，预防用一般每次 75～150mg/d，治疗用一般 300mg/d。

噻氯匹定(ticlopidine，抵克利得)

【作用与应用】　对 ADP 介导的血小板活化具有强大、特异且不可逆的抑制作用。其作用机制与下列因素有关：抑制 ADP 诱导的 α 颗粒分泌；抑制 ADP 诱导血小板 GPⅡb/Ⅲa 受体与纤维蛋白原结合位点的暴露，阻止纤维蛋白原与受体结合；拮抗 ADP 对腺苷酸环化酶(AC)的抑制作用，使细胞内 cAMP 含量增加。主要用于预防血栓栓塞性疾病，疗效优于阿司匹林，可使脑血管病及心肌梗死的病死率降低；亦可用于外周血管闭塞性疾病及糖尿病性视网膜病。

同类药物氯吡格雷(波立维)的作用机制与噻氯匹定相似,但比噻氯匹定更安全、有效,临床应用广泛。

【不良反应及用药护理】

1. 消化道反应,常见恶心、腹痛及腹泻,可于餐时或餐后给药。

2. 最严重的不良反应是骨髓抑制,中性粒细胞减少(发生率 2.4%)和血小板减少等。对长期用药者,应每 2 周进行白细胞计数及分类检查,同时注意观察患者有无瘀斑及齿龈出血等出血征象。

3. 尚有出血时间延长、皮疹及肝毒性等。

4. 血液病、有出血倾向、近期消化道溃疡伴出血时间延长、白细胞和血小板减少者禁用,孕妇及哺乳期妇女慎用。

双嘧达莫(dipyridamole,persantin,潘生丁)

【作用与应用】 具有抗血栓形成及扩张冠脉作用。抑制 ADP、胶原、肾上腺素及低浓度凝血酶诱导的血小板聚集。其作用机制为:抑制 PDE 及激活腺苷酸环化酶(AC),使细胞内 cAMP 含量增加;促进血管内皮细胞产生 PGI_2;抑制血小板 COX,使 TXA_2 的合成减少。主要用于血栓栓塞性疾病及缺血性心脏病;与华法林合用防止人工心脏瓣膜置换术后血栓形成,可增强疗效;静脉用药可用于心肌缺血的诊断性试验(双嘧达莫试验)。

【不良反应及用药护理】

1. 变态反应　皮疹、荨麻疹、瘙痒等,对本药过敏者及休克患者禁用。

2. 消化系统　恶心、呕吐、腹部不适、腹泻、肝功能异常等,最好空腹服用,并饮水一杯,如有胃肠不适,可与食物同服。

3. 血管扩张反应　静脉滴注时常见血压下降、心率加快、头痛、眩晕及颜面潮红等。大剂量或注射给药应嘱患者用药后卧床 1h 以上,以免发生低血压性晕厥。

4. 其他　少数不稳定型心绞痛患者用药后可诱发心绞痛,应慎用;孕妇、哺乳期妇女、<12 岁儿童、有出血倾向者、低血压患者慎用。只能用葡萄糖稀释,不宜与其他药物混合注射。

曲克芦丁(troxerutin,维脑路通,维生素 P_4)

【作用与应用】 具有抑制血小板聚集,防止血栓形成作用。同时能对抗 5-羟色胺、缓激肽引起的血管损伤,增加毛细血管抵抗力,降低毛细血管通透性,可防止血管通透性升高引起的水肿。对急性缺血性脑损伤有显著的保护作用。

临床用于脑血栓形成和脑栓塞所致的偏瘫、失语以及心肌梗死前综合征、动脉硬化、中心性视网膜炎、血栓性静脉炎、静脉曲张、血管通透性升高引起的水肿、淋巴水肿、烧伤及创伤水肿、动脉硬化等病症。

【不良反应】 胃肠道反应、变态反应、面部潮红、头痛、心律失常等。用药期间应避免阳光直射、高温和过久站立。使用前请仔细检查,如有封口松动、瓶身裂纹者,请勿使用。对本品过敏者禁用。

32-1-3 微课:纤维蛋白溶解药

(三)纤维蛋白溶解药

纤维蛋白溶解药(fibrinolytics)是外源性纤溶酶原激活剂,能使纤溶酶原转化为纤溶酶,降解凝血因子Ⅰ,溶解血栓,又称溶栓药(thrombolytics)。常用药物有链激酶、尿激酶、组织纤溶酶原激活物、阿尼普酶及瑞替普酶等。血栓栓塞性疾病是心脑血管

 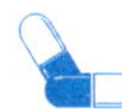

病致死和致残的主要原因之一，大约有1/3的心血管病患者死于急性心肌梗死。溶栓药物的应用彻底变革了急性心肌梗死患者的治疗，确立了溶栓药的地位。目前，溶栓药已成为急性心肌梗死的常规治疗药，也是其他血栓栓塞性疾病的常用药。

链激酶(streptokinase，SK)

SK是从溶血性链球菌中提取的一种无酶活性蛋白质，为第一代溶栓药，现已用基因工程方法制备出重组链激酶(recombinant streptokinase)。

【作用与应用】 激活纤溶酶原激活因子，使纤溶酶原转化为纤溶酶，纤溶酶可降解血栓中的纤维蛋白而溶栓。对新形成的血栓溶栓效果好。

主要用于治疗血栓栓塞性疾病，如肺栓塞和深部静脉血栓，也可用于心肌梗死早期治疗。在血栓形成不超过6h内用药疗效最佳。

【不良反应及用药护理】

1. 出血为主要不良反应，多见注射部位血肿，应注意观察注射部位和其他部位有无出血征象，若出现严重出血，应立即停药，并用氨甲苯酸(PAMBA)对抗或输新鲜血浆或全血。

2. 可见发热、肩背痛、皮疹等变态反应，可用抗组胺药或糖皮质激素类药物对症治疗，也可在给药前30min，先肌内注射异丙嗪25mg，静脉注射地塞米松2.5～5mg或氢化可的松25～50mg。

3. 出血性疾病、溃疡、新近手术、脑肿瘤、月经期及严重高血压禁用。

4. 本品在2～8℃下保存，配置后的溶液在同样温度下保存不得超过24h；溶解时不可剧烈振荡，以免降低活性。

尿激酶(urokinase，UK)

UK是从人尿分离出的一种蛋白质，能直接激活纤溶酶原使其变为纤溶酶而发挥溶栓作用。对新形成的血栓起效快、效果好。与SK不同的是，其无抗原性，故不引起变态反应。是目前国内应用最为广泛的溶栓药之一，主要用于心肌梗死和其他血栓栓塞性疾病。

主要不良反应是出血，较SK轻，严重出血可用PAMBA对抗；禁忌证同链激酶；本品溶液必须在临用前新鲜配制，随配随用，溶解好的药液易失活，未用完的药液应弃之。

组织纤溶酶原激活物(tissue plasminogen activator，t-PA)

t-PA是一种主要由血管内皮细胞产生的丝氨酸蛋白酶，能选择性激活结合在纤维蛋白表面的纤溶酶原，使之活化成纤溶酶而发挥溶栓作用。临床可用于急性心肌梗死和肺栓塞的治疗。不良反应较少，不易产生SK常见的出血并发症，且对阻塞血管再通率比SK高，是较好的第二代溶栓药。出血性疾病禁用。

同类药物还有重组组织型纤溶酶原激活剂(阿替普酶)，其作用、应用及不良反应同t-PA。

瑞替普酶(reteplase，r-PA，雷特普酶、派通欣)

属于重组组织型纤溶酶原激活药，是阿替普酶的中间缺失突变体，为第三代溶栓药物。具有以下优点：溶栓疗效高(血栓溶解快、开通率高，防止血栓再形成及提高血流量)；给药方法简便，无需按体重调整；耐受性好、生产成本低等。适用于成人急性心肌梗死的溶栓疗法，能改善心肌梗死后的心室功能。应尽早使用。常见不良反应是出血、血小板减少症等，有出血倾向者慎用。

二、促凝血药

促凝血药（coagulants）是指能加速血液凝固、抑制纤维蛋白降解或降低毛细血管通透性而止血的药物，又称止血药（hemostatics）。按其作用部位分为：①促进凝血因子生成药：维生素 K（vitamin K）、酚磺乙胺（止血敏、止血定）；②抗纤维蛋白溶解药：氨甲苯酸（止血芳酸）、氨甲环酸（止血环酸、凝血酸）；③作用于血管的促凝药：垂体后叶素。

32-1-4 微课：止血药-维生素 K

维生素 K（vitamin K）

维生素 K 的基本结构为甲萘醌，植物（苜蓿、菠菜、西红柿等）中存在的是维生素 K_1，腐败鱼粉及肠道细菌产生的是维生素 K_2，二者均为天然的脂溶性维生素，口服吸收需胆汁协助；维生素 K_3 和维生素 K_4 是人工合成品，为水溶性，其吸收不依赖于胆汁，口服可直接吸收，也可肌内注射。

【作用】

1. 止血　维生素 K 作为羧化酶的辅酶参与肝脏合成Ⅱ、Ⅶ、Ⅸ、Ⅹ等凝血因子。维生素 K 缺乏，使上述凝血因子停滞于无活性的前体物质状态，导致凝血障碍而出血。

2. 镇痛　与阿片受体或内源性阿片样物质介导有关。

【应用】

1. 维生素 K 缺乏所致的出血　①梗阻性黄疸、胆瘘、广泛肠段切除后及慢性腹泻所致的出血；②早产儿及新生儿出血；③长期口服广谱抗生素继发的维生素 K 缺乏及香豆素类和水杨酸过量引起的出血。

2. 镇痛　胆石症及胆道蛔虫症引起的胆绞痛。

3. 解救敌鼠钠（diphacinn-Na）中毒　敌鼠钠为香豆素类杀鼠药，误服可致中毒，引起凝血障碍，发生内脏和皮下出血。维生素 K 为特异性解救药。维生素 K 10～20mg，肌内注射或静脉滴注，每日 2～3 次，重者每日可用至 120mg。

【不良反应及用药护理】

1. 静脉滴注维生素 K_1 速度过快（滴速不应超过 5mg/min），可产生面部潮红、出汗、胸闷和血压骤降，甚至虚脱，一般以肌内注射为宜。维生素 K_1 遇光易分解，操作时应注意遮光。

2. 维生素 K_3 和维生素 K_4 刺激性强，口服易引起恶心、呕吐等胃肠反应，宜饭后服用。

3. 早产儿、新生儿大量（每次 30mg）使用维生素 K_3 和维生素 K_4 可致溶血性贫血、高胆红素血症等，故不宜使用。遗传性葡萄糖-6-磷酸脱氢酶缺乏者可诱发溶血性贫血。

4. 其他　避免冻结，如有油滴析出或分层则不宜使用，但可在避光条件下加热至 70～80℃，振摇使其自然冷却，若澄明度正常仍可继续使用；维生素 K_3 注射液与下列药物配伍可发生变色或沉淀：苯妥英钠、硫喷妥钠、环磷酰胺、垂体后叶素、水解蛋白、盐酸万古霉素、青霉素 G 钠、异丙嗪、氯丙嗪、维生素 C、维生素 B_{12}、右旋糖酐等；口服抗凝药、水杨酸类、磺胺类、考来烯胺、放线菌素 D 等影响维生素 K_1 的效果。

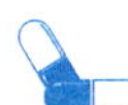

氨甲苯酸(aminomethylbenzoic acid,PAMBA,止血芳酸)

【作用与应用】 低剂量竞争性抑制纤溶酶原激活因子,使纤溶酶原不能转变为纤溶酶;大剂量直接抑制纤溶酶的活性,抑制纤维蛋白的降解而止血。

主要用于防治纤溶亢进引起的出血,如富含纤溶酶原激活物的脏器(前列腺、尿道、肺、肝、胰、甲状腺及肾上腺等)外伤或手术出血产后出血和应用 SK、UK 及 t-PA 过量所致的出血。

【不良反应】 较少见,过量引起血栓性疾病,并可诱发心肌梗死,有血栓形成倾向或血栓栓塞病史者禁用或慎用。静脉注射时速度宜缓慢,并应注意观察患者的血压和心率(律)变化,以防不测。

氨甲环酸(AMCHA)的止血机制与 PAMBA 相同,但作用较强。

酚磺乙胺(etamsylate,止血敏,止血定)

【作用与应用】 能使血小板数量增加,增强其聚集性和黏附性,促使血小板释放凝血活性物质,缩短凝血时间,加速血块收缩,产生止血作用;尚可增强毛细血管抵抗力,降低毛细血管通透性,减少血液渗出。止血作用迅速,静脉注射后 1h 作用达高峰,可维持 4～6h。

临床主要用于预防和治疗外科手术出血过多、血小板减少性紫癜或过敏性紫癜以及其他原因引起的出血。

【不良反应及用药护理】 可有恶心、头痛、皮疹、暂时性低血压等;偶有静脉注射后发生过敏性休克的报道。本品可与其他类型止血药如氨甲苯酸、维生素 K 并用,但不可与氨基己酸注射液混合使用。使用前如发现溶液浑浊、瓶身细微破裂者,均不可使用。

垂体后叶素(pituitrin)

【作用及应用】 是脑垂体后叶分泌的含氮激素,包括缩宫素和加压素。其中加压素具有收缩血管作用,对内脏血管作用明显,特别是对肺、肠系膜血管的收缩作用,减少肺及门静脉的血流量和压力而发挥止血作用,适用于肺咯血及门脉高压引起的上消化道出血;抗利尿作用,增加肾远曲小管和集合管对水的重吸收,减少尿量,用于尿崩症的治疗。

【不良反应】 需注射给药,静脉注射过快可引起面色苍白、心悸、胸闷、腹痛、血压升高、变态反应,故应缓慢注射。高血压、冠心病及心力衰竭患者禁用。

用药护理小结

【用药前沟通】

1. 了解病史及用药史

(1)病史:患者是否存在血栓形成的高危因素,如外伤、胸腹腔较大的手术、二尖瓣病变、血管硬化、心力衰竭等;有无周围血管病变,如静脉曲张和静脉炎;患者心脏及血管病变的程度、血栓栓塞发生的时间;有无出血性疾病或伴有血凝延缓的各种疾病,如严重高血压、溃疡病、脑出血、血友病、孕妇先兆流产出血、严重肝肾功能不良等。

(2)用药史:是否曾用过抗血栓药物及促凝药物,用药种类、时间、剂量、疗效、不良反应等;有无应用抗血栓药及促凝药的禁忌证、出血倾向、药物过敏史等。

2. 相关用药知识教育　向患者介绍抗血栓药及促凝药的治疗目的、药物作用及主要不良反应；教会患者自己观察出血的症状和防治措施；告知患者在使用抗凝药期间可能出现出血症状，观察如尿液和呕吐物的颜色，有无齿龈或口腔出血、黑便、红色痰等，若发现出血倾向，应立即报告医生；用药期间避免任何易致损伤的活动；根据医嘱对患者用药进行正确的指导，要使患者和家属理解溶栓治疗后继续抗凝治疗对巩固治疗效果和预防再栓塞的重要性。

【用药后护理】

1. 给药方法

(1)肝素：一般采用静脉注射或静脉滴注给药，不宜肌内注射。静脉注射：每 4～6h 给药 1 次，2～3d 更换注射部位。治疗早期，每次给药前应测 APTT，以后每天 1 次。静脉滴注溶液配置好后，于滴注前必须由另一医护人员再次核对剂量，要求每 30～60min 核对滴数。早期每 4h 必须测 APTT 1 次，定期检查针头插入处，以防药液外漏。深部皮下注射时，将药液注入腹部脂肪层(不在以脐为中心 5cm 内)，注射后轻压 1～2min，以防出血。

(2)双嘧达莫：最好空腹服用，并饮水一杯，如有胃肠不适，可与食物同服。大剂量或注射给药应嘱患者用药后卧床 1h 以上，以免发生低血压性晕厥。

(3)噻氯匹定：可于餐时或餐后给药，减少胃肠道刺激。

(4)SK 和 UK：SK 配置后的溶液在 2～8 ℃下保存不得超过 24h，溶解时不可剧烈振荡，以免降低活性。UK 溶液必须在临用前新鲜配制，随配随用，未用完的药液应弃之。

(5)维生素 K：静脉滴注维生素 K 速度宜缓慢，滴速不宜超过 5mg/min。维生素 K_3 和维生素 K_4 宜饭后服用。

2. 重点监测项目

(1)肝素：密切观察患者的症状和体征变化，定期测定 APTT 和 PT。PT 浓度采用试管法，维持在 20～25min，APTT＜100s。

(2)华法林：给药 2d 后开始监测 PT，控制在 25～30s（正常值为 12s)，凝血酶原时间国际标准比值(PT-INR)应控制在 2.0～3.0，应用维持量时，应每 1～2 周检查一次 PT。

3. 主要护理措施

(1)患者发生高热：多由抗血栓药引起，应及时采用物理降温或用阿司匹林类药物退热。

(2)组织灌流不足：可能与抗凝药过量引起的出血有关，用药期间应定期检查大、小便潜血，有任何出血倾向应立即报告医生。

(3)出现疼痛：可能与血栓栓塞血管引起的炎症或抗凝药局部注射有关，可嘱患者抬高有栓塞病变的肢体，减轻肢端的肿胀，也可采用热敷等理疗措施。

(4)心排血量改变或晕倒：可能与药物引起的心率减慢或血压骤降有关。静脉滴注促凝药时，最好用输液泵控制药量。静脉注射维生素 K_1 速度宜缓慢(滴速不宜超过 5mg/min)，以防血压骤降；静注氨甲苯酸时速度宜缓慢，并应注意观察患者的血压和心率(律)变化，以防不测。

(5)不良反应及防治措施：①自发性出血和严重出血的急救处理：肝素过量引起的自发性出血应立即停药，重者可缓慢静脉注射硫酸鱼精蛋白，注射速度应小于 20mg/min，如肝素注射已超过 30min，鱼精蛋白用量应减半；华法林过量引起的自发性出血，轻者口服维生素 K，重者缓慢静脉注射维生素 K_1 5～25mg；SK 和 UK 引起的严重出血，应

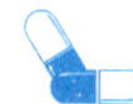

立即停药，并用 PAMBA 对抗。②变态反应：在注射全部治疗剂量前，可先注射实验性的小剂量，观察有无变态反应的发生；为避免或减轻 SK 引起的变态反应，可在给药前 30min，先肌内注射异丙嗪 25mg，静脉给予地塞米松 2.5～5mg 或氢化可的松 25～50mg。③骨髓抑制：肝素和噻氯匹定可引起血小板减少，应定期检查血小板计数，若低于 100×10^9L，应考虑停药；噻氯匹定还可引起中性粒细胞减少，对长期用药者，应每 2 周进行白细胞计数及分类检查；白细胞和血小板减少者禁用。

【用药护理评价】　有无出血现象，如自发性出血及外伤性出血等；血栓栓塞的状况是否已缓解，疼痛和不适是否已减轻或消失；血压、脉搏、呼吸、末梢循环状况及肢端脉搏是否已恢复正常；患者能否正确叙述抗血栓药物和促凝药物的疗效、正确服药方法以及可能出现的副作用和处理方法等。

第二节　抗贫血药

贫血是指循环血液中红细胞数量或血红蛋白含量低于正常值。根据病因和发病机制，将贫血分为缺铁性贫血、巨幼红细胞性贫血和再生障碍性贫血。其中缺铁性贫血最为常见，由铁缺乏引起，主要通过补充铁剂治疗；巨幼红细胞性贫血因缺乏叶酸或维生素 B_{12} 所致，采用叶酸和(或)维生素 B_{12} 治疗；再生障碍性贫血是骨髓造血功能受抑制，治疗较为困难。

32-2-1 微课：抗贫血药-铁剂

一、铁剂

临床常用铁剂有：口服铁剂为硫酸亚铁、葡萄糖酸亚铁、琥珀酸亚铁、枸橼酸铁铵、富马酸亚铁等；注射铁剂有山梨醇铁和右旋糖酐铁。

【体内过程】　铁是人体必需元素，食物及铁剂中的铁以 Fe^{2+} 形式主要在十二指肠及空肠上段被吸收，入血的 Fe^{2+} 被氧化为 Fe^{3+}，再与转铁蛋白结合成血浆铁，转运至肝、脾、骨髓等储铁组织与去铁蛋白结合成铁蛋白而储存。能促进 Fe^{3+} 还原为 Fe^{2+}，有助于铁的吸收。促进铁吸收的因素有：维生素 C、稀盐酸、果糖、半胱氨酸等还原性物质；妨碍铁吸收的因素有：食物中的钙盐、高磷酸盐、茶叶、鞣酸制剂、抗酸药及四环素类药物等。

32-2-2 相关知识：各种类型贫血发生原因与症状

【作用与应用】　铁是红细胞成熟阶段合成血红素的必需物质。吸收到骨髓的铁，吸附在红细胞膜表面并入线粒体与原卟啉结合而形成血红素，再与珠蛋白结合成血红蛋白。缺铁时，血红素生成减少，红细胞中的血红蛋白减少，但由于原红细胞增殖能力和成熟过程不受影响，故红细胞量不少，只是红细胞体积较正常小，故又称低色素小细胞性贫血。

适用于各种原因所致的缺铁性贫血，疗效极佳。缺铁性贫血产生原因：①失铁过多：月经过多、消化性溃疡、痔疮、钩虫病、子宫肌瘤等急慢性失血；②需铁量增加：妊娠、哺乳期及儿童生长期；③吸收障碍：萎缩性胃炎、胃癌及慢性腹泻等。血红蛋白恢复至正常值需 1～3 个月，此后，铁剂需减半继续服用 2～3 个月，使体内铁贮存恢复正常。

【不良反应及用药护理】

1. 胃肠道反应　可致恶心、呕吐及上腹痛，饭后服可减轻；铁与肠道硫化氢结合而生成硫化铁，减少硫化氢对肠蠕动的刺激作用，可引起便秘和黑便。应告知患者，服药期间大便变深绿色或黑色为正常现象；服用铁剂时勿与浓茶、牛奶及含鞣酸的饮料同时服用，以免影响吸收；服用糖浆剂时，应使用吸管，服后漱口，以防牙齿染黄。

2.急性中毒　小儿误服1g以上可致急性中毒，表现为急性坏死性胃肠炎症状，严重时可引起休克，甚至昏迷。急救可用1%碳酸氢钠或5%磷酸盐溶液洗胃，并用特殊解毒剂去铁胺(deferoxamine)注入胃内以结合残存的铁。

二、叶酸(folic acld)

叶酸广泛存在于动、植物中，尤以绿叶蔬菜、肝、酵母中含量较多，属于水溶性B族维生素，必须从食物中获得，人体最低需求量为50～100μg/d。

【作用与应用】　叶酸进入体内后，在二氢叶酸还原酶的作用下还原为四氢叶酸(THFA)，后者为一碳单位的传递体，参与嘌呤核苷酸和脱氧胸苷酸的合成，以及某些氨基酸的互变；并与维生素B_{12}共同促进红细胞的生长和成熟。

主要用于：①各种巨幼红细胞性贫血；②二氢叶酸还原酶抑制剂(甲氨蝶呤、乙胺嘧啶及甲氧苄啶)所致的巨幼红细胞性贫血，因THFA生成障碍，必须用亚叶酸钙治疗；③维生素B_{12}缺乏所致的恶性贫血，大剂量叶酸仅能纠正贫血症状，不能改善神经症状，治疗时应以维生素B_{12}为主，叶酸为辅。

三、维生素B_{12}(vitamin B_{12}，cyanocobalamin，氰钴胺，钴胺素)

维生素B_{12}是唯一含金属的水溶性维生素，主要存在于动物性食物中，尤以肝脏、肉类、蛋类、牡蛎等食物中含量较丰富。因其结构中含有微量元素钴而呈红色，又称红色维生素。人体生理需要量为每日1～2μg。口服维生素B_{12}必须与胃腺壁细胞分泌的糖蛋白即内因子结合，才能免受胃液消化，有利于空肠吸收。

【作用与应用】　维生素B_{12}参与机体多种生化代谢过程，为细胞分裂和维持有髓神经功能完整所必需。①促进叶酸再循环利用：作为辅酶参与同型半胱氨酸甲基化生成甲硫氨酸反应，促进5-甲基四氢叶酸转化为THFA；②维持有髓神经功能完整：作为辅酶促进甲基丙二酰CoA转变为琥珀酰CoA，后者进入三羧酸循环。

维生素B_{12}缺乏时，叶酸代谢循环受阻，红细胞发育成熟迟缓，导致叶酸缺乏症，如恶性贫血；有髓神经的磷脂合成障碍，使其结构缺损而出现神经损害症状，如记忆力减退、头痛、痴呆等。

主要用于恶性贫血和巨幼红细胞性贫血。也可作为神经系统疾病(神经炎及神经萎缩等)、肝脏疾病的辅助治疗。

【不良反应及用药护理】

1.肌内注射偶致变态反应，如皮疹、瘙痒、腹泻及过敏性哮喘，个别发生过敏性休克。有过敏史者禁用。

2.可引起低血钾和高尿酸血症。

3.恶性贫血口服无效，必须肌内注射，并终身使用。

4.治疗前应了解患者的饮食习惯，尤其对素食者应加强饮食指导。

四、重组人红细胞生成素(recombinant human erythropoietin，rHuEPO)

rHuEPO为基因工程药物，生物效应同人体内源性促红细胞生成素(EPO)。

【作用与应用】　刺激红系干细胞生长和分化，促进红细胞成熟，使红细胞数和血红蛋白量增加；稳定红细胞膜，提高红细胞膜的抗氧化功能。主要适用于肾性贫血、肾

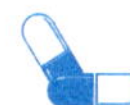

衰竭血液透析的贫血、恶性肿瘤化疗和艾滋病药物治疗所致的贫血。

【不良反应】 主要为流感样症状和血压升高，也可引起头痛及血栓形成，偶可诱发脑血管意外或癫痫发作。应用时应经常测定红细胞比容，高血压、骨髓肿瘤及白血病患者禁用。

用药护理小结

【用药前沟通】

1. 了解病史及用药史　了解患者贫血的原因、类型、程度；以往使用药物的剂量、疗程、疗效，有无不良反应，是否存在药物的禁忌证，如消化性溃疡、肝硬化、溶血性贫血等。

2. 相关用药知识教育　向患者介绍药物治疗的目的、药物作用、正确的服药方法及应定期复查的血液指标项目；告知患者服用铁剂会使大便呈绿、黑色，不必惊慌，停药后即可消失；教育患者在抗贫血药物治疗时不宜进行剧烈运动和重体力劳动；指导患者健康饮食。

【用药后护理】

1. 给药方法

(1)铁剂：口服硫酸亚铁应提醒患者勿与浓茶、牛奶、鞣酸制剂、抗酸药及四环素类药物同服，以免影响吸收。可与稀盐酸、维生素 C 同服，以促进其吸收。枸橼酸铁铵糖浆适合儿童口服，应使用吸管，服后漱口，以防牙齿染黄。右旋糖酐铁深部肌内或静脉给药。

(2)维生素 B_{12}：恶性贫血口服无效，必须肌内注射，并终身使用。

2. 重点监测项目

(1)铁剂：给药期间应定期检查患者的血红蛋白及红细胞比容(给药后 1 周内开始增加，1 个月内血红蛋白应升高 2g/L 以上)、网织红细胞(给药后 7～41d 增加)。

(2)叶酸及维生素 B_{12}：给药 2 周内巨幼红细胞消失，网织红细胞增加，血红蛋白含量上升。

3. 不良反应防治措施

(1)胃肠道反应：铁剂饭后服可减轻不适。

(2)急性中毒：小儿误服 1g 以上的铁剂可致急性中毒，急救可用 1%碳酸氢钠或 5%磷酸盐溶液洗胃，并用特殊解毒剂——去铁胺注入胃内以结合残存的铁。

(3)变态反应：右旋糖酐铁偶致过敏性休克，静脉注射时必须先从小剂量开始，注射后应继续观察患者至少 1h；肌内注射维生素 B_{12} 偶致皮疹、瘙痒、腹泻及过敏性哮喘，个别发生过敏性休克。有过敏史者禁用。

【用药护理评价】 有无急性中毒(铁剂)、胃肠道刺激症状及变态反应等；贫血症状是否已缓解，如唇、指甲颜色及血象是否改善或恢复正常；患者能否正确叙述抗贫血药物正确服用方法以及可能出现的副作用和处理方法等。

第三节　促白细胞增生药

沙格司亭(sargramostim)

沙格司亭为重组人粒-巨噬细胞集落刺激因子(GM-CSF)，可刺激粒细胞、单核细胞、巨噬细胞及巨核细胞的集落形成和增生，对红细胞增生也有间接影响；可增加成熟中性粒细胞的吞噬功能和细胞毒作用。临床主要用于肿瘤化疗、骨髓移植、再生障碍性贫血及艾滋病引起的粒细胞缺乏症。不良反应有发热、骨痛、腹泻、皮炎、流感样症状等。个别患者首次静脉滴注可出现颜面潮红、呕吐、低血压、呼吸急促等症状。

非格司亭(filgrastim)

非格司亭是重组人粒细胞集落刺激因子(G-CSF)。其主要作用有：刺激粒细胞集落形成，促进中性粒细胞成熟；刺激成熟的中性粒细胞从骨髓释出；增强中性粒细胞趋化及吞噬功能。临床主要用于肿瘤放疗、化疗引起的中性粒细胞缺乏症及自体骨髓移植。长期大剂量使用，可产生轻、中度骨痛，皮下注射有局部反应，静脉注射可致静脉炎。

其他常用促白细胞增生药见表 32-1。

表 32-1　临床常用促白细胞增生药

药物	作用及应用	用药注意
维生素 B	是核酸的组成成分，参与体内 RNA 和 DNA 合成，促进白细胞增生。用于放射治疗、苯中毒、抗肿瘤药和抗甲状腺药等引起的白细胞减少症、急性粒细胞减少症	需连续使用 1 个月左右才显效；用 2ml 磷酸氢二钠缓冲液溶解，缓慢注射
鲨肝醇(batyl alcohol)	使白细胞增生及抗放射，用于各种原因引起的粒细胞减少，对放疗所致粒细胞减少疗效更佳	用药期间应定期复查白细胞数
利血生(leucogen)	增强造血系统功能，用于防治各种原因所致的白细胞减少、血小板减少及再生障碍性贫血	
白血生(pentoxyl)	促进骨髓造血功能，刺激正常抗体生成。用于各种原因引起的白细胞减少症	淋巴肉芽肿及骨髓恶性肿瘤患者禁用
肌苷(inosine)	参与体内能量代谢及蛋白质合成。用于各种原因所致的白细胞减少和血小板减少等	不能与氯霉素、双嘧达莫、硫喷妥钠等注射液配伍
地非林葡萄糖苷(升白新)(cleistanthin-B)	具有增加白细胞和预防白细胞减少作用，这可能与其促进骨髓细胞增生有关。用于防治肿瘤患者因放疗所致白细胞减少症。与维生素 B_4 和鲨肝醇比较，增加白细胞作用强，波动幅度小，且其他药无效时，本品仍有效	剂量过大对肝肾功能有影响，长期大量应用时，应定期检查肝肾功能
碳酸锂(lithium carbonate)	为抗躁狂药，但因其能刺激肺组织产生集落刺激因子，使骨髓内粒细胞生成增多，临床用于各种肿瘤化疗或放疗所致的白细胞减少，对再生障碍性贫血引起的白细胞减少也有一定疗效	常见恶心、呕吐、双手震颤；少见精神萎靡、口齿不清、乏力等；高龄者、孕妇、哺乳期妇女不宜应用；肾功能不全者禁用

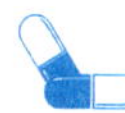

第四节　血容量扩充药

血容量扩充药是一类能在一定时间内维持血液胶体渗透压而扩充血容量的药物，主要用于大量失血或失血浆所致的低血容量性休克，又称血浆代用品，常用药物有右旋糖酐、羟乙基淀粉、聚明胶肽等。

32-4-1 微课：血容量扩充药——右旋糖酐

右旋糖酐(dextran)

右旋糖酐是高分子葡萄糖聚合物，按分子量大小分为：右旋糖酐 70(中分子右旋糖酐)、右旋糖酐 40(低分子右旋糖酐)和右旋糖酐 10(小分子右旋糖酐)。

【作用】

1. 扩充血容量　大分子聚合物，不易被机体代谢，静脉注射可提高血浆胶体渗透压，吸收组织中的水分而扩充血容量。分子量大者，扩容作用明显。

2. 抗血栓　低、小分子右旋糖酐稀释血液而减少血小板的黏附和聚集，降低血液的黏稠度；抑制凝血因子Ⅱ激活，防止血凝和血栓的形成，改善微循环。小分子右旋糖酐较低分子右旋糖酐疗效好。

3. 渗透性利尿　经肾排泄而不被肾小管重吸收，产生强大的渗透性利尿作用。小分子右旋糖酐作用最好，低分子右旋糖酐次之，中分子右旋糖酐则无效。

【应用】

1. 防治低血容量性休克　包括出血、外伤或烧伤性休克。多采用右旋糖酐 70。

2. 防治血栓栓塞性疾病及休克的辅助治疗　心肌梗死、脑栓塞、血栓性静脉炎及术后防止血栓形成；中毒性、外伤性及失血性休克，以防止休克后期 DIC。多采用右旋糖酐 40 或右旋糖酐 10。

3. 防治急性肾功能衰竭　可采用右旋糖酐 10 或右旋糖酐 40。

【不良反应及用药护理】

1. 变态反应　少数患者用药后可出现皮肤瘙痒、荨麻疹、哮喘，重者可出现过敏性休克，甚至死亡。故用药前需询问过敏史、做皮试。滴速宜缓慢，并密切观察 30min，若发现过敏症状，应立即停药，及时抢救。

2. 出血倾向　与剂量有关，大剂量可致蛋白血症。用量不宜超过 1000～1500ml/d。

3. 不能与双嘧达莫、维生素 K、维生素 C 和维生素 B_{12} 混合用药，与庆大霉素、巴龙霉素合用可增加肾毒性。心力衰竭及肝、肾功能不全者慎用，血小板减少症及出血性疾病禁用。

羟乙基淀粉(hydroxyethyl starch，HES)

羟乙基淀粉是目前临床应用广泛的血容量扩充剂，来源于天然玉米支链淀粉，经酸水解、羟乙基化制得。静脉滴注后，较长时间停留于血液中，提高血浆渗透压，使组织液回流增多，迅速增加血容量，稀释血液，并增加细胞膜负电荷，使已聚集的细胞解聚，降低全身血黏度，改善微循环。临床主要用于防治各种原因引起的血容量不足和休克，如失血性、烧伤性及手术中休克等，急性等容量血液稀释等。因其结构和糖原相似，胶体特征与人血蛋白相似，故与其他血容量扩充剂相比较具有以下优点：①结构和糖原相似，变态反应发生率远低于右旋糖酐；②无生物制品导致肝炎传染的威胁；③治疗费用较低。

常用制剂有羟乙基淀粉（706 代血浆）、中分子羟乙基淀粉（HES 200/0.5，贺斯）、中分子羟乙基淀粉（HES 130/0.4，万汶）。HES 平均分子量、取代级、C2/C6 比这 3 项参数直接影响其容量治疗效力。HES 130/0.4 为第三代产品，因其中分子低取代级对机体凝血功能影响较小，临床应用尤为广泛。

常用制剂与用法

肝素钠　注射剂：1000U/2ml、5000U/ml，12500U/ml。静脉注射或静脉滴注，5000～10000U/次，稀释后用，每 3～4 小时 1 次，总量为 25000 U/d。

依诺肝素　注射剂：20，40，60，80，100mg。20～40mg/次，1 次/d，皮下注射。用于血液透析，1mg/kg，动脉导管中注入。

华法林钠　片剂：2.5，5mg。首次 6～20mg，以后 2～8mg/d。

双香豆素　片剂：50mg。0.1g/次，第一天 2～3 次/d，第二天 1～2 次/d，以后 0.05～0.1g/d。

阿司匹林　片剂：0.3g；25，50，75mg。预防心脑血管疾病发作，一般成人常用量为 75～150mg/次，1 次/d。心脑血管疾病一级预防：75～100 mg/次，1 次/d；心脑血管疾病二级预防：75～150mg/次，1 次/d；急性心肌梗死、冠状动脉内药物洗脱支架植入术后：一个月内，建议 300mg/次，1 次/d。

双嘧达莫　片剂：25mg。25～100mg/次，3 次/d。

盐酸噻氯匹定　片剂：250mg。250～500g/次，1 次/d，进餐时服。

硫酸氯吡格雷　片剂：25，75mg。75mg/次，1 次/d。

曲克芦丁　片剂：100mg。注射：100mg(2ml)，200mg(2ml)。口服：300mg/次，2～3 次/d。注射剂：100ml，曲克芦丁 0.4g 与氯化钠 0.9g。肌内注射：100～200mg/次，2 次/d。20d 为 1 个疗程，可用 1～3 个疗程，每个疗程间隔 3～7d，用灭菌注射用水稀释后使用。静脉滴注：240～480mg/次，1 次/d，用 5%～10%葡萄糖注射液或低分子右旋糖酐注射液稀释后静脉滴注，20d 为 1 个疗程。

链激酶　粉针剂：10 万，20 万，30 万，50 万，75 万，150 万 U。初始剂量，50 万 U 溶于 100ml 生理盐水或 5%葡萄糖溶液中，静脉滴注，30min 内滴完。维持剂量 60 万 U/h，静脉滴注，疗程一般 24～72h。为防变态反应可给糖皮质激素。

尿激酶　粉针剂：5 万，10 万，25 万，50 万，150 万，250 万 U。以注射用水 3～5ml 溶解后，加于 10%葡萄糖液 20～40ml 静脉注射，15000～20000U/次，2 次/d，第 4 天起改为10000～20000U/次，1 次/d，一般 7～10d。静脉滴注则先以负荷剂量 2000～4000U/30min，继以 2000～4000U/h，维持 12h。

组织纤溶酶原激活物　粉针剂：10mg。首剂 10mg，静脉注射。以后第 1 小时 50mg，第 2、3 小时各 20mg，静脉滴注。

维生素 K_1　注射剂：2mg(1ml)，10mg(1ml)。肌内注射或静脉注射，10mg/次，2～3 次/d。

维生素 K_3　注射剂：2mg(1ml)，4mg(1ml)。肌内注射，4mg/次，2～3 次/d。

维生素 K_4　片剂：2，4mg。口服，2～4mg/次，3 次/d。

氨甲苯酸　片剂：0.125，0.25g。0.25～0.5g/次，3 次/d。注射剂：0.05g(5ml)，0.1g(10ml)。静脉注射：0.1～0.3g/次，不超过 0.6g/d，与 5%葡萄糖液 10～20ml 混合后缓慢注射。

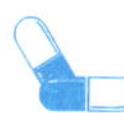

氨甲环酸　片剂：0.125，0.25g。口服，0.25g/次，3～4 次/d。注射剂：0.1g/2ml，0.25g/5ml。静脉注射或静脉滴注，0.25g/次，1～2 次/d，以 5%～10%葡萄糖液稀释。

酚磺乙胺　片剂：0.25，0.5g。0.5～1g/次，3 次/d。注射剂：0.25g(2ml)，0.5g(5ml)，1g(5ml)。预防术后出血：术前 15～30min 静脉滴注或肌内注射 0.25～0.5g/次(静脉滴注 0.25～0.75g/次)，必要时 2h 后再注射 0.25g，0.5～1.5g/d。治疗出血：口服，成人0.5～1g/次，3 次/d。肌内注射或静脉注射：0.25～0.5g/次，2～3 次/d。

垂体后叶素　注射剂：5U(1ml)，10U(1ml)。5～10U/次，皮下或肌内注射，或加入 5%葡萄糖注射液中，缓慢静脉滴注。

硫酸亚铁　片剂：0.3g。0.3～0.6g/次，3 次/d。

枸橼酸铁铵　糖浆剂：10%。1～2ml/(kg·d)，分 3 次服。

右旋糖酐铁　注射剂：50mg(2ml)，25mg(1ml)。深部肌内注射，25～50mg/次，1 次/d，总剂量(g)=[血红蛋白正常值(g/100ml)－患者血红蛋白值(g/100ml)]×0.255×100(ml)。

习题 32

叶酸　片剂：5mg。5～10mg/次，3 次/d。注射剂：15mg(1ml)，30mg(2ml)。肌内注射：15～30mg/次，1 次/d。

亚叶酸钙　注射剂：0.1g(10ml)。用于 5-Fu 合用增效，每次 20～500mg/m^2，静脉滴注，1 次/d，连用 5d；作为甲氨蝶呤的解救疗法，一般采用的剂量为按体表面积 9～15mg/m^2，肌内注射或静脉注射，每 6h 一次，共用 12 次。

维生素 B_{12}　片剂：500μg。500μg/次，3 次/d，口服。注射剂：0.1，0.5，1mg。0.025～0.1mg/d 或隔日 0.05～0.2mg 肌内注射。

重组人红细胞生成素　注射剂：2000，4000，10000U/ml。静脉注射开始时应用较低剂量 50～100IU/kg，每周 3 次，如果在 4 周内，网状红细胞计数、血细胞比容和血红蛋白水平未见明显增加，可递增剂量，如果在任意 2 周中血细胞比容的增加率大于4%，剂量应减少，建议以血细胞比容达 30%～33%或血红蛋白水平达 100～120g/L为指标，调节维持剂量。接受长期血液透析的患者，通常在每一次透析过程结束时给药。皮下给药剂量与静脉注射相同。腹膜内给药剂量等于或大于静脉注射剂量。

护考模拟 32

沙格司亭　干粉注射剂：50μg，0.1mg，0.15mg，0.3mg，0.4mg，0.7mg。5～10μg/kg，1 次/d，皮下注射，于化疗停止 1d 后使用，连用 7～10d。

非格司亭　注射用冻干粉针剂：50μg，70μg，0.1mg，0.15mg，0.25mg，0.3mg，0.46mg。1～20μg/kg 或 5μg/kg，以 50%葡萄糖溶解，皮下或静脉快速注射，连用 14～20d。

右旋糖酐　注射剂：6%，10%，12%溶液。视病情选用，静脉滴注。

羟乙基淀粉　注射剂：6%(706 代血浆，500ml)，静脉滴注，用量视病情而定，一般为500～1000ml。

思政学堂 32

思考题

1. 比较肝素、华法林、尿激酶的抗凝作用特点、机制、应用及自发性出血解救的异同点。

2. 试述维生素 K 和氨甲苯酸的止血机制、应用、主要不良反应及用药护理。

3. 硫酸亚铁、叶酸及维生素 B_{12} 分别治疗何种类型的贫血？为什么叶酸可纠正维生素 B_{12} 缺乏引起的贫血症状而不能纠正神经症状？

（陈　群）

课件 33

第三十三章 呼吸系统药

知识导图 33

学习目标

知识目标：掌握沙丁胺醇、特布他林的作用特点、应用、不良反应及用药注意事项；掌握茶碱类药物作用、应用、严重不良反应及防治；熟悉色甘酸钠的药理作用及临床应用和各类镇咳药、祛痰药的药理作用及临床应用；了解平喘药、镇咳药及祛痰药的作用机制。

技能目标：学会观察平喘药的不良反应，并对支气管哮喘患者进行有效的用药护理。

素质目标：培养护理人员以病人为中心，耐心仔细指导患者正确用药的工作态度。

喘息、咳嗽、咳痰是呼吸系统疾病常见症状。喘、咳、痰 3 种症状往往同时存在，并有一定的互为因果关系，在治疗上也有内在的联系。平喘药(antiasthmatic drugs)、镇咳药(antitussives)和祛痰药(expectorants)是呼吸系统常用的对症治疗药物，在对症治疗的同时还必须注重对因治疗。

33-1-1 微课：常用平喘药

第一节 平喘药

【案例 33-1】

患者，女，5 岁半，体重 20kg，因患喘息性支气管炎住院。给氨茶碱 5mg/kg 加入 10%葡萄糖溶液 30ml 中，30min 内匀速滴注。患儿接受第 1 剂氨茶碱后哮喘迅速缓解，但心率达 156 次/min，呼吸 61 次/min，情绪烦躁。仍继续用氨茶碱，并以每小时 0.625mg/kg 的速度维持滴注，患儿出现惊厥 1 次，即停止给药。事后查明，护士执行医嘱时误将 250mg(10ml)制剂作为 25mg(2ml)制剂使用，以致第 1 日给的剂量增加 10 倍。请问应用氨茶碱时应做好哪些护理？

支气管哮喘(简称哮喘)是由多种细胞(如嗜酸粒细胞、肥大细胞、T 淋巴细胞、平滑肌细胞等)和细胞组分(如组胺、多种白细胞介素、炎症细胞趋化因子、白细胞三烯

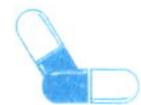

等）参与的气道慢性炎症性疾病。气道局部的慢性炎症导致气道高反应性，引起广泛的可逆性气流受限，并产生反复发作性的喘息、气急、胸闷或咳嗽等症状。哮喘的治疗包括急性发作期和缓解期治疗，能缓解支气管哮喘的药物称为平喘药。平喘药通过以下 3 种方式缓解支气管哮喘：一是松弛呼吸道平滑肌，常用药物有肾上腺素受体激动药、茶碱类、抗胆碱药，主要用于急性发作期；二是控制呼吸道炎症，常用糖皮质激素及其他抗炎药，主要用于急性发作期和缓解期；三是预防哮喘发作，常用药物有抗过敏平喘药，常用于缓解期。根据不同的作用机制可将平喘药分为 5 类。

一、β 受体激动药

33-1-2 相关知识：雾化吸入治疗

本类药分为：①非选择性 β 受体激动药，常用药物有肾上腺素、异丙肾上腺素、麻黄碱；② 选择性 β_2 受体激动药，常用药物有沙丁胺醇（salbutamol）、特布他林（terbutaline）、克仑特罗（clenbuterol）、福莫特罗（formoterol）、沙美特罗（salmeterol）和丙卡特罗（procaterol）等。

【作用机制】

1. 激动支气管平滑肌 β_2 受体，激活腺苷酸环化酶，促进一磷酸腺苷生成，使细胞内环磷酸腺苷（cAMP）含量增加，支气管平滑肌松弛。

2. 稳定肥大细胞膜，阻止过敏递质释放。

【作用特点及应用】

1. 非选择性 β 受体激动药　平喘作用起效快而强、维持时间短。主要缺点：①心脏不良反应大；②不能口服，给药不方便。肾上腺素、异丙肾上腺素主要用于控制危重度哮喘急性发作。麻黄碱口服有效，因其作用温和而持久，只用于哮喘的预防或哮喘轻症发作。

2. 选择性 β_2 受体激动药　沙丁胺醇、特布他林和克仑特罗平喘作用起效快，作用强，维持时间较短。福莫特罗、沙美特罗、丙卡特罗起效时间相对缓慢，平喘作用强而持久，具有一定的抗炎作用。主要优点：①心脏副作用小；②可口服也可气雾给药，使用方便。

沙丁胺醇是目前临床上最常用的短效 β_2 受体激动，其吸入剂型可作为缓解哮喘发作的首选药物，也可用于喘息性支气管炎及伴有支气管痉挛的呼吸道病。常用选择性 β_2 受体激动药作用比较见表 33-1。

表 33-1　常用选择性 β_2 受体激动药作用比较

药物	作用特点	维持时间/h	给药途径	临床应用
沙丁胺醇	强、维持较短	2～6	口服、气雾吸入	控制哮喘急性发作
特布他林	同沙丁胺醇	4～8	口服、气雾吸入、皮下注射	控制哮喘急性发作
克仑特罗	比沙丁胺醇强 100 倍	6～8	口服、气雾吸入、栓剂	控制哮喘急性发作
福莫特罗	长效、比沙丁胺醇强 10 倍	12 以上	口服、气雾吸入	慢性哮喘及慢性阻塞性肺病，夜间发作性哮喘和运动诱发性哮喘

续表

药物	作用特点	维持时间/h	给药途径	临床应用
沙美特罗	长效、比沙丁胺醇强2～4倍	12以上	口服、气雾吸入	慢性哮喘及慢性阻塞性肺病
丙卡特罗	长效、比沙丁胺醇强3～10倍	10～12	口服、气雾、栓剂	治疗呼吸道阻塞引起的呼吸困难、支气管哮喘、喘息性支气管炎及肺气肿

【不良反应及护理用药】 ①骨骼肌震颤，好发部位为四肢和颜面部，有些病例开始时明显，随着用药时间延长逐渐减轻或消失。②代谢紊乱，有时可引起血乳酸及丙酮酸增高等代谢紊乱，故糖尿病患者应注意血糖，警惕乳酸中毒或酮症酸中毒。③心脏反应，过量可致心动过速，但往往不严重。④耐受性，长期使用，可形成耐受性，不仅疗效降低，还有加重哮喘的危险，与糖皮质激素合用可以延缓耐受性。⑤丙卡特罗对变应原引起的皮肤过敏反应有抑制作用，故皮试前应停药12h。⑥过量应用或与糖皮质激素合用时，可能引起低血钾，导致心律失常，必要时应补充钾盐。⑦对抛射剂氟利昂过敏者、快速型心律失常患者禁用。慎用于冠状动脉供血不足、高血压、甲状腺功能亢进症及糖尿病者。

二、茶碱类

常用制剂有氨茶碱、胆茶碱、茶碱缓释片和控释片（葆乐辉、茶喘平、舒弗美）等。本类药物作用机制：①抑制磷酸二酯酶，阻止cAMP代谢，提高细胞内cAMP浓度，扩张支气管；②阻止腺苷对支气管的收缩作用，抑制肥大细胞释放过敏性介质，具有一定的抗炎作用；③增强儿茶酚胺对支气管的兴奋作用；④阻止钙内流，松弛支气管平滑肌。

氨茶碱（aminophylline）

氨茶碱为茶碱和乙二胺制成的复盐。水溶性高，吸收快；碱性较强，局部刺激大；安全范围小。

【作用与应用】

1. 松弛支气管平滑肌　用于治疗支气管哮喘、喘息性支气管炎、重症哮喘、哮喘持续状态、慢性阻塞性肺病。

2. 强心利尿　能增强心肌收缩力，增加心排血量；增加肾血流量和肾小球滤过率，同时抑制肾小管对 Na^+、Cl^- 重吸收，具有强心利尿作用。用于治疗心源性哮喘、肾性水肿和心源性水肿。

3. 松弛胆道平滑肌　缓解胆绞痛。

【不良反应】 安全范围较窄，不良反应多见，血药浓度与不良反应的发生率密切相关。

1. 一般不良反应　刺激性大，口服可出现恶心、呕吐、上腹疼痛等，静脉注射易致静脉炎，中枢兴奋、失眠等。

2. 严重不良反应　静脉注射过快或浓度过高（$>25\mu g/ml$）可致心律失常、血压骤降、惊厥，甚至猝死。

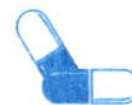

【用药护理】

1. 宜饭后服用，可减少胃肠反应。

2. 严重不良反应的防治措施：①稀释后缓慢静脉注射，持续 10min；②控制用量；③婴幼儿慎用。

3. 本品代谢慢，用药剂量宜个体化。长期使用茶碱缓释制剂者，尤其是儿童、老年人、慢性肝肾功能障碍、心力衰竭、慢性阻塞性肺病，用药期间应监测血药浓度，以合理调整剂量，不得超过 20μg/ml，避免严重毒性反应。

4. 某些抗菌药物，如大环内酯类的红霉素、罗红霉素、克拉霉素；氟喹诺酮类的依诺沙星、环丙沙星、氧氟沙星、左氧氟沙星；克林霉素、林可霉素等可降低茶碱清除率，增高其血药浓度。其中尤以红霉素、依诺沙星为著，当茶碱与上述药物伍用时，应适当减量或监测茶碱血药浓度。

同类药有胆茶碱，主要特点是溶解度大、刺激性小，维持时间长，不良反应轻。疗效不及氨茶碱。茶碱缓释剂和控释剂主要优点为长效，维持 12h，且血药浓度波动小，适用于慢性或夜间频发的病例。

茶碱(theophylline)

33-1-3 相关知识：慢性阻塞性肺部疾病

临床常用的茶碱缓释片和控释片有葆乐辉、舒弗美、茶喘平等。

【作用与应用】　为茶碱缓释片，对呼吸道平滑肌有直接松弛作用。此外，茶碱是嘌呤受体阻断药，能对抗腺嘌呤等对呼吸道的收缩作用。茶碱能增强膈肌收缩力，尤其在膈肌收缩无力时作用更显著，因此有益于改善呼吸功能。

适用于支气管哮喘、喘息性支气管炎、阻塞性肺气肿等，缓解喘息症状；也可用于心源性肺水肿引起的哮喘。对夜间发作的哮喘更适合。

【不良反应】　茶碱的毒性常出现在血清浓度为 15～20μg/ml，特别是在治疗开始，早期多见的有恶心、呕吐、易激动、失眠等，当血清浓度超过 20μg/ml，可出现心动过速、心律失常；血清中茶碱超过 40μg/ml，可发生发热、失水、惊厥等症状，严重的甚至呼吸、心跳停止致死。

三、抗胆碱药

异丙托溴铵(ipratropium bromide，爱全乐)

【作用与应用】　为抗胆碱类药，具有较强的支气管平滑肌松弛作用，还具有控制黏液腺体的分泌及改善纤毛运动的作用，从而减少了痰液阻塞以改善通气，痰液的减少也减轻了对支气管刺激引起的支气管痉挛。本品起效较慢，但长期应用不易产生耐受性，对老年性哮喘尤为适用。临床用于慢性阻塞性肺部疾病，如慢性支气管炎、肺气肿等引起的支气管痉挛、喘息的缓解和维持治疗。

【不良反应】　类似阿托品，可引起心悸、头痛、头晕、神经质、恶心、呕吐、震颤、视物模糊、口干、咳嗽、排尿困难、呼吸道症状加重、皮疹等。青光眼、前列腺肥大、尿潴留患者以及对本品过敏者禁用。

噻托溴铵(tiotropium，思力华)

噻托溴铵对 M_1、M_3 受体的选择性更强，作用持久，对胆碱能支气管收缩的拮抗作用可维持 3d，每日吸入一次比异丙托溴铵每日吸入四次更有效。这有助于提高患者的依从性。适用于慢性阻塞性肺疾病（COPD）的维持治疗，包括慢性支气管炎和肺气肿，伴随性呼吸困难的维持治疗及急性发作的预防。抗胆碱药与 β_2 受体激动药联用（如噻托溴铵加沙美特罗或福莫特罗）有协同作用，可使支气管舒张效应明显增强，尤其适用于重症哮喘和夜间哮喘。不良反应与异丙托溴铵类似。

四、糖皮质激素类药物

气道慢性炎症是哮喘的病理基础，因此控制气道炎症是哮喘治疗的重要内容，常用糖皮质激素治疗，具有强大的抗炎、抗过敏、平喘作用，是目前防治支气管哮喘最有效的药物之一，可分为全身性用药和吸入用药。前者常用琥珀酸氢化可的松、甲泼尼龙、地塞米松等，由于全身用药不良反应大，只能短期用于哮喘危重发作期；后者常用制剂有二丙酸倍氯米松、布地奈德、丙酸氟替卡松等，称为吸入性糖皮质激素（inhaled corticosteroids，ICS）。因全身不良反应小，常以气雾剂吸入，用于哮喘缓解期和轻中度急性发作期。

二丙酸倍氯米松（beclomethasone，BDP）

BDP 为地塞米松衍生物，局部作用比地塞米松强数百倍，疗效可靠，长期吸入应用对肾上腺皮质功能抑制作用轻，是哮喘缓解期治疗的首选药物。用于轻、中度支气管哮喘；也可用于激素依赖性哮喘患者的常规用药；重度哮喘宜合用茶碱类或 β_2 受体激动药增强疗效。在常用量（吸入）时几乎不产生全身的不良反应。局部的不良反应可有声音嘶哑，长期应用可致咽部白色念珠菌感染，用后应及时漱口。

布地奈德（budesonide，BUD，丁地去炎松，普米克）

BUD 是不含卤素、具有高效局部抗炎作用的糖皮质激素，是目前国内临床上防治哮喘最常用的抗炎药之一，常以雾化吸入途径作为支气管哮喘及慢性支气管炎的控制药物 。不良反应有咳嗽、声嘶、咽部白色念珠菌感染等。

五、抗过敏平喘药

色甘酸钠（sodium cromoglicate）

【作用与应用】 色甘酸钠是一种具有多种机制的抗气道变应性炎症药，其平喘作用机制主要有以下几方面：①稳定肥大细胞膜，阻止过敏介质释放；②既阻断肥大细胞介导的反应，也抑制巨噬细胞与嗜酸性粒细胞介导反应，降低气道的高反应性；③降低气道感觉神经末梢功能与气道神经源性炎症，抑制运动、冷空气、化学物质等引起的支气管痉挛。

本品为非脂溶性药物，口服吸收很少，临床必须采用粉剂雾化吸入。主要用于预防各型哮喘发作，如季节性发作的哮喘、运动性哮喘及诱因未明的哮喘等。长期规律使用能降低气道高反应性，单用或配合使用 β_2 受体激动药、糖皮质激素、茶碱类药物治疗各型慢性哮喘；用于过敏性鼻炎和季节性花粉症。

【不良反应及用药护理】 少数患者可致口干、呛咳、咽痛，甚至诱发哮喘，同时吸入异丙肾上腺素可避免发生。如需停药，应逐步减量后再停，不能突然停药，以防哮喘复发。注意教会患者正确使用药物的方法，切忌吞服胶囊。吸药后应屏住呼吸数秒钟，避免药粉喷出。不要对喷头吐气，以免使之潮湿而影响喷出浓度。嘱咐患者连续用药，勿随意停药，以免诱导哮喘发作。发生喉刺激，如咳嗽及声音嘶哑，指导患者在每次治疗后用清水漱口、喝水或吮糖块等方法减轻。

酮替芬(ketotifen)

酮替芬是安全有效、具有抗炎作用的抗过敏平喘药。有较强的抑制过敏介质释放及 H_1 受体阻断作用，口服吸收迅速良好。主要用于过敏性哮喘，对非过敏性哮喘也有一定的防治作用。对儿童哮喘的疗效尤佳。该药以预防作用为主，对已发作哮喘无效。不良反应有嗜睡、疲倦、头晕等，驾驶员、高空作业者及精细工作者禁用。

孟鲁司特钠(Montelukast Sodium，顺尔宁)

孟鲁司特钠为选择性白三烯受体拮抗药，半胱氨酰白三烯是哮喘发病中的一种重要的炎症介质，参与支气管收缩、黏液分泌、血管通透性增加及嗜酸性粒细胞聚集。用于成人和 2 岁以上儿童支气管哮喘或季节性过敏性鼻炎的预防和长期治疗，不良反应轻微，罕见神经和精神系统紊乱。

第二节　镇咳药

咳嗽是一种防御性反射运动，可将呼吸道痰液咳出而不至于大量痰液阻塞气道或引起继发感染。镇咳药是对症治疗药物，与对因治疗药物合用可缓解长期咳嗽给患者带来的痛苦。痰多者禁用。按其作用部位不同可将药物分中枢性镇咳药及外周性镇咳药两类。

33-2-1　微课：常用镇咳药

一、中枢性镇咳药

可待因(codeine，甲基吗啡)

可待因为阿片生物碱之一，对延髓的咳嗽中枢有选择性的抑制作用，而发挥强而快的作用，镇咳作用是吗啡的 1/4，镇痛作用是吗啡的 1/12～1/7。镇咳剂量不引起呼吸抑制，成瘾性也发生较慢。临床主要用于刺激性干咳及中等强度疼痛止痛。作用持续时间为 4～6h。久用易成瘾，控制使用。

其他中枢性镇咳药有右美沙芬(dextromethorphan，右甲吗南)、喷托维林(pentoxyverine，咳必清)、氯哌斯汀(chloperastine，咳平)。作用比较见表 32-2。

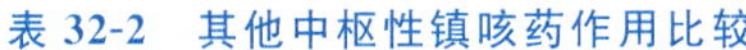

表 32-2　其他中枢性镇咳药作用比较

药物	作用特点	应用	主要不良反应
右美沙芬	略强于可待因，无呼吸抑制，无成瘾性，无镇痛作用	上呼吸道感染、支气管哮喘、肺结核等所致无痰性干咳	恶心、呕吐、头晕、轻度嗜睡等，妊娠 3 个月内禁用
喷托维林	人工合成的非成瘾镇咳药，中枢和外周双重作用，作用是可待因的 1/3	无痰性干咳、阵咳、小儿百日咳效佳	口干、头晕、恶心、腹胀、便秘。青光眼、前列腺肥大禁用

续表

药物	作用特点	应用	主要不良反应
氯哌斯汀	镇咳强度仅次于可待因，缓解支气管黏膜水肿，无成瘾性	与氯化铵合用，用于急性上呼吸道炎症、慢性气管炎及肺癌等所致咳嗽	偶致口干、嗜睡

二、外周性镇咳药

苯佐那酯（benzonatate，退嗽）

苯佐那酯为丁卡因衍生物，有较强的局麻作用。抑制肺牵张感受器及对呼吸道产生局麻作用而发挥镇咳作用。主要用于肺炎、肺癌、支气管哮喘、支气管炎所致刺激性干咳，也用于呼吸道及内镜检查预防咳嗽。有轻度嗜睡、头晕、头痛反应。药丸咬碎可致口腔麻木。

苯丙哌林（benproperine）

苯丙哌林抑制肺牵张感受器，同时兼有抑制咳嗽中枢作用及支气管平滑肌解痉作用。镇咳作用是可待因的2～4倍。主要用于各种原因所致刺激性干咳。有头晕、药疹、口干等不良反应。

【附】 复方甘草片为老牌的祛痰止咳药，由于有良好的祛痰镇咳作用及价廉的特点，仍然在止咳药中占有一定的位置，尤其在广大农村仍在广泛使用。该药为镇咳祛痰类非处方药，属于国家基本药物。每片含甘草浸膏粉（中粉）112.5mg、阿片粉4mg、樟脑2mg、八角茴香油2mg以及苯甲酸钠2mg。其药理作用分别是：甘草浸膏粉为保护性镇咳祛痰剂；阿片粉有较强镇咳作用；樟脑及八角茴香油能刺激支气管黏膜，反射性地增加腺体分泌，稀释痰液，使痰易于咳出；苯甲酸钠为防腐剂。上述成分组成复方制剂，有镇咳祛痰的协同作用，临床常用于镇咳祛痰。

33-3-1 微课：常用祛痰药

第三节 祛痰药

祛痰药可促进呼吸道内积痰排出，减少痰液对呼吸道黏膜的刺激，间接地发挥平喘和镇咳作用，同时避免继发感染。按作用机制不同可分为痰液稀释药和黏痰溶解药。

一、痰液稀释药

氯化铵（ammonium chloride）

口服后刺激胃黏膜引起恶心，反射性促进支气管腺体分泌，使黏痰稀释，易于咳出。此外氯化铵部分可经呼吸道分泌，增加呼吸道渗透压，水分向呼吸道集中，稀释痰液，有利排出。适用于急慢性呼吸道炎症痰多不易咳出者。空腹服用作用明显。剂量过大引起呕吐。另外，氯化铵作为强酸弱碱盐还可酸化体液和尿液，促进碱性药物的

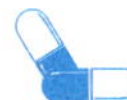

排泄和纠正代谢性碱中毒。

二、黏痰溶解药

乙酰半胱氨酸(acetylcysteine,痰易净)

乙酰半胱氨酸分子结构中的巯基(—SH)与痰液中的二硫键结合,使痰液液化,黏稠度降低,易于咳出。适用于大量黏痰阻塞气道危重病例的抢救。常用的给药方式是气雾吸入或气管滴入。用药注意:①做好吸痰的准备,气管滴入 5～10min 内吸痰,以防阻塞气道。②与异丙肾上腺素有协同作用,与 β 内酰胺类抗生素有拮抗作用,避免合用。③与金属、橡皮管、氧气及氧化剂接触可使之失效,需使用玻璃器皿,临时配制,即时用完,用不完弃之。

同类药有羧甲司坦(carbocysteine,去痰片),作用机制同乙酰半胱氨酸。适用于各种呼吸道疾病引起的痰液黏稠不易咳出者。

溴己新(bromhexine,必嗽平)

溴己新能裂解黏痰中酸性黏多糖纤维,抑制酸性糖蛋白合成,降低痰液黏稠度;同时加速呼吸道黏膜纤毛运动,加快痰液排出。适用于急慢性支气管炎、支气管扩张等痰液黏稠不易咳出者。偶致转氨酶升高,肝功能不良者慎用。

氨溴索(ambroxol)

氨溴索能增加呼吸道黏膜浆液腺的分泌,减少黏液腺分泌,从而降低痰液黏度;还可促进肺表面活性物质的分泌,增加支气管纤毛运动,使痰液易于咳出。适用于急、慢性呼吸道疾病(如急、慢性支气管炎,支气管哮喘,支气管扩张,肺结核等)引起的痰液黏稠、咳痰困难。可有上腹部不适、食欲缺乏、腹泻,偶见皮疹。应避免同时服用强力镇咳药。

羧甲司坦(carbocisteine,羧甲基半胱氨酸)

羧甲司坦为黏液稀释剂,可影响支气管腺体的分泌,使低黏度的唾液黏蛋白的分泌增加,高黏度的岩藻黏蛋白的产生减少,因而使痰液黏滞性降低,易于咳出。口服起效快,服后 4h 可见明显疗效。用于慢性支气管炎、慢性阻塞性肺病、支气管哮喘等疾病引起的痰黏稠、咳痰困难等患者。也可用于小儿非化脓性中耳炎,有一定的预防耳聋效果。偶有轻度头晕、恶心、胃部不适、腹泻、胃肠道出血、皮疹等不良反应。有消化道溃疡病史者慎用。

用药护理小结

【用药前沟通】

1.解释哮喘病因　支气管哮喘是呼吸系统的常见病,它是一种以发作性呼吸困难并伴有喘鸣表现的疾病。诱发哮喘发病的因素很多,如呼吸系统感染、接触过敏原、情绪激动、气候变化、剧烈运动,以及某些药物等均可导致广泛的、可逆的气道狭窄,而诱发哮喘。

2.了解病史及用药史　明确引起患者咳、痰、喘症状的呼吸系统急慢性疾病的性质、严重程度、病程等;了解用药的种类、剂量、时间、效果,有无过敏史等。

3.用药相关知识教育　当哮喘发作时，视病因、病情给予合适平喘药的同时，还应采取祛痰措施，可给予恶心性祛痰药或黏痰溶解药，而不宜使用镇咳药，因镇咳药会影响黏痰的咳出。中度以上的哮喘发作，使用平喘药的同时要进行抗感染治疗，如青霉素、头孢霉素、阿米卡星等抗生素。糖皮质激素宜小剂量雾化吸入为主，可用于急性发作期和缓解期，不能随便进行肾上腺皮质激素类药物全身用药。

【用药后护理】

1.给药方法　指导患者正确用药：①在服用沙丁胺醇和氨茶碱的缓释片时，应嘱患者整片以水吞服，不可嚼碎或掰开服用，以免影响疗效。②应给患者示范雾化吸入方法，因临床常见因患者不能正确使用雾化吸入而导致治疗失败现象。先取下保护盖，充分振摇混匀后，再将接口端放入双唇之间，平静吸气，在吸气开始的同时，按压顶部使之喷药，并缓慢深吸气，然后屏住呼吸5～10s再慢慢呼气。③粉雾剂给药方法，如色甘酸钠，吸收药粉后屏住呼吸2～3s，防止药粉喷出。告诫患者雾化吸入时，不可随意增加药量或喷雾次数，以免引起中毒。④在服用复方甘草口服溶液、川贝止咳糖浆、小儿止咳糖浆等外周止咳药时，嘱咐患者不要用水冲服，以免药物被稀释后保护不了发炎的咽部黏膜，无法阻断刺激、缓解咳嗽，而且喝完糖浆5min内也不要喝水。⑤气雾吸入后，应立即用温水漱口，预防口干、声嘶、白色念珠菌感染。

2.不良反应防治措施

(1)肾上腺素类平喘药对心脏副作用较大，可使心率加快、心收缩力加强、心肌耗氧量增加，因此冠心病、心肌炎和甲状腺功能亢进症患者禁用此药。

(2)氨茶碱安全范围小，口服可致恶心、呕吐，宜饭后服；有中枢兴奋作用，静脉滴注过快可致心悸、心律失常、血压骤降甚至猝死。宜稀释后缓慢注射(持续10min)，控制用量，并密切监测患者的脉搏、血压变化。小儿禁用。高血压、冠状动脉粥样硬化、甲亢患者慎用。

(3)麻黄碱引起中枢兴奋、失眠、心悸。冠心病、高血压、甲状腺功能亢进症患者禁用。

【用药护理评价】　患者的咳、痰、喘症状是否得到有效控制，各种临床检查指标是否恢复正常；是否有不良反应发生，中枢性镇咳药是否有耐受性和依赖性发生；患者对所用药物的一般知识知晓度是否提高，能否正确使用药物，坚持治疗。

常用制剂与用法

硫酸沙丁胺醇　片剂或胶囊剂：2mg。每次2～4mg，3～4次/d。气雾剂：0.1%。每次吸入1～2喷(相当于0.1～0.2mg)，每4小时1次。

硫酸特布他林　片剂：2.5，5mg。每次2.5～5mg，3次/d。气雾剂：50，100mg。每次0.25～0.5mg，3～4次/d吸入。

丙卡特罗　片剂：25，50μg。口服：每次50～100μg，3次/d，10d为1个疗程，可连用3个疗程。栓剂：100μg。栓剂肛门塞入：早、晚各0.1mg(100μg)，10d为1个疗程，可连用3个疗程。气雾剂：内含盐酸丙卡特罗2mg。气雾吸入，每次10～20μg(即喷吸1～2下)，3次/d。

溴化异丙托溴铵　气雾剂：0.025%。每次40～80μg，3～4次/d吸入。

氨茶碱　片剂：25，50，100mg。成人常用量，每次100～200mg。注射剂：2ml∶250mg；2ml∶500mg。静脉注射：每次0.125～0.25g，0.5～1g/d，每次0.125～0.25g用50%葡萄糖注射液稀释20～40ml，注射时间不得短于10min。静脉滴注：每次0.25～0.5g，0.5～1g/d，以5%～10%葡萄糖注射液稀释后缓慢滴注。注射给药，极量1次

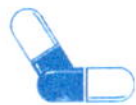

0.5g,1g/d。

胆茶碱　片剂:0.1g。每次0.1～0.2g,2～3次/d。

茶碱　片剂:400mg;胶囊:50,100,200mg。本品不可压碎或咀嚼。口服:成人或12岁以上儿童,起始剂量为100～200mg(1～2片),2次/d,早、晚用100ml温开水送服。剂量视病情和疗效调整,但日量不超过900mg(9片),分2次服用。

色甘酸钠　粉雾剂:20mg。每次20mg,4次/d,用特制吸入器吸入。

酮替芬　片剂或胶囊剂:1mg。每次1mg,2次/d。

二丙酸倍氯米松　气雾剂:10mg(瓶)。每次1～2喷,3～4次/d,气雾吸入。

布地奈德　气雾剂:20mg(瓶),1mg(支)。每次1～2喷(一喷相当于200μg),2～4次/d,或氧驱动气雾吸入,2次/d。

磷酸可待因　片剂:15,30mg。每次15～30mg,3次/d。

枸橼酸喷托维林　片剂或滴丸:25mg。每次25mg,3～4次/d。糖浆剂:100ml。每次10ml,3～4次/d。

氢溴酸右美沙芬　片剂:15mg。每次15～30mg,3～4次/d。

苯佐那酯　糖衣丸剂:25,50mg。每次50～100mg,3次/d。

氯哌斯汀　片剂:10mg。每次20mg,3次/d。

氯化铵　常配成合剂服用。

乙酰半胱氨酸　粉剂:0.5,10g。临用前配成10%～20%的水溶液气雾吸入,每次1～3ml,2～3次/d。急救时以5%的溶液气管内滴入,每次1～2ml,2～6次/d。

盐酸溴己新　片剂:8mg。每次8～16mg,3次/d。

氨溴索　片剂:15,30mg;胶囊剂:30mg;缓释胶囊:75mg。气雾剂:每瓶15mg(2ml)。注射剂:每支15mg(2ml)。口服:成人及12岁以上儿童每次30mg,3次/d,长期使用(14d以上)剂量可减半。静脉注射、肌内注射及皮下注射:成人每次15mg,2次/d。

羧甲司坦　片剂:0.25g。口服:成人每次0.25～0.5g,3次/d;儿童按体重每次10mg/kg,3次/d。

习题33

护考模拟33

思政学堂33

思考题

1. 简述平喘药分类和代表药。
2. 试述β_2受体激动药的平喘机制、作用特点及主要应用。
3. 说出氨茶碱严重不良反应及防治措施。
4. 说出中枢性镇咳药分类及用药注意事项。

（林益平）

课件 34

知识导图 34

第三十四章　消化系统药

学习目标

知识目标：掌握抗消化性溃疡药的作用、临床应用、不良反应及用药注意事项；熟悉硫酸镁的作用特点、临床应用、不良反应及用药注意事项；了解助消化药、止吐药、泻药、止泻药、肝胆疾病辅助用药的种类、作用特点及用药注意事项。

能力目标：会观察抗消化性溃疡药的疗效并学会用药监护，会宣教预防消化性溃疡的方法。

素质目标：培养护理人员具备综合解决问题的思维方法。

第一节　助消化药

助消化药指能补充消化液不足或阻止腐败菌生长，减少发酵和产气，有助于食物消化的药物。常用的助消化药有稀盐酸（dilute hydrochloric acid）、胃蛋白酶（pepsin）、胰酶（pancreatin）、乳酶生（lactasin）、双歧三联活菌制剂（bifid triple viable preparation，培菲康）。常用助消化药作用比较见表 34-1。

34-1-1 微课：助消化药

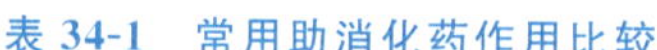

表 34-1　常用助消化药作用比较

药物	作用特点	临床应用	用药注意事项
稀盐酸	增加胃液酸度及胃蛋白酶活性，杀菌	各种原因胃酸缺乏症及发酵性消化不良	稀释后饭前半小时或餐间服用；服用碱性液漱口，保护牙齿
胃蛋白酶	消化蛋白	胃蛋白酶缺乏的消化不良	稀盐酸组成合剂饭前或餐间服用；酸性环境疗效增加
胰酶	消化淀粉、蛋白质、脂肪	胰酶分泌不足的消化不良	常用肠溶片，饭前服用，酸性环境易分解，宜与抗酸药同服
乳酶生	产生乳酸，抑制腐败菌生长，减少发酵和产气	消化不良、肠胀气、小儿消化不良性腹泻	忌与抗菌药、吸附药、碱性药合用；忌用 40℃ 以上开水冲服；与维生素 C 合用疗效增加

 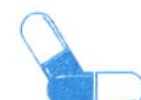

续表

药物	作用特点	临床应用	用药注意事项
双歧三联活菌制剂	补充有益菌，调整肠道菌群，促进营养物吸收	肠道菌群失调引起的腹泻、腹胀及抗生素治疗无效的轻、中度急、慢性腹泻	不宜与抗菌药合用

34-2-1 微课：抗消化性溃疡药

第二节　抗消化性溃疡药

一、抗酸药

抗酸药均为弱碱性药物，除碳酸氢钠外，大多数药物口服后不吸收，可中和胃酸，减少胃酸对胃、十二指肠黏膜溃疡面的侵蚀，同时降低幽门紧张度，缓解疼痛。常用的抗酸药有：三硅酸镁（magnesium trisilicate）、氧化镁（magnesium oxide）、氢氧化铝（aluminum hydroxide）、碳酸钙（calcium carbonate）、碳酸氢钠（sodium bicarbonate）。其作用特点见表 34-2。

表 34-2　常用抗酸药作用特点比较

药物	抗酸强度	起效时间	维持时间	保护溃疡面	产生 CO_2	影响排便
三硅酸镁	较弱	缓慢	持久	+	−	轻泻
氧化镁	强	缓慢	持久	−	−	轻泻
氢氧化铝	较强	缓慢	持久	+	−	便秘
碳酸钙	较强	较快	持久	−	+	便秘
碳酸氢钠	强	快	短	−	+	−

为增强抗酸药的作用，减轻药物对排便的影响，常制成复方制剂如复方氢氧化铝片（胃舒平）、复方铝酸铋（胃得乐）等。主要优点有：①抗酸作用增强；②溃疡面保护作用增强；③排便不良影响抵消；④因常含有阿托品类药物，解痉作用增强。

【用药护理】

1. 乳剂服用前应摇匀、片剂服用时应嚼碎，于餐前半小时或餐后 1h 和睡前服用。

2. 抗酸药可与奶制品、四环素等药物相互作用形成配位化合物（络合物），故不宜同时服用，应间隔 1～2h。

3. 用药期间应注意观察患者有无腹泻或便秘，并通过调整或更换药物以纠正克服。如患者出现腹痛加剧或柏油样便应立即报告医生。

4. 碳酸钙和碳酸氢钠会产生 CO_2，导致胃穿孔，不宜长期用。

二、抑制胃酸分泌药

【案例 34-1】

男性，48 岁，因经常上腹疼痛来院就诊，经诊断为胃溃疡伴十二指肠溃疡。医生处方：西咪替丁胶囊 0.2g，每次 0.2～0.4g，4 次/d 于餐后及睡前服，连用 4～8 周。请问西咪替丁的作用是什么？还有哪些药物可以治疗消化性溃疡？

胃酸分泌主要受胃壁细胞上 3 个受体和质子泵的调节。当 M 受体、组胺受体（H_2 受体）、胃泌素受体（G 受体）分别被 ACh、组胺、胃泌素兴奋，就可激活 H^+-K^+-ATP 酶（又称质子泵），使胃酸分泌增加。而抑制胃酸分泌药主要通过阻断以上 3 个受体和质子泵的作用，使胃酸分泌减少，促进溃疡愈合。

（一）M_1 受体阻断药

常用药物有哌仑西平（pirenzepine）、替仑西平（telenzepine）。选择性阻断胃肠道 M_1 受体，抑制胃酸分泌。对其他部位 M 受体阻断作用弱，副作用少。不透过血-脑脊液屏障，无中枢作用。主要用于治疗胃及十二指肠溃疡。孕妇禁用。

（二）H_2 受体阻断药

常用药物有西咪替丁（cimetidine，泰胃美）、雷尼替丁（ranitidine）、法莫替丁（famotidine）、尼扎替丁（nizatidine）和罗沙替丁（roxatidine）等。

【作用与应用】 特异性阻断胃壁细胞膜上的 H_2 受体，抑制基础胃酸分泌和夜间胃酸分泌，对胃泌素和 M 受体激动剂引起的胃酸分泌也有抑制作用。因抑制胃酸分泌作用较抗胆碱药强而持久，疗效好，使用方便，价格适中，是临床治疗消化性溃疡的主要药物，亦可用于无并发症的反流性食管炎治疗和预防应激性溃疡的发生。常用药物比较见表 34-3。

表 34-3　常用 H_2 受体阻断药作用强度及主要不良反应比较

药物	分类	相对抑酸强度	常用剂量	主要不良反应
西咪替丁	第一代		800mg	心动过缓、抗雄激素样作用、肝肾毒性
雷尼替丁	第二代	比西咪替丁强 5～10 倍	300mg	心动过缓、无抗雄激素样作用
尼扎替丁	第二代	比西咪替丁强 5～10 倍	300mg	无抗雄激素样作用
法莫替丁	第三代	比西咪替丁强 30 倍	40mg	心率加快、血压升高、无抗雄激素样作用
罗沙替丁	第三代	比西咪替丁强 30 倍	75mg	同法莫替丁

【不良反应】 本类药物不良反应发生率较低（$<3\%$），以轻微的腹泻、眩晕、乏力、便秘、肌肉痛为主；静脉注射给药后可能发生头痛、意识混乱、谵妄、语速加快等中枢神经系统反应，但较少见；长期大剂量使用西咪替丁，偶见男性患者出现乳房发育、女性患者溢乳；抑制细胞色素 P_{450} 也会抑制苯二氮䓬类、华法林、苯妥英钠、普萘洛尔、茶碱、奎尼丁等药物代谢。

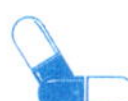

雷尼替丁(ranitidine)

本药对肝药酶抑制作用弱，对胃及十二指肠溃疡的远期疗效高、复发率低。用药护理如下：①静脉滴注后部分患者可出现面部热感、头晕、恶心、出汗和胃刺痛，10min后可自行消失。部分患者可出现瘙痒、发红症状，一般1h后可消失。②禁用于孕妇、婴儿及8岁以下儿童。③同时服用抗酸药时应至少间隔2 h，用药期间禁饮酒。④静脉滴注时不得与两性霉素B、克林霉素、氯霉素、地西泮、阿托品、苯巴比妥等混合。

法莫替丁(famotidine)

本药为高效、长效的 H_2 受体阻断药，不抑制肝药酶，无抗雄激素作用，不影响泌乳素浓度。对消化性溃疡疗效更好，不良反应更小。本药应排除胃肠肿瘤后再用药；肝肾功能不良、药物过敏史者慎用或禁用；孕妇慎用，哺乳期妇女使用时应停止授乳。

(三)胃泌素受体阻断药

丙谷胺(proglumide)

本药为氨基酸衍生物，结构与胃泌素的末端相似，能竞争性抑制胃泌素受体，抑制胃酸和胃蛋白酶分泌；同时保护胃黏膜，促进溃疡愈合；对胃肠平滑肌有一定解痉作用。用于治疗胃、十二指肠溃疡及胃炎。近年来发现本药有溶石利胆作用，是临床常用的利胆药。不良反应少，偶有口干、失眠、腹胀等。

(四)质子泵抑制药

质子泵抑制药(proton pump inhibitor，PPI)是弱酸性的苯并咪唑类化合物，因其疗效显著，已成为目前世界上应用最广的抑制胃酸分泌的药物。常用药物有：奥美拉唑(omeprazole)、兰索拉唑(lansoprazole)、泮多拉唑(pantoprazole)、雷贝拉唑(rabeprazole)、埃索美拉唑(esomeprazole)等。

【作用与应用】　本类药物能特异性地抑制壁细胞上分泌小管的 H^+-K^+-ATP 酶，从而阻断壁细胞泌酸的最后环节，是抑制胃酸分泌作用最强的药物。主要用于治疗胃及十二指肠溃疡、反流性食管炎、上消化道出血、卓-艾综合征(胃泌素瘤)等。对消化性溃疡治疗具有以下优点：①口服易吸收，起效快；②抗酸作用强而久，止痛效果好，溃疡愈合率高，疗程短；③兼有抗幽门螺杆菌(Hp)作用，减少溃疡复发；④长期治疗，安全可靠。

【不良反应及用药护理】　①偶致头痛、头晕、失眠、腹泻、恶心；②血清转氨酶升高等，但轻微，不影响继续用药；③静脉注射剂只能用所附溶媒溶解供静脉注射，不可加用其他液体；④孕妇、哺乳期妇女、婴幼儿禁用。

奥美拉唑(omeprazole，洛赛克)

【作用与应用】　奥美拉唑具有强大而持久的抑制胃酸分泌作用。连续服用的效果优于单次服用。动物实验证明，该药对阿司匹林、乙醇、应激所致的胃黏膜损伤有预防保护作用。体外实验证明，本药有抗幽门螺杆菌(Hp)作用。口服易吸收，单次用药生物利用度35%，反复用药生物利用度可达60%。主要用于治疗胃及十二指肠溃疡、反流性食管炎、卓-艾综合征及幽门螺杆菌感染。

【不良反应】　本药不良反应发生率较低($<3\%$)，有头痛、失眠、口干、呕吐、腹胀、外周神经炎等；心血管系统可有胸闷、心悸、心动过速或过缓、血压升高和外周水肿等；代谢、内分泌系统偶见出汗增多、低钠血症、男性乳腺发育、维生素 B_{12} 缺乏等；泌尿生

殖系统有时可见镜下血尿、蛋白尿、尿频、间质性肾炎、睾丸痛等；还有皮疹及溶血性贫血等。对本品过敏者、孕妇、哺乳期妇女、婴幼儿、严重肾功能减退者禁用。

【用药护理】 ①药物相互作用，与华法林、地西泮、苯妥英钠等药合用，可使上述药物体内代谢减慢；可使四环素、泼尼松、地高辛、氨苄西林、酮康唑、伊曲康唑的药效降低；可影响铁剂吸收，故联合用药时应注意调整剂量。②胃内食物充盈时，可减少吸收，应餐前空腹口服。③本药静脉注射剂只能用所附溶媒溶解静脉注射，不可加用其他液体。④肝功能减退者减量。⑤使用本品前，必须排除恶性肿瘤的可能性，长期服用者应定期检查胃黏膜有无肿瘤样增生。

三、胃黏膜保护药

胃黏膜保护药是一类加强胃黏膜屏障功能，促进黏膜再生的药物。常用药物有：硫糖铝、米索前列醇及枸橼酸铋钾。

硫糖铝(sucralfate)

本药抑制胃蛋白酶活性；形成保护膜，覆盖在溃疡面，促进黏膜再生和溃疡愈合；抗幽门螺杆菌。在酸性环境下用于治疗胃、十二指肠溃疡和急、慢性胃炎。禁与碱性药合用。

34-2-2 相关知识：幽门螺旋杆菌的发现

米索前列醇(misoprostol)

米索前列醇是前列腺素衍生物，具有刺激胃黏液分泌、抑制胃酸及胃蛋白酶分泌作用。主要用于防治非甾体抗炎药引起的急、慢性溃疡和胃出血。不良反应主要为恶心、腹泻、腹痛等，停药后恢复。因能收缩子宫，孕妇禁用。

枸橼酸铋钾(bismuth potassium citrate)

本药抑制胃酸分泌较弱，其主要作用是：①抗幽门螺杆菌；②增加胃黏液分泌，保护胃、十二指肠黏膜，促进溃疡愈合。临床用于治疗胃及十二指肠溃疡，疗效与 H_2 受体阻断药相似，且复发率低。偶致恶心，可使舌苔、大便呈黑色；不宜与牛奶及抗酸药同服；肾功能不良者、孕妇、哺乳妇女禁用。

四、抗幽门螺杆菌药

1983 年，Warren 和 Marshall 从人的胃黏膜中分离出幽门螺杆菌(*H. pylori*，Hp)，并已证明 Hp 与以下 4 种胃肠道疾病密切相关：①慢性胃炎，②消化性溃疡病，③胃癌，④胃黏膜相关性淋巴样组织样(MALT)恶性淋巴瘤。近年来基础与临床研究表明，必须根除 Hp 才能真正达到胃和十二指肠溃疡临床治愈的目的，同时根除 Hp 也是预防胃癌的一个可行措施。

前述的枸橼酸铋钾、质子泵抑制剂、硫糖铝等均有抗幽门螺杆菌的效果；另外抗菌药阿莫西林、克拉霉素、庆大霉素、甲硝唑、呋喃唑酮等也有此作用，这些药物单独应用抗幽门螺杆菌疗效不理想，常多药联合应用。临床上常奥美拉唑、阿莫西林和甲硝唑三药联用，也可奥美拉唑、阿莫西林和克拉霉素三药联用，还可铋剂、四环素和甲硝唑三药联用。疗程为 7～14d。

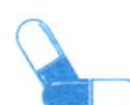

第三节　止吐药

一、5-HT_3 受体阻断药

昂丹司琼(ondansetron,奥丹西龙)、格雷司琼(granisetron)

选择性抑制 5-HT_3 受体,发挥强大的止吐作用,无锥体外系反应。口服吸收迅速。对放疗、化疗或术后引起的呕吐均有效。对晕动病及阿扑吗啡所致呕吐无效。不良反应轻,可有疲倦、头痛、腹泻、便秘。孕妇、哺乳期妇女、过敏者禁用。

二、多巴胺(D_2)受体阻断药

甲氧氯普胺(metoclopramide,胃复安)

本药可阻断中枢 D_2 受体,大剂量也阻断 5-HT_3 受体,产生强大的中枢性止吐作用。同时也可阻断胃肠道 D_1 受体,加速胃肠排空,改善胃功能。临床主要用于胃肠功能失调、放疗、术后、药物所致呕吐以及功能性消化不良所致胃肠运动障碍;亦可用于晕动病。

常见不良反应是便秘、头晕、困倦;长期用药可致锥体外系反应,注射时每日给药量不宜>0.5mg/kg;注射给药可致直立性低血压,注射后宜卧床休息 1～2h。

多潘立酮(domperidone,吗丁啉)

本药口服吸收迅速,不易透过血-脑脊液屏障。能阻断外周多巴胺(D_2)受体,促进胃肠蠕动与胃排空,协调胃肠运动,防止食物反流而发挥止吐作用。临床主要用于治疗胃排空缓慢、胃食管反流、胃肠道功能紊乱及药物、放射治疗、偏头痛、颅外伤等所致的恶心、呕吐,对术后、麻醉或化疗引起的呕吐无效。

不良反应较少,偶有头痛、眩晕等。长期用药可致乳房膨大、溢乳及闭经。婴儿及孕妇慎用。

三、其他止吐药

地芬尼多(difenidol,眩晕停)

【作用与应用】　可改善椎底动脉供血、调节前庭神经功能、抑制呕吐中枢,有抗眩晕及镇吐作用,特别是对内耳前庭引起的眩晕和呕吐更有效。临床主要用于防治多种原因或疾病引起的眩晕、恶心、呕吐,手术麻醉后的呕吐以及晕动病的防治。

【不良反应及用药护理】　常见不良反应有口干、心悸、头昏、头痛、嗜睡、不安和轻度胃肠不适,停药后即可消失;偶有幻听、幻视、定向力障碍、精神错乱、忧郁等;偶见皮疹、一过性低血压反应。对本品过敏者、6 个月以内婴儿和肾功能不全患者禁用;孕妇、青光眼、胃肠道或泌尿道梗阻性疾病以及心动过速患者慎用。给药期间应观察患者的血压和心率变化;用于防止晕车、晕船时应在出发前 30min 服用。

34-4-1 微课：泻药与止泻药

第四节 泻药与止泻药

一、泻药

【案例 34-2】

患者，女性，20 岁，近日来常感腹部不适，大便难解，经诊断为慢性便秘。医生处方：酚酞，每次 50mg，睡前服。请问酚酞的作用是什么？用硫酸镁治疗可以吗？为什么？

泻药是指能增加肠内水分、软化粪便，或润滑肠道，促进肠蠕动，使排便通畅的药物。依据作用机制可分为渗透性、刺激性和润滑性泻药 3 大类。

（一）渗透性泻药

口服不吸收，能使肠道渗透压提高，阻止水分重吸收，肠内容积增大，促进肠蠕动而排便的药物。常用药物有硫酸镁、硫酸钠及乳果糖等。

硫酸镁（magnesium sulfate，泻盐）

口服不吸收，在肠内形成高渗透压，抑制肠内水分的吸收，刺激肠黏膜，反射性加速肠蠕动而排便。适用于治疗便秘及促进肠内毒物、寄生虫的排出；也可用于外科手术、结肠镜检查等肠内容物的排空。口服还有利胆作用，用于治疗阻塞性黄疸及慢性胆囊炎。

月经期、妊娠期妇女、年老体弱者慎用。不良反应及应用注意详见抗惊厥药章节。

同类药物硫酸钠（sodium sulfate）作用较弱，无中枢抑制作用，较安全。适用于中枢抑制药中毒导泻。乳果糖（lactulose）用于治疗慢性便秘。

（二）刺激性泻药

刺激性泻药是通过刺激肠道，加速肠蠕动，改变肠黏膜通透性，使水分向肠腔扩散，而发挥排便作用的药物。

酚酞（phenolphthalein）

本药可与碱性肠液形成可溶性盐，刺激肠壁，并抑制肠内水分吸收，服药后 6～8h 排出软便，作用温和。部分从胆汁排泄，形成肝肠循环，1 次给药作用可维持 3～4d。临床用于习惯性及老年体弱便秘患者。偶致变态反应，发生肠炎、皮炎、出血。

比沙可啶（bisacodyl）

比沙可啶及其代谢物均能刺激肠黏膜感觉神经末梢，引起肠蠕动增加而排便。临床用于急、慢性和习惯性便秘，也用于术前肠道清洁，结肠镜检查术前准备。服用时不可嚼碎，服药后 2h 不得服用抗酸药或喝牛奶。孕妇慎用。急腹症患者禁用。

另外，大黄、番泻叶和芦荟等植物因含有蒽醌类物质，可刺激结肠蠕动，常用于急、慢性便秘。用药后 4～8h 起效。

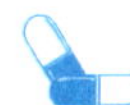

(三)润滑性泻药

本类药物通过局部润滑肠壁、软化粪便而发挥作用。

液状石蜡(liquid paraffin)

液状石蜡为矿物油,肠道不吸收,产生润滑肠壁和软化粪便作用,易于排便。适用于老年人、痔疮患者、肛门手术患者排便。长期应用可影响维生素 E、维生素 A、维生素 D、钙、磷吸收。

甘油(glycerin)

甘油常制成50%溶液或栓剂,肛门入药,利用其高渗透压刺激肠壁,促进肠蠕动,并局部润滑肠壁,数分钟后可排便,适用于老人和儿童。

二、止泻药

腹泻是多种肠道疾病的症状,应以对因治疗为主,如肠道细菌感染引起的腹泻,应首先选用抗菌药物治疗。但剧烈而持久的腹泻,可引起脱水和电解质紊乱,甚至循环衰竭,因此在对因治疗的同时可适当给予止泻药。常用的止泻药有地芬诺酯(diphenoxylate)、洛哌丁胺(loperamide)、双八面体蒙脱石(dioctahedral smectite;smecta,思密达)、药用炭(medicinal charcoal)、碱性碳酸铋(bismuth subcarbonate)、促菌生(cerebiogen)等。作用及用药注意事项见表34-4。

表 34-4 常用止泻药

药物	作用	临床应用	用药注意事项
地芬诺酯	抑制肠道运动,且具收敛作用	功能性腹泻	长期用有成瘾性
洛哌丁胺	抑制肠道运动,减少 Ach 释放作用强而迅速	急慢性、功能性腹泻	偶致口干、头痛、食欲不振等
双八面体蒙脱石	吸附病毒、细菌、气体。并覆盖肠黏膜,具保护作用	急性、亚急性腹泻尤适用于儿童	过敏者禁用
药用炭	吸附病毒、细菌、气体	腹泻、腹胀和药物中毒	恶心、呕吐
碱性碳酸铋	收敛、杀菌、抑制肠运动	肠炎、消化不良性腹泻	
促菌生	补充需氧菌,平衡肠道菌群	婴幼儿腹泻、急慢性肠炎、痢疾和肠功能紊乱	忌与抗菌药合用,忌用40℃以上水送服

第五节 肝胆疾病辅助用药

一、治疗肝性脑病药

肝性脑病又称肝昏迷,是由于肝代谢障碍,血中氨及苯乙醇胺、β-羟酪胺等假递质水平过高，透过血-脑脊液屏障，引起中枢神经功能紊乱，表现出以意识改变和昏迷为主的一系列精神神经症状。目前治疗肝性脑病的药物主要有降血氨药和抗假递质药。

（一）降血氨药

乳果糖(lactulose)

本药口服不吸收，在肠道被代谢成乳酸和乙酸，降低肠道 pH 值，促使氨分子变成难吸收铵离子，由肠道排出。同时促使血氨向肠腔扩散，降低血氨。临床用于防治肝昏迷。此外，本品也可使肠内渗透压升高，促进肠蠕动而导泻，用于慢性便秘。大剂量可致恶心、腹泻、胃肠胀气等，服用应从小剂量开始，以调节到每日排便 2～3 次，粪便 pH 值以 5～6 为宜。

谷氨酸(glutamic acid)

本药能与过多的血氨结合成无毒的谷氨酰胺，并参与脑组织糖、蛋白质代谢，改善脑组织功能。临床用于肝昏迷、癫痫小发作等。静脉滴注过快，可引起流涎、皮肤潮红、呕吐等不良反应。过量注射其钠盐可致碱血症和低钾血症。肾功能不良者慎用。

（二）抗假递质药

左旋多巴(levodopa)

左旋多巴进入脑组织后，转变为 DA 和 NA，竞争对抗假递质，使神经传导恢复正常，肝昏迷患者苏醒，效果好。但无改善肝功能作用。本药不良反应较多，如胃肠反应、直立性低血压、心律失常、精神改变等。

二、肝炎辅助用药

联苯双酯(bifendate)

本药能提高肝脏解毒功能，减轻肝细胞损害，促进肝细胞再生，降低血清谷丙转氨酶，从而改善肝功能。临床用于慢性肝炎及药物引起的转氨酶升高患者。停药后可出现血清转氨酶回升，反跳率达 50%～80%，继续服药仍有效。

门冬氨酸钾镁(potassium magnesium aspartate)

门冬氨酸钾镁可促进血中氨分子变成尿素，降低血氨，改善肝细胞功能。临床主要用于急性黄疸性肝炎，其他急、慢性肝病，肝功能不良者。对肝性脑病也有一定疗效。本药还具有补充钾镁作用，作用温和、安全。可用于纠正低血钾、强心苷中毒引起的心律失常、慢性心功能不全、冠心病及心肌炎后遗症等。

静脉滴注过快可出现胸闷、血压下降、颜面潮红等不良反应。肾功能不良、高血钾、高血镁禁用。不能肌内注射和静脉注射。

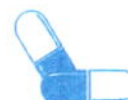

三、利胆药

(一)促胆汁分泌药

去氢胆酸(dehydrocholic acid)

本药促进胆汁分泌,使胆汁变稀,防止胆汁郁积,预防胆道感染并促使胆道小结石的排出。适用于胆囊炎、胆石症患者。禁用于胆道严重阻塞、严重肝功能不良者。

苯丙醇(phenylpropanol,利胆醇)

本药促进胆汁分泌,降低血中胆固醇,用于胆囊炎、胆石症、胆道术后综合征和高胆固醇血症。胆道阻塞性黄疸患者禁用。

(二)胆石溶解药

熊去氧胆酸(ursodeoxycholic acid)

本药增加胆汁酸分泌,抑制胆固醇合成,防止胆固醇结石的形成。长期使用对已形成的胆固醇结石也有溶解作用。可用于胆固醇型结石症、胆囊炎等。不良反应有皮肤瘙痒、腹泻、头痛。

用药护理小结

【用药前沟通】

1. 用药前应鼓励患者树立战胜疾病的信心和保持乐观主义精神,注意生活有规律和保持良好的饮食卫生习惯,并戒除烟酒等。由于消化性溃疡是一种慢性病,且易复发,要使其完全愈合,必须坚持长期服药,以充分发挥此类药物的最佳效能。切不可症状稍有好转,便骤然停药,如果在溃疡完全愈合前过早停药,症状会迅速重新出现,使原有溃疡恶化。也不可频繁更换药物。一般来说,1 个疗程要服药 4～6 周,疼痛缓解后还得巩固治疗 1～3 个月,甚至更长时间。

2. 了解病史及用药史 了解患者主要症状和体征,有无贫血、出血、晕倒、黑便,疼痛发作的规律性、性质、持续时间等;了解患者有无溃疡家族史,有无引起消化性溃疡的高危因素,如吸烟、饮酒、不良饮食习惯等;询问患者是否用过抗消化性溃疡药,应用的种类、剂量、疗程等。

【用药后护理】

1. 用药方法

(1)避免服用对胃黏膜有损害作用的药物,如阿司匹林、吲哚美辛、醋酸泼尼松、醋酸地塞米松等。如因疾病需要必须服用上述药物,应尽量采用肠溶剂型或小剂量间断饭后服用。同时进行充分的抗酸治疗和使用加强黏膜保护剂。

(2)避免不合理配伍用药:①同类药物联用可使不良反应加强,如同时使用甲氧氯普胺和多潘立酮,两药均为多巴胺受体拮抗剂,重复用药可加重不良反应。②促进胃排空的药物与抗胆碱药作用拮抗,由于抗胆碱药(如阿托品、颠茄片、山莨菪碱等)能松弛胃肠道平滑肌,延长胃排空时间,胃排空药(如甲氧氯普胺、多潘立酮及西沙必利等)能促进胃肠蠕动,改变胃排空速度,故两药不宜同时服用。③注意黏膜保护药的使用,黏膜保护药(如胶体铋剂、枸橼酸铋钾、胃得乐、硫酸铝等)的作用方式独特,既不中和胃酸也不抑制胃酸分泌,而是在一定胃液 pH 条件下能在溃疡面形成保护膜,将胃酸、胃蛋白酶与溃疡面隔开，使溃疡组织修复、再生而愈合。而抗酸剂、中和胃酸药（如氢氧化铝、胃得乐、复方氢氧化铝）或减少胃酸分泌的药物（如雷尼替丁、法莫替丁），均干扰黏膜保护药作用。④H_2受体阻断药勿与多巴胺受体拮抗剂合用，如多潘立酮能促进胃肠蠕动，改变胃排空速度，缩短吸收时间，减少雷尼替丁的吸收，并缩短血药浓度峰值的到达时间。

(3)注意药物禁忌证：抗胆碱能药物能加重青光眼、前列腺肥大、胃食管反流、支气管炎等患者的病情，所以这些患者应忌用此类药物。

(4)药物的剂量：如雷尼替丁比黏膜保护剂的作用强5～8倍，一次口服可维持12h药效，无须增加剂量和次数。再如质子泵抑制剂（奥美拉唑）是较强的抑酸剂，若过量或长期服用，可使患者持续处于低胃酸状态。

(5)掌握最佳服药时间：要科学地选择服药时间，以保证最大的药效、最小的副作用。①需餐前服用的药物：促进胃排空的药物如甲氧氯普胺、多潘立酮及西沙必利等在餐前30 min服用，待进食时，药效恰好到达高峰，使整个上消化道在药物的疏通下能正常运转；抗胆碱能药物如阿托品、溴丙胺太林、格隆溴铵（胃长宁）等服药时间最好在餐前15～30min，用量应以刚能引起口干为度，如溴丙胺太林每日3次，每次1片；溃疡隔离剂如枸橼酸铋钾等宜在餐前30min和睡前服用；抗胃泌素药如丙谷胺等宜在餐前15min服用。②需餐时服用的药物：这类药物主要为H_2受体拮抗剂，如雷尼替丁、西咪替丁等。③需餐后服用的药物：某些碱性药物如碳酸氢钠（俗称小苏打）、氢氧化铝凝胶、碳酸钙、10%氢氧化镁，以及复合制剂如复方氢氧化铝、盖胃平、复方铝酸铋、胃得乐（其中主要成分为抗酸剂）等，必须在餐后1～1.5h服用，这样可维持缓冲作用长达3～4h，如餐后立即服则药效只能维持1h左右。另外效果不明显时可增加服药次数而不必增加每次服药的剂量，睡前加服1次。如氢氧化铝凝胶每日3次，每次10ml，如症状减轻不明显可改为每日4次，每次仍为10ml。注意复方氢氧化铝、盖胃平为咀嚼剂，嚼碎后服下效果更好。增加胃黏膜血流量及防御因子，促进胃黏膜修复药物如螺佐呋酮餐后服用；其他如胃友、复方氢氧化铝、胃仙U等，其最佳服用时间为餐后1h。即指两餐之间服。硫糖铝、米索前列醇、复方谷氨酰胺等保护胃黏膜药宜在饭间服。硫糖铝若为片剂，需要嚼碎后用水吞下效果更好。含有胶体枸橼酸铋的枸橼酸铋钾等，可杀灭Hp，但需与胃黏膜接触才能发挥作用，宜在饭间服。④需睡前服用的药物：法莫替丁及奥美拉唑等，均是强烈抑制胃酸分泌的药物。在疾病急性期，一般主张早晚各服1次，待病情缓解后，改为每晚服维持量。

2. 不良反应防治措施

(1)雷尼替丁：对雷尼替丁过敏者及有急性卟啉症病史者禁用。肝肾功能降低者应调整剂量。胃溃疡患者在开始治疗前应排除恶性肿瘤的可能性，因为本药可掩饰胃癌的症状。与非甾体抗炎药同时服用者，应定期进行检查，特别是老年人和有消化性溃疡史的患者。

(2)碳酸氢钠：①口服后中和胃酸时可产生大量二氧化碳，增加胃内压力，并使胃扩张，故常有嗳气，并刺激溃疡面，对严重胃溃疡患者有引起胃穿孔的危险。胃内压和pH值的升高还能刺激胃幽门部，反射性地引起促胃泌素的释放，导致继发性胃酸分泌增加。如长期大量使用，可能引起碱血症，均需注意。②充血性心力衰竭、水肿和肾功能衰竭的酸中毒患者应慎重使用。静脉滴注时，对低钙血症患者可能产生阵发性抽搐，而对缺钾患者则可能产生低钾血症（如心肌毒性）的症状。③不宜与胃蛋白酶合剂、维生素C等酸性药物合用，因可使各自疗效降低。④由于可能产生沉淀或分解反

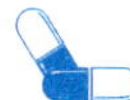

应，不宜与重酒石酸间羟胺、庆大霉素、四环素、肾上腺素、多巴酚丁胺、苯妥英钠、钙盐等同瓶静脉滴注。

【用药护理评价】 通过观察患者症状和体征的变化以及钡餐和胃镜检查情况评价疗效。溃疡病有无好转，疼痛是否缓解；有无明显不良反应发生，有无疼痛加剧及出血倾向；患者溃疡病高危因素是否消除，能否叙述药物治疗相关知识，能否正确合理用药，配合治疗。

常用制剂与用法

三硅酸镁　片剂：0.3g。每次 0.3～0.9g，3 次/d。

氢氧化铝　片剂：0.3g。每次 0.6～1.2g，3 次/d，饭前或胃痛时嚼碎服。凝胶：含 4%氢氧化铝，为白色黏稠混悬液，每次 4～8ml，3 次/d。复方氢氧化铝片（胃舒平）：每片含氢氧化铝 0.245g、三硅酸镁 0.105g、颠茄流浸膏 0.0026ml。每次 2～4 片，3 次/d，餐前半小时或胃痛时嚼碎服。

碳酸钙　片剂：0.5g。0.5～2g/次，3 次/d。

氧化镁　片剂：0.2g。0.2～1g/次，3 次/d。

碳酸氢钠　片剂：0.3，0.5g。治疗消化性溃疡：每次 0.3～1g，3 次/d，餐前服用。纠正酸中毒：轻者可口服，较重者可用 4%～5%碳酸氢钠静脉滴注，0.25g/kg。

硫糖铝　片剂或胶囊剂：0.25g。每次 1g，3～4 次/d，餐前 1h 及睡前服用。

哌仑西平　片剂：25，50mg。每次 25～50mg，2 次/d，早、晚餐前 1.5h 服用。

枸橼酸铋钾　片（颗粒）剂：300mg。每次 300mg，3～4 次/d，4～8 周为 1 个疗程。

米索前列醇　片剂：200μg。每次 200μg，1 次/d。餐前或睡前服。

西咪替丁　片剂：0.2，0.8g。胶囊剂：0.2g。口服：每次 200～300mg，3 次/d。注射剂：200mg(2ml)。静脉滴注：0.2g 用 5%葡萄糖注射液或 0.9%氯化钠注射液或葡萄糖氯化钠注射液 250～500ml 稀释后静脉滴注，每次 0.2～0.6g。肌内注射：每次 0.2g，6 小时 1 次。

雷尼替丁　片剂（胶囊剂）：150，300mg。口服：每次 150mg，2 次/d（早、晚各 1 次）。维持量：150mg/d，饭前服。注射剂：50mg(2ml)，50mg(5ml)。静脉滴注：上消化道出血，每次 50mg，稀释后缓慢静滴（1～2h），或缓慢静脉注射（超过 10min），或肌内注射 50mg，2 次/d。

法莫替丁　片剂：10，20，40mg。胶囊：20mg。散剂：10%。活动性胃十二指肠溃疡：每次 20mg，2 次/d（早、晚各 1 次），或睡前顿服 40mg，疗程 4～6 周。注射剂：20mg(2ml)，缓慢静脉注射或静脉滴注每次 20mg，2 次/d。

尼扎替丁　胶囊：150mg。每次 150mg，2 次/d，或 300mg，晚饭后服，1 次/d，4～8 周为 1 个疗程。

奥美拉唑　片剂或胶囊剂：20mg。每晨餐前（或每晚）服 20mg 或 10mg，疗程 4～6 周。

稀盐酸　溶液剂：10%。每次 0.5～2ml，饭前或饭间服用。服用时用水稀释，以免损伤牙齿。

胃蛋白酶　片剂：0.1g。每次 0.2～0.4g，3 次/d，饭前或饭间服。每次 10ml，3 次/d。

胰酶　片剂：0.3，0.5g。每次 0.3～1g，3 次/d。

乳酶生　片剂：0.3g。每次 0.6～0.9g，3 次/d，餐前嚼服。

昂丹司琼　片剂：4，8mg。每次 8mg，1～3 次/d。注射剂：4mg(1ml)，8mg(2ml)。

习题 34

护考模拟 34

思政学堂 34

每次 0.15mg/kg，于化疗前 30min 静脉注射，之后每 4 小时 1 次，共 2 次，再改口服。

甲氧氯普胺　片剂：5mg。每次 5～10mg，2～3 次/d，饭前半小时服。注射剂：10mg(1ml)。每次 10～20mg，肌内注射。

多潘立酮　片剂：10mg。每次 10mg，3 次/d，饭前半小时服。栓剂：60mg。每次 60mg，2～3 次/d，直肠给药。注射剂：10mg(2ml)。每次 10mg，肌内注射。

地芬尼多　片剂：25mg。口服：每次 25～50mg，3 次/d。

硫酸镁　粉剂。导泻，每次 5～20g，溶于一杯水中服下，同时服用大量温水。利胆：33%溶液，每次 10ml，3 次/d。注射剂：1g(10ml)，2.5g(10ml)。每次 1～2.5g，肌内注射或用 5%或 10%的葡萄糖注射液稀释成 1%溶液缓慢静脉滴注。

硫酸钠　粉剂。导泻，每次 5～20g，溶于一杯水中服下，同时服用大量温水。

酚酞　片剂：50，100mg。每次 50～200mg，睡前服用。

甘油　栓剂：1.8g。每次 1 粒，塞入肛门内。小儿用甘油栓，1.33g。

开塞露　溶液剂：含 50%甘油 10，20ml。成人每次 20ml，小儿每次 10ml。注入肛门。

乳果糖　糖浆剂：60%。每次 30～40ml，2～3 次/d。

复方地芬诺酯　片剂：每片含盐酸地芬诺酯 2.5mg，硫酸阿托品 0.0025mg。每次 1～2 片，3 次/d。

碱式碳酸铋　片剂：0.3g。每次 0.3～0.9g，3 次/d。

药用碳　片剂：1g。每次 1～3g，小儿每次 0.3～0.5g。

去氢胆酸　片剂：250mg。每次 250～500mg，3 次/d。静脉注射(钠盐)1～2g/d。

思考题

1. 简述抗酸药的作用机制，并列举代表药。
2. 试述奥美拉唑的药理作用及临床应用。
3. 试述复方氢氧化铝的作用特点。

（李琴）

第三十五章　生殖系统药

课件 35

知识导图 35

学习目标

知识目标：掌握缩宫素的作用、应用及其不良反应；熟悉麦角生物碱、前列腺素、米非司酮的作用、应用及其主要不良反应；了解子宫平滑肌松弛药的临床应用。

能力目标：能在产前产后正确使用缩宫素并做好用药监护。

素质目标：培养护理人员严格执行处方的严谨工作态度和慎独精神。

影响生殖系统的药物分为影响子宫平滑肌的药物、性激素类药物和避孕药。影响子宫平滑肌的药物按其对子宫平滑肌的作用分为子宫兴奋药和子宫抑制药，前者是一类选择性兴奋子宫平滑肌的药物，包括缩宫素、麦角新碱、前列腺素和米非司酮等药物；后者可抑制子宫平滑肌收缩，包括 β_2 肾上腺素受体激动药、钙通道阻滞药、硫酸镁和前列腺素合成酶抑制药等。性激素类药包括由性腺分泌的雄激素、雌激素和孕激素，临床应用的是人工合成品及其衍生物。避孕药目前常用的为女用避孕药，大多属于雌激素和孕激素的复合制剂。

第一节　子宫兴奋药

35-1-1　微课：缩宫素

【案例 35-1】

患者，女，30 岁，经产妇，在家中由当地医生肌内注射缩宫素 20U 引产。5h 后，患者出现剧烈下腹疼痛，立即到医院就诊，检查发现胎心消失，宫口已开全，经牵引娩出一死胎。行阴道检查时发现子宫下段前壁破裂，立即行剖腹探查术，发现子宫下段有血块。术中清除血肿内血块，行子宫裂口修补术，并输血。术后即转上级医院。请问：①引起子宫破裂、胎儿死亡的主要原因是什么？②缩宫素用于催产和引产的注意事项有哪些？

子宫平滑肌兴奋药是一类能选择性兴奋子宫平滑肌的药物，其作用可因子宫平滑肌的生理状态及药物剂量的不同，产生子宫平滑肌节律性收缩或强直性收缩。前者用于催产和引产，后者适用于产后止血或子宫复原。

缩宫素(oxytocin，OXT，催产素)

35-1-2 相关知识：正常分娩过程

缩宫素是垂体后叶素的主要成分之一，属多肽类物质，可从牛、猪的脑垂体提取，临床应用多数为人工合成品。效价以单位(U)计算，1U 的缩宫素相当于 2μg 缩宫素。

【作用】

1. 收缩子宫　缩宫素能选择性地直接兴奋子宫平滑肌，增加其收缩幅度、张力和频率。作用强度取决于用药剂量、体内雌性激素的水平及子宫的生理状态。

(1)剂量：小剂量(2～5U，静脉滴注)可使子宫体(尤其是妊娠末期的子宫)产生与正常分娩相似的收缩，即子宫体产生节律性收缩而子宫颈松弛，有利于胎儿娩出，作用快而短暂；较大剂量(5～10U，皮下注射或肌内注射)可使子宫肌张力持续升高，直至强直性收缩，易导致胎儿窒息和子宫破裂。

(2)体内雌激素水平：雌激素能提高子宫平滑肌对缩宫素的敏感性；孕激素则降低子宫平滑肌对缩宫素的敏感性。妊娠早期，孕激素水平高，子宫对缩宫素不敏感，有利于安胎；妊娠后期，雌激素水平逐渐升高，子宫对缩宫素的敏感性增高，临产时最敏感，有利于胎儿娩出。

35-1-3 相关知识：前置胎盘

2. 促进排乳　缩宫素刺激乳腺平滑肌收缩，有助于乳汁自乳房排出，但并不增加乳腺的乳汁分泌量。

3. 其他　缩宫素具有抗利尿作用；大剂量应用能短暂松弛血管平滑肌，引起血压下降，但催产剂量不引起血压下降。

【应用】

1. 催产和引产　对胎位正常、头盆相称、无产道障碍的产妇，宫缩乏力时，可用小剂量缩宫素催产，以增强子宫节律性收缩，促进分娩。对于死胎、过期妊娠或患有心脏病、肺结核等疾病的孕妇需提前终止妊娠者，可用其引产。

2. 产后止血　产后出血时，立即皮下注射或肌内注射较大剂量(5～10U)缩宫素，迅速引起子宫平滑肌强直性收缩，压迫子宫肌层内血管而止血。由于缩宫素作用时间短，常需加用麦角生物碱制剂维持子宫收缩状态。

3. 催乳　在哺乳前 2～3min，用滴鼻液滴入一侧或两侧鼻孔内，每次 3 滴。

【不良反应及用药护理】　用于催产和引产时应注意以下几点：

1. 必须稀释后做静脉滴注，不可肌内注射(因剂量难以调节)，必须严格掌握剂量和静脉滴注速度，避免子宫发生强直性收缩而导致胎儿窒息或子宫破裂。

2. 必须严格掌握禁忌证，凡是产道异常、胎位不正、头盆不称、前置胎盘、多胎妊娠及三次妊娠以上的经产妇和有剖腹产史者均禁用。

3. 心脏病、有剖宫产史、子宫肌瘤剔除术史及臀位者慎用。

4. 不能同时多途径给药或并用多种子宫兴奋药。

5. 缩宫素静脉给药过多或过快，可发生抗利尿作用，出现水潴留和低血钠体征。

6. 用药前及用药时需检查及监护：①子宫收缩的频率、持续时间及强度；②孕妇脉搏、血压及胎儿心率(静脉滴注过程中，最好 10～15min 听胎心音及测产妇血压、脉搏 1 次)；③静止期间子宫肌张力及出入液量的平衡等；④胎儿成熟度。

麦角生物碱

麦角生物碱类是麦角酸的衍生物，按化学结构分为两类：氨基麦角碱类(麦角新碱)和氨基酸麦角碱类(麦角胺和麦角毒)。

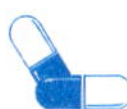

【作用与应用】

1.收缩子宫　麦角生物碱对子宫平滑肌有选择性兴奋作用，以麦角新碱兴奋作用最强最快。妊娠子宫对麦角生物碱比未孕子宫敏感，临产时或新产后子宫最敏感。与缩宫素比较，宫缩作用强而持久，剂量稍大即产生子宫强直性收缩，对子宫体和子宫颈的兴奋作用没有明显差别，因此不适用于催产和引产。临床主要用于产后、刮宫后或其他原因引起的子宫出血以及子宫复原。

2.收缩血管　氨基酸麦角生物碱类，以麦角胺为代表，能直接作用于动静脉血管使其收缩，减少动脉搏动幅度。

3.其他　氨基酸麦角碱类具有阻断 α 受体，扩张血管及降低血压作用，能使肾上腺素升压作用翻转；麦角毒尚有抑制中枢作用。主要用于产后子宫出血及子宫复原，禁用于催产和引产；麦角胺收缩脑血管，常与咖啡因合用治疗偏头痛；麦角毒具有中枢抑制和扩张血管等作用，与异丙嗪、哌替啶组成合剂用于人工冬眠。

【不良反应及用药护理】　麦角生物碱类药物之间存在交叉过敏反应，故应用时应详细询问过敏史。因感染可增加人体对麦角生物碱类药物的敏感性，故存在感染时应谨慎用药。麦角新碱注射可致呕吐、血压升高，伴有妊娠毒血症的产妇应慎用。偶见变态反应，严重者可出现呼吸困难、血压下降。妊娠高血压患者慎用。麦角胺和麦角毒久用可损害血管内皮细胞，导致血栓和肢端性坏疽。禁用于高血压、血管硬化及冠心病等患者。妊娠高血压综合征产后出血的患者慎用，麦角生物碱类药物禁用于催产和引产。

前列腺素(prostaglandins，PGs)

前列腺素能兴奋子宫平滑肌的药物有地诺前列酮(PGE_2，前列腺素 E_2)、地诺前列素(PGF_{2a}，前列腺素 F_{2a})、卡前列甲酯和米索前列醇等。

【作用与应用】　PGs 对子宫有收缩作用，其中以 PGE_2、PGF_{2a} 在分娩中具有重要意义。兴奋子宫平滑肌的作用有以下特点：①对各期妊娠子宫均有兴奋作用，分娩前的子宫更为敏感。妊娠初期和中期效果较缩宫素强。②能产生与正常分娩时相似的宫缩，使子宫体节律性收缩，子宫颈松弛，有利于胎儿娩出。③用于妊娠早期及中期的引产或足月引产和产后止血。适用于 28 周前的宫腔内死胎以及良性葡萄胎时排出宫腔内容物。给药方法有静脉滴注、阴道内、宫腔内或羊膜腔内给药。卡前列甲酯和米索前列醇还可与米非司酮序贯应用，用于终止早期妊娠。

【不良反应及用药护理】　动物实验表明，某些前列腺素有致畸胎作用，故用前列腺素类药物阴道栓终止妊娠失败后，必须改用其他方法终止妊娠。胃肠道反应：恶心、呕吐、腹痛、腹泻等，可在用药前或同时服用止吐药和止泻药；PGF_{2a} 能诱发哮喘，不宜用于支气管哮喘患者；PGE_2 能升高眼压，不宜用于青光眼患者。用于引产时的注意事项与缩宫素相同。

米非司酮(mifepristone)

米非司酮为受体水平抗孕激素药，具有终止早孕、抗着床、诱导月经及促进宫颈成熟等作用，与黄体酮竞争受体而达到拮抗黄体酮的作用，与糖皮质激素受体亦有一定的结合力。能明显提高妊娠子宫对前列腺素的敏感性，小剂量米非司酮与前列腺素类药物序贯合用，可得到满意的终止早孕效果。临床上主要用于抗早孕(又称药流)、死胎引产，亦可用于紧急避孕(72h 内服 25mg 有效)。可引起恶心、呕吐等消化道反应；有时引起大出血，有大出血史者慎用。

第二节　子宫平滑肌松弛药

子宫平滑肌松弛药又称抗分娩药，是一类能抑制子宫平滑肌收缩，减弱子宫收缩力和频率，主要用于防治早产和痛经的药物。目前认为有治疗价值的药物有 β_2 肾上腺素受体激动药、硝苯地平、硫酸镁、吲哚美辛和催产素拮抗药等。

利托君（ritodrine）、沙丁胺醇、克仑特罗等 β_2 肾上腺素受体激动药都具有松弛子宫平滑肌作用，其中利托君作用最强，对妊娠子宫和非妊娠子宫都有抑制作用，用于预防早产。静脉注射给药不良反应较严重。

硫酸镁可降低子宫对缩宫素的敏感性，明显抑制子宫平滑肌收缩。可用于防治妊娠早产、妊娠高血压综合征和子痫发作。对 β_2 肾上腺素受体激动药禁忌的产妇可用本药治疗早产。

第三节　雌激素类药和抗雌激素类药

一、雌激素类药

天然雌激素主要是雌二醇（estradiol）。临床常用的是人工合成药物己烯雌酚（diethylstilbestrol）、炔雌醇（ethinyl estradiol）和炔雌醚（quinestrol）等。

【作用】

1. 对生殖系统的作用

(1)生理剂量：对未成年女性可促进女性性器官的发育和成熟，并维持女性第二性征；对成年女性除保持女性第二性征外，与孕激素共同形成月经周期；刺激阴道上皮增生，浅表细胞发生角化，并提高子宫平滑肌对缩宫素的敏感性。

(2)较大剂量：反馈性抑制促性腺激素的分泌，从而抑制排卵；抑制催乳素对乳腺的刺激作用，减少乳汁分泌；并具有抗雄激素作用。

2. 对代谢的影响　可降低血清胆固醇和低密度脂蛋白，升高高密度脂蛋白；具有轻度水钠潴留作用，使血压升高；增加骨骼的钙盐沉积，促进骨骺闭合；此外，还具有促进血液凝固作用。

【应用】

1. 替代疗法　常用于治疗卵巢功能不全、双侧卵巢切除术后、萎缩性阴道炎、外阴干结症、绝经期综合征等。

2. 功能性子宫出血　雌激素可促进子宫内膜增生，修复出血创面而止血。

3. 骨质疏松症　对绝经后和老年性骨质疏松症有一定疗效。

4. 绝经后乳腺癌　雌激素可缓解绝经后 5 年以上晚期乳腺癌不宜手术患者的症状，缓解率约 40%。但绝经前乳腺癌患者禁用。

5. 前列腺癌　大剂量雌激素可抑制垂体分泌促性腺激素，使睾丸萎缩及雄激素分泌减少，同时雌激素又具有抗雄激素作用，可明显改善症状，减轻疼痛。

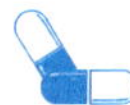

6.避孕　见本章第四节。

7.其他　青春期痤疮、乳房胀痛和回乳等。

【不良反应及用药护理】 常见恶心、呕吐、厌食及头昏等，早晨较多见。宜从小剂量开始，逐渐增加剂量，以减轻症状。长期大剂量应用可引起子宫内膜过度增生及子宫出血，增加子宫癌的发病率，可与孕激素联合应用以避免之。故应使用最低有效剂量，用药时间尽可能缩短以减少可能发生的不良反应。长期或大量使用雌激素，在停药或减量时须逐步减量，不可骤停或锐减。妊娠期间应用可能导致胎儿畸形，故妊娠期不宜应用。大剂量可引起水钠潴留而导致水肿；肝功能减退者可致胆汁淤积性黄疸。高血压、肝功能减退及子宫出血倾向患者禁用或慎用。此外，为了避免单纯雌激素引起的子宫内膜过度增生而导致癌变，应与孕雌激素联合应用。

二、抗雌激素类药

本类药物竞争性阻断雌激素受体，从而抑制或减弱雌激素的作用。目前临床应用的药物有：他莫昔芬(tamoxifen)、雷洛昔芬(raloxifen)和氯米芬(clomifene)等。

他莫昔芬具有较强的抗雌激素作用和较弱的雌激素活性。临床作为乳腺癌激素治疗的一线药物，主要用于绝经后妇女晚期乳腺癌、女性转移性乳腺癌的治疗，以及乳腺癌广泛切除后预防复发。

氯米芬具有中等强度的抗雌激素作用和较弱的雌激素活性。临床用于治疗无排卵或少排卵的女性不孕症、黄体功能不足引起的功能性子宫出血等。

雷洛昔芬目前仅被批准用于预防和治疗绝经后妇女的骨质疏松症。

第四节　孕激素类药

天然孕激素为黄体酮(progesterone，孕酮)，临床应用的是人工合成品及其衍生物，如醋酸甲羟孕酮(medroxyprogesterone acetate，安宫黄体酮)、甲地孕酮(megestrol)和炔诺酮(norethisterone)。

【作用】

1.生殖系统　①在月经后期，促使子宫内膜由增生期转为分泌期，有利于受精卵的着床和胚胎发育。②与缩宫素竞争受体，降低子宫对缩宫素的敏感性，抑制子宫收缩而起到保胎作用。③大剂量可抑制垂体黄体生成素的分泌，从而抑制卵巢排卵过程。

2.影响代谢　产生竞争性对抗醛固酮的作用，促进 Na^{+}、Cl^{-} 和水的排泄。

3.升高体温　影响下丘脑体温调节中枢，轻度升高体温，使月经周期的黄体相基础体温升高。

【应用】 用于功能性子宫出血、子宫内膜异位症、痛经、先兆流产和习惯性流产等。与雌激素联合序贯用药，可形成人工月经周期。单独或与雌激素联合用于避孕。此外，还可用于治疗子宫内膜癌、前列腺肥大和前列腺癌。

【不良反应及用药护理】 较少见，偶见恶心、呕吐、头晕及乳房胀痛等。黄体酮可致后代发生生殖道畸形，炔诺酮类可引起女性胎儿男性化，故不宜用于先兆流产和习惯性流产。大剂量应用炔诺酮类可引起肝功能障碍，故须注意检查肝功能。长期用药应特别注意检查乳房。妊娠 4 个月内及有精神抑郁史者慎用。

第五节　雄激素类药和同化激素类药

一、雄激素类药

天然雄激素睾酮（testosterone，睾丸素）主要由男性睾丸分泌，肾上腺皮质、女性卵巢和胎盘也有少量分泌。临床常用人工合成的睾酮及其衍生物，如甲睾酮（methyltestosterone）和丙酸睾酮（testosterone propionate）等。

【作用】

1. 生殖系统　促进男性性器官与副性器官的发育和成熟，促进男性第二性征的形成。大剂量可反馈抑制腺垂体前叶释放促性腺激素，对女性可减少卵巢分泌雌激素；对男性可抑制睾丸雄激素合成和精子生成；并有直接抗雌激素作用。

2. 同化作用　明显促进蛋白质合成（同化作用），抑制蛋白质分解（异化作用），使肌肉增长，体重增加。可减少尿素的排泄，同时促进肾小管对钙、磷的再吸收，有助于骨骼增长。

3. 骨髓造血功能　骨髓造血功能低下时，较大剂量的雄激素可促进肾脏分泌促红细胞生成素，并能直接刺激骨髓造血功能，使红细胞、血红蛋白增加。

【应用】　主要用于无睾症（两侧睾丸先天或后天缺损）或类无睾症（睾丸功能不足）、男性性功能低下的替代治疗。也可用于治疗功能性子宫出血、绝经后晚期乳腺癌及卵巢癌，以及再生障碍性贫血或其他贫血。此外，小剂量的雄激素还可治疗各种慢性消耗性疾病、放射治疗、肿瘤化学治疗以及烧伤等情况。

【不良反应及用药护理】　女性患者长期使用可引起男性化现象，尤其儿童期最为明显。男性患者可出现性欲亢进，也可出现女性化。因雄激素可能影响儿童的生长和性的发育，故婴儿和青春发育期前的儿童应避免使用。成年男性大剂量应用可引起精子减少或无精症，甚至引起前列腺肥大或加速前列腺癌的生长。雄激素可引起血糖下降，故糖尿病患者在应用时必须密切注意低血糖的发生，必要时需调整降血糖药物和胰岛素的用量。多数雄激素对肝脏有一定的损害，可致黄疸，肝功能减退者慎用。此外，过量使用还可引起水、钠潴留，故肾脏疾病、高血压和心力衰竭患者慎用；孕妇及前列腺癌患者禁用。

二、同化激素类药

雄激素虽有较强的同化作用，但用于女性或非性腺功能不全的男性，常可出现女性男性化现象等雄激素样作用，故临床应用受到一定限制。同化激素（anabolic hormone）为一类人工合成的同化作用较强、雄激素样作用较弱的睾酮衍生物，常用的有苯丙酸诺龙、羟甲烯龙、癸酸诺龙和司坦唑醇。

同化激素临床主要用于治疗蛋白质同化或吸收不良、分解亢进或损失过多等病例，如严重烧伤、术后恢复期、营养不良、慢性消耗性疾病、老年性骨质疏松及恶性肿瘤晚期等，用药时应同时增加食物中的热量与蛋白质成分。此外，还用于难治性细胞生成障碍性贫血和严重骨质疏松症的辅助治疗。

长期应用可引起水、钠潴留及女性轻微男性化现象，偶有胆汁郁积性黄疸。肾炎、

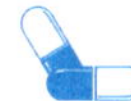

心力衰竭和肝功能不良者慎用，孕妇和前列腺癌患者禁用。

第六节　避孕药

避孕药(contraceptives)是指阻碍受孕或防止妊娠的一类药物。根据作用环节不同，可分为：①主要抑制排卵的避孕药，由不同类型的雌激素和孕激素配伍组成；②抗着床避孕药，主要为较大剂量的孕激素；③阻碍受精的避孕药，常用低剂量孕激素、外用杀精子药如壬苯醇醚以及绝育药如酚碘氯胺；④抗早孕药，主要影响子宫和胎盘的功能，如米非司酮、米索前列醇等。男用避孕药的研究和使用进展缓慢，目前临床尚无满意的药物。

一、主要抑制排卵的药物

本类药物是目前常用的口服避孕药，由不同类型的雌激素和孕激素配伍组成。

【作用】

1. 抑制排卵　外源性雌激素通过负反馈机制抑制下丘脑促性腺激素释放激素的释放，从而减少垂体促卵泡激素的分泌，使卵泡的生长成熟过程受阻；孕激素同样通过负反馈机制抑制垂体黄体生成激素的释放，二者协同作用而抑制排卵。

2. 抗着床　孕激素具有抗雌激素作用，可抑制子宫内膜正常增殖，使子宫内膜变薄、腺体减少，不利于受精卵的着床。

3. 改变宫颈黏液的理化性质　孕激素可抑制宫颈腺体的分泌，使宫颈黏液量少、黏稠、混浊，不利于精子穿透进入子宫。

4. 其他　影响子宫和输卵管平滑肌的正常活动，使受精卵不能适时被输送至子宫；抑制黄体内甾体激素的生物合成。

【分类与应用】

1. 短效口服避孕药　由雌炔醇与不同孕激素组成，第一代药物有复方炔诺酮片(口服避孕片Ⅰ号)、复方甲地孕酮片(口服避孕片Ⅱ号)等。新一代药物(含第三代孕激素)包括炔雌醇环丙孕酮片(diane-35，达英-35)、复方去氧孕烯片(marvelon，妈富隆)及屈螺酮炔雌醇片(yasmin，优思敏)等。于月经第5天开始，每天1片，连服22d，停药后3～7d发生撤退性出血，形成人工月经周期，于月经来潮的第5天再服下一周期的药物。偶有漏服，于24h内补服1片。

2. 长效口服避孕药　由长效雌激素炔雌醚与孕激素类药物炔诺孕酮或氯地孕酮配伍而成的复方制剂。于月经当天算起，第5天服1片，最初两次间隔20d服1片，以后以第二次服药日为每月的服药日，每月服1片。

3. 长效注射避孕药　有复方己酸孕酮注射液(避孕针Ⅰ号)、复方甲地孕酮注射液和复方庚酸炔诺酮注射液等。第一次在月经周期的第5天深部肌内注射2支，以后每隔28d或于每个月经周期的第11～12天注射1支。按期给药，不能间断。

【不良反应及用药护理】

1. 类早孕反应　少数妇女于用药初期可出现恶心、呕吐、困倦、头晕及食欲减退等，一般坚持用药2～3个月后反应可减轻或消失。

2. 子宫不规则出血　多见于用药后最初的几个周期，可加服炔雌醇。

3.闭经　有1%～2%服药妇女发生闭经，有不正常月经史者较易发生。若连续2个月出现闭经，应停药。

4.轻度损害肝功能　与肝良性腺瘤有一定关系，用药妇女应定期检查肝功能。

5.凝血功能亢进　高剂量雌激素复方制剂有增加血栓栓塞性疾病的危险性。

6.其他　可能出现面部色素沉积、痤疮，个别患者可出现高血压。

二、抗着床避孕药

抗着床避孕药又称探亲避孕药，可使子宫内膜发生各种功能与形态变化而不利于受精卵着床。我国多用大剂量炔诺酮（每次5mg）、甲地孕酮（每次2mg）或双炔失碳酯。其优点是应用不受月经周期的限制。一般于同居当晚或事后服用，同居14d内，每晚服1片，必须连服14d。若超过14d，应接服其他避孕药。

三、紧急避孕药

紧急避孕药又称事后避孕药，常用的有左炔诺孕酮片（levonorgestrel，毓婷）和米非司酮片（mifepristone，弗乃尔）。

左炔诺孕酮片应于事后72h内服用1片，间隔12h后再服1片。

米非司酮片只需于事后72h内服用1片，越早服用，避孕效果越好。本类药物剂量偏大，不能代替常规的避孕方法。此外，可使下次月经提前或错后，如月经推后超过一周应检查是否妊娠。

用药护理小结

一、子宫兴奋药

【用药前沟通】

1.了解患者病史及用药史　了解妊娠妇女有无习惯性流产、死胎、剖宫产史、药物流产史等；评估妊娠妇女和胎儿的状况，如胎位是否正常，是否患有心脏病、高血压、支气管哮喘等；是否有药物过敏史。

2.相关用药知识指导　患者能否正确叙述该类药物正确用法、可能出现的不良反应及处理方法等。告知妊娠妇女子宫收缩的频率、持续时间及强度观察方法。前列腺素类药可能发生胃肠道、支气管平滑肌收缩，甚至支气管哮喘。药物流产时注意有无妊娠产物排出和不良反应。有无大出血或出血不止，必要时及时报告医生。

3.给药前，必须详细检查妊娠妇女的血压、脉搏、体温、体重以及子宫收缩的频率、时间、胎儿的心音和心率等。

【用药后护理】

1.用药方法　缩宫素：口服极易被消化液破坏，故口服无效；滴鼻经黏膜则很快吸收，作用时效约20min。缩宫素用氯化钠注射液稀释至每1ml中含有0.01U。静脉滴注开始时不超过0.001～0.002U/min，最快不超过0.02U/min，通常为0.002～0.005U/min。凡静脉注射给药都应控制滴速。根据用药目的酌情确定给药途径及剂量。

2.药效观察　用药期间严密观察孕妇的血压和胎儿的心率，静脉滴注时应每隔10～15min听胎心音及测产妇血压、脉搏各1次，并检查宫缩和宫口开大情况。

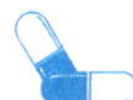

3. 主要护理措施

(1)应用缩宫素时,如发现静止子宫压升高 15～20mmHg,子宫收缩持续时间超过 1min,每 2～3 分钟发生 1 次以上的收缩及胎心有明显的改变等任何情况时,均应终止用药。以防止胎儿窒息或子宫破裂。

(2)麦角生物碱类用药过程中,如有血压突然升高,应酌情调整剂量,静脉给药易致血压骤升、惊厥甚至死亡,必须缓慢静脉滴注。

(3)前列腺素可引起恶心、呕吐、腹痛,诱发哮喘等,不宜用于支气管哮喘和青光眼患者。

(4)米非司酮片必须在具有急诊、刮宫手术和输液、输血条件下使用,治疗或随诊过程中,如出现大量出血或其他异常情况,应及时就医。

【用药护理评价】 是否安全达到催产、引产、产后止血等目的;子宫收缩的频率、持续时间及强度是否符合用药目的;是否有变态反应、呼吸困难、血压升高及子宫大量出血等不良反应。

二、性激素类药物

【用药前沟通】

1. 了解患者病史及用药史　了解患者是否有药物过敏史、肝肾功能状况,是否患有心脑血管疾病、支气管哮喘等影响药物作用或增加药物毒性的疾病;女性患者是否怀孕。

2. 相关用药知识指导　患者能否正确叙述该类药物正确用法、可能出现的不良反应及处理方法等。告知患者应用性激素类药物可能发生的各种不良反应,尤其是可能出现的男性化或女性化倾向。

3. 给药前,详细检查患者的血压、脉搏、体温、体重以及肝肾功能状况。

【用药后护理】

1. 在雄激素给药期间,应定期检查心脏功能、肝功能、血象、血钙,如有明显异常,应立即停药。青春发育期儿童应注意骨骺闭合、生长与性发育情况,并每隔 6 个月测 1 次骨龄。

2. 应用雌激素类药物期间,应密切观察患者,若出现阴道出血或分泌白色凝乳状物、突然头痛等症状,立即停药。

3. 应用孕激素期间,应每隔 6～9 个月进行 1 次盆腔及乳房检查,并定期检查肝功能、血压、脉搏等。

常用制剂与用法

缩宫素　注射剂:2.5U/0.5ml,5U/ml,10U/ml。子宫出血 5～10U,肌内注射。催产和引产时,一般用 2.5～5U,加入 5%葡萄糖 500ml 稀释后静脉滴注。

马来酸麦角新碱　片剂:0.2,0.5mg。口服:每次 0.2～0.4mg,2～4 次/d。注射剂:0.2mg(1ml),0.5mg(1ml)。肌内注射:每次 0.2mg。静脉滴注:每次 0.2mg,用 5%葡萄糖 500ml 稀释后缓慢滴注。

炔雌醇　片剂:0.005,0.0125,0.5mg。口服,性腺发育不全:每次 0.01～0.02mg,每晚 1 次,连服 3 周;更年期综合征:0.005mg/d,连服 21d,间隔 7d 后再用;前列腺癌:每次 0.05～0.5mg,3～6 次/d。

他莫昔芬　片剂:10mg。口服,每次 10～20mg,每日早、晚各 1 次。

习题 35

氯米芬　片剂：50mg。口服：50mg/d

黄体酮　注射剂：10mg(1ml)，20mg(1ml)。肌内注射，先兆流产：20mg/d；习惯性流产：每次 5～10mg，一周 2～3 次；功能性子宫出血：10mg/d，连用 5～10d。胶囊剂：100mg，口服，100mg/d。

炔诺酮　片剂：0.625，2.5，3，5mg。口服，功能性子宫出血：每次 5mg，每 8 小时 1 次，连用 3d；痛经或子宫内膜增长过度：2.5mg/d，连服 20d；子宫内膜异位症：10～30mg/d。

护考模拟 35

丙酸睾酮　注射剂：25mg(1ml)，50mg(1ml)，100mg(1ml)。肌内注射，男性性功能低下：每次 25～50mg，一周 2～3 次；功能性子宫出血：每次 25～50mg，1g/d，共 3～4 次；绝经后晚期乳腺癌：每次 50～100mg，每周 3 次。

苯丙酸诺龙　注射剂：10mg(1ml)，25mg(1ml)，50mg(1ml)。肌内注射，1 周 25～100mg。

司坦唑醇　片剂：2mg。口服：每次 2～4mg，女性酌减，2～3 次/d。

思考题

思政学堂 35

1. 试比较缩宫素与麦角新碱对子宫平滑肌作用之异同，它们各有哪些用途？
2. 简述雌激素类、孕激素类、雄激素类、同化激素类药物的作用与应用。
3. 简述口服避孕药的组成与作用机制。

（陈群）

第三十六章　组胺和抗组胺药

课件 36

知识导图 36

学习目标

知识目标：掌握常用 H_1 受体阻断药的药理作用及应用；熟悉 H_1 受体阻断药的不良反应及用药护理；了解 H_2 受体激动药的药理作用与应用。

能力目标：学会观察抗组胺药不良反应并能正确处理，能对患者进行抗组胺药的用药宣教。

素质目标：培养护理人员耐心仔细指导患者用药的工作态度。

第一节　组胺和组胺受体激动药

一、组胺

组胺(histamine)是广泛存在于人体组织的具有多种生理活性的非常重要的自身活性物质之一。组织中的组胺主要以无活性形式(与蛋白质结合)存在于肥大细胞及嗜碱性粒细胞中，在物理、化学以及生物效应等刺激下肥大细胞脱颗粒，组胺以活性形式(游离型)释放。组胺与靶细胞上特异受体结合，产生生物效应。组胺受体有 H_1、H_2、H_3 亚型，其分布及效应见表 36-1。

表 36-1　组胺受体的分布及效应

受体类型	分布	效应
H_1 受体	支气管、胃肠、子宫平滑肌 皮肤血管、毛细血管 心房肌 窦房结	收缩 舒张、通透性增加、渗出增加、水肿 收缩增强 传导减慢
H_2 受体	胃壁旁细胞 血管平滑肌 心室肌 窦房结	胃酸分泌增多 舒张 收缩增强 心率加快
H_3 受体	中枢及外周神经末梢突触前膜	负反馈调节组胺合成与释放

【作用】

1. 对心血管系统的作用

(1) 血管：激动血管平滑肌上的 H_1、H_2 受体，扩张小动脉和小静脉，外周阻力降低，回心血量减少，血压下降。组胺激动 H_1 受体，使毛细血管扩张、通透性增加，引起局部水肿，全身血液浓缩，甚至休克。

(2) 心肌：激动 H_1 受体，使心房肌收缩力增强、房室传导减慢；通过激动 H_2 受体，使心室肌收缩力增强、心率加快。

2. 促进胃液分泌　组胺激动胃壁细胞 H_2 受体，使胃酸、胃蛋白酶分泌增加。

3. 对平滑肌的作用　组胺激动 H_1 受体，使支气管平滑肌收缩，引起呼吸困难，支气管哮喘患者对此尤为敏感。此外，可兴奋胃肠平滑肌，引起痉挛性腹痛。

4. 对神经系统的作用　组胺可刺激神经末梢引起痛和痒的感觉；激动中枢 H_1 受体引起中枢兴奋。

【应用】 曾用于诊断真性胃酸缺乏症，目前临床用五肽促胃酸激素代替。

二、组胺受体激动药

倍他司汀(betahistine，敏使朗)

倍他司汀是组胺 H_1 受体激动药，具有扩张血管作用，促进脑干和内耳迷路的血液循环，增加脑和内耳血流量，纠正内耳血管痉挛，减轻迷路积水，消除内耳性眩晕、耳鸣和耳闭感。此外，还具有抗血小板聚集和抗血栓形成作用。

临床主要用于治疗梅埃尼病、梅埃尼综合征、眩晕症等伴发的眩晕、头晕感，还用于某些慢性缺血性脑血管病。偶有恶心、呕吐等胃肠道反应。支气管哮喘患者禁用，消化性溃疡患者慎用。

36-2-1 微课：抗组胺药

第二节　抗组胺药

【案例 36-1】

患者，男，20 岁。白天游玩公园后全身皮肤出现散在的大小不一的风团，部分融合成片，压至褪色，伴皮肤瘙痒，无发热、心悸、胸闷、呼吸困难、腹泻与腹痛等症状。经体检及辅助检查，诊断：急性荨麻疹。治疗：给予氯雷他定片 10mg，口服，每天 1 次，症状逐渐消失。请问：①氯雷他定有何作用，应用中可能出现哪些不良反应？

抗组胺药可分为 H_1 受体阻断药、H_2 受体阻断药和 H_3 受体阻断药，本章重点讨论 H_1 受体阻断药。

一、H_1 受体阻断药

H_1 受体阻断药(H_1-receptor antagonists)能选择性阻断 H_1 受体，拮抗组胺的 H_1 效应。临床常用药物分为第一代 H_1 受体阻断药：苯海拉明、异丙嗪、氯苯那敏、赛庚

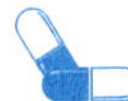

啶、苯茚胺、美克洛嗪等;第二代 H_1 受体阻断药:氯雷他定、西替利嗪、依美斯汀、咪唑斯汀、奥沙米特、非索非那定、阿司咪唑和特非那定等。值得注意的是,曾在临床广泛使用的阿司咪唑和特非那定,大剂量应用可引起严重尖端扭转型室性心律失常,甚至致死,分别于 1998 年和 1999 年后从国内外市场撤出。氯雷他定和西替利嗪作用持续时间较长,至今尚未发现心脏毒性,临床较为常用。

【作用】

1. 抗 H_1 受体作用　通过竞争性阻断 H_1 受体,对组胺引起的毛细血管扩张和通透性增高以及胃肠、支气管平滑肌收缩作用有很强的拮抗作用;对组胺引起的血管扩张和血压下降有部分对抗作用,因 H_2 受体也参与心血管功能的调节。

2. 中枢作用　多数第一代 H_1 受体阻断药有镇静催眠作用,作用强度因个体敏感性和药物品种而异,以苯海拉明、异丙嗪作用最强,第二代 H_1 受体阻断药如氯雷他定和西替利嗪基本无中枢抑制作用。

3. 其他作用　苯海拉明、异丙嗪有较强的抗晕动止吐作用,可能与其中枢抗胆碱作用有关。多数第一代 H_1 受体阻断药具有抗胆碱作用,能减少支气管腺体和唾液腺的分泌。氯雷他定和西替利嗪无抗胆碱作用。较大剂量的苯海拉明、异丙嗪等药尚有局麻作用和奎尼丁样作用。赛庚啶还能阻断 5-HT 受体,具有较强的抗 5-HT 作用。

36-2-2 相关知识:药驾的危害

【应用】

1. 变态反应性疾病　作为首选药用于预防和治疗皮肤黏膜变态反应性疾病,如荨麻疹、过敏性鼻炎、花粉病、血管神经性水肿、皮肤瘙痒等症状。对血清病也能减轻水肿症状,但对发热、关节痛无明显改善作用。对支气管哮喘疗效较差,对过敏性休克无效。

2. 预防晕动病及呕吐　苯海拉明和异丙嗪对晕动病有良好的预防效果;也可用于妊娠呕吐及放射病呕吐。苯海拉明和茶碱的复方制剂茶苯海明是最常应用的抗晕动病药物,对耳性眩晕症也有较好的疗效。

3. 失眠症　对中枢有明显抑制作用的异丙嗪、苯海拉明可用于失眠症,尤其是变态反应性疾病所引起的焦虑失眠症。

4. 其他　异丙嗪与氯丙嗪、哌替啶组成冬眠合剂,用于人工冬眠。

【不良反应及用药护理】

1. 中枢抑制症状　嗜睡、头晕、乏力。以苯海拉明和异丙嗪最明显,故服药期间应避免驾驶车、船和高空作业。第二代 H_1 受体阻断药多数无中枢抑制作用,但有较弱的镇静作用。

2. 胃肠反应　恶心、呕吐、口干、腹泻和便秘,宜餐后服。

3. 其他反应　大剂量可致谵妄、兴奋,甚至惊厥;胸闷、心悸、心动过速、高血压或低血压等心血管系统反应,特别是阿司咪唑和特非那定等某些第二代 H_1 受体阻断剂过量服用或肝功能不良者可发生心律失常、心脏骤停或猝死;还可出现尿潴留、排尿困难、阳痿、视力模糊、耳鸣、皮疹、光敏感等。

妊娠、哺乳妇女及 6 岁以下儿童慎用。青光眼、幽门梗阻、前列腺肥大和尿潴留者禁用。

二、H_2 受体阻断药

H_2 受体阻断药是一类能选择性阻断胃壁细胞上的 H_2 受体,减少组胺、胃泌素及迷走神经兴奋引起的胃酸分泌，主要用于消化性溃疡治疗的药物。常用药物有西咪替丁、雷尼替丁、法莫替丁和尼扎替丁等。

用药护理小结

【用药前沟通】

1.了解患者机体状况及用药史　了解患者发生变态反应后的主要症状，有无呼吸、血压、心率等方面的变化；了解患者用药史及过敏史，估计已知或可疑的过敏原。

2.相关用药知识教育　指导患者正确用药，患者能否正确叙述该类药物作用、正确服药方法以及可能出现的副作用和处理方法等。

习题 36

【用药后护理】

1.给药方法　①主要通过口服给药，苯海拉明、氯苯那敏可肌内注射，异丙嗪可肌内注射或静脉滴注，因有刺激性，应深部肌注而不宜皮下注射；②宜进餐时服药或与牛奶同服，以减轻胃肠道症状；抗晕动止吐应在乘车、船前半小时服药，服药期间要戒酒。

2.药效观察　变态反应的主要症状是否得到改善和控制。观察是否有不良反应发生。观察心率及心律的变化，必要时进行心电图检查。

护考模拟 36

3.主要护理措施　①部分 H_1 受体阻断药可引起中枢抑制症状：嗜睡、头晕、乏力。以苯海拉明和异丙嗪最明显。嘱咐患者用药期间不要驾驶船、车或高空作业，并避免合用其他具有中枢抑制作用的药物；老年服用者，睡时应放置床栏杆，以免跌倒。②儿童服用本类药物有时可引起惊厥，婴儿和胎儿对其敏感性高，故妊娠和哺乳期妇女、6 岁以下儿童慎用。

【用药护理评价】　变态反应的主要症状是否得到改善和控制，连续使用一种药物应注意其临床效果是否逐渐减弱，必要时应更换药物改善疗效；患者能否正确叙述该类药物疗效、正确服药方法以及可能出现的副作用和处理方法等。

思政学堂 36

常用制剂与用法

盐酸苯海拉明　片剂：25，50，50mg。口服：每次 25～50mg，2～3 次/d。注射剂：20mg(1ml)。深部肌内注射，每次 20mg，1～2 次/d。

茶苯海明（晕海宁）　片剂：50mg。为苯海拉明与氨茶碱复合物，预防晕动病，于行前半小时口服 50mg。

盐酸异丙嗪　片剂：12.5，25mg。口服：①抗过敏：每次 6.25～12.5mg，1～3 次/d；②防晕动病：行前 1h 服 12.5mg。针剂：50mg(2ml)。肌内注射 25mg/次，必要时 2～4h 后重复。

马来酸氯苯那敏　片剂：4mg。口服：成人每次 4～8mg，3 次/d。注射剂：10mg(1ml)，20mg(2ml)。肌内注射，每次 5～20mg。

氯雷他定　片剂：10mg。口服：每次 10mg，1 次/d。

西替利嗪　片剂：10mg。口服：每次 10mg，1 次/d。

思考题

1.试述 H_1 受体阻断药的作用及临床应用。

2.简述组胺受体激动药倍他司汀的主要作用及临床应用。

（陈群）

第七篇　内分泌系统药物

第三十七章　肾上腺皮质激素类药物

课件 37

知识导图 37

学习目标

知识目标：掌握糖皮质激素类药物的作用及适应证；熟悉糖皮质激素类药物的作用机制与相应不良反应、用药注意及禁忌证；了解糖皮质激素类药物的分类、代表药、用法及疗程。

能力目标：学会观察长期使用糖皮质激素引起的不良反应并能正确使用糖皮质激素。

素质目标：培养护理人员具备辩证分析思维，正确看待药物作用的二重性。

第一节　肾上腺皮质激素类药物

【案例 37-1】

患者，男，36 岁，汉族。因肾病综合征住院治疗，经查尿蛋白 3.6g/d，血浆白蛋白 19g/L，胆固醇 20.3mmol/L；腹部 B 超示轻度腹腔积液；心肺检查正常。给予口服泼尼松片每次 20mg，3 次/d，至服药第 38 天后患者出现欣快、易激怒、幻听、幻视、毁物伤人、追打同病房患者、声称自己无病、要求出院回家。经请精神科医生会诊，诊断为：药物性精神障碍。医嘱：停泼尼松，给予盐酸氯丙嗪、地西泮治疗；4h 后患者精神障碍缓解；住院治疗 6d 后精神障碍消失。

请分析：①导致该患者精神障碍的原因？②糖皮质激素有哪些不良反应？

肾上腺皮质激素是肾上腺皮质分泌的各种类固醇激素的总称，担负着机体内各种物质代谢的调节作用，主要分为 3 类。①盐皮质激素（mineralocorticoids）：由球状带分泌，以醛固酮、去氧皮质酮为代表，主要影响水盐代谢，可用于治疗慢性肾上腺皮质功能减退症。②糖皮质激素（glucocorticoids，GC）：由束状带分泌，以氢化可的松（皮质醇）和可的松（皮质素）为代表，主要影响糖、脂肪和蛋白质代谢，药理剂量时有抗炎、抗免疫、抗内毒素、抗休克等作用，可用于治疗肾上腺皮质功能不全、严重感染、自身免疫性疾病、休克等。其分泌和生成受促皮质素（ACTH）调节（图 37-1）。③性激素：由网状带分泌。

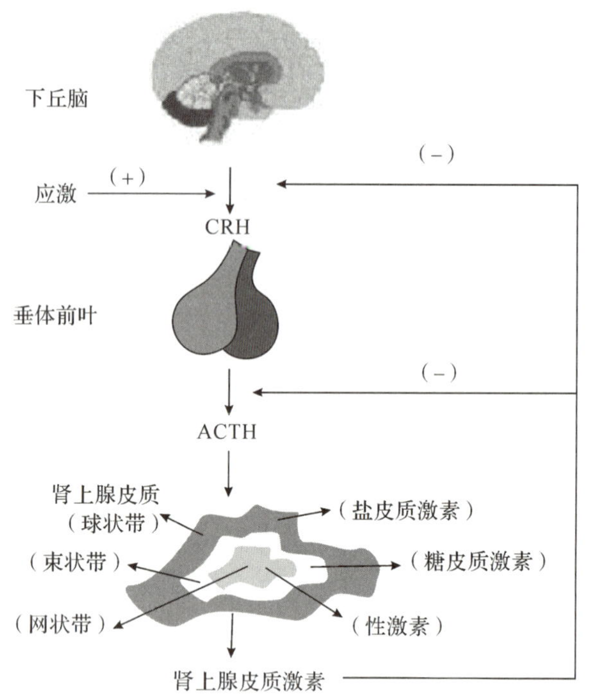

CHR：促皮质激素释放激素；ACTH：促皮质激素

图 37-1 肾上腺皮质激素分泌的调节

37-2-1 微课：糖皮质激素类药物的作用与用途

第二节 糖皮质激素

正常人糖皮质激素的分泌具有昼夜节律性。凌晨开始上升，8:00—10:00 氢化可的松的血浓度达高峰(约 450nmol/L)，随后逐渐下降，0:00 血浓度最低(约 110nmol/L)。在非应激状态下成年人氢化可的松的每日分泌量为 10～20mg。此昼夜节律变化主要受 ACTH 影响(图 37-2)，在应激状态下其分泌量可达正常的 10 倍左右。当糖皮质激素在血中浓度增高时，与垂体的特异受体结合，使 ACTH 的分泌受限制。内源性糖皮质激素主要是可的松和氢化可的松。临床应用的糖皮质激素类药物多为半合成品，可分为 4 类(表 37-1)。

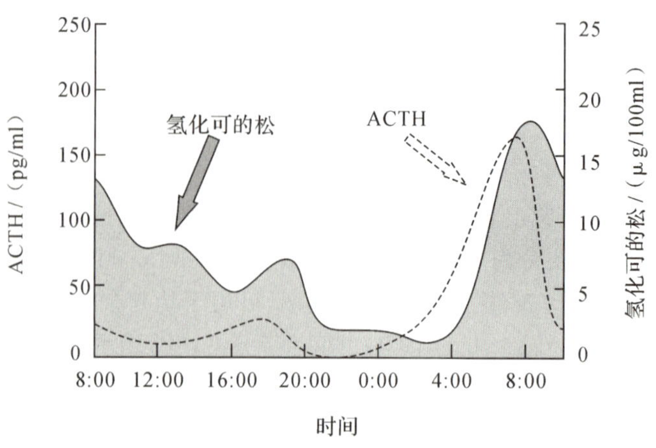

图 37-2 氢化可的松和 ACTH 的昼夜分泌节律性变化

 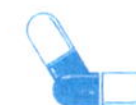

表 37-1　常用糖皮质激素类药物的比较

类别	药物	抗炎（比值）	糖代谢（比值）	水盐代谢（比值）	$t_{1/2}$ /min	$t_{1/2}$ /h	1次口服常用量/mg
短效	氢化可的松	1	1	1	90	8～12	10～20
	可的松	0.8	0.8	0.8	90	8～12	12.5～25
中效	泼尼松	3.5	3.5	0.6	>200	12～36	2.5～10
	泼尼松龙	4	4	0.6	>200	12～36	2.5～10
	甲泼尼松	5	10	0.5	>200	12～36	2.0～8.0
	曲安西龙	5	5	≈0	>200	12～36	2.0～8.0
长效	地塞米松	30	30	≈0	>300	36～54	0.75～1.5
	倍他米松	25～35	30～35	≈0	>300	36～54	0.6～1.2
外用	氟氢可的松	12	12	75	>200	18～36	
	氟氢松	40	17	强	>200	18～36	
	倍氯米松	200					

【体内过程】 口服及注射给药均易吸收，局部用量过大也可致全身作用。主要在肝脏内代谢，可的松和泼尼松在肝脏分别转化为氢化可的松和泼尼松龙而发挥生物效应，故严重肝功能不全的患者宜用氢化可的松或泼尼松龙。肝药酶诱导剂加快糖皮质激素分解，如与苯巴比妥、苯妥英钠、利福平等合用时，须增加用量。

【作用】 GC 类药物作用广泛而复杂，且随剂量不同而异。生理情况下所分泌的 GC 主要影响物质代谢和发挥允许作用，超生理剂量则具有抗炎、抗免疫、抗休克药理作用。

1. 对代谢的影响

(1)糖代谢：能增加肝糖原、肌糖原含量并升高血糖，其机制为：促进糖原异生；减慢葡萄糖分解为 CO_2 的氧化过程；减少机体组织对葡萄糖的利用。

(2)蛋白质代谢：促进淋巴组织、结缔组织、肌肉、脂肪及皮肤等组织的蛋白质分解，抑制蛋白质的合成，久用可致生长减慢、肌肉消瘦、皮肤变薄、骨质疏松、淋巴组织萎缩、伤口愈合延缓等，阻碍儿童的生长发育，还可引起负氮平衡。

(3)脂肪代谢：促进脂肪分解，抑制其合成。久用能增高血胆固醇含量，并激活四肢皮下的脂酶，使四肢脂肪减少，还使脂肪重新分布于面部、胸、背及臀部，形成满月脸和向心性肥胖。

(4)水和电解质代谢：有较弱的盐皮质激素的作用，产生水钠潴留、排钾等作用。增加肾小球滤过率和拮抗 ADH 而利尿。久用可引起低钙血症，导致骨质脱钙，这可能与其减少小肠对钙的吸收和抑制肾小管对钙的重吸收从而促进尿钙排泄有关。

2. 允许作用

提高机体对其他神经递质、激素等的敏感性，为其他激素发挥作用创造有利条件，此作用与糖皮质激素与应急反应有关。

3. 药理作用

(1)抗炎作用：对各种原因如物理、化学、生理、免疫等所引起的炎症均具有强大的非特异性抑制作用。在炎症早期可减轻渗出、水肿、毛细血管扩张、白细胞浸润及吞噬反应，从而改善红、肿、热、痛等症状；在后期可抑制毛细血管和成纤维细胞的增生，延缓肉芽组织生成，防止组织粘连及瘢痕形成，减轻后遗症。但必须注意，炎症反应是机体的防御功能之一，炎症后期的反应是组织修复的重要过程。因此，GC 在抑制炎症、减轻症状的同时，也降低了机体的防御功能，可致感染扩散及阻碍伤口愈合。抗炎作用的基本机制为 GC 与靶细胞细胞质内的糖皮质激素受体（G-R）结合后，影响了参与炎症的一些基因转录而产生抗炎效应。

（2）抗免疫作用：对免疫过程的多个环节均有抑制作用。治疗量：抑制细胞免疫，从而抑制迟发性变态反应和异体器官移植的排斥反应，也减轻一些自身免疫性疾病的症状；大剂量：干扰体液免疫，抗体生成减少。

其作用机制可能为：①抑制巨噬细胞对抗原的吞噬和处理；②促使致敏淋巴细胞的破坏和解体，或使其移行至血管外；③抑制 B 细胞转化为浆细胞，使抗体生成减少，阻碍补体生成，干扰体液免疫反应；④抑制一些炎症因子和过敏介质生成，如白介素（IL-1、IL-2）、组胺、5-HT、慢反应物质、缓激肽等。

（3）抗休克：大剂量具有抗休克作用，其作用机制与下列因素有关：①扩张痉挛收缩的血管，兴奋心脏，加强心肌收缩力；②稳定溶酶体膜，减少心肌抑制因子（MDF）的形成；③抑制某些致炎因子的产生，减轻全身炎症反应，缓解休克症状；④提高机体对细菌内毒素的耐受力，缓解中毒症状。但对外毒素则无防御作用。

（4）其他作用：①血液与造血系统。能增强骨髓造血功能，使血液中红细胞和血红蛋白含量增加；大剂量也使血小板和纤维蛋白原增多，缩短凝血时间；使嗜中性粒细胞增多，但降低其游走、吞噬等功能；使淋巴组织退化，抑制淋巴细胞分裂，导致血中淋巴细胞减少；使血中单核细胞和嗜酸性粒细胞减少。②中枢神经系统。能提高中枢神经系统的兴奋性，出现欣快、激动、失眠等，偶可诱发精神失常，大剂量可致儿童惊厥。③消化系统。能使胃酸和胃蛋白酶分泌增多，提高食欲，促进消化，大剂量可诱发或加重溃疡病。

【应用】

1. 替代疗法　适用于肾上腺皮质功能不全症（肾上腺危象和艾迪生病）、脑垂体前叶功能减退症及肾上腺次全切除术后。

2. 严重感染或炎症

（1）严重感染：主要用于中毒性感染或同时伴有休克者，如中毒性菌痢、中毒性肺炎、结核性脑膜炎。糖皮质激素有强大的抗炎、抗毒、抗休克作用，能增强机体对有害刺激的耐受性，减轻中毒反应，利于患者度过危险期。必须指出：①GC 无抗菌作用，且能降低机体的防御功能，必须合用足量有效的抗生素；②GC 无抗病毒作用，一般不用于病毒性感染，用后易致感染扩散。

（2）防止某些炎症后遗症：主要用于重要器官的炎症，如结核性脑膜炎、脑膜炎、胸膜炎、睾丸炎及烧伤等，早期使用可防止或减轻粘连及疤痕形成引起的功能障碍；对于眼科炎症，如虹膜炎、角膜炎及视网膜炎等，有迅速消炎止痛、防止角膜混浊和疤痕粘连的作用；对眼前部炎症可局部用药，眼后部炎症需全身用药；急性炎症收效快、复发少，慢性炎症复发较多。角膜溃疡者禁用。

3. 自身免疫性疾病、过敏性疾病等

（1）自身免疫性疾病：用于治疗风湿热、风湿性及类风湿性关节炎、全身性红斑狼疮、结节性动脉周围炎、皮肌炎、自身免疫性贫血和肾病综合征等，通过抑制免疫反应可缓解症状，但不能根治。一般采取综合疗法，不宜单用，以免引起不良反应。亦用于异体器官移植术后以抑制排异反应。

（2）过敏性疾病：适用于荨麻疹、花粉症、血清热、血管神经性水肿、过敏性鼻炎、支气管哮喘和过敏性休克等。在应用肾上腺素受体激动药和抗组胺药治疗严重病例无

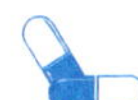

好转或无效时，GC 作为辅助治疗手段。

4. 抗休克　GC 广泛用于各种休克的治疗，尤其对中毒性休克效果佳。感染中毒性休克时，在有效抗菌药物治疗下，可及早、短时间突击使用大剂量 GC，见效后即停药；过敏性休克为次选药，可与首选药肾上腺素合用；心源性休克须结合病因治疗；低血容量性休克，在补液补电解质或输血后效果不佳者，可合用超大剂量的皮质激素。

5. 血液病　可用于急性淋巴细胞性白血病、再生障碍性贫血、粒细胞减少症、血小板减少症和过敏性紫癜的治疗，但停药后易复发。

6. 局部应用　对接触性皮炎、湿疹、肛门瘙痒、牛皮癣等都有效。宜用氢化可的松、泼尼松龙或氟氢松。对天疱疮及剥脱性皮炎等严重病例仍需全身用药。

【不良反应及用药护理】

1. 长期大量应用所致的不良反应

37-2-2 微课：糖皮质激素类药物的不良反应

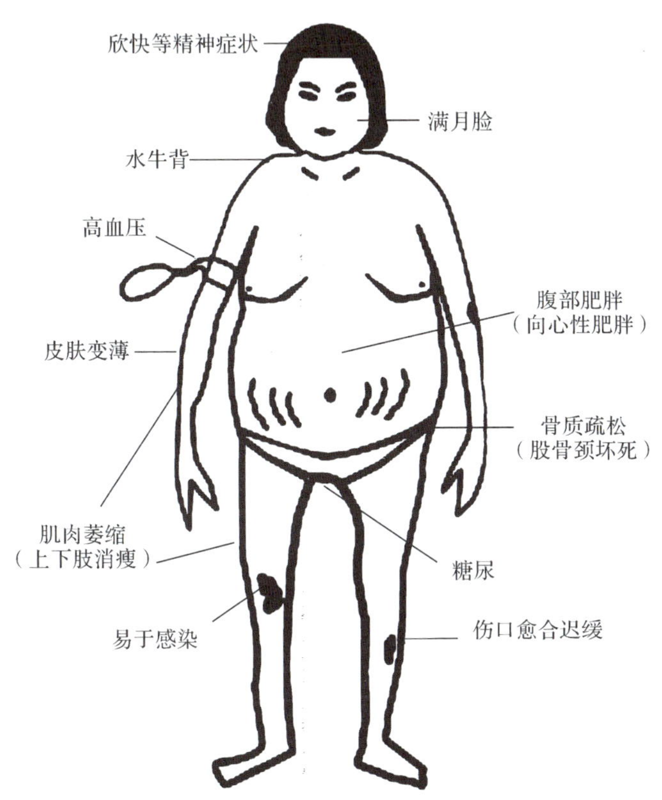

图 37-3　长期应用糖皮质激素引起的不良反应

(1)医源性肾上腺皮质功能亢进（Cushing's syndrome，库欣综合征）：过量应用糖皮质激素类药物导致物质代谢和水盐代谢紊乱，患者出现满月脸、水牛背、向心性肥胖、皮肤变薄、痤疮、多毛、浮肿、低血钾、高血压、糖尿等(图 37-3)。停药后可自行消退，采用低盐、低糖、高蛋白饮食，必要时应用降压药、降糖药、氯化钾等。严重高血压，高血压伴有充血性心力衰竭者、糖尿病患者禁用。

(2)诱发或加重感染：因糖皮质激素抑制机体的防御功能，长期应用常可诱发感染或使体内潜在病灶扩散，以真菌、结核分枝杆菌、葡萄球菌、变形杆菌、铜绿假单胞菌和各种疱疹病毒为主。故结核患者必要时应并用抗结核病药；抗菌药不能控制的感染如水痘、麻疹、真菌感染、单纯疱疹及活动性结核病禁用。

(3)诱发或加重溃疡：GC 可使胃酸、胃蛋白酶分泌增加，抑制胃黏液分泌，降低胃肠黏膜的抵抗力，故可诱发或加剧胃及十二指肠溃疡，甚至造成消化道出血或穿孔。对少数患者可诱发胰腺炎或脂肪肝。活动性消化性溃疡病、新近胃肠吻合术者禁用。

(4)心血管系统并发症：长期应用可引起高血压和动脉粥样硬化。高血压、动脉硬化者禁用。

(5)肌肉、骨骼并发症：表现为骨质疏松、肌肉萎缩、伤口愈合迟缓等。与该激素促进蛋白质分解，抑制其合成及增加钙、磷排泄有关。骨质疏松多见于儿童、老人、绝经期妇女，严重者可发生自发性骨折及股骨颈坏死。因抑制生长激素分泌和造成负氮平衡，影响儿童生长发育，对孕妇偶可引起畸胎。骨质疏松、骨折、糖尿病患者及孕妇禁用。

(6)神经精神异常：可出现欣快感、激动、不安、谵妄，个别患者诱发精神病或癫痫。严重精神病和癫痫禁用。

(7)诱发青光眼和白内障：大剂量长期应用可使眼压增高。

2. 停药反应

(1)医源性肾上腺皮质功能不全：长期应用尤其是连续给药的患者，减量过快或突然停药时，可引起肾上腺皮质萎缩和功能不全。少数患者遇到严重应激情况如感染、创伤、手术时可发生肾上腺危象，出现恶心、呕吐、乏力、低血压、休克等，需及时抢救。预防措施：①避免长期用药；②长期用药应逐渐减量；③停药前后给予 ACTH；④停药后 1 年内遇到应激情况如感染、创伤、手术时应及时给予足量 GC。

(2)反跳现象：指患者症状基本控制后，突然停药或减量过快，引起原病复发或恶化的现象。其原因可能是患者对糖皮质激素产生依赖性或疾病症状尚未被完全控制。此时常需加大剂量再行治疗，待症状缓解后再减量至停药，不可突然停药。

【禁忌证】 对病情危急的适应证，虽有禁忌存在，仍不得不用。待病情稳定后，应尽早停药或减量。禁忌证包括：心脏病或急性心力衰竭、严重高血压、严重精神病和癫痫、活动性消化性溃疡病、新近胃肠吻合术、骨折、骨质疏松、创伤修复期、肾上腺皮质功能亢进症、糖尿病、青光眼、角膜溃疡、孕妇、抗菌药物不能控制的感染如水痘、麻疹、全身性真菌感染等。

【用法与疗程】

1. 大剂量突击疗法 用于严重中毒性感染及各种休克。氢化可的松首次可静滴 200～300mg，一日量可达 1g 以上，疗程不超过 3～5d。

2. 一般剂量长期疗法 用于肾病综合征、结缔组织病、顽固性支气管哮喘、中心视网膜炎、各种恶性淋巴瘤、淋巴细胞白血病等。开始口服泼尼松 10～20mg(或相应剂量的其他糖皮质激素制剂)，每日 3 次。获效后，逐渐减量至最少维持量，持续数月。

皮质激素的分泌具有昼夜节律性，8:00—10:00 为分泌高潮，随后逐渐下降，午夜 12 时为低潮(图 37-2)。临床用药可随这种节律进行，在长期疗法中对某些慢性病采用隔日一次给药法，将一日或两日的总药量在隔日早晨一次给予。此时正值激素正常分泌高峰，对肾上腺皮质功能的抑制最轻，不良反应可降至最低。目前维持量用法有两种：①每日晨给药法：用短效的可的松或氢化可的松，于每日 7:00—8:00 1 次给药；②隔日给药法：采用泼尼松或泼尼松龙隔日 1 次 7:00—8:00 给药。已证明，外源性皮质激素类药物对垂体-肾上腺皮质轴的抑制性影响，在早晨最小，午夜抑制最大。

3. 小剂量替代疗法 用于脑垂体功能减退症、艾迪生病及肾上腺皮质次全切除术后。一般用可的松 12.5～25mg/d 或氢化可的松 10～20mg/d。

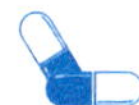

第三节　盐皮质激素

37-3-1 知识拓展：新冠治疗中糖质激素的应用

盐皮质激素(mineralocorticoids)主要有醛固酮和去氧皮质酮两种。以醛固酮为主的盐皮质激素的分泌主要受肾素-血管紧张素系统以及血 K^+、血 Na^+ 浓度的调节。当失血、失水、血 K^+ 升高或血 Na^+ 降低时，可通过肾小球旁压力感受器和钠敏感受器促进肾小球旁细胞释放肾素，进而肾素-血管紧张素Ⅱ直接刺激肾上腺皮质球状带细胞合成和分泌醛固酮，以维持机体的水及电解质平衡。

【作用与应用】　具有留钠排钾作用，可促进肾远曲小管和集合管对 Na^+ 的主动重吸收，伴有 Cl^- 和水的重吸收，同时使 K^+ 和 H^+ 排出增加。去氧皮质酮与糖皮质激素作为替代疗法，治疗慢性肾上腺皮质功能减退症，以纠正患者失 Na^+、失水和 K^+ 潴留等，恢复水和电解质平衡。

【不良反应】　过量或长期使用易引起水、钠潴留，高血压、心脏扩大和低钾血症。

第四节　促肾上腺皮质激素

促肾上腺皮质激素(adreno-cortico-tropic hormone，ACTH)是垂体分泌的含有 39 个氨基酸残基的多肽。临床所用 ACTH 多从牛、羊、猪垂体提取制得，易引起变态反应。其作用是促进肾上腺皮质增生、合成和分泌糖皮质激素，维持肾上腺皮质正常的形态和功能，缺乏 ACTH 将引起肾上腺皮质萎缩、功能不全。由于作用间接，所以显效较慢，并且需在肾上腺皮质功能完好时方能发挥作用。一般给药后 2h 才显效，难于应急。临床主要用于检测腺垂体-肾上腺皮质功能水平及长期使用糖皮质激素停药前后功能水平，以防发生皮质功能不全。ACTH 易引起变态反应，已少用。

第五节　皮质激素抑制药

米托坦(Mitotane)

米托坦能选择性作用于束状带及网状带，使其萎缩、坏死。用于不可切除的皮质癌、复发癌及术后的辅助治疗。可有消化不适、中枢抑制及运动失调等不良反应，减少剂量可消失。

用药护理小结

【用药前沟通】

1. 了解患者病史及机体状况　测定患者的血压、心率、体重、体液出入量、血糖、血钾的基础水平；询问患者是否处于妊娠期或哺乳期。询问患者有无患过结核病、高血压、动脉粥样硬化、胃及十二指肠溃疡、骨质疏松；有无精神病或癫痫病史；以前是否应用过糖皮质激素类药物等。

2. 相关用药知识指导　向患者和家属说明必须按医嘱时间和剂量用药，不可任意增减或停药。指导患者懂得自我监护，如有水钠潴留的症状和体征（体重增加、下肢水肿等），有无柏油样大便，重视类固醇性溃疡和胃肠出血的可能，及时报告医生。如有结核、高血压、动脉粥样硬化、胃及十二指肠溃疡、骨质疏松及精神病或癫痫病史的患者，要告诫其药物有增加原发疾病的危险性，若出现原发疾病的症状和体征，应及时就医，及早得到控制。鼓励患者适当活动，促进循环，防止静脉炎或血栓形成。尽量减少意外碰撞和损伤。

【用药后护理】

1. 用药方法

(1)口服 GC 时可于餐时给药或与牛奶同服，以减少胃肠道不适。因注射液（醇型）中含有 50%乙醇，故必须用 5%葡萄糖注射液或 9%氯化钠注射液充分稀释至 0.2mg/ml 后方可供静脉滴注用。滴速宜缓慢，不可超过 25mg/min，同时观察患者是否有乙醇所致的反应。局部大量用药可致全身作用，要引起注意。

(2)溶解促肾上腺皮质激素药液时应缓慢注入溶液，并轻轻滚动瓶子以促溶。药液应现用现配，避热保存。但不可放入冰箱。过敏体质患者在应用前应先做皮试，用药后 15min 内注意观察其有无过敏现象，并备好盐酸肾上腺素注射液。

2. 药效观察　与治疗前的症状及体征比较，患者原有的病症是否得到改善，有无明显的不良反应，血压、心率、体重、体温、体液出入量、血糖、血钾等是否正常，有无类肾上腺皮质功能亢进综合征、感染、类固醇性溃疡和胃肠出血及骨质疏松等不良反应出现。

3. 主要护理措施

(1)类肾上腺皮质功能亢进综合征：体液容量过高与糖皮质激素引起的钠、水潴留有关，患者饮食应保持低盐、低糖、高蛋白饮食并补钾、补钙。多食含钾丰富的水果和蔬菜。长期使用应定期检查血压、血钾、尿糖。患者自我形象与糖皮质激素导致的库欣综合征有关，要告知患者会出现满月脸、向心性肥胖、痤疮、多毛、妇女月经失调等，停药后症状会逐渐消失，不必多虑。要对患者进行必要的指导，包括正确的服药方法，观察药物的反应、不良反应及并发症，配合治疗的饮食计划，减少不良反应的发生。

(2)感染：注意个人卫生，防止感染，感染与糖皮质激素的抗免疫作用有关，应密切观察患者的感染体征。

(3)胃及十二指肠溃疡：注意有无胃部疼痛、有无柏油样大便，应高度重视类固醇性溃疡和胃肠出血，必要时调整用量或停药对症处理，也可在服用本类药物时加服胃黏膜保护药加以预防。

(4)中枢兴奋：应合理安排给药时间，创造良好的环境，保证患者充分的休息和睡眠。

(5)骨质疏松：注意有无背痛、腰痛或其他部位骨痛，防止糖皮质激素导致的骨质疏松和股骨头坏死。尽量减少意外碰撞和损伤；加服维生素 D 和钙片，尤其是老人、儿童及更年期妇女。

(6)伤口愈合延迟：注意有无延迟不愈的伤口，拆线时间要相应延长。

(7)医源性肾上腺皮质功能不全与反跳现象：长期使用不能减量太快或突然停药，以免出现医源性肾上腺皮质功能不全与反跳现象；在停药后 1 年内遇到感染、创伤、大失血或手术等应激情况时，应提醒医生及时给予足量糖皮质激素。

【用药护理评价】　与治疗前的症状及体征比较，患者原有的病症是否得到改善；

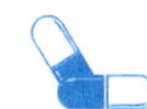

有无类肾上腺皮质功能亢进综合征、感染、类固醇性溃疡和胃肠出血及骨质疏松等不良反应；是否能正确服药，坚持治疗。

常用制剂与用法

醋酸氢化可的松　片剂：20mg。每次 10～20mg，2～4 次/d。注射剂：125mg(5ml)。肌内注射：20～40mg/d；静脉滴注：每次 100mg，1 次/d。临用前加 25 倍的氯化钠注射液或 5％葡萄糖注射液 500ml 稀释后静脉滴注，同时加用维生素 C 0.5～1g。

习题 37

醋酸可的松　片剂：5，25mg。每次 10～50mg，2～4 次/d。注射剂：50mg(2ml)，125mg(5ml)，250mg(10ml)。肌内注射 50～300mg/d。

醋酸泼尼松　片剂：5mg。每次 5～10mg，2～4 次/d。注射剂：10mg(2ml)；每次 10～25mg，以 5％葡萄糖注射液 500ml 稀释后静脉滴注。混悬液：25mg(1ml)，125mg(5ml)；每次 5～50mg，肌内或关节腔内注射。

醋酸泼尼松龙　片剂：5mg。成人开始 15～40mg/d(根据病情)，需要时可用到 60mg 或 0.5～1mg/(kg·d)。注射液 25mg(1ml)，125mg(5ml)。肌内注射或关节腔注射：10～40mg/d，必要时可加量。

护考模拟 37

醋酸地塞米松　片剂：0.75mg。每次 0.75～3mg，1～3 次/d。注射剂：2.5mg(0.5ml)，5mg(1ml)，25mg(5ml)。每次 2.5～5mg，肌内或关节腔内注射。软膏：4mg/4g，5mg/10g。2～3 次/d，外用。

地塞米松磷酸钠　注射剂：1mg(1ml)，2mg(2ml)，5mg(5ml)。每次 2～20mg，肌内注射或静脉滴注。滴眼液：1.25mg(5ml)。3～4 次/d。滴眼用。

倍他米松　片剂：0.5mg。0.5～2mg/d，分次服。软膏：4mg/4g，10mg/10g。2～3 次/d，外用。

思政学堂 37

醋酸曲安奈德注射液　注射剂：5mg(1ml)，10mg(1ml)，50mg(5ml)。肌内注射：每周 1 次，每次 20～100mg；关节腔或皮下注射：一般每次 2.5～5mg。

思考题

1. 试述糖皮质激素的主要药理作用。
2. 长期大量应用糖皮质激素的不良反应有哪些？哪些疾病禁用糖皮质激素？

（秦志华　李高文）

课件 38

知识导图 38

第三十八章　甲状腺激素及抗甲状腺药

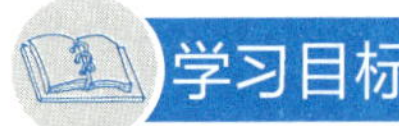

学习目标

知识目标：掌握硫脲类药物的适应证、不良反应和用药护理；熟悉甲状腺素、碘及碘化物的作用特点及应用；了解其他抗甲状腺药的作用特点及临床应用。

能力目标：学会观察甲状腺激素、硫脲类药物、碘及碘化物、放射性碘及β受体阻断药的疗效和不良反应并进行正确的用药护理。

素质目标：培养护理人员关注患者身心变化，具备建立良好护患关系的职业素养。

38-1-1 微课：甲状腺激素的作用与应用

第一节　甲状腺激素

甲状腺是人体内最大的内分泌腺体。甲状腺激素是由甲状腺合成和分泌的激素，包括三碘甲状腺原氨酸（triiodothy-ronine，T_3）和四碘甲状腺原氨酸（thyroxine，T_4）两种，维持机体正常生长发育、正常体温及正常能量水平。T_3 和 T_4 作用相同，强度与持续时间不同。甲状腺激素可用于呆小病、黏液性水肿、单纯性甲状腺肿的治疗，过量使用易引起甲状腺功能亢进。

【甲状腺激素的合成、储存、分泌与调节】

38-1-2 知识拓展：甲状腺激素的前生今世

1. 合成与储存　血中的碘化物被甲状腺细胞的碘泵主动摄取。甲状腺重 15～20g，正常时甲状腺腺泡细胞中碘化物的浓度为血浆浓度的 20～40 倍。甲状腺功能亢进时可达100～200 倍。因此摄碘率是甲状腺功能指标之一。碘（I^-）被过氧化酶氧化为活性碘（I^0），活性碘与甲状腺球蛋白（TG）上的酪氨酸残基结合，生成一碘酪氨酸（MIT）和二碘酪氨酸（DIT），该过程称碘的有机化。甲状腺过氧化物酶可被甲状腺内高浓度的碘和硫脲类药物抑制（图 38-1）。在过氧化酶作用下，两个 DIT 偶联成 T_4，1 个 MIT 与 1 个 DIT 偶联成 T_3。

2. 释放与调节　甲状腺激素在甲状腺腺泡上皮顶部胶质处以胞吐及蛋白水解的方式释放出 T_3、T_4。下丘脑分泌促甲状腺激素释放激素（TRH），可促进腺垂体合成和释放促甲状腺激素（TSH），TSH 促进甲状腺合成和释放 T_3、T_4，血液中 T_3、T_4 浓度升高。但血液中过高的 T_3、T_4 又对 TRH 和 TSH 的释放起负反馈调节作用。

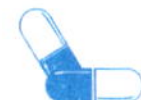

【作用】

1. 维持生长发育　甲状腺激素主要促进蛋白质合成及骨骼、脑的生长发育。婴幼儿先天性甲状腺功能低下时，可出现身体矮小、肢体粗短、智力迟钝，即呆小病（克汀病）。

2. 促进代谢和增加产热

（1）促进糖原分解和糖的氧化，增加耗氧量，提高基础代谢。甲状腺功能低下时，产热减少，患者怕冷，其他代谢活动也低，其基础代谢率（BMR）可降到－40%～－20%。甲状腺功能亢进时则 BMR 增高，可达 20%～80%，有怕热、多汗等症状。

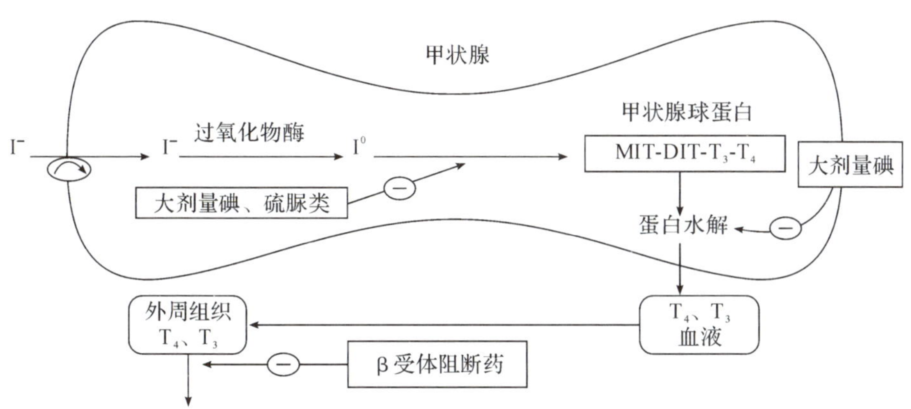

图 38-1　甲状腺素的生物合成与抗甲状腺药物作用

（2）促进脂肪、蛋白质、糖类、水、电解质等代谢。幼年及成人甲状腺功能严重减退者有钠和氯的潴留，细胞间液增多，大量黏蛋白沉积于皮下组织而引起皮下黏液性水肿。

3. 提高交感-肾上腺系统的敏感性　甲状腺激素能使机体对儿茶酚胺类物质的反应性提高，故甲状腺功能亢进患者表现心率加快、血压升高及心排血量增加等儿茶酚胺功能亢进症状。

【应用】　主要作为补充疗法用于甲状腺功能低下症。

1. 呆小病　甲状腺功能低下始于胎儿或新生儿，治疗越早越好。若治疗过晚，躯体虽正常，但智力低下。治疗应从小剂量开始，逐渐增加剂量，终身用药。

38-1-3 相关知识：地方性甲状腺肿与碘

2. 黏液性水肿　一般可从小剂量开始，渐增至足量，2～3 周后如 BMR 恢复正常，可逐渐减为维持量。老年及心血管疾病患者增量宜缓慢，以防过量诱发或加重心脏病变。

3. 单纯性甲状腺肿　当碘摄入量每天＜20μg 时引起缺碘。缺碘所致单纯性甲状腺肿者应补碘，原因不明者给予适量甲状腺激素，补充内源性激素的不足，并可抑制 TSH 过多分泌，以缓解腺体代偿性增生肥大。结节常不能消失，须进行手术。

4. 其他　甲状腺功能亢进患者服用抗甲状腺药时，加服甲状腺素片有利于减轻突眼、甲状腺肿大以及防止甲状腺功能低下；甲状腺癌术后应用甲状腺素片可抑制残余甲状腺癌变组织，减少复发，但用量需较大。

【不良反应及用药护理】　过量可引起甲状腺功能亢进的临床症状。轻者体温及 BMR 均高于正常，表现出多汗、体重减轻、神经过敏、失眠、心悸等；重者则出现呕吐、腹泻、发热、脉搏快而不规则，在老年人和心脏病患者中，可发生心绞痛和心肌梗死，宜用β受体阻断药对抗。毒性反应一旦发生，立即停用甲状腺素，待症状消失后再从小剂量开始服用。

第二节　抗甲状腺药

【案例 38-1】

患者，女性，55 岁，因怕热、多汗、心悸、突眼 3 个月去医院就诊，2013 年 9 月检查甲状腺功能，提示：T3 42nmol/L，T4 110nmol/L，TSH 1mU/L。诊断：甲状腺功能亢进症。给予甲巯咪唑（赛治）5mg，2 次/d，普萘洛尔 10mg，2 次/d，口服。服药 1 个月后突眼症状加重，加服左甲状腺素钠片 12.5μg，3 个月后病情基本控制。请分析：①服药 1 个月后突眼症状加重及加服左甲状腺素钠片病情得到控制的原因？②硫脲类的主要不良反应有哪些？

抗甲状腺药是指能阻碍甲状腺激素合成或改变组织对甲状腺激素反应性的药物，常用药物有硫脲类、碘及碘化物、放射性碘及 β 受体阻断药。

38-2-1 微课：硫脲类药物

一、硫脲类

硫脲类可分为硫氧嘧啶类：包括甲硫氧嘧啶（methylthiouracil）、丙硫氧嘧啶（propylthiouracil）；咪唑类：包括甲巯咪唑（thiamazole，他巴唑）及卡比马唑（carbimazole，甲亢平）。

【体内过程】　硫氧嘧啶类药物口服后吸收迅速，生物利用度约为 80%。血浆蛋白结合率约为 75%，在体内分布较广，易进入乳汁和通过胎盘。主要在肝内代谢，$t_{1/2}$ 为 2h。甲巯咪唑的血浆 $t_{1/2}$ 约为 4.7h，但在甲状腺组织中药物浓度可维持 16～24h。卡比马唑为甲巯咪唑的衍化物，在体内转化成甲巯咪唑而发挥作用。

【作用】　基本作用是抑制甲状腺过氧化物酶作用下的酪氨酸的碘化及偶联，而药物本身则作为过氧化物酶的底物而被碘化，使氧化碘不能结合到甲状腺球蛋白上，从而抑制甲状腺激素的生物合成。硫脲类药物对已合成的甲状腺激素无效，须待已合成的激素被消耗后才能完全生效。一般用药 2～3 周甲状腺功能亢进症状开始减轻，1～3 个月 BMR 才恢复正常。长期应用后，可使血清甲状腺激素水平显著下降，反馈性增加 TSH 分泌而引起腺体代偿性增生，腺体增大、充血，重者可产生压迫症状。另外，丙硫氧嘧啶能抑制周围组织内 T_4 脱碘生成 T_3，迅速控制血清中生物活性较强的 T_3 的水平。作用较其他药物稍快，更适用于甲状腺危象的辅助治疗。

【应用】

1. 甲亢的内科治疗　适用于轻症和不适宜手术或 ^{131}I 治疗者，如儿童、青少年、术后复发及中重度患者且年老体弱或兼有心、肝、肾、出血性疾患等患者。疗程 1～2 年，过短则易复发。

2. 甲状腺手术前准备　对需做甲状腺部分切除手术的患者，宜先用硫脲类将甲状腺功能控制为正常或接近正常水平，以减少发生麻醉意外或手术并发症及甲状腺危象的机会。但由于应用硫脲类药物后 TSH 分泌增多，使甲状腺腺体增生，组织脆而充血，不利于手术进行，需在手术前 2 周左右加服大量碘剂，使腺体缩小坚实，以利手术进行。

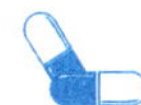

3. 甲状腺危象的治疗　甲状腺危象时，主要给予大剂量碘剂以阻止甲状腺激素释放，并同时应用大剂量硫脲类(较一般用量增大1倍)以阻断甲状腺激素的合成。疗程一般不超过1周。

【不良反应及用药护理】

1. 变态反应　最常见的有皮疹、发热、荨麻疹等轻度变态反应，大部分早期发生，停药后可自行消退，少数可发生剥脱性皮炎等严重反应，需用糖皮质激素处理。应密切观察，一般无须停药也可消失。

2. 消化道反应　出现厌食、呕吐、腹痛、腹泻等消化道反应，偶见药物性肝损害，其中以丙硫氧嘧啶较甲硫氧嘧啶为常见，该药已不作为甲亢内科治疗的首选药，患者在服药期间出现乏力、食欲不振、皮肤或巩膜黄染应立即就诊。

3. 粒细胞缺乏症　是最严重的不良反应，一般发生在治疗后的2～3个月内，发生频率约0.3%～0.6%。发生率虽低，但具有潜在致死性，以甲硫氧嘧啶和卡比马唑为多见。应定期查血象。

4. 甲状腺肿及甲状腺功能减退　长期用药后可使血清甲状腺激素水平显著下降，反馈性增加TSH分泌而引起腺体代偿性增生、增大、充血，甲状腺功能减退。

该类药物易通过胎盘和进入乳汁，故孕妇慎用，哺乳妇女、甲状腺癌患者禁用。

二、碘及碘化物

【作用与应用】　碘(iodine)和碘化物(iodide)是治疗甲状腺病最古老的药物，不同剂量的碘化物对甲状腺功能影响不同。

38-2-2 微课：抗甲状腺辅助药

1. 小剂量碘促进甲状腺激素的合成　用于防治碘缺乏病，如单纯性甲状腺肿及呆小病。国家规定的食用盐(以1∶10 000～1∶100 000比例加入碘化钾)能有效预防碘缺乏病的发生。

2. 大剂量碘具有抗甲状腺作用　主要是抑制蛋白水解酶而阻止甲状腺激素释放；此外，短暂抑制过氧化物酶而阻止甲状腺激素的合成。抗甲状腺作用快而强。用药24h即明显见效，一般在10～15d达最大效果。故在治疗甲状腺危象时特别有效。

大剂量碘的应用只限于以下情况：①甲状腺功能亢进的手术前准备，一般在术前2周给予大剂量的碘剂，以抑制TSH分泌，使甲状腺组织退化、血管减少、腺体缩小变韧，利于手术进行及减少出血。但需同时配合服用硫脲类药物。②甲状腺危象的治疗，可将碘化物加到10%葡萄糖溶液中静脉滴注，也可服用复方碘溶液，并在2周内逐渐停服，需同时配合服用硫脲类药物。

【不良反应及用药护理】

1. 急性变态反应　可于用药后立即或几小时后发生，主要表现为血管神经性水肿、上呼吸道水肿及严重喉头水肿，可导致窒息。一般停药后可消退，加服食盐和增加饮水量可促进碘排泄。必要时采取抗过敏措施。

2. 慢性碘中毒　表现为口腔及咽喉烧灼感、唾液分泌增多及眼刺激症状等。

3. 诱发甲状腺功能紊乱　长期服用碘化物可诱发甲状腺功能亢进。碘可进入乳汁并通过胎盘，引起新生儿和婴儿甲状腺功能异常或甲状腺肿，严重者可压迫气管而致命，所以孕妇及乳母应慎用。

三、放射性碘

临床常用的放射性碘(radioidine)为^{131}I，$t_{1/2}$为8d，用药后1个月可消失90%。

【作用】 ^{131}I 被甲状腺摄取后，参与甲状腺激素的合成，并贮存在滤泡的胶质中，放出β-射线(99%)和γ-射线(1%)。β-射线射程约0.5～2mm，辐射损伤只限于甲状腺实质，又因增生细胞较周围组织对辐射更敏感，损伤很少波及其他组织，所以 ^{131}I 起到类似手术切除部分甲状腺的作用，具有简便、安全、疗效明显等优点。γ-射线可在体外测得，因而可做甲状腺摄碘功能测定。

【应用】

1. 甲状腺功能检查　小量 ^{131}I 可用于检查甲状腺功能。甲状腺功能亢进时，摄碘率高，摄碘高峰时间前移。反之，摄碘率低，摄碘高峰时间后延。

2. 甲状腺功能亢进症的治疗　只适用于甲状腺功能亢进症因各种原因不能手术或药物治疗无效及术后复发的病例。

【不良反应及用药护理】 剂量过大易致甲状腺功能减退。一旦发生可补充甲状腺激素。

由于儿童甲状腺组织处于生长期，对辐射效应较敏感；卵巢也是碘浓集之处，放射性碘可能对遗传产生影响，我国《药典》规定，20岁以下患者、妊娠或哺乳期妇女及肾功能不良者均不宜用。

四、β受体阻断药

β受体阻断药(普萘洛尔、比索洛尔)是甲状腺功能亢进症及甲状腺危象时有价值的辅助治疗药物，适用于不宜用抗甲状腺药、不宜手术及不宜用 ^{131}I 治疗的患者。主要通过其阻断β受体的作用而改善甲状腺功能亢进症的症状；此外还能抑制外周 T_4 脱碘成为 T_3，因 T_3 是主要的外周激素，故该作用有助于控制甲状腺功能亢进症。

β受体阻断药不干扰硫脲类药物对甲状腺的作用，且作用迅速，能有效对抗甲状腺功能亢进症所致的心率加快、心收缩力增强等交感神经活动增强等症状，也能适当减少甲状腺激素的分泌。但单用时其控制症状的作用有限，若与硫脲类药物合用则疗效迅速而显著。甲状腺危象时，静脉注射能帮助患者度过危险期。应用大量的β受体阻断药作为甲状腺术前准备，不会导致腺体增大变脆，2周后可进行手术，临床广泛应用该类药物与硫脲类联合做术前准备。

用药护理小结

【用药前沟通】

1. 了解患者病史及用药史　观察患者甲状腺功能减退或甲状腺功能亢进引起的症状和体征，仔细检测患者的心率、体温、体重、身高。检查心电图，了解血浆 T_3、T_4 水平，询问患者是否处于妊娠期或哺乳期；询问患者有无家族性的甲状腺疾病；有无碘剂过敏史及使用本类药物的用药史；了解患者有无高血压、心绞痛、糖尿病等疾病。

2. 相关的用药知识教育　教会患者观察甲状腺功能亢进或甲状腺功能减退的症状和体征；指导患者及家属测量脉搏的方法，并要求每天测量记录；告诉患者坚持药物治疗的重要性，不可随意漏服、改变剂量或改变间隔时间；注意不要急躁，以良好心态对待疾病及其治疗。患者能否正确叙述甲状腺素药物和抗甲状腺素药物的疗效、正确服药方法以及可能出现的不良反应和处理方法等。

【用药后护理】

1. 给药方法　①甲状腺激素药物最好清晨空腹服用，以免影响睡眠；②碘或碘化物制剂应在饭后口服，以减少胃肠刺激，碘剂宜溶于果汁或牛奶里用吸管服用，并用大

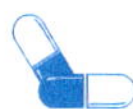

量水送服，可避免刺激性气味及对牙齿的侵蚀；③静脉注射左甲状腺素时，应将 500μg 药物溶解在 5ml 的等渗盐水中，静脉注射速度控制在 100μg/min，应现用现配，不能用于静脉滴注。

2. 药效观察　仔细测定患者的心率、体温、体重。检验血浆 T_3、T_4 水平，服用硫脲类药物后应定期检查血象，询问甲状腺功能亢进或甲状腺功能减退的症状和体征有否改善。

3. 主要护理措施

(1)甲状腺功能亢进：应用甲状腺素时，应观察患者有无药物过量引起的甲状腺功能亢进症状。若心率>100 次/min 应暂时停药，及时通知医生。甲状腺功能减退的患者多伴有心血管疾病，如心肌收缩无力及心功能不全等，用药时应从小剂量开始，以利于心脏逐步耐受药物。甲状腺功能亢进的患者在疾病没有得到控制时，因代谢率过高，使患者兴奋、烦躁，难以入睡，要尽量减少外界的刺激，保证患者有足够的休息。

(2)甲状腺功能减退：硫脲类亦可导致甲状腺素合成减少引起甲状腺功能减退现象，要密切观察患者有无甲状腺功能减退的症状和体征，病情严重者可用甲状腺素静脉注射给药进行纠正。患者饮食原则应是多食多餐，防止体重下降，保证摄入足够的维生素、矿物质、蛋白质来满足机体的需求。

(3)粒细胞缺乏症及肝功能变化：密切观察患者有无感染的征象，如有发热、咽痛等要与医生联系，并应定期检查血象。定期检查肝功能，患者在服药期间出现乏力、食欲不振、皮肤或巩膜黄染应立即就诊。

(4)变态反应：硫脲类可引起变态反应，轻型药疹给予抗组胺药，重型应停药，改用其他治疗方法；注意碘和碘化物制剂引起的变态反应，一旦发现及时停药，一般停药后可消退，加服食盐或大量饮水可促进碘盐排泄。

【用药护理评价】　有无甲状腺功能失调的症状和体征；服药期间血中 T_3、T_4 及血钙的变化情况；患者对甲状腺素药物和抗甲状腺素药物的知晓率是否提高，是否能正确服药，坚持治疗。

常用制剂与用法

甲状腺素　片剂：10，40，60mg。治疗黏液性水肿：开始不超过 15～30mg/d，渐增至90～180mg/d，分 3 次服。维持量：60～120mg/d。单纯性甲状腺肿：开始 60mg/d，渐增至 120～180mg/d，疗程一般为 3～6 个月。

碘赛罗宁(三碘甲状腺原氨酸钠)　片剂：20，25，50μg。成人开始 10～20μg/d，以后渐增至 80～100μg/d，2～3 次服。儿童体重在 7kg 以下者开始 2.5μg/d，7kg 以上者 5μg/d，以后每隔 1 周增加 5μg/d，维持量 15～20μg/d，分 2～3 次服。

左甲状腺素钠　片剂：25，50，100μg。25～50μg/d，最大量不超过 100μg，可每隔 2～4周增加 25～50μg，直至维持正常代谢为止。一般维持剂量为 50～200μg/d。注射剂：100μg(1ml)，200μg(2ml)，500μg(5ml)。黏液性水肿昏迷患者：静脉注射，初始剂量 200μg～400μg，以后 50μg～100μg/d，直到患者清醒改为口服。

甲巯咪唑(他巴唑) 片剂：5mg。开始剂量 15～60mg/d，分 3 次服，维持量 5～15mg/d，服药最短不能少于 1 年。

丙硫氧嘧啶　片剂：50，100mg。开始剂量 300～600mg/d，分 3～4 次；维持量 25～100mg/d，分 1～2 次服。

卡比马唑　片剂：5mg。15～30mg/d，分 3 次服。服 4～6 周后如症状改善，改维持量，2.5～5mg/d，分次服。

习题 38

护考模拟 38

思政学堂 38

碘化钾　片剂：10mg。治疗单纯性甲状腺肿开始剂量宜小，10mg/d，20d 为 1 个疗程，连用 2 个疗程，疗程间隔 30～40d，约 1～2 月后，剂量可渐增大至 20～25mg/d，总疗程约 3～6 个月。

复方碘溶液（卢戈液）　溶液剂：5%，10%。治疗单纯性甲状腺肿：每次 0.1～0.5ml，1 次/d，2 周为 1 个疗程，疗程间隔 30～40d。用于甲亢术前准备：3 次/d，每次从 5 滴开始，以后每日每次增加 1 滴，10～14d 后手术。甲状腺危象：初次 30～45 滴，以后每次 30 滴，每 6 小时重复 1 次。

思考题

1. 说出硫脲类的主要作用、应用及不良反应。
2. 试述甲状腺手术前准备的药物及各药的用药机制。

（徐真真　李高文）

第三十九章　降血糖药

课件 39

知识导图 39

学习目标

知识目标：掌握胰岛素的作用、作用机制、应用及不良反应；熟悉磺酰脲类及双胍类的作用、作用机制、应用和不良反应；了解各种胰岛素制剂、α-葡萄糖苷酶抑制药和其他新型降糖药的作用特点。

能力目标：学会观察低血糖反应症状，胰岛素和口服降糖药正确给药方法。

素质目标：培养护理人员慢性病防治宣讲意识，自觉履行健康使者的责任。

糖尿病（diabetes mellitus，DM）是一组以慢性高血糖为主要特征的代谢内分泌病。其发病率持续上升，已成为全世界发病率和死亡率最高的5种疾病之一。临床上糖尿病可分为：①胰岛素依赖型糖尿病（insulin-dependent diabetes mellitus，IDDM，1型糖尿病）：胰岛β细胞被破坏，引起胰岛素绝对缺乏。多见于青少年，大多发病较快，病情较重，症状明显且严重，呈酮症酸中毒倾向。②非胰岛素依赖型糖尿病（non-insulin-dependent diabetes mellitus，NIDDM，2型糖尿病）：病因复杂，与遗传、环境等因素有关。患者有胰岛素抵抗和胰岛素分泌缺陷，血中胰岛素水平可正常或升高。多见于成年肥胖者，发病缓慢，病情相对较轻。在数量急剧增加的糖尿病患者中，NIDDM占患者总数的90%以上。③特殊类型糖尿病。④妊娠期糖尿病。目前，糖尿病的治疗普遍采用"五驾马车"综合治疗原则，即糖尿病知识教育、饮食治疗、运动治疗、药物治疗及血糖监测。在饮食和运动治疗的基础上应用降血糖药物控制高血糖，纠正代谢紊乱及防止并发症的发生。IDDM必须用胰岛素治疗，并终生替代；NIDDM经8～12周正规饮食和运动治疗，若仍未达到满意的血糖控制，应开始药物治疗。通常采用口服降糖药，如磺酰脲类、双胍类、α-葡萄糖苷酶抑制剂、胰岛素增敏剂及餐时血糖调节剂等。也可使用胰岛素，还可二者联合应用。以胰高血糖素样肽-1（glucagons like peptide 1，GLP-1）为新靶点的药物研制成功及上市，为NIDDM的治疗提供了新的用药选择。糖尿病药物治疗的目的是：控制血糖，减少并发症，提高患者的生活质量，延长寿命。

39-1-1 相关知识：糖尿病概述

第一节　胰岛素（insulin）

39-1-2 微课：胰岛素的作用与应用

胰岛素是由胰岛β细胞分泌的一种由两条多肽链组成的酸性蛋白质，A链含21

个氨基酸残基，B 链含 30 个氨基酸残基，A、B 两链通过两个二硫键共价相连。药用胰岛素有由猪、牛等胰腺提取制备的动物胰岛素、半合成人胰岛素、生物合成人胰岛素和胰岛素类似物。从时间上可以分为超短效、短效、中效、长效、超长效和预混制剂。

【体内过程】 普通制剂易被肠道消化酶破坏，故口服无效，必须注射给药。皮下注射迅速吸收，代谢快，血浆 $t_{1/2}$ 为 9～10 min，作用可持续数小时。主要在肝、肾灭活，严重肝肾功能不良能影响其灭活。所有中、长效制剂均为混悬剂，不可静脉注射。胰岛素制剂根据作用时间长短的分类见表 39-1。除传统注射剂以外，目前新开发的胰岛素有：胰岛素笔芯、胰岛素笔、特充装置、胰岛素连续皮下注射装置（CSH）、喷射注射器系统以及吸入性胰岛素（国外已有上市制剂，如 EXUBERA）。

39-1-3 知识拓展：人工合成牛胰岛素的创举

表 39-1　常用胰岛素制剂分类及特点

分类	制剂名称	给药途径	作用时间/h			给药时间和次数
			起效	达峰时	持续	
超短效	门冬胰岛素（IA）	皮下	1/3	1～3	3～5	餐前，3 次/d
	赖脯胰岛素（IL）	皮下	1/3	0.5～1	4～5	餐前，3 次/d
短效	胰岛素（RI）	静脉 皮下	立即 0.5～3	0.5 2～3	2 1～6	急救时，餐前 15～30min，3～4 次/d
	结晶锌胰岛素（CZI）	静脉 皮下	0.5	0.5 2～4	2 6～12	急救时，餐前 15～30min，3～4 次/d
中效	无定型胰岛素锌悬液[IZS(A)]	皮下	2～4	6～10	12～18	餐前 15～30min，3～4 次/d
	低精蛋白锌胰岛素（NPH）	皮下	2～4	8～12	18～24	早或晚餐前 30～60min，1～2 次/d
	珠蛋白锌胰岛素（GZI）	皮下	2～4	6～10	12～18	早或晚餐前 30～60min，1～2 次/d
长效	精蛋白锌胰岛素（PZI）	皮下	3～6	14～20	24～36	早餐前 30～60min，1 次/d
超长效	结晶胰岛素锌悬液[IZS(C)]	皮下	4～6	16～18	30～36	早餐前 30～60min，1 次/d
	甘精胰岛素（IG，来得时）	皮下	1.5		22	傍晚，1 次/d
预混制剂	诺和灵 30R	皮下	0.5	2～8	24	早餐前 30min，1 次/d。剂量视情况而定，有时需于晚餐前再注射 1 次
	诺和灵 50R	皮下	0.5	2～12	16～24	

【作用】

1. 对糖代谢的影响　胰岛素能加速葡萄糖的利用和抑制葡萄糖的生成，使血糖的去路增加而来源减少，血糖降低。

(1)加速葡萄糖的利用：胰岛素能提高细胞膜对葡萄糖的通透性，促进葡萄糖由细胞外转运到细胞内，为组织利用糖提供有利条件，又能促进葡萄糖激酶（肝内）和己糖激酶（肝外）的活性，促进葡萄糖转变为 6-磷酸葡萄糖，从而加速葡萄糖的酵解和氧化；并在糖原合成酶作用下促进肝糖原和肌糖原的合成和贮存。

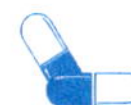

(2)抑制葡萄糖的生成,能抑制肝糖原分解为葡萄糖,以及抑制甘油、乳酸和氨基酸转变为糖原,减少糖原的异生。

2.对脂肪代谢的影响　促进脂肪合成并抑制其分解,减少游离脂肪酸和酮体的生成,增加脂肪酸的转运,使其利用增加。

3.对蛋白质代谢的影响　增加氨基酸的转运和蛋白质的合成,抑制其分解。

4.影响钾离子转运　激活细胞膜 Na^{+}-K^{+}-ATP 酶,促进钾离子向细胞内转运,有利于纠正细胞内缺钾症状。

【应用】

1.糖尿病　胰岛素是治疗糖尿病最合理的药物。是治疗 IDDM 的唯一药物,对胰岛素缺乏的各型糖尿病均有效。现在,对 2 型糖尿病治疗的观点也有所改变,强调要最大限度地保护残存的胰岛功能,在糖尿病早期即将胰岛素作为基础药物。目前主要用于下列情况:①重症糖尿病(IDDM);②NIDDM 经饮食控制或用口服降血糖药未能控制者,以及口服降血糖药有禁忌或不能耐受者;③合并重度感染、消耗性疾病、高热、妊娠、创伤以及手术的各型糖尿病;④糖尿病急性并发症:如糖尿病酮症酸中毒或非酮症性高渗昏迷。治疗原则是立即静脉滴注足量短效胰岛素,以纠正高血糖、高渗状态及酸中毒,适当补钾。

2.纠正细胞内缺钾　胰岛素与葡萄糖同时使用可促使钾内流,临床上用极化液(GIK,即葡萄糖、胰岛素、氯化钾)静脉滴注,防治心肌梗死时或其他心脏病变时的心律失常。

3.其他　胰岛素、ATP 及辅酶 A 组成能量合剂用于 NIDDM 合并肺结核、肿瘤、肝硬化、心力衰竭等消耗性疾病患者的辅助治疗,以增加食欲、恢复体力;妊娠糖尿病和糖尿病妊娠期间应用,可防止代谢紊乱,保证胎儿正常发育。

39-1-4　微课:胰岛素的不良反应与用药护理

【不良反应及用药护理】

1.低血糖反应　大多由于胰岛素过量或未按时按量进食或运动过多等引起。早期表现为饥饿感、脉搏增快、出汗、心悸、烦躁等症状;严重者可出现共济失调、震颤、昏迷或惊厥、休克,甚至死亡。注意及早发现和摄食,或饮用糖水等。严重者应立即静脉注射 50%葡萄糖。必须注意鉴别低血糖昏迷和酮症酸中毒性昏迷及非酮症性糖尿病昏迷。

2.变态反应　大多见于动物胰岛素与非纯化胰岛素,分为局部与全身过敏。局部过敏仅为注射部位及周围出现斑丘疹瘙痒;全身过敏可引起荨麻疹,过敏性紫癜,极少数严重者可出现过敏性休克。过敏反应可见于初始使用,或使用 1 个月后,以及停用一段时间后又开始使用者。

3.胰岛素耐受性(胰岛素抵抗)　在无酮症酸中毒的情况下,每日胰岛素用量>200U,持续 48h 者可以确诊为胰岛素耐受性。分为:①急性型:在并发感染、创伤、手术、情绪激动等应激状态时,血中抗胰岛素物质增多而导致胰岛素耐受;②慢性型:没有并发症却每日需用胰岛素 200U 以上。此时要加大胰岛素用量或改用高纯度制剂。

4.反应性高血糖　各种原因引起的生长激素、肾上腺素、胰高血糖素和糖皮质激素分泌增加而形成的高血糖,也可出现糖尿甚至酮尿,容易误认为胰岛素用量不足而得不到正确处理。

5.局部反应　皮下注射时,会发生表面发红,久用皮下脂肪萎缩、硬结。防治方法:使用高纯度的胰岛素制剂,更换注射部位。

39-2-1 微课：口服降糖药

第二节　口服降血糖药

【案例 39-1】

患者，女性，49 岁，糖尿病史 8 年，合并高血压、高脂蛋白血症。长期血糖控制不满意，口服降糖药达到 4 种（瑞格列奈、阿卡波糖、二甲双胍、西格列汀），而二甲双胍已用至最大剂量，停用西格列汀改为利拉鲁肽 1.8mg，每日 1 次皮下注射后，体重减轻 2.5kg，糖化血红蛋白（HbA1c）从 11.3%降至 8.5%，但血糖控制仍不满意，6 周后加甘精胰岛素 14U，睡前 1 次皮下注射，血糖稳定下降，半年后复查，血糖控制仍满意。请分析：①该患者调整用药后使血糖控制满意的原因？②试述瑞格列奈、阿卡波糖、二甲双胍、西格列汀的降糖机制、适应证、主要不良反应。③作为护士应该如何指导患者正确合理使用上述药物？

目前常用的口服降血糖药有磺酰脲类、双胍类、胰岛素增敏剂、α-葡萄糖苷酶抑制剂、餐时血糖调节剂等。

一、磺酰脲类

第一代药物：甲苯磺丁脲（tolbutamide，D860）、氯磺丙脲（chlorpropamide，P-607）等；第二代药物：格列本脲（glibenclamide，优降糖）、格列吡嗪（glipizide，美吡达）、格列喹酮（gliquidone，糖适平）、格列齐特（gliclazide，达美康，甲磺吡脲）等；第三代药物：格列美脲（glimepride，亚莫利，伊瑞）等。

【作用】

1. 降血糖　主要通过刺激胰岛 β 细胞分泌和释放胰岛素降血糖；还能抑制胰高血糖素的分泌；增加组织对胰岛素的敏感性。其作用特点为：可降低正常人的血糖，对胰岛功能尚存的患者有效，但对胰岛功能完全丧失者或切除胰腺者无效。

2. 抗利尿　氯磺丙脲、格列本脲可促进 ADH 的分泌和增强其作用。

3. 对凝血功能的影响　第三代磺酰脲类药物在磺酰脲的尿素部分加了一个二环杂环，不仅可降血糖，且能改变血小板功能。可使血小板数目减少，黏附力减弱，还刺激纤溶酶原的合成，恢复纤溶酶活力，并降低微血管对活性胺类的敏感性，对预防或减轻糖尿病患者微血管并发症有一定作用。

【应用】

1. 糖尿病　用于胰岛功能尚存的 NIDDM 饮食控制无效者，65%～75%疗效较好。每日胰岛素需要量在 40U 以上者大多无效。对产生胰岛素耐受性的患者可用以刺激内源性胰岛素分泌而减少胰岛素的用量。

2. 尿崩症　仅可选用氯磺丙脲，单用就可使患者尿量明显减少。

【不良反应】

1. 胃肠道反应　胃肠不适、恶心、腹泻，多与剂量有关。偶见粒细胞减少和胆汁郁积性黄疸，多在用药后 1～2 月内发生，需定期检查肝功能。

2. 低血糖反应　较少见，多因药物过量所致，氯磺丙脲、格列本脲可引起持久的低

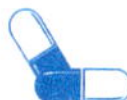

血糖反应，可持续数日，需反复注射葡萄糖解救。特别是老人、肝肾功能不良的患者较易发生。新型磺酰脲类药物较少引起低血糖。

3.其他 少数患者可出现变态反应，如皮疹或红斑等。大剂量可引起中枢神经系统症状，如嗜睡、眩晕、共济失调、精神错乱。少数有白细胞、血小板减少及溶血性贫血。氯磺丙脲的 $t_{1/2}$ 最长，更易发生此种反应。老年人及肝肾功能不良者较易发生。长期应用磺酰脲类可引起甲状腺功能低下，应予重视。在动物实验中，大剂量时曾见畸胎。禁忌证：急性并发症（酮症酸中毒、高血糖高渗状态），合并严重肝肾疾病。注意：易造成低血糖和体重增加；格列吡嗪和格列齐特半衰期短，特别适用于老年人；氯磺丙脲的毒性最强，应尽量避免使用。

二、双胍类

本类药物有苯乙双胍（phenformin，苯乙福明，降糖灵）和二甲双胍（metformin，甲福明，降糖片，美迪康，格华止）。苯乙双胍因有导致乳酸中毒的危险而较少使用，甚至已遭淘汰。

【作用与应用】 双胍类的降血糖作用与磺酰脲类完全不同，它不刺激胰岛素β细胞释放胰岛素，对正常人血糖无影响，但对糖尿病患者则可使血糖明显降低。其机制可能是：①增加肌肉组织糖的无氧酵解，促进组织对葡萄糖的摄取和利用；②减少肝细胞糖异生，降低葡萄糖在肠道的吸收；③增加胰岛素与其受体结合；④降低血中胰高血糖素水平。二甲双胍还具有降糖以外的心血管保护作用，是目前唯一兼顾疗效、费用及安全的理想降糖药物。国内外权威指南已将其推荐为贯穿 NIDDM 治疗全程的一线首选药物。

适用于单用饮食控制无效的轻、中型糖尿病患者，尤其是肥胖病例。常与磺酰脲类或胰岛素合用。如单用磺酰脲类无效者，加用该类药物常可奏效。

【不良反应】

1.一般反应 常见有厌食、口苦、口腔金属味、胃肠刺激等，减量或停药后消失。可在进餐时或进餐后服用以减轻上述症状。

2.低血糖症 初期用药时可出现低血糖反应，宜从小剂量开始逐渐加大剂量。

3.乳酸血症及酮症 由于双胍类能增加糖的无氧酵解，抑制糖异生，少数患者可引起酮症及乳酸血症，尤以苯乙双胍的发生率高。

禁忌证：急性并发症和合并肝肾疾病。注意：该药 100% 由肾脏排泄，肾功能受损慎用、肌苷清除率低于 50ml/min 时避免使用；可造成胃肠功能紊乱，与食物同服可以将此作用减到最小，初始给予小剂量，逐渐加量。

三、胰岛素增敏药

胰岛素增敏药多为噻唑烷二酮类化合物（thiazolidinediones，TZDs），如罗格列酮（rosiglitazone，文迪雅，Avandia）、曲格列酮（troglitazone）、环格列酮（ciglitazone）、吡格列酮（pioglitazone，艾可拓）、恩格列酮（englitazone）等。该类药物主要是增加肌肉和脂肪组织对胰岛素的敏感性，提高细胞对葡萄糖的利用而发挥降低血糖的疗效，可明显降低空腹血糖及胰岛素和 C-肽水平，对餐后血糖和胰岛素亦有明显的降低作用。使糖化血红蛋白（HbA1c）水平明显降低。主要用于治疗胰岛素抵抗和 NIDDM。

该类药物具有良好的安全性和耐受性，低血糖发生率低。不良反应主要有嗜睡、肌肉和骨骼痛、头痛等。但有一定的肝毒性，曲格列酮在上市后仅仅 3 年时间，就因严重肝毒性甚至肝衰致死而迅速从全球撤出市场。罗格列酮在面世 8 年后(2007 年 5 月)因严重心脏毒性甚至致死而遭 FDA 警告。对于使用罗格列酮及其复方制剂的患者,应评估心血管疾病风险(包括有心衰及缺血性心脏病病史以及骨质疏松症或发生过非外伤性骨折病史的患者禁用,65 岁以上老年患者慎用),权衡用药利弊后方可继续用药。2011 年 FDA 认为,使用 1 年以上吡格列酮可能增加罹患膀胱癌的风险。故使用吡格列酮时应注意:膀胱癌及有膀胱癌病史的患者尽量避免使用;建议每日用量控制在 15～30mg,最多不超过 45mg,早餐空腹服用;已经长期或高剂量使用吡格列酮的患者,应每隔半年进行一次尿常规检查,如果出现血尿、尿频、尿急、排尿疼痛等症状,应立即停用药物,到医院就诊。

四、α-葡萄糖苷酶抑制剂与餐时血糖调节药

阿卡波糖(acarbose,拜糖平)和伏格列波糖(voglibose,倍欣)

两药为 α-葡萄糖苷酶抑制剂,其降血糖机制是:口服后在小肠上皮刷状缘与碳水化合物竞争水解碳水化合物的酶,从而减慢水解及产生葡萄糖的速度并延缓葡萄糖的吸收,使血糖峰值降低。临床主要用于轻、中度 NIDDM。对应用磺酰脲类或胰岛素治疗效果不佳者,加用阿卡波糖常可明显降低餐后血糖,使血糖波动减少,减少磺酰脲类或胰岛素的用量。应在进食第一口食物时嚼碎药片后服用,食物中应有碳水化合物。如果服药后很长时间才进餐,则疗效不佳或无效。如餐后才想起来未服药,不必补服。

主要不良反应是胃肠道反应,糖类在肠道滞留和酵解产气,因而有腹胀、嗳气、肛门排气增多,甚至有腹泻,多数情况下不影响治疗。但溃疡病、肠道炎症患者不宜使用。

瑞格列奈(repaglinide)

瑞格列奈于 1998 年作为第一个餐时血糖调节药上市,是一种非磺酰脲类胰岛素促分泌剂。与磺脲类受体相同,但作用位点不同;口服吸收迅速,在肝内代谢,持续时间短,给药灵活,适用于降低 NIDDM 患者的餐后血糖,老年糖尿病患者也可服用,且适用于糖尿病肾病者。因其结构中不含硫,故对磺酰脲类过敏者也可使用。单独或与双胍类、α-葡萄糖苷酶抑制剂联合。瑞格列奈不良反应少,低血糖较磺酰脲类少见。

五、肠促胰素类似物和二肽基肽酶抑制药

肠促胰素是一种肠道分泌的激素,能以葡萄糖浓度依赖性方式促进胰岛 β 细胞分泌胰岛素,并减少胰岛 α 细胞分泌胰高血糖素,发挥双重调节血糖作用,从而降低血糖。另外抑制胃动力,使胃排空延迟,并通过中枢神经系统,抑制食欲,胰高血糖素样肽-1(GLP-1)就是肠促胰素的一种,但 GLP-1 的活性形式在体内存在时间极短,很快被二肽基肽酶(DPP-4)分解失活。在临床上通过应用 GLP-1 类似物及 DPP-4 抑制剂,增加肠促胰素效应而发挥降糖作用。

目前临床应用的降糖药利拉鲁肽(诺和力,victoza)和艾塞那肽就是通过基因重组技术,利用酵母生产人胰高糖素样肽-1(GLP-1)类似物。DDP-4 抑制剂有西格列汀(捷诺维)、沙格列汀和维格列汀等,在 2 型糖尿病患者中可通过增加活性肠促胰素的水平而改善血糖。

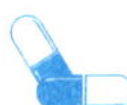

用药护理小结

【用药前沟通】

1. 了解患者病史及用药史　观察患者有无糖尿病的症状和体征，仔细检测患者的血压、体重、血糖、尿糖、血电解质、肝肾功能；询问患者是否处于妊娠期或哺乳期；询问患者有无家族性糖尿病；有无药物过敏史及使用本类药物的用药史；了解患者有无高血压、心绞痛、神经系统及眼科方面等疾病。

2. 相关的用药知识教育　对患者及家属进行有关糖尿病知识的教育，告诫患者应在饮食治疗及体育锻炼的基础上应用降血糖药，要注意饮食控制，积极配合治疗。教会患者和家属观察高血糖与低血糖的反应及区别，以及低血糖发生时的应急措施。教会患者使用胰岛素的正确方法和测定血糖、尿糖的方法。患者能否叙述降血糖药物的正确使用方法以及可能出现的副作用和处理方法等。

【用药后护理】

1. 用药方法

(1)胰岛素：①所有胰岛素都可经皮下注射。胰岛素在 40U、100U 时可采用肌内、静脉和皮下注射。500U 的胰岛素只能皮下和肌内注射。对猪、牛胰岛素严重过敏的患者应换用人胰岛素。②注射器和针头的选择：告诫患者使用具有相应胰岛素浓度颜色标记的注射器，如红色为 40U 胰岛素，橘黄为 100U 胰岛素。皮下注射针应为 25 或 26 号，13～26mm 长。③皮下注射准备：吸药前将小瓶于掌间轻轻滚动以分散胰岛素悬液，切忌剧烈振动以免出现泡沫。如果混合以后仍有颗粒和团块，则舍弃不用。胰岛素为清亮溶液。不用混合即可注射，如果溶液混浊或无色或出现沉淀则舍弃不用。④注射部位：注射部位通常为上臂、大腿和腹部，为减少作用的变化最好选用这些区域中的一种，但可交替使用。⑤胰岛素的混合：一般同类型同剂量混合；胰岛素可与其他所有类型胰岛素混合；低精蛋白锌胰岛素只能与胰岛素混合；长效胰岛素与胰岛素混合后应立即注射。⑥胰岛素的储存：储于冰箱未启封(不是冰冻)的胰岛素在其有效期内使用有效。常用小瓶在室温下可储存 1 个月，但必须避光避过热。胰岛素混合制剂在室温下储存 1 个月，冷藏可储存 3 个月。注射器针尖直立向上放置，以免针阻塞，注射时轻摇。⑦胰岛素剂量。胰岛素剂量和给药次数视病情而定。通常按尿糖总量(24h)估算，每 2g 给胰岛素 1U。初始时多用短效制剂，分次于餐前 15～20min 皮下注射。病情控制并稳定后可酌情将短效类与中效或长效类合用，可根据病情及各制剂的特点做剂量调整(如剧烈运动后、妊娠前 3 个月胰岛素需要量减少；疾病、创伤、紧张、青春期生长旺盛和妊娠 3 月以后胰岛素需要量增加)。

(2)口服降血糖药：①一般宜餐前 30min 服用，不宜在睡前服药。②二甲双胍随餐或餐后服用，可减轻胃肠道反应。③阿卡波糖和伏格列波糖应在进食第一口主食时嚼碎药片后服用。④控释片应整片吞服，不可嚼碎或掰开服用。粪便中可出现药片样物，是包裹片剂的不溶性外壳，不必担心。⑤DDP-4 抑制剂如维格列汀可以餐时服用，也可以非餐时服用。⑥嘱咐患者在服药期间戒酒，因饮酒可加强降血糖作用并可引起腹部绞痛、恶心、呕吐、头痛、面目潮红、低血糖等。

2. 药效观察　测定患者的血糖水平是否保持正常，自觉症状和体征是否好转。

3. 主要护理措施

(1)低血糖反应：必须教会患者每日进行家庭血糖监护。为防止低血糖症的严重后果，患者要熟知其前驱症状(心动过速、心悸、出汗、紧张、头昏、疲劳)，随身携带糖类食品，以便自己及早处理。还要告知患者潜在的低血糖因素(进食减少、呕吐、腹泻、过度饮酒、超常运动及终止妊娠)。对于常用胰岛素的患者,应随身带用药卡片,以便突然发生昏迷时抢救者能迅速正确诊断和处理。低血糖昏迷须与酮症酸中毒或高渗性糖尿病昏迷相区别。对老年人及肝肾功能不良者应密切观察低血糖反应,告诫患者随身携带糖果。

(2)变态反应:以牛胰岛素发生率较高,可用猪、高纯度或人胰岛素代替。出现变态反应轻者可采用抗组胺类药物治疗,重者必须调换制剂。还可采用脱敏疗法缓解。

(3)肠胃道反应:磺酰脲类药物及双胍类可引起肠胃道症状,餐时服用即可缓解或调整剂量,亦可加服抗酸药。α-葡萄糖苷酶抑制药使碳水化合物在肠道滞留和酵解产气,因而有腹胀、嗳气、肛门排气增多,甚至有腹泻,多数情况下不影响治疗。但溃疡病、肠道炎症患者不宜使用。

(4)酮症酸中毒:处理措施为静脉滴注普通胰岛素,0.1U/(kg·h),总量为35～40U;静脉滴注碳酸氢钠纠正酸中毒;还要注意补钾。

【用药护理评价】 患者的血糖水平是否保持正常,自觉症状和体征是否好转;患者及其家属是否学会观察高血糖和低血糖反应及低血糖发生时的应急措施;是否学会正确使用胰岛素的方法和测定尿糖的方法;患者对降血糖药物相关知识的知晓率是否提高,是否能正确服药,坚持治疗。

常用制剂与用法

胰岛素 注射液:400U(10ml),800U(10ml)。皮下或静脉给药,剂量视病情而定。餐前15～30min给药,3～4次/d。

低精蛋白锌胰岛素 注射液:400U(10ml),800U(10ml)。皮下注射,剂量视病情而定。早餐前(或加晚餐前)30～60min给药,1次/d或2次/d。

精蛋白锌胰岛素 注射液:400U (10ml),800U(10ml)。皮下注射剂量视病情而定。早餐前30～60min给药,1次/d。

珠蛋白锌胰岛素 注射液:400U(10ml),800U(10ml)。剂量视病情而定。早餐前(或加晚餐前)30～60min给药,1次/d或2次/d。

甘精胰岛素注射液 注射液:300U(3ml)。每天1次在固定的时间皮下注射给药。OptiSet注射装置剂量调整幅度是2U,最大单次注射剂量为40U(1U甘精胰岛素相当于1U胰岛素)。

甲苯磺丁脲 片剂:0.5g。第1天每次1g,3次/d;第2日起每次0.5g,3次/d,饭前服用,待血糖正常或尿糖少于每日5g时,改维持量:每次0.5g,2次/d。

格列吡嗪 片剂:5mg。2.5～30mg/d,先从小剂量开始,饭前30min给药,一日剂量超过15mg时,应分成2～3次饭前服用。

格列美脲 片剂:1,2,3mg。开始用量1mg/d,1次/d。以后每隔1～2周按血糖测定调整剂量,每日用量一般1～4mg,最大剂量6mg,于早餐前即服或在进早餐时服,不必在餐前30min服。

格列喹酮 片剂:30mg。15～120mg/d,先从小剂量开始,每次15～30mg,2～3次/d,饭前30min给药,剂量视病情而定。

格列齐特 片剂:80mg。开始,每次80mg,2～3次/d,饭前30min给药,剂量视病情而定。一日的剂量范围为80～240mg/d。

二甲双胍 片剂:0.25g。开始,每次0.25～0.5g,3次/d,随餐或餐后服用,剂量视病情而定。

阿卡波糖 片剂:50,100mg。开始,每次50mg,3次/d,1～2周内逐渐增加到每

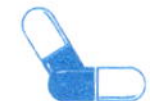

次 100mg,3 次/d,餐前即刻吞服或与第一口主食一起嚼碎服用。

罗格列酮　片剂:4mg。口服:单药治疗,与磺酰脲类或二甲双胍合并用药时,本品起始用量为 4mg/d,单次服用。经 12 周治疗后,如需要,本品可加量至 8mg/d,每日 1 次或分 2 次服用。空腹或进餐时服用。

瑞格列奈　片剂:0.5mg。其推荐起始剂量为 0.5mg。最大的推荐单次剂量为 4mg,餐前 0～30min 服用。但最大日剂量不应超过 16mg。

维格列汀　片剂:50mg。维格列汀与二甲双胍或噻唑烷二酮类药物合用时,维格列汀的每日推荐给药剂量为 100mg,早、晚各给药 1 次,每次 50mg。不推荐使用 100mg 以上的剂量。

沙格列汀　片剂:5mg。推荐剂量 5mg,每日 1 次,服药时间不受进餐影响。

利拉鲁肽　注射液(预填充注射笔):18mg(3ml)。起始剂量为每天 0.6mg。至少 1 周后,剂量应增加至 1.2mg。预计一些患者在将剂量从 1.2mg 增加至 1.8mg 时可以获益,根据临床应答情况,为了进一步改善降糖效果,在至少 1 周后可将剂量增加至 1.8mg。推荐每日剂量不超过 1.8mg。

习题 39

护考模拟 39

思考题

1. 试述胰岛素治疗糖尿病的适应证及不良反应。
2. 说出口服降糖药的分类及代表药物,简述其正确的服药方法。

思政学堂 39

(李高文)

第八篇　电解质及营养类药

第四十章　电解质与酸碱平衡调节药

课件 40

知识导图 40

学习目标

知识目标：掌握常用电解质平衡药和酸碱平衡调节药的用药注意事项及护理要点；熟悉常用电解质平衡药和酸碱平衡调节药的作用及不良反应。

能力目标：能在护理工作中正确配制和使用电解质平衡药和酸碱平衡调节药，并学会用药监护。

素质目标：培养护理人员认真严谨的工作态度，在用药过程中严格履行护理程序。

水、电解质与酸碱平衡是维持人体正常生理代谢所必需的。严重的疾病如休克、创伤、中毒等使机体水和电解质平衡紊乱而导致严重的后果，甚至危及生命。预防和纠正平衡失调的主要手段是通过输液适量补充不足的电解质和调整体液的酸碱度。

第一节　电解质平衡调节药

【案例 40-1】

患者，女，45 岁，因绞窄性肠梗阻行坏死肠段切除术。术后第 5 日患者出现恶心、呕吐，腹胀。体检示：脉搏 108 次/min，血压 112/84mmHg，体温在 37.0～37.5℃。腹部压痛不明显，未见肠型，未闻及肠鸣音。实验室检查示：白细胞 8.5×10^{9}/L，中性粒细胞 70%，血钠 140 mmol/L，血钾 3.0mmol/L。心电图检查示：T 波平坦，ST 段降低。影像学检查示：腹部 X 线平片示肠段广泛扩张，未见气液平面。临床诊断：肠麻痹。主要原因是低血钾。请问：①低血钾导致该患者肠麻痹的依据为何？②针对低血钾症，主要的护理措施有哪些？

氯化钠(sodium chloride)

【作用】　血液中氯化钠正常值为 136～145mmol/L，钠离子是细胞外液的主要阳离子，是保持细胞外液渗透压和容量的重要成分，并以碳酸氢钠的形式构成体液及缓冲系统中的主要缓冲碱。丢钠过多，可发生低钠综合征，表现为全身虚弱、精神倦怠、表情淡漠，严重时发生肌肉痉挛，以致昏迷、死亡。

【应用】

1. 低钠综合征　可补充0.9%生理盐水，严重缺钠者可静脉滴注3%～5%的氯化钠溶液。

2. 脱水或休克　输入适量氯化钠溶液，增加血容量起到扩容作用。

3. 其他　生理盐水为等渗溶液，无刺激性，可外用于眼、鼻、手术及伤口等的冲洗，亦可作注射用药的溶剂或稀释剂。

【不良反应及用药护理】

输入过快或口服过多氯化钠溶液可致水钠潴留，引起组织水肿和高钠血症。高钠血症最严重的反应是大脑脱水，这将导致嗜睡及意识错乱，随后发展为惊厥、昏迷、呼吸衰竭及死亡。其他症状有口渴、唾液和泪腺分泌减少、发热、出汗、心动过速、高血压或低血压、头痛、眩晕、坐立不安、易激惹、虚弱无力以及肌肉抽搐和强直。输入高渗氯化钠时，滴速宜缓慢，输入量每小时不能大于100ml。口服高渗溶液或氯化钠过量所引发的胃肠反应包括恶心、呕吐、腹泻等。对酸中毒者可致高氯性酸血症。心力衰竭、肾功能不全、肝硬化腹水、颅内压升高者，补充生理盐水可增加血容量而加重发病，应慎用；肺水肿患者禁用，以免引起急性左心衰竭。

临床常用含氯化钠的复方制剂有：

复方氯化钠注射液(compound sodium chloride injection)，又称林格氏液，内含注射用水、Na^+和Cl^-离子及少量的K^+、Ca^{2+}离子。适用于各种原因所致的失水，包括低渗性、等渗性和高渗性失水；高渗性非酮症糖尿病昏迷；低氯性代谢性碱中毒。

葡萄糖氯化钠注射液(glucose and sodium chloride injection)，其组分为：500ml每瓶含葡萄糖25g与氯化钠4.5g；250ml每瓶含葡萄糖12.5g与氯化钠2.25g；100ml每瓶含葡萄糖5g与氯化钠0.9g。补充热能和体液。用于各种原因引起的进食不足或大量体液丢失。

口服补液盐(oral rehydration salts，ORS)每升含氯化钠3.5g，氯化钾1.5g，碳酸氢钠2.5g(或枸橼酸钠2.9g)，无水葡萄糖20g。对急性腹泻脱水疗效显著，常作为静脉补液后的维持治疗用。

氯化钾(potassium chloride)

40-1-1 微课：电解质平衡调节药

【作用与应用】　钾离子是细胞内液的主要阳离子，浓度约为140～160mmol/L，为人体血浆中钾浓度的25倍，是维持细胞内渗透压的重要成分；钾离子与细胞外的氢离子交换，参与酸碱平衡的调节；也参与神经传导、肌肉收缩和糖代谢等生理过程。成人每日需钾2～3g，血浆中钾离子浓度为3.5～5.5mmol/L。钾摄取不足、排出量增多或体内分布异常时，可产生低钾血症。表现为四肢无力、软瘫、腱反射减退或消失、肠麻痹、恶心、呕吐等，严重时可致心律失常(危及生命)、心搏骤停、呼吸麻痹而致死。

临床主要用于：①低钾血症；②心律失常：可用于强心苷中毒所致的阵发性心动过速或频发性室性早搏等，但传导阻滞时忌用钾盐。

【不良反应及用药护理】

1. 胃肠反应　口服有强刺激性，可引起上腹不适、腹痛、恶心、呕吐、胃十二指肠溃疡穿孔出血。餐后服用可减轻上述反应。

2. 抑制心脏　高钾血症易诱发或加重房室传导阻滞，甚至心搏骤停，静滴过快、可抑制心肌而导致心脏骤停。故严禁静脉注射。静脉滴注应缓慢，浓度不能超过0.3%，滴速

 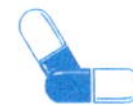

每小时不超过1g。禁用于房室传导阻滞、肾功能严重减退、挤压综合征、急性脱水、术后未排尿及高热惊厥、尿少或尿闭未改善、高钾血症者；酸中毒及大面积烧伤等慎用。

3.疼痛或静脉炎　当通过外周静脉输入，特别是药物浓度高时，可能出现疼痛或静脉炎。

氯化钙(calcium chloride)

氯化钙是临床常用的钙剂之一。正常人血清钙含量为9～11mg/100ml，钙是维持人体神经、肌肉、骨骼系统、细胞膜和毛细血管通透性正常功能的必需物质，对神经冲动传递、肌肉收缩、血液凝固等许多生理过程具有重要作用。

【作用与应用】

1.抗过敏　可作为过敏性疾病如荨麻疹、血管神经性水肿、血清病、接触性皮炎和湿疹等的辅助治疗。一般采用静脉给药。

2.促进骨骼和牙齿的钙化　儿童、孕妇和哺乳期妇女，用以防止佝偻病和软骨病。

3.维持神经肌肉的正常兴奋性　手足搐搦症、幼儿喉痉挛或惊厥患者，静脉注射钙盐可迅速缓解症状，症状较轻或惊厥控制后可采用口服给药。

4.解救镁中毒　对注射镁盐过量所致的急性中毒，可静脉注射钙盐解救。

5.参与凝血过程　Ca^{2+}为凝血因子，参与多个环节的凝血过程。

6.对抗氨基苷类抗生素引起的呼吸肌麻痹　可单用钙剂，或与新斯的明合用。

【不良反应及用药护理】　对组织有强烈刺激性，若渗出血管外可引起局部剧痛或组织坏死；静脉滴注全身有发热感，若滴速过快或浓度过高可致心跳加速、心律失常甚至心搏骤停。本药增强强心苷对心脏的毒性，故服用强心苷期间禁用钙剂。禁用茶水送服钙剂；不宜与四环素类抗生素同服；静脉注射不宜速度过快和药液过浓，不慎漏出血管外应立即按常规处理。

第二节　酸碱平衡调节药

碳酸氢钠(sodium bicarbonate，小苏打)

【作用与应用】

1.纠正代谢性酸中毒　为弱碱性药物，能直接增加机体的碱储备，使血浆中HCO_3^-浓度升高，中和H^+，从而纠正酸中毒。

2.治疗高血钾　碱化细胞外液，使血清钾离子转入细胞内而降低血清钾浓度。

3.碱化尿液　可减少磺胺类等药物的肾毒性；加速巴比妥类等弱酸性药物自肾排出；增强庆大霉素等抗生素对尿道感染的疗效。

4.其他　用于局部洗胃及用作口腔或阴道真菌感染的辅助治疗，也可用作全静脉内营养成分及配制透析液。

【不良反应及用药护理】　过量可产生碱血症，引起厌食、腹痛、恶心、呕吐、烦躁、抽搐、呼吸抑制且加重水钠潴留和缺钾等；对局部组织有刺激性。禁用于呼吸性酸中毒，二氧化碳潴留及呼吸功能不良者；慎用于心力衰竭、肾功能衰竭、水肿及缺钾患者；不宜与胃蛋白酶合剂、维生素C等酸性药物合用，因可使各自疗效降低；不宜与重酒石酸间羟胺、庆大霉素、硫酸镁、肾上腺素等注射液混合，因可产生沉淀或分解反应；注射时切勿漏出血管，万一漏出血管外应立即处理。

乳酸钠(sodium lactate)

乳酸钠在体内有氧条件下，经肝氧化、代谢，可转化为碳酸氢钠，而发挥纠正酸中毒的作用。作用不及碳酸氢钠迅速，但在高钾血症或普鲁卡因胺等引起的心律失常伴有中毒时，以本品治疗为宜。一般无不良反应，应用过量可致碱血症。肝功能不全和休克、缺氧时禁用。

乳酸钠林格注射液(sodium lactate ringer's injection)其主要组分为：每1000ml中含乳酸钠3.1g，氯化钠6g，氯化钾0.3g，$CaCl_2 \cdot 2H_2O$ 0.2g。主要用于代谢性酸中毒或有代谢性酸中毒的脱水病例。

氯化铵(ammonium chloride)

氯化铵进入体内，铵离子迅速经肝代谢形成尿素并很快由尿排出，而氯离子和氢离子则形成酸，可中和体内过量的碱储备，用于重度碱血症。大量服用可致胃刺激症状，如恶心、呕吐、胃痛等，片剂宜用水溶解后再服，以减轻对胃的刺激；过量引起高氯性酸血症；禁用于溃疡病、肝功能不全、肝硬化伴代谢性碱血症或心力衰竭患者。

氨丁三醇(trometamol)

【作用及应用】 又称三羟甲基氨基甲烷、THAM。为氨基缓冲剂，能摄取氢离子而纠正酸血症。作用较强，且能透过细胞膜。常用于急性代谢性及呼吸性酸血症；也可用于忌钠情况下的酸血症、治疗巴比妥及水杨酸类中毒以及脏器移植后缺血性细胞内酸中毒的纠正等。

【不良反应及用药护理】 本品可引起低血糖、低血压、恶心、呕吐，亦可抑制呼吸甚至使呼吸停止；慢性呼吸性酸血症及肾性酸血症患者忌用；一般用3.64%溶液静脉滴注，可将7.28%溶液(即0.6M溶液)于临用前加等量5%～10%葡萄糖液稀释后用，限制水分患者可直接静脉滴注7.28%溶液；注射时勿溢出静脉外，以免局部坏死；可使肺泡通气量显著减少，故用于呼吸性酸中毒时，必须同时给氧；注射后常可在30～40min内纠正酸度，亦有到4～6h方见好转者；应注意避免剂量过大，滴速过快。

用药护理小结

【用药前沟通】

1.护理评估

(1)明确用药目的：预防和纠正电解质紊乱或酸碱平衡失调。

(2)掌握基本资料：①了解患者机体状况，如一般营养状况、皮肤、头发包括色泽、弹性，有无钾、钠、钙缺乏的症状和体征。患者目前是否存在引起电解质、酸碱平衡失调的高危因素，治疗前应检测血清钾、钠、氯、钙水平和出入量，查血pH、二氧化碳结合力、碳酸氢根离子浓度及血红蛋白等值，并记录好患者的血压、呼吸、脉搏和大小便的情况。②了解既往史：患者是否进行过此类治疗，治疗效果如何，有无不良反应；有否引起失钠、失钾、失钙或脱水的原发病状况；了解患者目前是否处于手术、外伤、呕吐及腹泻等病理状况，是否患有代谢、吸收障碍，高血压，心、肝、肾功能不全及甲状腺肿等病症。③了解患者的生活习性：是否偏食、饮酒、生活环境或运动等情况。④评估患者及家属对相关药物知识的了解情况。

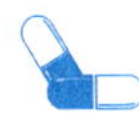

2. 相关用药知识教育 向患者及家属宣教有关药物知识，说明食物对电解质平衡的影响及保持平衡的方法，如限制食物中氯化钠的摄入，能预防或减轻高血压等病症。鼓励患者尽量以食补补充体内电解质不足，如低血钾时可食用柠檬汁、香蕉、橘子、葡萄干等含钾丰富的食物。

【用药后护理】

1. 用药方法

(1)药物配伍：①用药期间要注意药物之间的相互作用，合用时可影响电解质和酸碱平衡的药物有强心苷、利尿药、青霉素钾(钠)盐等。②氯化钾与氨苯蝶啶、螺内酯、青霉素钾合用，可致高血钾。③碳酸氢钠与维生素 C 等酸性药物合用，会相互减弱药物作用；与庆大霉素、红霉素、哌替啶等注射剂混用，易产生分解、沉淀反应。④氯化钠慎用于接受皮质类固醇或促肾上腺皮质激素治疗的患者。

(2)药物配制：①每次用药前需注意药物剂型、剂量、浓度及用法，如国外用 20% 氯化钠注射液做羊膜内注射引产，此浓度氯化钠切忌用来调节水电解质平衡。②各药应用时的浓度分别为氯化钠 0.9%；氯化钾 0.2%～0.4%；钙剂须用 25% 的葡萄糖液稀释；碳酸氢钠则常用以葡萄糖稀释为 1.4%；而口服钾剂，则为 10% 水溶液；③补钾时，如果患者同时在静滴大剂量青霉素 G 钾盐，应把青霉素所含钾盐计算在补钾量中(100 万 U 青霉素 G 钾盐含钾 65mg，相当于氯化钾 125mg)，以免产生高钾血症。

2. 药效观察

(1)给药期间需监测患者肝、肾功能，血清钾、钠、钙浓度及二氧化碳结合力，血液 pH 值等。如发现高氯性酸中毒、高钠、高钾症状或血钠大于 146mmol/L、血钾大于 5.5mmol/L 时，应中断静脉滴注，并及时报告医生。在氯化钾静脉滴注时，应进行心电监护，并注意尿量，当尿量少于每小时 50ml 时，应立即停药。

(2)用药后观察患者低钠、低钾综合征的症状和体征是否排除，如症状消除，应立即调整治疗方案，以免引起高钠、高钾及代谢性酸中毒。

3. 主要护理措施

(1)口服用药易出现胃肠道刺激症状，可将药物与牛奶、果汁、食物同服；氯化钾片剂，不可含化、咀嚼或干咽。

(2)氯化钾、氯化钙、碳酸氢钠注射液均有刺激性，注射时如有不慎漏出，应立即更换部位，并做冰敷，或以 1% 盐酸普鲁卡因加透明质酸酶做局部封闭，局部好转后再以温敷刺激局部循环。

(3)氯化钠溶液输注时，需控制单位时间的输入量，尤其是输入高浓度(3%)时，应控制在每小时低于 100ml，且高渗溶液禁做皮下注射；氯化钾严禁静脉注射或肌内注射，高浓度的钾溶液可致肌肉坏死，静脉注射可抑制心肌，引起心搏骤停，故仅供静脉滴注，且滴速要缓慢，一般为每小时不超过 1g。

(4)遵循见尿补钾的原则，一般以尿量超过 40ml/d 方可补钾。静脉滴注氯化钾时，要严格控制滴速，并注意观察输液是否通畅，是否有局部血管痉挛发生，液体输入受阻时，应采用热敷使血流通畅，并指导患者及家属观察用药过量所致的不良反应，如有异常应立即向护理人员反映，并及时停药，报告医生予以处理。

(5)中毒急救处理：通常可采取增加排泄的方法(利尿或泻药等)，严重者则需采用其他的方法如肾透析加速排泄。如患者出现钾中毒，需立即停用一切含钾的药物或食物；输注碳酸氢钠、葡萄糖加胰岛素；注射钙剂以解救心肌中毒，并采用阳离子交换树脂以加速钾排泄，必要时进行腹膜或血液透析。

习题 40

护考模拟 40

思政学堂 40

常用制剂与用法

葡萄糖　注射剂：2g(10ml)，5g(20ml)，10g(20ml)，25g(500ml)，50g(500ml)。静脉注射或静脉滴注：每次 5～50g，10～100mg/d。高渗溶液应缓慢静脉注射。

氯化钠　注射剂(0.9%生理盐水)：10ml，250ml，500ml，1000ml。静脉滴注：用量与浓度视病情需要而定。

复方氯化钠注射液　常用剂量每次 500～1000ml，静脉滴注，剂量视病情需要及体重而定。

葡萄糖氯化钠注射液　静脉滴注，剂量视病情需要及体重而定。

口服补液盐　口服或胃管滴注：轻度脱水 30～50ml/(kg·d)，中、重度脱水 80～100ml/(kg·d)，于 4～6h 内服完或滴完。

乳酸钠林格注射液　静脉滴注：成年人每次 500～1000ml，按年龄体重及症状不同可适当增减。给药速度为成年人 300～500ml/h。

氯化钾　片剂：0.25，0.5g。每次 0.5～1g，2～4 次/d。注射剂：1g(10ml)。每次 1～1.5g，用 5%～10% 葡萄糖液 500ml 稀释后缓慢静脉滴注(每小时不宜超过 0.75g)。

氯化钙　注射剂：0.3g(10ml)，0.5g(10ml)，0.6g(20ml)，1g(20ml)。每次 0.5～1g，用 25% 葡萄糖液 10～20ml 稀释后缓慢静脉注射(不超过 2ml/min)。

葡萄糖酸钙　片剂：0.1，0.5g。每次 0.5～2g，1.5～6g/d。注射剂：1g(10ml)。每次 1～2g，用 5%～25% 葡萄糖液 10～20ml 稀释后缓慢静脉注射(不超过 2ml/min)。

乳酸钙　片剂：0.25，0.5g。每次 0.5～1g，2～3 次/d。

碳酸氢钠　片剂：0.3，0.5g。每次 0.5～1g，3 次/d，餐前服。注射剂：20ml(5%)，200ml(4%)。静脉滴注：剂量视病情需要而定。

乳酸钠　注射剂：2.24g(20ml)，5.6g(50ml)。高钾血症首次可予静脉滴注 11.2%注射液 40～60ml，以后酌情给药。

氯化铵　注射剂：500ml(1%)。静脉滴注：剂量视病情需要而定。

思考题

1. 常用的酸碱平衡调节药有哪几种？
2. 碳酸氢钠的作用及不良反应有哪些？

（盛芝仁）

第四十一章　营养药及全胃肠外营养液的合理配置

课件 41

知识导图 41

学习目标

知识目标：掌握全胃肠外营养液组成制剂；熟悉全胃肠外营养液的概念及配制；了解肠内营养药及肠外营养药的组成及全胃肠外营养液的优点和影响其稳定性的因素。

能力目标：学会正确执行医嘱，规范配制全胃肠外营养液。

素质目标：培养护理人员在药物配制过程中的无菌操作意识，高度重视药品质量安全。

第一节　营养药

41-1-1 微课：营养药

临床上对危重患者给予营养支持是非常重要的措施，营养支持不仅供给氮（蛋白质和氨基酸）和能量（糖和脂肪），而且提供液体、电解质和维生素等满足机体需要，一般用于严重营养不良和严重创伤及长时期不能较好进食的患者。给药途径有胃肠或胃肠外两种。消化道功能正常者，主要采用口服；昏迷或其他不能进食的患者，可采用管饲；口服或管饲都有困难或不能满足营养要求时，采用肠外营养支持。

一、肠内营养药

肠内营养制剂的临床应用在中国已有 30 多年的历史，其目的是对有正常或有部分胃肠功能而不能正常进食的患者进行基本营养补充及营养治疗。按氮源可分为三大类：氨基酸型、短肽型和整蛋白型。

（一）肠内营养制剂的组成

1. 糖类　大多数肠内营养制剂是以糖为主要热源。可供应的糖类有葡萄糖、蔗糖、乳糖、糊精、淀粉、葡糖低聚糖等。

2. 氨基酸　构成蛋白质的氨基酸可分为必需氨基酸和非必需氨基酸两类。营养支持疗法时，必须通过给予氨基酸来达到补充蛋白质的目的。

3. 脂肪　肠道营养制剂中脂肪含量差异较大，其主要来源是玉米油、豆油和红花油等，是机体的主要供能物质。

4. 纤维　纤维是存在于大多数食物中的天然成分。食物纤维对小肠、大肠黏膜有明显增生作用，其终末产物短链脂肪酸还是结肠黏膜细胞的主要能源底物，食物纤维能促进肠吻合口愈合，且与许多胃肠疾病的发生有密切关系。可以起到调节肠道功能，增加排便量，降低肠腔压力，改善便秘和腹泻等症状。

5. 维生素　大多数维生素在体内不能合成，必须由食物供给。维生素在体内具有调节物质代谢、促进生长发育和维持生理功能等方面的重要作用。如果长期缺乏维生素，可导致维生素缺乏病。

6. 微量元素　微量元素在营养支持中起着重要作用。人体内主要有铁、锌、铬、铜、硒和锰等 14 种微量元素为人体所必需，长期营养支持时，可出现微量元素缺乏，因此应注意补充。

（二）常用肠内营养剂

41-1-2 知识拓展：营养风险和营养不良

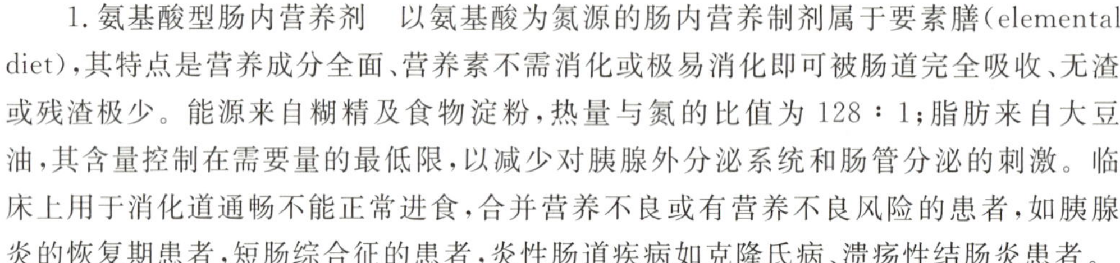

1. 氨基酸型肠内营养剂　以氨基酸为氮源的肠内营养制剂属于要素膳（elemental diet），其特点是营养成分全面、营养素不需消化或极易消化即可被肠道完全吸收、无渣或残渣极少。能源来自糊精及食物淀粉，热量与氮的比值为 128∶1；脂肪来自大豆油，其含量控制在需要量的最低限，以减少对胰腺外分泌系统和肠管分泌的刺激。临床上用于消化道通畅不能正常进食，合并营养不良或有营养不良风险的患者，如胰腺炎的恢复期患者，短肠综合征的患者，炎性肠道疾病如克隆氏病、溃疡性结肠炎患者。

不良反应少而轻，给药浓度过高或速度过快可引起腹泻、腹胀、恶心、腹痛等胃肠道反应。本品严禁静脉给药，肠梗阻及肠功能紊乱者禁用。临床上应用的氨基酸型肠内营养剂以粉剂为主，不得用 50℃ 以上热水配制营养剂，不宜与其他药品混合使用。使用时应用温开水先调成糊状，然后再调制适当温度，室温存放不超过 4～6h。

41-1-3 相关知识：营养风险筛查评分简表

2. 短肽型肠内营养剂　本品的蛋白质为乳清蛋白水解物。小肠有氨基酸运输体系，也有低聚肽运输体系，低聚肽受小肠黏膜的肽酶水解后进入血液，容易被体内利用。其特点是易被体内利用，几乎完全吸收，低渣，排粪便量少。临床上用于有胃肠道功能或部分胃肠道功能伴有营养不良或营养不良风险患者的营养支持。个别患者偶有腹泻、腹胀、腹痛等胃肠道反应。不宜与其他药品混合使用，禁用于肠道功能衰竭、完全性肠梗阻及严重腹腔内感染者，仅供胃肠内使用，严禁静脉给药。制剂有短肽型肠内营养混悬液和短肽型肠内营养粉两种。

3. 整蛋白型肠内营养剂　以整蛋白为氮源的肠内营养制剂属于非要素膳。其特点是营养素完全、味道好、渗透压低，口服易被接受，不易引起胃肠道反应，必须经过消化吸收过程方可吸收。它们又可分为平衡型和疾病适用型。

（1）平衡型整蛋白肠内营养剂：进入胃肠道后可通过刺激消化腺体分泌消化液帮助消化、吸收，在体内消化吸收过程同正常食物。其中含有的中链三酰甘油，有利于脂肪的代谢吸收，可提供人体必需的营养物质和能量的需要。临床上用于有胃肠道功能或部分胃肠道功能伴有营养不良或营养不良风险患者的营养支持。给药速度过快或过量时可引起腹泻、呕吐、恶心等胃肠道不良反应。肠梗阻、严重的短肠综合征、严重腹腔内感染者禁用。制剂有平衡型整蛋白肠内营养乳、平衡型整蛋白肠内营养粉及平衡型整蛋白肠内营养混悬液。

（2）疾病适用型整蛋白肠内营养剂：①糖尿病型肠内营养乳。适用于有糖尿病的患者，或糖耐量不正常合并有营养不良，有肠道功能而又不能正常进食的患者。提供的营养物质符合糖尿病患者的代谢特点，碳水化合物来源于木薯淀粉和谷物淀粉，能减少糖尿病与糖耐受不良患者的葡萄糖负荷。②肿瘤型肠内营养乳。适用于营养不

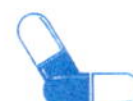

良和可能发生营养不良癌症患者的肠内营养，是一种高脂肪、高能量、低糖类含量的肠内营养。③肺病型肠内营养混悬液。适用于慢性阻塞性肺部疾病患者，是高脂、低糖类的肠内营养配方，可减少二氧化碳的生成，从而减少慢性阻塞性肺部疾病或急性呼吸衰竭引起的二氧化碳滞留。④免疫增强型肠内营养液。富含精氨酸、ω-3 多不饱和脂肪酸和核糖核酸的高蛋白，不含乳糖和蔗糖。用于满足危重患者在应激状态的特殊营养和代谢需要，不建议用于需要免疫抑制的患者。⑤高蛋白、高能量肠内营养乳。用于高分解代谢而液体摄入量受限患者的均衡营养治疗，能够满足患者的能量需求和增加的蛋白质需要量，减少氮丢失，促进蛋白质合成。

二、肠外营养药

【案例 41-1】

患者，男，80 岁，因直肠癌行直肠切除术，术后不能进食，医嘱予 TNP 肠外营养，处方如下：

50%葡萄糖注射液	100ml	4 瓶
10%葡萄糖注射液	500ml	1 袋
5%葡萄糖氯化钠注射液	500ml	1 袋
氯化钾注射液	10ml：1g	4 支
10%氯化钠	10ml	4 支
水溶性维生素	复方	1 支
脂溶性维生素	10ml	1 支
葡萄糖酸钙注射液	10ml：1g	1 支
多种微量元素	10ml	1 支
18AA-Ⅱ注射液	8.5%×250ml	3 瓶
中长链脂肪乳注射液	250ml：20g	1 瓶

请问：①临床上对哪些患者需要给予营养支持？营养支持的途径有哪些？②如何配制以上医嘱 TNP 肠外营养？

肠外营养(parenteral nutrition，PN)是临床营养支持的重要组成部分，分为全肠外营养(total parenteral nutrition，TPN)和补充性肠外营养(supplemental parenteral nutrition，SPN)。肠外营养制剂是将机体所需的营养素按一定比例和速度以静脉滴注方式直接输入体内的注射液，能供给患者足够的能量。氨基酸、脂肪乳、碳水化合物，是肠外营养支持的主要三大类制剂。

全胃肠外营养(total parenteral nutrition，TPN)是用完全的营养要素由胃肠外途径输入到血液为患者提供营养成分，其中包括氨基酸、糖、脂肪、维生素和微量元素等，使不能正常进食或超高代谢及危重患者仍能维持一般营养状态，帮助患者度过危重病程，纠正负氮平衡，促进伤口愈合，提高抵抗力和存活率。

(一)脂肪乳剂类

脂肪乳剂按其中三酰甘油所结合的脂肪酸链的长短分为长链脂肪乳和中链脂肪乳。

1. 脂肪乳注射液($C_{14\sim24}$)　由注射用精制大豆油经精制卵磷脂乳化并加注射用甘

油制成的白色乳状液体，为含长链三酰甘油的脂肪乳剂，其中60%的脂肪酸是必需脂肪酸。临床上主要用于：必需脂肪酸缺乏症；禁食7d以上的患者，肠内营养不能、不够或禁忌时，可用胃肠外营养补充能量及补充必需脂肪酸；消化道功能衰竭者；营养不良者。可引起体温升高、面部潮红、浮肿，偶见发冷畏寒、恶心呕吐、静脉炎、血管痛等不良反应。使用本品时，不宜将电解质溶液直接加入脂肪乳剂中，以防乳剂破坏。本品为肠外营养应用时虽可单独输注，但一般应配制成有葡萄糖、脂肪、氨基酸、电解质、维生素和微量元素等的全胃肠外营养（TPN）使用。也可与葡萄糖或氨基酸注射液通过Y形管道混合后输入体内。输注速度宜慢。

2. 中/长链脂肪乳注射液　将一定比例的中链和长链脂肪乳剂进行物理混合形成的脂肪乳剂，为物理混合型中/长链脂肪乳剂（目前多简称中/长链脂肪乳剂），由大豆油、卵磷脂、甘油和中链三酰甘油混合组成。长链三酰甘油和可快速转换的中链三酰甘油输入体内，既能满足机体能量的需求，又能保证必需脂肪酸的供给。使用本品后，机体能更快地利用三酰甘油。因此中/长链脂肪乳不仅具有长链脂肪乳的优点，而且进一步改善了脂肪乳的代谢，对脂质代谢障碍患者更有效。不良反应及注意事项同脂肪乳注射液（$C_{14\sim24}$）。

3. ω-3鱼脂肪乳注射液　由精制鱼油、精制卵磷脂和甘油组成。由于ω-3脂肪酸有一定的调节免疫和炎症介质释放的功能，适用于全身炎症反应综合征较严重但又需要肠外营养的患者。

（二）氨基酸类

1. 复方氨基酸注射液（18AA）　本品含有合成人体蛋白质所需的18种必需和非必需氨基酸，能维持营养不良患者的正氮平衡。用于因各种疾病不能进食或需要特殊高能量及氨基酸的患者。滴速过快易产生心率加快，可引起恶心、呕吐、发热及头痛，也可能导致血栓性静脉炎，长期大量输注可导致胆汁淤积、黄疸。本品须缓慢输入，使用前应仔细检查药液，如有混浊、生霉或瓶身漏气等切勿使用。

2. 复方氨基酸注射液（9AA）　肾衰患者用氨基酸。由9种结晶*L*-型氨基酸组成。具有蛋白摄入量低，热量摄入足，能满足机体对氨基酸需要等特点。主要作用是减轻肾小球过度过滤和肾小管-间质的钙磷沉积，保护肾功能，减缓肾衰的发展。

3. 复方氨基酸注射液（3AA）　肝衰患者用氨基酸。由单一的3种支链氨基酸（异亮氨酸、亮氨酸与缬氨酸）组成，是唯一主要在肝外组织代谢的必需氨基酸。具有生成丙氨酸及酮体，为肌体提供能源；促进胰岛素的分泌；供给合成蛋白质的必需氨基酸原料，促进蛋白质合成，抑制蛋白质分解；作为胆固醇合成的前体等重要功能。临床上主要用于急性、亚急性、慢性重症肝硬化、慢性重症肝炎、慢性活动性肝炎等各种原因引起的肝性脑病（肝昏迷），肝胆外科手术前、后的治疗。

4. 丙氨酰谷氨酰胺　可在体内分解为谷氨酰胺和丙氨酸。谷氨酰胺是黏膜细胞和机体免疫细胞等快速生长细胞的主要能源，但其单体不能耐受高温高压的灭菌过程。本品可为所有接受肠外营养的患者提供谷氨酰胺。

（三）碳水化合物类

碳水化合物类是临床营养支持的另一重要热能源，以葡萄糖最常用，可提供经济的热能、补充体液。目前应用的碳水化合物有葡萄糖注射液、葡萄糖氯化钠注射液、复方乳酸钠葡萄糖注射液、复方乳酸钠山梨醇注射液。

（四）微量元素与维生素类

1. 复合微量元素注射液　为含铁、锌、锰、铬、铜、硒、钼、氟、碘等微量元素的静脉

 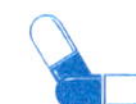

营养添加剂。可满足患者 24h 代谢所需的微量元素。临床上主要用于接受静脉营养的患者。因为不同的患者对微量元素和电解质的需要量不同，故临床上应根据患者的具体情况增减本品的用量。婴儿不宜用。

2. 复方水溶性维生素　本品为含有维生素 B_1、维生素 B_2、烟酰胺、维生素 B_6、泛酸、维生素 C、生物素、叶酸、维生素 B_{12} 等多种水溶性维生素的冻干制品，是 TPN 治疗中必不可少的组成部分，用于补充成人和儿童每日对水溶性维生素的需要。

3. 复方脂溶性维生素注射液　含有 4 种脂溶性维生素（A、D_2、E、K_1），可分别满足人体每日对脂溶性维生素的需要，是静脉营养脂溶性维生素的添加剂。

三、全胃肠外营养(TPN)液的组成及优点

(一)TPN 液的组成

1. 水　水占人体的 60%，对维持机体内环境稳定和正常代谢起重要作用。成人每天需水 2000～2500ml，婴幼儿则为成人的 2～5 倍，肾、肺或心功能代偿失调时不能耐受此水量。

2. 葡萄糖　是最常用的碳水化合物，是 TPN 热能的主要来源，主要提供能量和生物合成所需的碳原子，输入体内后有明显省氮效果。

3. 氨基酸　为 TPN 的氮源。向机体内直接注入完整的蛋白质，从营养支持角度来说是不可取的，因机体不能耐受异性蛋白质。就是有些机体能耐受的蛋白质，其在机体内的半衰期一般比较长，所以用蛋白质来供给某些患者营养支持的氮源是不现实的。只有水解蛋白液或混合氨基酸输液，才能被机体利用，从而合成机体所需的各种蛋白质。目前临床上多用复方氨基酸液提供生理性静脉蛋白质营养，它由 8 种人体必需氨基酸和 8～10 种非必需氨基酸组成，平衡的氨基酸液更容易为机体利用，某种氨基酸浓度过高，其多余部分将从尿中排出。通常平衡的氨基酸液中必需氨基酸应占总氮量的 40%以上，以满足机体合成蛋白质的需要。

4. 脂肪　是 TPN 中重要的营养物质。以乳剂形式用于临床，含热量高，还可为机体提供必需脂肪酸；无利尿作用，静脉输入后不会从尿和粪中排出，全部被机体利用。脂肪乳剂基本上是等渗液，可用于外周静脉营养，与氨基酸联合应用可提高后者在体内的利用率，减少机体蛋白质的消耗，改善氮平衡。脂肪乳和葡萄糖组成的双能量系统代谢更为有效，具有更佳的省氮效应，为达到氮平衡所消耗的能量相对减少。

5. 维生素　在人体代谢和生理功能上占有重要地位，三大营养成分的正常代谢及某些生化、生理功能都需要各种维生素的参与，处于应激状态的危重患者对维生素的需要量可显著增加。用于 TPN 的维生素制剂有复方水溶性维生素、复方脂溶性维生素等。短期应用 TPN 时，由于体内有储备，脂溶性维生素可不加。联合使用上述两种维生素可满足全静脉营养患者维持机体健康和正常代谢进行的特殊需要，可提供完全的平衡的维生素，避免长期全静脉营养期间易产生的维生素缺乏症。

6. 电解质　主要维持血液的酸碱平衡和水盐平衡，维持正常渗透压和机体细胞正常的生理功能，保持机体内环境的恒定，包括 Na^+、K^+、Mg^{2+}、Ca^{2+}、PO_4^{3-}、Cl^-，值得强调的是电解质的每天补给量不是固定不变的，应视疾病情况及血、尿定期检测结果予以调整。在这些电解质中，磷的补充不可忽视。它是细胞内的主要阴离子，是缓冲系统的一部分，参与 ATP 能量储存、细胞膜组成、红细胞 2,3-磷酸葡萄糖转移酶的氧转运系统，是促进合成代谢的重要元素。无机磷在配制中与 Mg^{2+}、Ca^{2+} 易形成沉淀，

所以一般不用，而使用有机磷制剂，如甘油磷酸钠注射液，可避免沉淀产生，用于配制TPN液安全而可靠。

7. 微量元素　具有重要的生理功能，长期应用TPN会发生微量元素的缺乏，应及时补充。最常用的微量元素制剂有复合微量元素注射液等。

能量及电解质推荐量见表41-1。

表41-1　全胃肠外营养输液推荐的能量和电解质需要量

成分	成人每日供应量/kg^{-1}			新生儿与婴儿每日供应量/kg^{-1}		
	基本	中等应激	高度应激	基本	中等应激	高度应激
水/ml	30	50	100～150	100～200	125	125～150
能量/kJ	125	146～167	209～251	376～502	523	523～627
氨基酸/g	0.7	1.5～2	3～3.5	2.5	3.5	4
含氮/g	0.09	0.2～0.3	0.4～0.5	0.3	0.45	0.5
葡萄糖/g	2	5	7	12～13	18～25	25～30
脂肪/g	2	3	3～4	4	4～6	6
钠/mmol	1～1.4	2～3	3～4	1～2.5	3～4	4～5
钾/mmol	0.7～0.9	2	3～4	2	2～3	4～5
钙/mmol	0.11	0.15	0.2	0.5	1	1.5～2
镁/mmol	0.04	0.15～0.2	0.3～0.4	0.15	0.15～0.5	1
磷/mmol	0.15	0.4	0.6～1	0.4～0.8	1.3～1.5	2.5～3.0
氯/mmol	0.3～1.9	2～3	3～4	2～4	3～4	4～6

（二）TPN的优点

1. 各种营养成分同时均匀输入，有利于机体更好地代谢与利用。

2. 避免了采用传统多瓶输注时出现在某段时间某种营养剂输入较多而另一种（些）营养剂输入较少甚至未输入的不均匀现象。由于高渗葡萄糖和脂肪乳在其中均被稀释，减少甚至避免它们单独输注时可能发生的不良反应和并发症。

3. 溶液稳定性好，便于配制规范化及标准化。

4. 一次性使用静脉营养输液袋（简称静脉营养输液袋）皮薄质软，在大气挤压下随着液体的排空逐渐闭合，无空气进入袋内，降低气栓发生，减少营养液的污染机会。

5. 基本上是"一日一袋式"的输液方法，不必像传统多瓶输液时需要更换输液瓶，因此减轻了护理工作，减少了配制时间，简化了输液设备。

第二节　全胃肠外营养液的合理配置

肠外营养支持是临床医学实践和医学观念不断进步的结果，已广泛应用于临床实践中，取得了较好的效果，挽救了大量肠功能衰竭及危重患者的生命。临床上，在实施肠外营养支持时，为使输入的营养物质在体内获得更好的代谢与利用，宜将各种营养

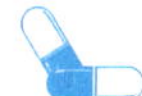

剂混合后输注，尤其是氨基酸应和能源物质同时输入体内，作为前者合成蛋白质的供能物质。

一、配制人员要求

1. 具备良好素质　应具备高度的责任心和良好的心理素质。TPN液配制工作要求高、工作量大、复杂，在层流室封闭的工作环境中独立工作易发生情绪变化，甚至自作主张删繁就简，会造成重要技术细节上或无菌环节上的疏忽。因此，要不断加强配制人员职业道德教育，培养其良好的品德和职业习惯。

2. 必须经过严格的TPN液配制训练　TPN液配制工作专业技术性强、要求高，配制人员必须接受严格的专业技能培训。培训内容包括TPN液及肠内营养液配制前的物品准备与要求、TPN液的配制方法、配制中的无菌技术操作、配伍禁忌及注意事项、营养液的保存与质量检查、保持层流室洁净度的管理方法与要求及各种细菌检测方法等。

3. 掌握各种营养制剂的配伍知识及混合方法，熟悉各种成分溶解度情况。

4. 必须严格执行操作规范。

二、配制前的准备

TPN应该在100级的层流台内用无菌技术配制。配制人员进入缓冲室时应按规定进行更衣（戴帽子和口罩、换鞋等）和洗手；配制前将所用药品、输液袋等准备齐全，避免因多次走动而增加它们被污染的机会；用75%乙醇消毒工作台面及输液瓶；严格检查静脉营养输液袋的有效期、外包装、输液袋、输液管道是否密闭及有无破损。

三、配制顺序及注意事项

（一）配置顺序

按医嘱或营养配方单准备好药品，逐一核对各药品，杜绝备药错误；电解质、微量元素加到葡萄糖液（氨基酸）中，电解质也可加入0.9%氯化钠注射液或葡萄糖氯化钠注射液中；将磷酸盐加入另一瓶氨基酸液或高浓度葡萄糖中；用脂溶性维生素溶解水溶性维生素后加入脂肪乳剂中；先将氨基酸、再将除脂肪乳剂之外的其他液体经配套的输液管灌入3升袋内混合，检查3升袋内有无浑浊、异物、变色以及沉淀生成；最后将脂肪乳剂灌入3升袋中；应不间断地一次完成混合、充袋，并不断轻摇3升袋，使所有药品混合均匀，充袋完毕时尽量挤出袋中存留的空气；配液管在接头处拔开，把连接输液袋的管口封闭。

（二）注意事项

1. 药物浓度

（1）Na^+ < 100mmol/L，1L液体中最多只能加6支10% NaCl，静脉营养输液袋中有1瓶500ml的5%葡萄糖氯化钠液，最多加1.5支10%NaCL。

（2）K^+ < 50mmol/L，1L液体中最多只能加3.5支10% KCl。

（3）Mg^{2+} < 3.4mmol/L，1L液体中最多只能加3ml 25% $MgSO_4$。

（4）Ca^{2+} < 1.7mmol/L，1L液体中最多只能加5ml 10%葡萄糖酸钙。

（5）葡萄糖、氨基酸的最佳比例为1∶1或1∶2。

（6）混合液中葡萄糖的最终浓度应<25%，有利于混合液的稳定。

(7)不推荐常规加入胰岛素，如必须加入按照10g葡萄糖:1U胰岛素加入。

2.保存

(1)避光：不加脂肪乳剂的静脉营养输液袋尤其要注意避光。

(2)TPN最好是现配现用，添加了维生素与微量元素的TPN应在24h内输注完毕，不能立即输注的要置于4℃保存。

(3)钙剂和磷酸盐、钙剂与镁剂不可加入到同一载体中，以免出现沉淀。

3.其他

(1)钙剂和磷酸盐、钙剂与镁剂不可加入同一载体中，以免出现沉淀。故在加入氨基酸和葡萄糖混合液后，肉眼检查一下袋内有无沉淀生成，待确认无沉淀后再加入脂肪乳液体。

(2)由于脂肪乳粒表面磷脂带负电荷，电解质中一价或二价离子与之结合并中和，致使颗粒聚集或合并，乳剂破坏。因此在配制时，不宜将电解质、微量元素液与脂肪乳剂直接相混。

(3)TPN中应有足量的氨基酸液，TPN中不宜加入其他药物。

(4)若静脉营养输液袋内不加脂肪乳的，则不能使用脂溶性维生素。

(5)所有的配置操作均应在水平层流工作台上进行，并严格按照无菌操作技术操作。

(6)肠外营养的输注途径：营养液的渗透压≤900mosm/L可通过外周静脉输注，而>900mosm/L则应通过中心静脉输注。

四、全胃肠外营养的稳定性

1.脂肪乳剂　由三酰甘油、磷脂、甘油及水组成，其稳定性由机械和静电排斥力维持。因同一磷脂分子具有亲水和疏水两极，故能在脂肪颗粒周围形成薄膜，构成机械屏障，使脂肪颗粒之间互相分隔。温度升高、pH值降低及加入电解质等多种因素可通过降低脂肪颗粒表面的负电位而减弱其相互之间的排斥力，增加凝聚机会。

2.葡萄糖液　为酸性液体，其pH值为3.5～5.5，而脂肪乳剂的pH值在8左右，故不能直接与脂肪乳剂混合，否则会因pH值的急速下降而破坏脂肪乳剂的稳定性。

3.氨基酸液　氨基酸分子因其结构特点能接受或释放H^+，形成正或负分子，因而具缓冲和调节pH的作用。在较氨基酸等电点高的pH环境中，氨基酸分子带负电荷；反之，带正电荷。氨基酸量越多，缓冲能力越强，故TPN中应有较高浓度的氨基酸，其液量通常不要少于葡萄糖液量。

4.电解质　TPN中电解质的阳离子达一定浓度时，可中和脂粒表面的负电荷，减除其相互间的排斥力，促使脂粒凝聚。为保持TPN液的稳定性，其配方中电解质的含量应有限制。

5.维生素　如维生素A和维生素B_2遇到紫外线会降解，遇到空气会发生氧化；维生素C降解后与钙发生反应形成不稳定的草酸钙；维生素A可被容器或输液装置吸收。据报道，脂肪乳剂有保护某些维生素免受因紫外线照射而发生降解的作用。

6.微量元素　已有研究表明，微量元素制剂在营养液中经高温或冷冻24h后仍可保持稳定。

7.贮存温度和时间　有研究发现，TPN液在室温(22～25℃)下36h内完全稳定，但在室温下48h或35℃下12h后脂粒开始聚集和融合；在4℃下冷藏7d，再于室温下放置48h，则出现脂肪微粒破坏，故配好的TPN液在室温条件下24h内使用是安全有

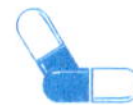

效的。

8.储液袋　贮存 TPN 液的 PVC 袋可释放出增塑剂 DEHP(diethylhexy phthalate)，它对脂肪微粒有破坏作用，其释放量与 TPN 液的贮存温度、时间及其中脂质的含量呈正相关。在室温 24h 内，DEHP 的释出量极少，不致引起有害作用。如采用 EVA 储液袋，则无 DEHP 的释出，故对脂肪乳剂的稳定性无影响。

习题 41

常用制剂与用法

氨基酸型肠内营养剂　粉剂：80.4g(1 袋)。成人常用量：管饲连续滴入，第 1 天先用 80.4g 化水 400ml，1 小时 20ml，根据患者的消化道情况逐日增量至维持 1 日 5～6 袋。口服，80.4g 化水 400ml 再加入 1 袋调味剂，1 小时 50ml。一般口服只能到达 2 袋，很难达到全量。

短肽型肠内营养混悬液　混悬剂：500ml(1 瓶)。一般患者，每天给予 2000kcal(4 瓶)。高代谢患者(烧伤、多发性创伤)，每天可用至 2500kcal(5 瓶)。对初次胃肠道喂养的患者，剂量最好从每天 1000kcal(2 瓶)开始，在 2～3d 内逐步增加至需要量。

短肽型肠内营养粉　粉剂：126g(1 袋)(500kcal)。先用 500ml 温开水溶解 126g(1 袋)，用法用量同短肽型肠内营养混悬液。

护考模拟 41

平衡型整蛋白肠内营养乳　乳剂：500ml(1 瓶)。通过管饲或口服使用，推荐剂量为按 20ml(20kcal)/(kg・d)，平均剂量为 1500ml/d(1500kcal)。管饲给药时，应逐渐增加给药速度，第 1 天的速度约为 20ml/h，以后逐日增量至 125ml/h。

平衡型整蛋白肠内营养粉　粉剂：400g(1 瓶)，320g(1 瓶)。通过管饲或口服使用，一般患者，每天给予 1500～2000kcal。高代谢患者(烧伤、多发性创伤)，每天可用至 2500kcal 以上。

平衡型整蛋白肠内营养混悬液　混悬剂：500ml(375，500，750kcal)(1 瓶)。用法用量同平衡型整蛋白肠内营养粉。

复方氨基酸注射剂(18AA)　注射剂：500ml(25g)，250ml(12.5g)。5%，静脉滴注，每次 250～500ml；12%，静脉缓慢滴注，每次 250ml，滴速为每分钟 20～30 滴。

脂肪乳注射液($C_{14\sim24}$)　针剂：10% 500 ml；20% 250 ml。常用量每日 10% 500ml 或 20% 250ml，缓慢输入，3～4h 滴完。

思政学堂 41

复合微量元素　针剂：10ml。成年人：10ml/d。体重＞15kg 儿童：0.1ml/(kg・d)。本品 10ml 可加入复方氨基酸注射液或 5%～50% 葡萄糖注射液 500ml 内 6～8h 输注。

复方水溶性维生素　针剂。成年人及体重＞10kg 儿童：每日 1 瓶，静脉滴注。新生儿及体重＜10kg 小儿：每日 0.1 瓶，静脉滴注。

复方脂溶性维生素　针剂：10ml。成人及＞11 岁小儿：10ml 加入脂肪乳注射液 500ml，24h 内滴完。＜11 岁及婴儿：每日 1ml/kg，每日剂量不超过 10ml。

思考题

1.试述全胃肠外营养(TPN)液配制前的准备及配制顺序。

2.简述肠内营养药及全胃肠外营养液的组成。

（吴光亮）

课件 42

知识导图 42

第四十二章　维生素类

知识目标：熟悉维生素 B_1、维生素 B_2、维生素 B_6、维生素 C、维生素 D 的作用、应用、主要不良反应及用药护理；了解维生素类的分类、代表药物及主要适应证。

技能目标：学会观察维生素使用过量引起的不良反应并能采取防治措施。

素质目标：敬佑生命和协调合作的职业素养。

维生素（vitamin），又名维他命，是维持机体正常代谢和生理功能所必需的小分子有机物质，大多数以辅酶或辅酶的组成分子形式参与机体的新陈代谢，在生长、发育过程中起着重要作用。目前发现的维生素超过六十种，大多已能人工合成，但目前被公认的只有 14 种。根据溶解性的不同，维生素可分为水溶性和脂溶性两大类。维生素主要从食物中获得，少数在体内合成，若其来源不足、吸收利用障碍或需要量增加时，均会产生维生素缺乏症。临床主要用于各种维生素缺乏症的防治及作为某些疾病的辅助用药，但如滥用维生素有时有害无益。

第一节　水溶性维生素

【案例 42-1】

男，45 岁，记忆力下降 1 月，头晕、复视、走路不稳、精神障碍 2d 入院，患者既往有饮酒史 14 年，平常每日饮啤酒 8 瓶。查体：意识清晰，精神萎靡不振，回答不切题。双眼球向上注视时可见眼震，并伴有复视。指鼻试验正常，站立不能。左半身痛温觉、振动觉稍减退，膝腱反射正常，双侧巴氏征、查多克征阴性，颈软，脑膜刺激征阴性。临床查维生素 B_1 明显降低，约为正常的 26%。电子胃镜示：贲门血管畸形、糜烂性胃炎、十二指肠球炎。颅脑核磁共振成像（MRI）示：双侧脑室后角旁及右侧额叶点状缺血灶，脑萎缩。T2 加权成像（T2WI）及 T2 液体衰减反转恢复序列像（T2FLAIR）双侧丘脑内侧、尾状核头部及中央导水管周围信号略增高，舒张期做功指数（DWI）呈略高信号，符合 Wernicke 脑病改变。初步诊断为 Wernicke 脑病。请问：该病例发生 Wernicke 脑病的原因？应如何处理？

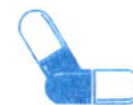

常用的水溶性维生素有维生素 B_1、维生素 B_2、维生素 B_6、维生素 C、烟酸和烟酰胺、叶酸和维生素 B_{12} 等。由于溶于水，容易从尿中排出，在体内无一定贮存，因此必须经常由膳食供应，当体内缺乏这类维生素时症状出现较快；中毒现象发生很少。

维生素 B_1（vitamin B_1，硫胺素）

天然维生素 B_1 主要存在于种子外皮和胚芽中，米糠、豆类中含量最为丰富，药用者为人工合成品。

【体内过程】 维生素 B_1 口服小剂量（≤5mg）易被吸收，肌内注射亦能快速吸收，$t_{1/2}$ 为 0.35h。吸收后在体内广泛分布，主要在肝及脑组织中经特定的生物酶转化为活性形式焦磷酸硫胺素（thiamine pyrophosphate，TPP），以原型或代谢产物形式经尿液排出。如 24h 尿中维生素 B_1 低于 100μg 或血中游离维生素 B_1 低于 5μg/L，则提示不足或缺乏。

42-1-1 微课：维生素

【作用】

1. 抑制胆碱酯酶活性　维生素 B_1 能抑制胆碱酯酶的活性，缺乏时胆碱酯酶活性加强，乙酰胆碱水解加速，导致神经冲动传导障碍，对消化系统和心血管系统功能产生影响。

2. 参与糖代谢　维生素 B_1 是 α-酮酸氧化脱羧酶系的辅酶，是碳水化合物代谢时所必需的辅酶，缺乏时可使氧化代谢受阻导致丙酮酸及乳酸堆积，影响机体能量供应。轻度缺乏会影响糖代谢，引起厌食、体力下降、疲劳、急躁、抑郁、生长迟缓等；严重缺乏时则可引起多种神经炎症，如脚气病。

【应用】 主要用于防治维生素 B_1 缺乏症（脚气病、Wernicke 脑病），也常用作全身感染、高热、周围神经炎、小儿麻痹后遗症及小儿遗尿症、心肌炎、食欲不振、消化不良等疾病的辅助治疗。对解除某些抗生素如链霉素和庆大霉素引起的听觉障碍有一定作用。

【不良反应及用药护理】 毒性低，极少产生副反应。胃肠外给药可能出现变态反应，患者出现吞咽困难，皮肤瘙痒，面、唇、眼睑水肿，喘鸣等症状。静脉注射可致过敏性休克，应在注射前将其 10 倍稀释后取 0.1ml 做皮试。维生素 B_1 在酸性环境中稳定，在碱性环境中易分解变性，因此不宜与碱性药物配伍。

其他维生素 B_1 类药还有丙舒硫胺（prosultiamine）和呋喃硫胺（fursultiamine）。丙舒硫胺口服吸收较维生素 B_1 好，与组织亲和力高，不易被分解，作用强而持久。临产孕妇大量注射可引起出血不止，因毒性较大，现已少用。

42-1-2 相关知识：脚气病与脚气

维生素 B_2（vitamin B_2，核黄素）

维生素 B_2 分布广泛，大豆、牛奶、蛋黄、肝、肾、心等脏器及干酵母中含量丰富。

【体内过程】 口服主要在十二指肠吸收，分布广泛，$t_{1/2}$ 为 1～1.5h。食物中的维生素 B_2 在小肠黏膜的黄素激酶的催化下转化为辅酶黄素单核苷酸（flavin mononucleotide，FMN）后被吸收，进入机体细胞，FMN 进一步在焦磷酸化酶的作用下形成黄素腺嘌呤二核苷酸（flavin adenine dinucleotide，FAD），FMN 和 FAD 均为维生素 B_2 的活性形式。维生素 B_2 能穿过胎盘屏障，经肾、乳汁排泄。

【作用】 维生素 B_2 的两种活性成分 FMN 和 FAD 是氧化还原反应中黄素酶类的辅酶，参与细胞的氧化还原反应。其主要的生理功能有：①参与糖、蛋白质、脂肪和核酸的代谢，提高蛋白利用率，促进生长发育；②参与细胞的生长代谢，帮助组织生长及修复；③保护皮肤毛囊黏膜及皮脂腺的功能；④使色氨酸转换为烟酸，可能与维持红细胞的完整性有关。缺乏时，可出现以口角炎、唇干裂、舌炎、角膜炎、视神经炎、阴囊炎及脂溢性皮炎为特征的综合征。

【应用】 用于防止口角炎、舌炎、阴囊炎、结膜炎、脂溢性皮炎等维生素 B_2 缺乏征，也可用于治疗难治性低血色素性贫血，常与其他 B 族维生素合用。

【不良反应及用药护理】 肾功能正常情况下几乎不产生毒性。大量应用时尿呈黄色。长期使用吩噻嗪类或三环类抗抑郁药的患者，需增加维生素 B_2 的摄入量。宜在进食时或食后服用。对光敏感，宜避光保存，食物过度暴露在阳光下可能导致部分维生素 B_2 的损失；在酸性环境下稳定，遇碱易被破坏，不宜与碱性药物配伍。

其他维生素 B_2 类药还有核黄素月桂酸酯（riboflavin laurate），为长效维生素 B_2 注射剂。

维生素 B_6（vitamin B_6，盐酸吡哆辛）

维生素 B_6 又称吡哆素，广泛存在于种子、谷类、肝和绿叶蔬菜中，人体肠道菌群可合成，故少见其缺乏症。天然维生素 B_6 包括吡哆醛、吡哆胺和吡哆醇，三者可互相转化，在体内以磷酸酯形式存在，磷酸吡哆醛和磷酸吡哆胺是其活性形式。它们均对光和碱性敏感，高温下迅速分解。

【体内过程】 维生素 B_6 易被胃肠道吸收，与血浆蛋白不结合，磷酸吡哆醛与血浆蛋白完全结合，$t_{1/2}$ 为 15～20d，主要以 4-吡哆酸的形式经尿液排出。若 24h 尿中的 4-吡哆酸含量低于 0.5mg，提示维生素 B_6 不足。

【作用】 维生素 B_6 是转氨酶、脱羧酶、脱硫酶的辅酶，主要参与氨基酸的代谢，也参与碳水化合物、脂肪代谢及中枢性递质的合成。

1. 参与 γ-氨基丁酸的合成　缺乏时，γ-氨基丁酸合成减少，引起中枢兴奋症状。

2. 参与 5-羟色胺的形成　5-羟色胺与睡眠、精神、思维等生理过程有关。缺乏时或异烟肼过量引起的失眠、兴奋、激动等与此有关。

3. 参与脂肪代谢　磷酸吡哆醛参与亚油酸转变为花生四烯酸过程。缺乏时，易出现动脉粥样硬化。

【应用】

1. 防治因大量或长期服用异烟肼等其他肼类药物引起的周围神经炎、失眠、不安等。
2. 减轻放射线、抗恶性肿瘤药、口服避孕药引起的恶心、呕吐或妊娠呕吐等。
3. 治疗婴儿惊厥或给孕妇服用以预防婴儿惊厥。
4. 与烟酸或烟酰胺合用，治疗癞皮病。
5. 用于贫血和粒细胞减少症。
6. 局部涂搽治疗痤疮、酒糟鼻和脂溢性湿疹等。
7. 辅助治疗动脉粥样硬化和肝炎。

【不良反应及用药护理】 长期大量应用可引起严重神经感觉异常，进行性步态不稳至足麻木、手不灵活。如静脉注射剂量过大（每次 200～250mg）可引起变态反应甚至过敏性休克。若服用 200mg/d，持续 30d 以上，可致新生儿产生维生素 B_6 依赖综合征。维生素 B_6 为脱羧酶辅酶，可影响左旋多巴治疗帕金森病的疗效，但对卡比多巴的疗效无影响。

其他维生素 B_6 类药还有吡硫醇（pyritinol），为维生素 B_6 的衍生物，临床用于脑震荡综合征、脑外伤后遗症等，亦用于老年性痴呆及神经症。

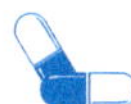

【案例 42-2】

男，1岁，因“双下肢肿胀、反复低热伴进行性面色苍白1个月”于2005年10月入院，无出血倾向，饮食仅为米粉和煮沸牛奶。入院查体：双下肢固定外展体位，双踝关节肿痛，局部皮温升高。X线片显示头颅、脊柱、骨盆、四肢各骨骨质稀疏、密度下降，呈毛玻璃改变，双踝关节及跗骨骨化中心明显透亮，周围呈环状致密影；双肱骨近端及尺桡骨远端、双股骨近端临时钙化带增厚，密度增高，边缘不规则，临时钙化带下方可见横形透亮带，双尺骨临时钙化带远端内侧呈三角状向外突起，双小腿软组织肿胀，双胫骨少许骨膜反应。初步诊断：维生素C缺乏症。给予维生素C 1g，静滴7 d后症状消失。请问：①该病例发生维生素C缺乏症的原因？②维生素C的作用和临床应用是什么？

维生素C(vitamin C，抗坏血酸)

维生素C在绿色蔬菜和新鲜水果中较多，最早用来防治维生素C缺乏症。人体自身不能合成维生素C，需外源性补充，目前药用者多为人工合成品。

42-1-3 知识拓展：维生素C的发现

【体内过程】　胃肠道易吸收，分布广泛，血浆蛋白结合率低，腺体组织内的浓度最高，可透过胎盘屏障。维生素C的血浆浓度随给药剂量的增加而增加，每天剂量达90～150mg后血浆浓度达到稳态。$t_{1/2}$为16d。主要以草酸形式经肾排泄，可经乳汁排泄。

【作用】　维生素C具有很强的还原性，参与抗体、胶原形成和细胞内物质合成，具有广泛的生理功能：

1. 参与物质代谢　参与氨基酸代谢及神经递质、胶原蛋白和组织细胞间质的合成，降低毛细血管通透性。缺乏时，可出现伤口、溃疡不易愈合，骨骼、牙齿易折或脱落，皮下和黏膜等部位出血，称为坏血病。

2. 参与氧化还原反应　①通过递氢作用，降低血脂，阻止致癌物质(亚硝酸胺)生成，降低过氧化脂质及清除自由基，预防心血管疾病；②促进铁的吸收和叶酸还原，将食物和体内的Fe^{3+}还原为Fe^{2+}，促进肠道对铁的吸收，增加血红蛋白合成；使叶酸还原为四氢叶酸，增加DNA的合成。

3. 参与解毒功能　对许多重金属离子如Hg^{+}、Pb^{2+}有络合作用，故具有一定的解毒作用。

4. 提高机体免疫功能　增强巨噬细胞的吞噬能力，促进体液免疫和细胞免疫，提高机体抵抗力。

【应用】

1. 防治坏血病。

2. 补充治疗　用于牙龈出血、各种急慢性传染病、慢性铁中毒和特发性高铁血红蛋白血症、动脉硬化、创伤愈合期、紫癜等的辅助治疗。

3. 治疗克山病所致的心源性休克(大剂量)。

4. 治疗肝硬化、急性肝炎和铅、砷、汞等重金属慢性中毒时造成的肝损伤。

5. 预防肿瘤。

【不良反应及用药护理】

1. 避免长期过量使用，过量应用可引起腹泻、胃酸过多、胃液反流等常见的胃肠道功能紊乱症状，甚至引起溶血致死。

2. 停药反应：长期大量（2～3g/d）应用突然停药易发生坏血病，宜逐渐减量后停药。

3. 维生素 C 代谢物草酸盐从尿中排泄，故其可增加尿中草酸盐浓度。高水平的草酸盐与血液中的钙结合形成草酸钙，可引起泌尿道结石，故高草酸尿症患者慎用。

4. 口服大剂量可妨碍铜、锌等离子的吸收。

5. 大剂量对妊娠与胎儿有不利影响，孕妇用量一般不超过 2g/d。

6. 维生素 C 极不稳定，易被热或氧化剂破坏，应避光保存；不宜与碱性药物（如氨茶碱、碳酸氢钠、谷氨酸钠）、核黄素、维生素 K_3 等配伍。

其他维生素 C 类药还有维丙胺（diisopropylamine ascorbate），别名抗坏血酸二异丙胺，为维生素的胺盐。

第二节　脂溶性维生素

【案例 42-3】

女，1.5 岁。因双下肢疼痛 4d，活动障碍 2d 入院，查体不合作，躯干及双下肢明显抓痕，经反复询问，发现家长为预防婴儿佝偻病，近 5 个月让婴儿大量服用鱼肝油，维生素 A 总摄入量 1510 万 U，确诊为维生素 A 中毒。请问：你从此例中得到什么提示？

常用的脂溶性维生素有维生素 A、维生素 D、维生素 E 和维生素 K 等。它们易溶于脂肪及非极性溶剂，在食物中多与脂质共存，在肠道内可随脂质吸收进入人体并储存。当胆道阻塞，胆汁酸盐缺乏或脂类吸收不良时，脂溶性维生素的吸收也大为减少，甚至会引起缺乏症。当摄入量超过机体需要量时，可在体内，尤其在肝内贮存，故缺乏时症状出现较慢。若长期摄入量过多，则可出现中毒反应。

维生素 A（vitamin A，视黄醇）

维生素 A 包括视黄醇、视黄醛和视黄酸，其中视黄醇的活性最强。自然界中的黄、红色植物（胡萝卜、红辣椒、红薯、黄玉米等）含丰富的类胡萝卜素，如 β-胡萝卜素，为维生素 A 原，进入体内可转化为维生素 A。

42-2-1 相关知识：夜盲症

【体内过程】　食物中的维生素 A 在小肠黏膜细胞内与脂肪酸结合成酯后，掺入乳糜微粒，通过淋巴转运被肝摄取并贮存，当机体需要时向血中释放，经胰酶水解为视黄醇。当血浆中游离的维生素 A 浓度超过蛋白的结合能力时，即发生中毒。维生素 A 不易透过胎盘，少量药物经乳汁排泄。

【作用】

1. 增强视网膜感光力　参与视紫红质的合成，缺乏时视紫红质合成减少，对弱光敏感性降低，在弱光下视物模糊，称为夜盲症。

2. 维持上皮组织结构的完整性和功能　参与糖蛋白合成，缺乏时可引起上皮干燥、增生及角化，如皮脂腺角化，出现丘疹；泪腺细胞角化，泪液分泌减少，眼部干燥，称为眼干燥症。

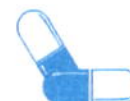

3.促进机体正常生长发育　促进骨细胞的分化，维持成骨细胞及破骨细胞之间的平衡；促进蛋白质、黏多糖及类固醇的合成，缺乏时组织生长发育不良。

4.其他　促进吞噬细胞和淋巴细胞的功能，促进细胞因子的释放，增强机体免疫力；有效抑制氧自由基的活性，保护细胞免受伤害，具有一定的癌症预防作用。

【应用】　主要用于防治维生素A缺乏症，如夜盲症、眼干燥症、角膜软化症、皮肤粗糙角化等，也可用于恶性肿瘤的辅助治疗。

【不良反应及用药护理】　由于维生素A可在肝内贮存，大剂量长期应用可致急性或慢性维生素A中毒，神经系统和消化系统出现症状，表现为复视、眩晕、嗜睡、恶心、呕吐、食欲缺乏、红斑、瘙痒、脱皮等；慢性中毒还可出现颅内压升高，停药后可自行消失。妊娠妇女应避免摄取过量维生素A，以免导致畸胎。氢氧化铝、硫糖铝能干扰维生素A的吸收，与维生素E合用可促进维生素A的吸收与利用。

其他维生素A类药还有维A酸(tretinoin)、异维A酸(isotretinoin)和倍他胡萝卜素(betacarotene)。

维生素D(vitamin D)

维生素D为固醇类衍生物，具有抗佝偻病作用，又称抗佝偻病维生素。维生素D_2(骨化醇、麦角骨化醇或称钙化醇)和维生素D_3(胆钙化醇、胆骨化醇)是其中最重要的两种。维生素D主要存在于肝、奶、蛋黄中，以鱼肝油中含量最丰富。在阳光或紫外线照射下，体内胆固醇可转变为维生素D_3，植物油和酵母中的麦角固醇也可转变为维生素D_2。

【体内过程】　胆汁可帮助维生素D充分吸收。皮下经阳光或紫外线照射转变的维生素D可缓慢渗透入血，可长期贮存在肝、脂肪及肌肉组织，需要时缓慢释放，$t_{1/2}$为19～48h。维生素D及其代谢产物主要经胆汁排泄，也可经乳汁排泄。

【作用】　维生素D无生理活性，需先在肝内转变为25-羟维生素D_2，再在肾内转变成1,25-二羟维生素D_3才具有活性。其主要作用是参与钙、磷代谢：①促进钙、磷在小肠和肾小管的吸收，维持正常稳定的血钙和血磷浓度；②在甲状旁腺素和降钙素的协同下，促进骨钙入血，维持血钙和血磷的平衡；③促使钙沉着于新骨形成部位，促进生长和骨骼钙化，促进牙齿健全。缺乏时，钙、磷吸收减少，表现为低钙血症，低磷血症，可出现手足抽搐和惊厥等；使成骨过程受阻，甚至骨盐再溶解引起儿童佝偻病或成人骨软化症。

42-2-2 相关知识：佝偻病

【应用】　主要用于防治佝偻病、骨软化症、手足抽搐症和龋齿，可用于甲状旁腺功能减退所致低钙血症和老年骨折的辅助治疗，在低磷血症和新生儿低钙血症中也有应用。

【不良反应】　长期大量应用可引起慢性维生素D中毒导致的高钙血症，尿钙增多，软组织异位性钙化，肾脏和心血管系统损害。早期表现为：食欲不振，乏力、口内有金属味、恶心、呕吐、便秘、腹泻、持续性头痛等；晚期表现为：骨痛、尿浑浊、夜间多尿、惊厥、高血压、心律失常、眼对光刺激的敏感度增加、皮肤瘙痒、肌痛、严重腹绞痛、体重下降等，治疗中需高度警惕以上症状。

【用药护理】　①高钙血症、维生素D增多症患者禁用，动脉硬化、心功能不全、高胆固醇血症、高磷血症、婴儿、肾损害或结石的患者慎用；②个体对维生素D的耐受性有差别，儿童、高钙血症及孕妇对其毒性反应敏感性较高，应注意调整剂量；③出现毒性症状时，应立即停药，采用低钙饮食，适当补充钠、钾、镁，使用利尿剂加速尿钙排泄。

其他维生素D类药有鱼肝油丸，阿法骨化醇和胆维丁乳等。

维生素 E(vitamin E,生育酚,产妊酚)

维生素 E 广泛存在于麦胚油、豆油、玉米油中。易被紫外线和氧化剂破坏,应避光密闭保存于阴凉处。

【体内过程】 肠道易吸收,体内分布广泛,主要经胆汁排泄。维生素 E 的每日生理量为 10～30mg,因食物中含量丰富,吸收较好,故尚未发现维生素 E 缺乏症。

【作用】

1. 抗氧化作用　能抑制不饱和脂肪酸的氧化,减少过氧化脂质的形成以及对机体生物膜的损害,有抗衰老、抗癌及防止动脉粥样硬化作用。

2. 维持和促进生殖功能　使促性腺激素分泌增加,促进精子生成和运动,增加卵泡生长和孕酮的分泌。

3. 参与多种酶活动　增强微粒体中混合功能氧化酶的活性,抑制脱氧核糖核酸等分解酶系统,并对含巯基酶有保护作用。

4. 其他　维持毛细血管的正常通透性,增加血流量,修复血管壁损伤后的瘢痕,抑制血小板聚集,防止血栓形成;维持骨骼肌、心肌和平滑肌的正常结构和功能。

【应用】 主要用于习惯性流产、先兆流产、月经失调、不育症、进行性肌营养不良、早产儿溶血性贫血等的治疗。还可用于防治血栓形成、抗衰老、调节脑功能等。

【不良反应及用药护理】

1. 大剂量可引起胃肠功能障碍、头痛、视力模糊、性功能障碍及出血倾向。对于维生素 K 缺乏或使用香豆素类药物的患者,维生素 E 可导致出血,应慎重用药。

2. 长期(6 个月以上)应用,易引起血小板聚集和血栓形成;每日用量超过 400mg,疗程超过 1 年,特别是与雌激素合用时,诱发血栓性静脉炎的机会增多。长期服用,1 日量最好不超过 200mg。

3. 考来烯胺、考来替泊、矿物油以及硫糖铝等药物可干扰维生素 E 的吸收。

用药护理小结

【用药前沟通】

1. 明确用药目的　维持机体正常的代谢和生理功能,主要用于防治各种维生素缺乏引起的相应症状。

2. 掌握基本资料　①了解患者的一般机体状况:了解患者是否处于妊娠期、生长期等需求量大的特殊时期;询问患者是否患有引起维生素缺乏的原发病,是否正在服用容易引起维生素缺乏的药物,如异烟肼和肼屈嗪。②询问患者的既往史:了解患者是否曾经注射过维生素类药,治疗效果如何,是否对维生素过敏;了解患者是否患有高钙血症、肾结石,肾功能是否正常等。③了解患者的生活习性:饮食习惯是否合理,每天的维生素摄入量是否充足合理,是否经常晒太阳等。

3. 用药知识教育　首先向患者或其家属宣教食物是补充维生素的主要来源,鼓励患者采用正确合理的膳食结构;告知患者药用维生素虽毒性低,但也可发生一定的副作用,甚至严重的毒性反应,不能长期过量摄取。

【用药后护理】

1. 用药方法

(1)药物配制:维生素类药性质多不稳定,对酸碱、热和光等因素敏感,应用时临时配制,必要时采用棕色瓶配制以避光,尽量少采用静脉注射以减少变态反应的发生。

(2)药物配伍:①不耐碱的维生素如维生素 B_2 不宜与碱性药物如碳酸氢钠合用;

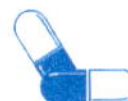

维生素 C 容易与重金属离子发生螯合作用而失去药效，影响其他金属离子的吸收；②注意合用药物之间的相互作用，合用时可影响维生素吸收或代谢的药物，如抗酸药、异烟肼及肝药酶诱导剂苯巴比妥等；③维生素类药可以影响其他许多药物的作用，如维生素 B_6 与左旋多巴合用，会降低左旋多巴的药效；与华法林或肝素合用，会引起凝血酶原时间缩短。

2. 药效观察

(1)大剂量应用维生素时，注意观察患者神经症状，若出现神经感觉异常，则应及时调整剂量或停药。

(2)大剂量应用维生素 B_2 时，测定尿酸浓度可呈假性增高，尿胆原可呈假阳性。

(3)应用维生素 D 时，应注意检查血清尿素氮、肌酐和肌酐清除率、血清碱性磷酸酶、血磷、24h 尿钙、尿钙与肌酐的比值、血钙(用治疗量时应定期做监测，维持血钙浓度为 2～2.50mmol/L)以及骨 X 线检查等。

3. 不良反应防治措施

(1)胃肠道反应：饭后服用维生素类药可减轻此类副作用。为避免餐后碱潮，不耐碱维生素可在饭后 1h 服用。

(2)急慢性中毒：一般发现后及时调整剂量或停药即可逐渐消除。为防止维生素 C 大剂量使用时突然停药导致停药后维生素 C 缺乏症，宜逐渐减药后停量。

常用制剂与用法

维生素 B_1　片剂：5，10mg。每次 5～10mg，3 次/d。注射剂：50mg(2ml)，100mg(2ml)。肌内注射，成人每次 50～100mg，3 次/d，症状改善后口服。儿童每次 10～25mg，症状改善后口服。

丙舒硫胺　片剂：5mg。口服，每次 5～10mg，每天 3 次；注射剂：肌内注射或静脉注射，每天5～10mg。

呋喃硫胺　片剂：25mg。口服，每天 25～50mg，3 次/d；注射剂：20mg(2ml)。肌内注射，每天 20～40mg。

维生素 B_2　片剂：5，10mg。每次 5～10mg，每天 10～35mg，数日后减为补充膳食所需量，每天 1～4mg。注射剂：1mg(2ml)，5mg(2ml)，10mg(2ml)。皮下注射或肌内注射每次5～10mg，1 次/d，连用数周。

核黄素月桂酸酯　注射剂：150mg(1ml)。肌内注射，每次 150mg，每 2～3 个月一次。

维生素 B_6　片剂：10mg。维生素 B_6 依赖综合征：开始 30～600mg/d，维持量 50mg，终身服用。药物引起维生素 B_6 缺少治疗：50～200mg/d，共 3 周，然后 25～100mg/d。注射剂：25mg(1ml)，50mg(1ml)，100mg(2ml)。皮下注射、肌内或静脉注射：每次 50mg～100mg，1 次/d。异烟肼中毒解毒：每 1g 异烟肼应用维生素 B_6 1g，静脉注射。

维生素 C　片剂：25，50，100，500，1000mg。维生素 C 缺乏症：口服：每次 50～100mg，2～3 次/d。注射剂：0.1g(2ml)，0.25g(2ml)，0.5g(5ml)，2g(10ml)，25g(20ml)。肌内或静脉注射，成人每次 100～250mg，1～3 次/d。

维生素 A　胶丸剂：2.5 万 U。轻度维生素 A 缺乏症：3 万～5 万 U/d，2～3 次/d，症状改善后减量。注射剂：25000U(0.5ml)；25000U(1ml)。小儿维生素 A 缺乏：肌内注射，每次 2.5 万～5 万 U，1 次/d，至症状体征好转。

维 A 酸　片剂：5，10，20mg。口服：2～3 次/d，10mg/次。软膏：0.1%，0.05%，

习题 42

护考模拟 42

思政学堂 42

清洁皮肤后涂药 1 次，或遵医嘱。

异维 A 酸　胶丸：10mg。口服，开始剂量为每日 0.5mg/(kg · d)，2 次/d，治疗 2～4 周后可根据临床效果及不良反应酌情调整剂量，6～8 周为 1 疗程。

倍他胡萝卜素　胶丸：15mg。每次 60mg(4 粒)，3 次/d。

维生素 D_2　片剂：0.125mg(5000U)，0.25mg(10000U)。维生素 D 依赖性佝偻病：成人口服 0.25mg～1.5mg/d，最高量 12.5mg/d。注射剂：5mg(1ml)，10mg(1ml)。肌内注射，每次 7.5～15mg，病情严重者可于 2～4 周后重复注射 1 次。

阿法骨化醇　胶囊剂：0.25mg。口服，骨质疏松症患者初始剂量为 0.5μg/d，维持量为 0.25～0.5μg/d。

鱼肝油丸　胶丸：每丸含维生素 A 3000U(或 5000U)、维生素 D 300U(或 500U)。口服，每次 1～3 丸，3 次/d。

维生素 E　胶丸：10，50，100mg。每次 10～100mg，2～3 次/d。注射剂：5mg(1ml)，50mg(1ml)。肌内注射，每次 5～50mg，1 次/d。

思考题

1. 试述维生素 C 和维生素 D 的作用与应用，如何合理应用？
2. 维生素是营养药吗？

（孙明振）

附　录

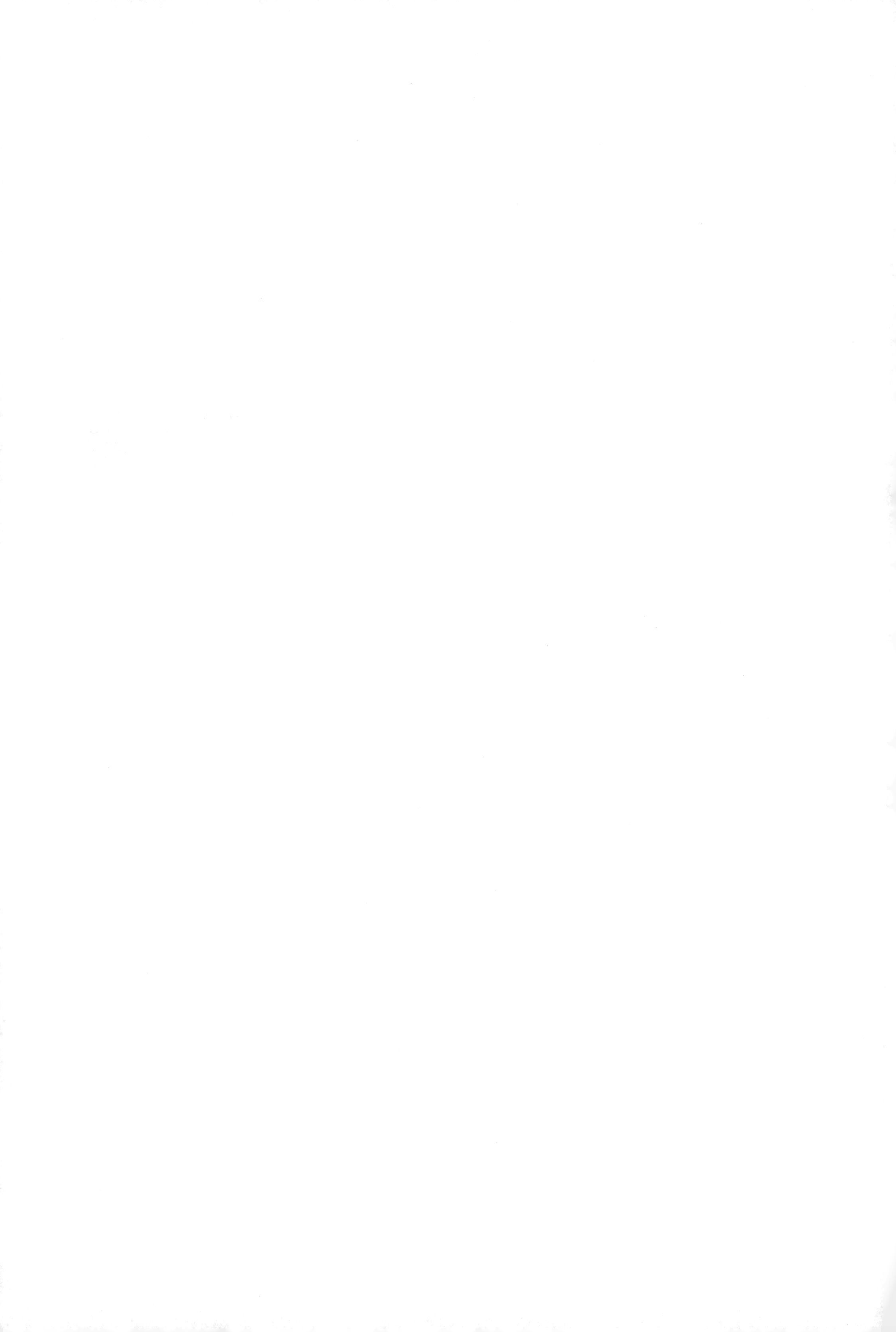

用药护理实训教程

第一部分　基本技能训练模块

实训一　执行处方及医嘱技能的训练

【目的】　通过模拟训练，培养学生正确执行处方、医嘱的能力，掌握执行处方、医嘱的药物调配、注意事项；培养严谨的工作作风和协作精神。

【材料】　药柜一个、备用处方和医嘱若干(可由教师拟定，也可从临床挑选，医嘱所需药物数量视分组情况而定)及常用药物静脉输液配伍表等。

【方法】　①学生分组，将备用处方、医嘱分配到各组；②学生根据处方、医嘱内容，准备所需药品及其他物品；③准备好后即举手示意，教师随时到现场进行检查、提问及讲评；④教师检查完后，各组间进行不同处方、医嘱内容的交换训练，要求根据药物静脉输液配伍表对处方中药物的输液配伍合理性做出解释；⑤教师抽查实训结果，宣布具体医嘱，请学生扮演护士、患者角色进行模拟操作训练。

【结果】　记录实训结果。

【讨论】　讨论分析实训结果。

【思考题】　护士在执行医嘱时的注意事项有哪些？

实训二　护理常用药物的调配及输液计算训练

【目的】　通过常用药物调配实际操作训练，学会药物溶液配制的基本方法，观察溶媒对药物溶解度的影响；理解溶媒合理选择的重要性。

【材料】　50ml 量杯 2 个，玻棒 2 支及 5ml 注射器 3 支，95％乙醇、蒸馏水、5％和50％的葡萄糖溶液、乳糖酸红霉素粉针剂、生理盐水及注射用水等。

【方法】　将乳糖酸红霉素 3 瓶编号为 1，2，3，然后将生理盐水、5％葡萄糖溶液、注射用水各 5ml，分别加入 1，2，3 号瓶内，充分混合后，观察溶解情况有何区别。

【结果】　将不同溶媒对乳糖酸红霉素溶解度影响的结果填在附表 1 中。

附表 1　不同溶媒对乳糖酸红霉素溶解度影响

红霉素瓶号	溶　媒	溶解情况	配伍禁忌	
			有	无
1	生理盐水			
2	5%葡萄糖稀释			
3	注射用水			

【讨论】 对以上结果进行分析讨论。

【结论】 归纳结论。

【思考题】 列举溶媒影响药物稳定性的例子。

附：

1. 药物溶液配制

(1)现欲配制 75%乙醇 50ml，需 95%乙醇和蒸馏水各多少毫升？

根据 $C_1V_1=C_2V_2$，取 50ml 量杯 1 个，倒入 95%乙醇 39.5ml，然后加蒸馏水至 50ml，搅拌后即成。

(2)现有 5%葡萄糖溶液 250ml，欲配成 10%的浓度，需加 50%葡萄糖溶液多少毫升？

根据十字交叉法：

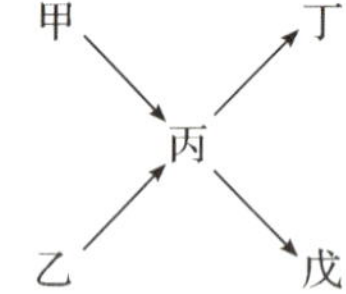

甲—甲液浓度
乙—乙液浓度
丙—欲配浓度
丁—乙丙之差
戊—甲丙之差
丁：戊=甲液体积：乙液体积

量取 50%葡萄糖溶液 31.25ml，加至 250ml 5%葡萄糖溶液中，混合，搅拌后即成。

2. 输液计算训练

(1)按医嘱规定 250ml 溶液需在 6h 内输完，计算每分钟滴速应多少？

(2)现将多巴胺注射剂 20mg 溶于 5%葡萄糖溶液 200ml 中静脉滴注，要求开始时多巴胺用量控制在 100μg/min，问每分钟滴速应多少(假定输液管规格为 20 滴/ml)？

实训三　全胃肠外营养(TPN)的合理配置

【目的】 通过实际操作训练，培养学生正确按医嘱配置 TPN 的能力；初步学会 TPN 的调配顺序；熟悉调配 TPN 需要注意点；培养无菌操作能力。

【材料】 3 组 TPN 处方、1 份 TPN 处方所需药品、75%乙醇、一次性使用静脉营养输液袋 3 只、一次性针筒(20ml/30ml)若干只、砂轮 3 只、无菌手套 3 副、艾力司 3 把、消毒棉球、一次性口罩、一次性帽子、一次性鞋套及无菌衣等。

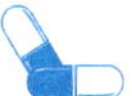

附表 2 全胃肠外营养制剂(TPN)1 号——用于一般分解代谢

	液体量/ml	非蛋白热卡/kcal	NPC/N	脂肪/g	糖/g	氮/g	渗透压/(mOsm/L)	pH	输注途径
30%英脱利匹特	250	720		75					
11.4%乐凡命	500					9			
10%葡萄糖注射液	1500	630			150				
丙氨酰谷氨酰胺注射液(力太)	100					3.9			
水乐维他	2～4 支								
维他利匹特	10								
安达美	10								
格利福斯	10								
NaCl 10%	40								
KCl 10%	40								
葡萄糖酸钙 10%	37								
硫酸镁 25%	3								
总量	2500	1350	104.7	75	150	12.9	约 711	5.67	周围静脉

附表 3 全胃肠外制剂(TPN)2 号——用于一般分解代谢

	液体量/ml	非蛋白热卡/kcal	NPC/N	脂肪/g	糖/g	氮/g	渗透压/(mOsm/L)	pH	输注途径
20%英脱利匹特	250	480		50					
8.5%乐凡命	500					7			
10%葡萄糖注射液	1000	420			100				
水乐维他	2～4 支								
维他利匹特	10								
安达美	10								
格利福斯	10								
NaCl 10%	40								
KCl 10%	40								
葡萄糖酸钙 10%	37								
硫酸镁 25%	3								
总量	1900	900	128.6	50	150	7	约 6851	5.8	周围静脉

附表 4　全胃肠外营养(TPN)3 号——用于中、重度分解代谢

	液体量/ml	非蛋白热卡/kcal	NPC/N	脂肪/g	糖/g	氮/g	渗透压/(mOsm/L)	pH	输注途径
20%力能(中长链)	500	960		100					
8.5%乐凡命	1000					14			
50%葡萄糖注射液	500	1040			250				
力太	100					3.9			
水乐维他	2～4 支								
维他利匹特	10								
安达美	10								
格利福斯	10								
NaCl 10%	40								
KCl 10%	40								
葡萄糖酸钙 10%	37								
硫酸镁 25%	3								
总量	2250	2000	111.7	100	250	17.9	约 1187	5.6	中心静脉

【配置要求】 ①熟悉配置室环境要求；②严格执行查对制度；③严格无菌操作；④遵循配置顺序；⑤配液完毕后再次核对配方表，并填写、粘贴输液袋标签；⑥操作完毕后用湿水纱布将洁净台擦干净，并保持清洁。

【结果】 记录操作结果。

【讨论】 配置过程的注意事项。

【思考题】

1. 3 组 TPN 处方成分差别与用途的关系。

2. 说出 TPN 配置顺序。

第二部分　核心技能训练模块

实训一　护理程序与药物治疗

【目的】 通过模拟训练，使学生初步掌握护理程序 5 个步骤在药物治疗过程中的应用；培养学生树立整体护理理念，把用药护理与护理学有机地结合起来。

【材料】 电解质与酸碱平衡药的使用理论知识及具有代表性的病案(可由教师拟定，也可从临床挑选)，护理病历表格(护理记录单)数量视分组情况而定；北美护理诊

断一览表、常用药物静脉输液配伍表等。

【方法】 ①学生分组，护理病历表格分配到各组。②学生根据病案内容，按护理程序5个步骤进行评估，提出护理诊断，制订护理计划和实施护理措施，并提出用药后评价内容。③各组进行讨论，教师随时到各组给予指导，完成后即举手示意，教师再到各组检查、核查。④模拟实训全部完成后，各组推选1名代表发言，最后由教师讲评。

【结果/总结】 记录实训结果。

【讨论】 对结果进行分析讨论。

【思考题】 如何在用药护理中正确运用护理程序?

实训二　药物不良反应的监测与报告

【目的】 通过模拟训练，培养学生识别药物不良反应的能力，初步学会不良反应的监测方法及不良反应报告填写的注意事项；培养学生对患者用药后情况的了解，特别要注意观察患者在治疗期间有无药物不良反应的症状发生。

【材料】 药物不良反应报告实例及药品不良反应/事件报告表。

案例1 患者，张××，汉族，男，56岁，体重70kg，吸烟史22年，有青霉素过敏史。

2023年6月27日因咽痛3d就诊。检查：咽红，双扁桃体Ⅱ度肿大，间接喉镜检查示舌根淋巴滤泡增生，双侧声带轻度充血，会厌黏膜充血。诊断：咽喉炎。给予雾化吸入(0.9%氯化钠溶液5mL＋庆大霉素注射液8万U＋地塞米松注射液20mg)，2次/d；阿奇霉素片0.25g，2次/d，口服。患者连续用药第6天发现舌苔变黑，但仍继续服药4次才来门诊就医，检查见舌苔以黑色为主，边缘部分舌苔呈棕黑色。考虑与阿奇霉素有关，嘱停药。停药第3天黑苔转为黄褐色，第6天观察舌苔已转为薄白苔。

案例2 患者，李××，男，汉族，25岁，体重60kg。无吸烟史及过敏史。

1周前出现咽痛和异物感，进食未受影响，无咳嗽、咯血及胸闷等症状，在我院检查发现咽部肿物，于2023年5月18日入院行手术治疗。诊断：扁桃体乳头状瘤(右)。当日在局麻下行双侧扁桃体剥离术，扁桃体乳头状瘤切除术。术前口服阿奇霉素片3d(每次0.25g，2次/d)。术后给予止血、抗感染治疗，氨甲环酸氯化钠注射液100ml(0.5g)静脉滴注，1次/d，头孢呋辛钠2g加入0.9%氯化钠注射液100ml中静脉滴注，2次/d。患者恢复良好，于6月22日出院。出院时医嘱：口服阿奇霉素片每次0.25g，2次/d，至伪膜全部脱落。当患者连续用药第8天，因发现舌苔变黑，当即来门诊就诊。检查见患者舌质红，舌中部及根部有一层黑色舌苔，味觉无异常，未见其他阳性体征。患者否认食用过染色食物。考虑为阿奇霉素的不良反应，嘱停药，5d后黑苔逐渐全部消退。

【方法】 ①学生分组，将两例药品不良反应报告实例分别分配到各组；每组学生根据其中一例药物不良反应报告实例，填写一张药物不良反应报告表，填写好后即举手示意；②教师随时到现场进行检查指导；③各组可交换填写表格，教师抽查填写结果，组织讨论，做出总结。

【结果/总结】 记录不良反应报告结果。

【讨论】 讨论分析原因。

【思考题】 药物不良反应有哪些类型？如何充分发挥护士在不良反应监测中的作用？

实训三 吗啡成瘾性及麻醉药品的合理使用

【目的】 通过模拟训练，使学生进一步认识药品成瘾的危害性及严格管理、合理使用麻醉药品的重要性；掌握执行麻醉药品处方以及麻醉药品管理的基本技能。

【材料】 自备账册一本；处方及彩色粉笔若干（模拟各种麻醉药品）。

【方法】 ①学生造册，模拟病区各种麻醉药品备用量；②学生开处方，模拟麻醉药品使用量；③学生检查并清理麻醉药品的消耗量，并登记、签名在册、进柜及上锁。

【结果/总结】 记录结果（病区麻醉药品备用量、使用量及消耗量）。

【讨论】 讨论麻醉药品严格管理使用的重要性。

【思考题】

1. 说出麻醉药品的种类。

2. 说出药物依赖性的概念、种类、成瘾性的表现及危害性。

3. 说出麻醉药品“五专”管理的概念及具体实施过程。

第三部分 综合能力训练模块

实训一 抗菌药物合理应用案例分析

【目的】 通过对用药案例的分析，掌握药物相互作用的相关知识；学会正确分析用药案例的方法；理解药物合理应用的重要性。

【材料及实训条件】 用药案例及处方，具有多媒体设备的示教室。

案例1 患者，男，59岁。因发热、咳嗽1d入院。体检：T：38℃。胸部正位片示右肺中叶大叶性肺炎。入院诊断：大叶性肺炎。先采用头孢唑林钠注射剂3d，后改用头孢哌酮钠10d，再换用头孢哌酮舒巴坦3d。入院后第2天体温降至正常，咳嗽消失。第9天复查胸片显示炎性浸润明显吸收。

处方：(1)0.9%NS 200ml

头孢唑林钠 5.0g i.v.gtt. q.d. ×3

(2)0.9%NS 200ml

头孢哌酮钠 3.0g i.v.gtt. b.i.d. ×10

(3)0.9%NS 250ml

头孢哌酮舒巴坦 4.0g i.v.gtt. q.d. ×3

请分析处方的合理性并说明原因。

案例2 患者，男，46岁，患急性粒细胞白血病。化疗后肺感染、反复发热，给予抗感染治疗。用药医嘱：0.9%NS 100ml＋哌拉西林/他唑巴坦4.5g，静脉滴注，q.8.h.。

用药 7d 后，改用头孢呋辛酯片（0.25g，b.i.d.）口服，口服用药后第 3 天出现腹泻，每日 6～8 次，伴高热，体温 39.5℃。大便涂片示：革兰阳性菌占优势。

请分析患者使用抗菌药物后出现腹泻的原因及应如何处理。

案例 3 患者女，32 岁，因尿频、尿急和尿痛，伴上腹饱胀不适到医院就诊。经检查，首诊医生诊断为急性泌尿系统感染和慢性胃炎。给予头孢唑林钠（先锋Ⅴ号）及阿托品片口服。因患者伴有慢性胃炎症状，同时给予胃炎胶囊口服。服药 3d 后，患者出现排尿不畅、小便带血等症状。经医院复诊，二诊医生考虑为头孢唑林钠和胃炎胶囊联用所致的肾功能损害（轻度），即停用上述二药，改用阿莫西林胶囊和双层胃友片，并嘱患者多喝白开水。调整药物 1d 后患者症状消失，2d 后恢复正常。

请分析出现不良反应原因及列举联合用药不良反应增强的案例。

案例 4 患者，女性，57 岁，耳感染（慢性中耳炎），高黏血症。处方如下：

罗红霉素 150mg 2 次/d×7

阿司匹林 100mg 1 次/d×7

请分析该用药是否合理？

案例 5 患者，58 岁，男性，糖尿病 15 年，咳嗽月余。2 周前患感冒，此后患者一直感周身无力，发热，下午体温偏高，有时发现痰中带血，胸 X 线片显示患者已染上肺结核。处方如下：

利福平 450mg 1 次/d×14

异烟肼 300mg 1 次/d×14

格列齐特 80mg 3 次/d×14

患者用药后状况：经 2 周抗结核治疗后，原有症状如咳嗽、低热开始好转，但患者食欲逐渐减退，出现饭后恶心、肝区疼痛、肝大等症状和体征，转氨酶升高，血糖失控，从 7.2 mmol/L 升至 8.5mmol/L。请分析用药后症状产生的原因。

【方法】 ①学生以组为单位，对用药案例进行讨论分析；②每组推选 1 名同学代表发言，其他各组同学可进行提问；③最后由教师讲评、总结。

【讨论】 讨论分析用药后症状产生的原因。

【结论】

【思考题】

1. 在药效学、药动学上药物体内相互作用表现在哪些方面？

2. 试列举抗菌药物在药效学和药动学上的不合理应用现象。

实训二 抗高血压药合理用药案例分析及宣教能力训练

【目的】 ①运用课堂教学所学的理论知识，对临床典型的抗高血压药合理用药案例进行分析，强化对临床常用抗高血压药物合理应用相关知识的理解，培养学生独立分析问题和解决问题的能力；②通过观看多媒体资料，熟悉高血压防治宣教的基本知识，着重训练抗高血压药应用原则及高血压饮食指导，掌握对高血压患者进行初步合理用药的指导和宣教内容。

【材料与实训条件】 临床用药案例或处方；具有多媒体设备的演示教室。

【方法】 ①学生分组，对临床用药案例或处方进行讨论、分析，教师巡视、指导，每组推选代表发言，最后由教师点评、总结；②教师通过多媒体，向学生介绍高血压防治宣教的基本知识，并分组进行合理用药指导和宣教的模拟训练（高血压患者、护师角色），最后每组推选代表登台表演。

案例 1 患者男，42 岁，农民，高血压 10 年，最高血压 220/120mmHg，未规律用药，吸烟 20 年（20 支/d），父亲有高血压、脑出血病史。就诊查体：血压 180/112mmHg。心电图提示心肌肥厚。

诊断：高血压 3 级（高危）。

处方：卡托普利（国产）25mg t. i. d.；氢氯噻嗪 25mg q. d.，1 周后改为 12.5mg q. d.；硝苯地平缓释片（国产）10mg b. i. d.；1 周后加用阿司匹林 100mg q. d.。1 周时复测血压 110/70mmHg，患者有时从平卧突然站立感觉头昏不适，将硝苯地平改为 5mg b. i. d.，几天后头昏症状消失，血压 132/84mmHg。待 2 周后又将硝苯地平恢复为 10mg b. i. d.，余药同前，患者无不适，血压 114/70mmHg，维持长期治疗。1 年后将卡托普利改为 25mg b. i. d.，余药同前。每天治疗费用 1 元左右，2 年来血压一直维持于 100～110/60～70mmHg，无任何不适。

请分析患者用药过程中剂量调整的原因。

案例 2 患者男性，51 岁，外企职员。发现高血压 5 年，最高血压 180/120mmHg，就诊时正在服用复方降压片 2 片，t. i. d.；血压忽高忽低，心脏超声显示左心室肥厚：室间隔（IVS）及左室后壁厚度（LVPW）均为 13mm，空腹血糖 6.3mmol/L，尿常规：蛋白（+），吸烟 20 年，20 支/d。

诊断：高血压 3 级（极高危）。

处方：每日阿司匹林 100mg，缬沙坦 80mg，氢氯噻嗪 12.5mg q. d.，硝苯地平缓释片 10mg b. i. d.。2 周后血压平稳，随访一年至今平稳。同时配合生活方式改善，较以前明显变好。

请分析处方中抗高血压药联合使用理由。

案例 3 患者女性，75 岁，干部。高血压近 20 年，最高血压 220/100mmHg，合并冠心病稳定性心绞痛。冠脉造影示，近中段左前降支（LAD）70%节段性狭窄，左冠状动脉回旋支（LCX）远端 50%狭窄，就诊时血压 170/96mmHg，心率 84 次/min，血脂 LDL-C 3.4mmol/L。

诊断：冠心病心绞痛（劳力+自发型），高血压 3 级（极高危），血脂异常。

处方：阿司匹林 100mg q. d.，辛伐他汀 20mg q. n.，卡托普利 25mg b. i. d.，氨氯地平 5mg q. d.，美托洛尔 25mg b. i. d.，二硝酸异山梨醇酯 15mg t. i. d.。两周后血压心率平稳，但出现干咳，以夜间为显著，且血尿酸轻度升高，故以氯沙坦 50mg q. d. 取代卡托普利。同时配合生活方式改善。随访 1 年病情至今平稳，血压、尿酸及血脂均达标。

请分析处方中各药作用及联合使用理由。

【讨论】 分析以上案例药物作用机制。

【结论】

【思考题】

1. 简要叙述抗高血压药应用原则。

2. 怎样对高血压患者进行合理膳食指导与宣教。

 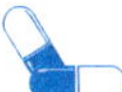

实训三　降糖药合理用药案例分析及宣教能力训练

【目的】 ①学会运用降糖药理论知识，对临床糖尿病及其伴有各种并发症的病例进行合理用药分析，培养学生独立分析问题和解决问题的能力，深刻理解临床用药安全有效的重要意义；②熟悉降糖药应用原则及糖尿病饮食指导，掌握对糖尿病患者进行初步的合理用药指导和宣教内容。

【材料及实训条件】 临床用药案例及处方；具有多媒体设备的演示教室。

案例1　患者，男，12岁。因多饮、多尿、多食、体重下降1个月就诊。祖母有糖尿病史。身高141cm，体重32kg。空腹血糖：18mmol/L，尿常规：尿糖(＋＋＋＋)，尿酮(＋＋)。

初步诊断：1型糖尿病。应用格列本脲降血糖。处方如下：

格列本脲　　2.5mg　t.i.d.　p.o.

案例2　患者，男，56岁。因口干、乏力6个月就诊。空腹血糖：7.2mmol/L；餐后2h血糖：12.9mmol/L。初步诊断：2型糖尿病。应用阿卡波糖降血糖。处方：

阿卡波糖　　50mg　　t.i.d.　　饭前30min

案例3　患者，男，65岁。因多饮、多尿、乏力2年就诊。既往有慢性肺心病病史6年。空腹血糖：8.9 mmol/L。初步诊断：①2型糖尿病；②慢性肺心病。应用二甲双胍降血糖。处方如下：

二甲双胍　0.5g　t.i.d　p.o.

案例4　患者，女，64岁。因头晕、头痛1个月就诊。既往有2型糖尿病病史10年，正在应用胰岛素治疗。血压160/95mmHg，空腹血糖：6.3mmol/L。初步诊断2型糖尿病合并原发性高血压。应用普萘洛尔降血压，应用胰岛素降血糖。处方如下：

普萘洛尔　　20mg t.i.d.　　p.o.

胰岛素　　12U(早)，8U(中)，10U(晚)　三餐前30min皮下注射

精蛋白锌胰岛素　8U 睡前皮下注射

案例5　患者，女，57岁。因多饮、多尿8年，面部水肿1周就诊。身高155cm，体重44kg。尿常规：蛋白(＋)，空腹血糖：11mmol/L，血尿素氮(BUN)：9.8mmol/L，肌酐(Cr)：137μmol/L。初步诊断：2型糖尿病并糖尿病肾病(Ⅴ期)。应用二甲双胍口服。处方：

二甲双胍 0.25g t.i.d　p.o.

【方法】 ①学生分组，对临床用药案例或处方进行讨论、分析；②每组推选代表发言，各组同学可提问；③教师做最后总结性讲评；④教师通过多媒体，向学生介绍糖尿病防治宣教的基本知识；⑤角色扮演，分组进行合理用药指导和宣教的模拟训练，最后每组推选代表登台表演。

【讨论】 讨论分析以上案例处方是否合理，并说明原因。

【结论】

【思考题】

1. 降糖药服用过量出现的低血糖反应有哪些表现？如何进行防治？

2. 怎样向糖尿病患者介绍胰岛素正确的贮存和注射方法。

实训四　护理程序在抗超敏反应药疗中的运用

【目的】 通过观看多媒体资料，熟悉糖皮质激素类药物的不良反应；初步掌握不良反应的护理措施。

【材料与实训条件】 病例，多媒体资料，具有多媒体设备的示教室。

案例 张某，男，30 岁。主诉：双手起丘疹、水疱伴糜烂、剧痒 10d，加重 3d。

现病史：患者主诉于 10d 前食用鱼、虾后不久双手腕掌侧出现点状红斑及密集的粟粒状的丘疹，自觉瘙痒。2d 后皮疹扩大至双手远端，部分皮疹变成丘疱疹及小水疱，中央出现小片状糜烂、渗出。即到附近诊所就医。予“抗过敏”治疗（用药不详），病情一度好转，因工作忙，未继续治疗。近 3d 来因少量饮酒，原皮疹明显加重、剧痒，即到本院就诊。体格检查：一般情况好，双前臂肘关节以下至腕关节屈侧皮肤见大片水肿性红斑，面积约 10cm×1cm，中央点状或小片状糜烂面，表面见较多露珠状渗液，其周围有大量粟粒状的丘疹、丘疱疹及小水疱，基底潮红。边缘皮疹呈散在分布，边界不清。双手背侧皮肤见同样皮疹。皮损分布对称。

诊断：急性湿疹

处理：地塞米松　10mg
维生素 C　250mg
10%GS　250ml
｜i. v. g. t. t.　1 次/d×3

氯苯那敏　4mg　3 次/d×3
3%硼酸　1000ml　湿敷皮损，2 次/d，每次 2h
氧化锌油　60ml　湿敷后外搽创面
忌食鱼虾、饮酒等

讨论：请运用护理程序制订护理计划（重点列出与抗超敏反应药药疗有关的护理诊断）。

提示：①请根据患者情况及治疗用药（以抗超敏反应药为例）写出护理计划（重点护理诊断及护理措施）；②可参阅本书有关内容。

【方法】 ①观看多媒体资料；②对临床不合理用药病例进行讨论、分析，教师巡视、指导，每组推选代表发言；③最后由教师总结性讲评。

【讨论】 请运用护理程序制订护理计划（重点列出与抗超敏反应药药疗有关的护理诊断）。

【结论】

【思考题】 糖皮质激素类药物的适应证有哪些？哪些患者不适合使用糖皮质激素类药物？

实训五　有机磷酸酯类中毒和解救仿生模拟实验

【目的】 通过观察 ECS 模拟人有机磷酸酯类中毒现象和解救效果，使学生掌握

 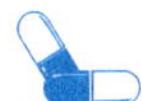

有机磷酸酯类中毒原理和解毒药解救机制及作用特点。

【材料】 ECS超级模拟系统，ICU模拟病房。

【方法】

1.打开电脑，当出现登录视窗时，选择“HPS User”，并输入密码，启动应用程序。

2.点击屏幕右上角“connections”图标，连接ECS超级模拟人。

3.在情景编辑器病例中选择“有机磷酸酯类中毒”案例（路径：/application/P/HPSVersion6/Scenarios/ECS Scenarios）。

4.启动ECS模拟人，观察ECS模拟人正常生命体征。

5.依次进入ECS模拟人有机磷酸酯类轻、中及重度中毒状态，观察ECS模拟人生命体征的变化。

6.启动解毒药运行程序，观察解毒药使用后ECS模拟人生命体征的改变。

7.待生命体征恢复正常后，再次重复中毒过程，不进行抢救，观察有机磷中毒死亡过程。

【结果】

附表5 有机磷酸酯类中毒及使用解救药后各项体征表现

项目	瞳孔/mm	唾液分泌	呼吸/(次/min)	血压	心率/(次/min)	有无肌震颤
正常						
轻度中毒						
中度中毒						
重度中毒						
解救药使用后						

【讨论】 用所学知识讨论分析实验结果。

【结论】

【思考题】 分析有机磷酸酯类的中毒原理和解救药的作用特点。

实训六 地高辛中毒及其解救的仿生模拟实验

【目的】 观察ECS模拟人地高辛中毒时生命体征的改变及阿托品、利多卡因的解救效果。

【材料及实训条件】 ECS超级模拟系统，ICU模拟病房。

【方法】

1.打开电脑，当出现登录视窗时，选择“HPS User”，并输入密码，安装应用程序自动开始运行。

2.点击“patient(病人)”菜单，通过“open(打开)”来选择菜单栏中的“心衰病人”，几秒钟后，监视器会显示当前患者各项生命体征(包括心电图、心率、动脉血压、主动脉压、动脉血氧饱和度、持续心输出量、体温等)的波形和数据。

3.点击屏幕右上角“connections”图标，连接ECS超级模拟人。

4.点击“药物”图标，选择地高辛，以1.5mg/次静脉给药（极量1mg/次），观察中毒反应。

5.当心率下降至60次/min以下时，立即用阿托品0.5mg/次进行抢救，观察解救效应。

6.若阿托品过量(1mg/次)，观察心率的变化。用利多卡因解救(1mg/次)，观察心率有无恢复。

【结果】

1.记录正常人体心电图、心率及血压。

2.记录地高辛中毒时心电图、心率及血压的变化及使用治疗量阿托品解救后三者的变化。

3.记录使用过量阿托品解救及用利多卡因对抗后心电图、心率及血压的变化。

【讨论】 讨论分析实验结果。

【结论】

【思考题】 地高辛中毒症状有哪些？心脏中毒有哪些表现？如何选药？怎样预防？

中英文药名索引

A

阿苯达唑	albendazole
阿法骨化醇	alfacalcidol
阿卡波糖	acarbose
阿米卡星	amikacin
阿米替林	amitriptyline
阿莫西林	amoxicillin
阿奇霉素	azithromycin
阿司匹林	aspirin
阿糖胞苷	cytarabine,Ara-C
阿糖腺苷	vidarabine,Vira-A
阿替洛尔	atenolol
阿托品	atropine
阿昔莫司	acipimox
阿昔洛韦	aciclovir
艾司洛尔	esmolol
艾司唑仑(舒乐安定)	estazolam
氨苯蝶啶(阿米洛利)	triamterene,amiloride
氨苯砜	dapsone,DDS
氨苄西林	ampicillin
氨丁三醇	trometamol
氨基酸型肠内营养剂	enteral nutrition, amino acid
氨甲苯酸	aminomethylbenzoic acid,PAMBA
氨力农	amrinone
氨氯地平	amlodipine
氨曲南	aztreonam
氨溴索	ambroxol
胺碘酮	amiodarone
昂丹司琼	ondansetron
奥芬溴铵	oxyphenonium bromide
奥拉西坦	oxiracetam
奥美拉唑	omeprazole
奥沙利铂	oxaliplatin

B

白细胞介素-	interleukin-,IL-

白消安(马利兰)	busulfan,myleran
白血生	pentoxyl
胞磷胆碱(尼可林)	citicoline
葆乐辉(优喘平)	protheo
贝那普利(洛汀新)	benazepril
贝那替秦(胃复康)	benactyzine
倍氯米松	beclomethasone
倍他胡萝卜素	betacarotene
倍他米松	betamethasone
倍他司汀(敏使朗)	betahistine
苯巴比妥(鲁米那)	Phenobarbital,luminal
苯丙醇	phenylpropanol
苯丙哌林	benproperine
苯丙酸诺龙	nandrolone phenylpropionate
苯海拉明	diphenhydramine
苯海索	benzhexol
苯咪唑哒嗪酮	pimobendan
苯妥英钠	phenytoin sodium
苯乙双胍(降糖灵)	phenformin
苯茚胺	phenindamine
苯扎贝特	benzafibrate
苯佐那酯	benzonatate
苯唑西林	oxacillin
比沙可啶	bisacodyl
比索洛尔	bisoprolol
吡格列酮	pioglitazone
吡喹酮	praziquantel
吡嗪酰胺	pyrazinamide,PZA
吡拉西坦	piracetam
吡罗昔康	piroxicam
苄星青霉素(长效西林)	benzathine benzylpenicillin
别嘌醇	allopurinol
丙硫异烟胺	protionamide
丙谷胺	proglumide
丙硫氧嘧啶	propylthiouracil
丙米嗪(米帕明)	imipramine
丙酸睾酮	testosterone propionate
丙戊酸钠	sodium valproate
伯氨喹	primaquine
博来霉素	bleomycin
布比卡因(麻卡因)	bupivacaine,marcaine
布地奈德	budesonide
布桂嗪	bucinnazine

布洛芬	ibuprofen

C

茶苯海明(晕海宁,乘晕宁)	dimenhydrinate
茶喘平	theophylline,theovent-LA
茶碱	theophylline
长春碱	vinblastine
长春新碱	vincristine
垂体后叶素	pituitrin
雌二醇	estradiol
促菌生	cerebiogen
醋丁洛尔	acebutolol
醋酸甲羟孕酮(安宫黄体酮)	medroxyprogesterone acetate
重组人红细胞生成素	recombinant human erythropoietin,rHuEPO
重组乙型肝炎疫苗	recombinant hepatitis B vaccine

D

大观霉素	spectinomycin
大黄	rhubarb
单硝酸异山梨酯	isosorbide mononitrate
胆茶碱	choline theophyllinate
胆维丁乳(英康利)	cholecalciterol cholesterol emulsion
氮芥	chlormethine, nitrogen mustard,HN
低分子量肝素	low molecular weight heparin,LMWH
地泊溴铵	diponium bromide
地尔硫䓬	diltiazem
地菲林葡萄糖苷(升白新)	cleistanthin-B
地芬尼多(眩晕停)	difenidol
地芬诺酯(苯乙哌啶)	diphenoxylate
地高辛	digoxin
地诺前列素	dinoprost
地诺前列酮	dinoprostone
地塞米松	dexamethasone
地西泮(安定)	diazepam
地昔帕明(去甲丙咪嗪)	desipramine
颠茄	belladonna
碘	iodine
碘化钾	potassium iodide
碘化物	iodide
碘解磷定	pralidoxime iodide
碘塞罗宁	liothyronine
丁卡因(地卡因)	tetracaine,dicaine
丁螺环酮	buspirone

东莨菪碱　scopolamine
毒扁豆碱(依色林)　physostigmine,eserine
毒毛花苷 K　strophanthin K
对乙酰胺基酚(扑热息痛)　acetaminophen,paracetamol
对氨基水杨酸钠　sodium para-aminosalicylate,PAS
多巴胺　dopamine,DA
多巴酚丁胺　dobutamine
多奈哌齐　donepezil
多潘立酮　domperidone
多培沙明　dopexamine
多柔比星(阿霉素)　doxorubicin, adriamycin,ADM
多塞平(多虑平)　doxepin
多沙普仑(多普兰)　doxapram
多西环素　doxycycline
多烯脂肪酸类　polyunsaturated fatty acids,PUFAs
多黏菌素 B　polymyxin B
多黏菌素 E　polymyxin E

E

恩波吡维铵(扑蛲灵)　pyrvinium embonate
恩格列酮　englitazone
二甲弗林(回苏灵)　dimefline
二甲双胍(甲福明)　metformin
二氢埃托啡　dihydroetorphine
二巯丙醇　dimercaprol
二巯丙磺钠　sodium dimercaptosulphonate

F

法莫替丁　famotidine
番泻叶　senna
放射性碘　radioidine
放线菌素 D(更生霉素)　dactinomycin
非格司亭　filgrastim
非洛地平　felodipine
非那雄胺(保列治)　finasteride,proscar
非诺贝特　fenofibrate
非索非那定　fexofenadine
芬太尼　fentanyl
酚苄明　phenoxybenzamine
酚磺乙胺(止血敏)　etamsylate
酚酞　phenolphthalein
酚妥拉明(立其丁)　phentolamine,regitine
奋乃静　perphenazine

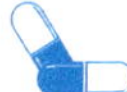

呋喃妥因	nitrofurantoin
呋喃唑酮	furazolidone
呋塞米	furosemide
伏格列波糖	voglibose
氟胞嘧啶	flucytosine
氟伐他汀	fluvastatin
氟奋乃静	fluphenazine
氟桂利嗪	flunarizine
氟康唑	fluconazole
氟氯西林	flucloxacillin
氟罗沙星(多氟沙星)	fleroxacin
氟马西尼(安易醒)	flumazenil
氟尿嘧啶	flurouracil
氟哌啶醇	haloperidol
氟轻松	fluocinonide
氟西泮	flurazepam
氟西汀(百忧解)	fluoxetine
福莫特罗	formoterol
福辛普利	fosinopril
复方氨基酸注射液(AA-Ⅰ)	compound amino acid injection (AA-Ⅰ)
复方氨基酸注射液(AA-Ⅱ)	compound amino acid injection (AA-Ⅱ)
复方氨基酸注射液(AA)	compound amino acid injection (AA)
复方碘溶液(卢戈液)	compound iodine solution, lugol's solution
复方氯化钠注射液	compound sodium chloride injection
复盐氨茶碱	aminophylline
富马酸亚铁	ferrous fumarate

G

干扰素	interferon
甘露醇	mannitol
甘油	glycerin
甘油果糖	glycerol and fructose
肝素	heparin
高三尖杉酯碱	homoharringtonine
高渗葡萄糖	hypertonic glucose
格雷司琼	granisetron
格列本脲(优降糖)	glibenclamide
格列吡嗪(美吡达)	glipizide
格列波脲	glibornuride
格列喹酮(糖适平)	gliquidone
格列美脲(亚莫利)	glimepride
格列齐特(达美康)	gliclazide
格隆溴铵	glycopyrronium bromide

更昔洛韦	ganciclovir
H	
华法林	warfarin
蒿甲醚	artemether
红霉素	erythromycin
后马托品	homatropine
环孢素（环孢素 A）	cyclosporin A，CsA
环丙沙星	ciprofloxacin
环格列酮	ciglitazone
环磷酰胺	cyclophosphamide
黄体酮（孕酮）	progesterone
磺胺醋酰钠	sulfacetamide sodium
磺胺甲噁唑	sulfamethoxazole，SMZ
磺胺米隆	sulfamylon
磺胺嘧啶	sulfadiazine
磺胺嘧啶银	sulfadiazine silver
灰黄霉素	griseofulvin
茴拉西坦	aniracetam
J	
肌酐	inosine
吉非罗齐	gemfibrozil
脊髓灰质炎减毒活疫苗	poliomyelitis vaccine，live
甲氨蝶呤	Methotrexate，MTX
甲苯达唑	mebendazole
甲苯磺丁脲	tolbutamide，D
甲丙氨酯	meprobamate
甲地孕酮	megestrol
甲睾酮	methyltestosterone
甲硫氧嘧啶	methylthiouracil
甲氯芬酯（氯酯醒）	meclofenoxate
甲泼尼松龙	methyprednisolone
甲巯咪唑（他巴唑）	thiamazole
甲硝唑（灭滴灵）	metronidazole
甲氧苄啶	trimethoprim，TMP
甲氧氯普胺	metoclopramide
间羟胺（阿拉明）	metaraminol，aramine
碱性碳酸铋	bismuth subcarbonate
金刚烷胺	amantadine
肼屈嗪	hydralazine
聚肌胞	polyinosinic polycytidylic acid
己烯雌酚	diethylstilbestrol

K

咖啡因	caffeine
卡巴胆碱	carbamylcholine
卡比多巴	carbidopa
卡比马唑(甲亢平)	carbimazole
卡铂	carboplatin
卡介苗	bacillus calmette-guerin vaccine, BCG
卡马西平	carbamazepine, CBZ
卡莫司汀	carmustine
卡托普利(开博通)	captopril
卡维地洛	carvedilol
坎地沙坦	candesartan
抗蝮蛇毒血清	agkistrodon halys snake antivenin
抗狂犬病血清	rabies antisera
抗五步蛇毒血清	agkistrodon acutus snake antivenin
抗痫灵	antiepilepsirin
抗眼镜蛇毒血清	naja(atra)snake antivenin
抗银环蛇毒血清	bungarus multicinctus snake antivenin
考来替泊(降胆宁)	colestipol
考来烯胺(消胆胺)	cholestyramine
可待因	codeine
可的松	cortisone
可乐定	clonidine
克拉霉素	clarithromycin
克拉维酸	clavulanic acid
克林霉素	clindamycin
克仑特罗	clenbuterol
克霉唑	clotrimazole
口服补液盐	oral rehydration salts, ORS
奎尼丁	quinidine
奎宁	quinine

L

拉莫三嗪(利必通)	lamotrigine
柳氮磺吡啶	sulfasalazine, SASP
拉贝洛尔	labetalol
拉米夫定	lamivudine
拉氧头孢	latamoxef
赖诺普利	lisinopril
兰索拉唑	lansoprazole
劳拉西泮	lorazepam
雷贝拉唑	rabeprazole
雷洛昔芬	raloxifene

雷米普利	ramipril
雷尼替丁	ranitidine
利巴韦林(病毒唑)	ribavirin, virazole
雷公藤多苷	tripterygium glycosides
利多卡因	lidocaine
利福定	rifandin
利福平	rifampicin
利培酮	risperidone
利托君	ritodrine
洛匹那韦/利托那韦(克力芝)	lopinavir and ritonavir, aluvia
利舍平	reserpine
利血生	leucogen
联苯双酯	bifendate
链激酶	streptokinase, SK
链霉素	streptomycin
两性霉素 B	amphotericin B
林可霉素	lincomycin
磷霉素	fosfomycin
硫氯酚	bithionol
硫代硫酸钠	sodium thiosulfate
硫利达嗪	thioridazine
硫马唑	sulmazole
硫喷妥钠	sodium thiopental
硫前列酮	sulprostone
硫酸镁	magnesium sulfate
硫酸钠	sodium sulfate
硫酸皮肤素	dermatan sulfate, DS
硫酸软骨素	chondroitin sulfate, CS
硫酸亚铁	ferrous sulfate
硫酸乙酰肝素	heparin sulfate, HS
硫糖铝	sucralfate
硫唑嘌呤(依木兰)	azathioprine
柳氮磺吡啶	sulfasalazine
氯胺酮	ketamine, ketalar
氯贝丁酯	clofibrate
氯苯那敏	chlorpheniramine
氯丙嗪(冬眠灵)	chlorpromazine, wintermine
氯氮平	clozapine
氯氮䓬(利眠宁)	chlordiazepoxide
氯法齐明	clofazimine
氯琥珀胆碱(司可林)	succinylcholine chloride, scoline
氯化铵	ammonium chloride
氯化钙	calcium chloride

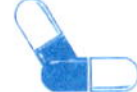

氯化钾	potassium chloride
氯化钠	sodium chloride
氯磺丙脲	chlorpropamide
氯解磷定	pralidoxime chloride,PAM-Cl
氯喹	chloroquine
氯雷他定	loratadine
氯霉素	chloramphenicol
氯米芬	clomifene
氯哌斯汀	chloperastine
氯普鲁卡因	chloroprocaine
氯普噻吨	chlorprothixene
氯沙坦	losartan
氯硝柳胺(灭绦灵)	niclosamide
氯硝西泮	clonazepam
罗格列酮	rosiglitazone
罗红霉素	roxithromycin
罗哌卡因(耐乐品)	ropivacaine,Naropin
罗沙替丁	roxatidine
罗通定(颅通定)	rotundine
螺内酯(安体舒通)	spironolactone,antisterone
洛贝林(山梗菜碱)	lobeline
洛伐他汀	lovastatin
洛美沙星	lomefloxacin
洛哌丁胺	loperamide

M

麻黄碱	ephedrine
麻疹减毒活疫苗	measles vaccine,live
吗多明	molsidomine
马来酸桂哌齐特(克林澳)	cinepazide maleate
马普替林	maprotiline
吗啡	morphine
麦角胺	ergotamine
麦角毒	ergotoxine
麦角新碱	ergometrine
毛果芸香碱	pilocarpine
霉酚酸酯	mycophenolate mofetil
美法仑	melphalan
美卡拉明(美加明)	mecamylamine
美罗培南	meropenem
美沙酮	methadone
美托洛尔(倍他乐克)	metoprolol
美西林	mecillinam

美西律	mexiletine
门冬氨酸钾镁	potassium magnesium aspartate
孟鲁司特钠	montelukast sodium
咪康唑	miconazole
米安色林	mianserin
米非司酮(弗乃尔)	mifepristone
米力农	milrinone
米诺环素	minocycline
米索前列醇	misoprostol
米托坦	mitotane
莫雷西嗪(乙吗噻嗪)	moricizine
莫索尼定	moxonidine
莫西沙星	moxifloxacin

N

纳多洛尔	nadolol
那非地韦	nelfinavir
纳洛酮	naloxone
奈替米星	netilmicin
尼卡地平	nicardipine
尼可刹米(可拉明)	nikethamide
尼莫地平	nimodipine
尼群地平	nitrendipine
尼扎替丁	nizatidine
尿激酶	urokinase,UK
诺氟沙星	norfloxacin

P

帕罗西汀(赛洛特)	paroxetine
哌甲酯(利他林)	methylphenidate
哌拉西林	piperacillin
哌仑西平	pirenzepine
哌嗪	piperazine
哌替啶	pethidine
哌唑嗪	prazosin
泮多拉唑	pantoprazole
喷噻溴铵	penthienate bromide
喷他佐辛	pentazocine
喷托维林	pentoxyverine
皮内注射用卡介苗	bacillus calmette-guerin vaccine for intradermal injection
匹莫苯	pimobendan
泼尼松	prednisone
泼尼松龙	prednisolone

破伤风抗毒素	tetanus antitoxin
扑米酮	primidone
葡萄糖氯化钠注射液	glucose and sodium chloride injection
葡萄糖酸锑钠	sodium stibogluconate
普伐他汀	pravastatin
普鲁卡因	procaine
普鲁卡因胺	procainamide
普罗布考	probucol
普罗帕酮	propafenone
普萘洛尔	propranolol

Q

齐多夫定	zidovudine
前列腺素	prostaglandins，PGs
强心苷	cardiac glycosides
羟基脲	hydroxycarbamide
羟甲烯龙	oxymetholone
羟乙基淀粉	hydroxyethyl starch，HES
青蒿素	artemisinin
青霉胺	pecicillamine
青霉素	penicillin G
氢化可的松	hydrocortisone
氢氯噻嗪	hydrochlorothiazide
氢氧化铝	aluminum hydroxide
庆大霉素	gentamycin
秋水仙碱	colchicine
巯苯咪唑(麻风宁)	mercaptopheny limidazole
巯嘌呤	mercaptopurine，-MP
曲美他嗪(万爽力)	trimetazidine
曲安西龙	triamcinolone
曲克芦丁(维脑路通)	troxerutin
曲马朵	tramadol
曲唑酮	trazodone
去甲肾上腺素	noradrenaline，NA，NE
去甲万古霉素	norvancomycin
去氢胆酸	dehydrocholic acid
去铁胺	deferoxamine
去氧肾上腺素	phenylephrine
去乙酰毛花苷(西地兰 D)	deslanoside
炔雌醇	ethinylestradiol
炔雌醚	quinestrol
炔诺酮	norethisterone

R

壬苯醇醚	nonoxynol
绒促性素	chorionic gonadotrophin,HCG
柔红霉素	daunorubicin
乳果糖	lactulose
乳酶生	lactasin
乳酸钠	sodium lactate
瑞格列奈	repaglinide
瑞替普酶	reteplase,rPA

S

噻氯匹定	ticlopidine
噻吗洛尔	timolol
噻嘧啶	pyrantel
噻替哌	thiotepa
赛庚啶	cyproheptadine
三氟拉嗪	trifluoperazine
三硅酸镁	magnesium trisilicate
三尖杉酯碱	harringtonine
三唑仑(酣乐欣)	triazolam
色甘酸钠	sodium cromoglicate
沙丁胺醇(舒喘灵)	salbutamol
沙格司亭	sargramostim
沙奎那韦	saquinavir mesylate
沙美特罗	salmeterol
鲨肝醇	baty alcohol
山莨菪碱	anisodamine
山梨醇	sorbitol
舍曲林(郁乐复)	sertraline
肾上腺素	adrenaline,epinephrine,AD
舒巴坦	sulbactam
舒必利	sulpiride
双碘喹啉	diiodohydroxyquinoline
双氯芬酸	diclofenac
双嘧达莫	dipyridamole,
双歧三联活菌制剂	bifid triple viable preparation,live
水合氯醛	chloral hydrate
顺铂	cisplatin,DDP
丝裂霉素 C	mitomycin C,MMC
司可巴比妥	secobarbital
司来吉兰	selegiline
司帕沙星(司氟沙星)	sparfloxacin
司坦唑醇	stanozolol

思密达	smecta
四环素	tetracycline
羧苄西林	carbenicillin
羧甲司坦	carbocysteine
缩宫素	oxytocin
索他洛尔	sotalol

T

他克林	tacrine
他克莫司(普乐可复)	tacrolimus,FK-
他莫昔芬	tamoxifen
他唑巴坦	tazobactam
碳酸钙	calcium carbonate
碳酸锂	lithium carbonate
碳酸利多卡因	lidocaine carbonate
碳酸氢钠	sodium bicarbonate
特比萘芬	terbinafine
特布他林	terbutaline
特拉唑嗪(高特灵)	terazosin,hytrin
替考拉宁	teicoplanin
替仑西平	telenzepine
替莫西林	temocillin
替尼泊苷	teniposide
替硝唑	tinidazole
酮康唑	ketoconazole
酮替芬	ketotifen
筒箭毒碱	tubocurarine
头孢氨苄	cefalexin
头孢吡肟	cefepime
头孢呋辛	cefuroxime
头孢克洛	cefaclor
头孢拉定	cefradine
头孢立定	cefclidin
头孢美唑	cefmetazole
头孢哌酮	cefoperazone
头孢匹罗	cefpirome
头孢曲松	ceftriaxone
头孢噻肟	cefotaxime
头孢他啶	ceftazidime
头孢西丁	cefoxitin
头孢唑林	cefazolin
褪黑素	melatonin
托吡卡胺	tropicamide

托吡酯(妥泰)	topiramate, topamax
托拉塞米	torsemide
妥布霉素	tobramycin

W

万古霉素	vancomycin
维 A 酸	tretinoin
维丙胺(抗坏血酸二异丙胺)	diisopropylamine ascorbate
维拉帕米	verapamil
维生素 B	vitamin B
维生素 A	vitamin A
维生素 B_1	vitamin B_1
维生素 B_2	vitamin B_2
维生素 B_6	vitamin B_6
维生素 B_{12}	vitamin B_{12}
维生素 C	vitamin C
维生素 D	vitamin D
维生素 E	vitamin E
维生素 K	vitamin K
维司力农	vesnarinone
胃蛋白酶	pepsin
五氟利多	penfluridol
戊沙溴铵	valethamate bromide

X

西咪替丁	cimetidine
西替利嗪	cetirizine
吸附白喉破伤风联合疫苗	diphtheria and tetanus combined vaccine, adsorbed
吸附百白破联合疫苗	diphtheria, tetanus and pertussis combined vaccine, adsorbed
稀盐酸	dilute hydrochloric acide
喜树碱类	camptothecine
腺苷	adenosine
硝苯地平	nifedipine
硝普钠	sodium nitroprusside
硝酸甘油	nitroglicerin, NTG
硝酸异山梨酯(消心痛)	isosorbide dinitrate, ISDN
硝西泮	nitrazepam
缬沙坦	valsartan
辛伐他汀	simvastatin
新斯的明	neostigmine
胸腺素	thymosin
熊去氧胆酸	ursodeoxycholic acid
溴丙胺太林(普鲁本辛)	propantheline bromide
溴己新	bromhexine

溴隐亭	bromocriptine

Y

胰岛素	insulin
亚胺培南	imipenem
亚甲蓝(美蓝)	methylthioninium chloride
亚硝酸钠	sodium nitrite
烟碱	nicotine
洋地黄毒苷	digitoxin
氧氟沙星	ofloxacin
氧化镁	magnesium oxide
药用炭	medicinal charcoal
叶酸	folic acid
液状石蜡	liquid paraffin
伊贝沙坦(厄贝沙坦)	irbesartan
伊曲康唑	itraconazole
依地酸钙钠	calcium disodium edetate
依立雄胺(爱普列特)	epristeride
依那普利(悦宁定)	enalapril
依诺肝素	enoxaprin
依诺昔酮	enoximone
依普利酮	eplerenone
依托泊苷	etoposide
胰酶	pancreatin
乙胺丁醇	ethambutol
乙胺嘧啶	pyrimethamine
乙胺嗪(海群生)	diethylcarbamazine
乙琥胺	ethosuximide
乙酰胺(解氟灵)	acetamide
乙酰半胱氨酸	acetylcysteine
乙酰螺旋霉素	acetylspiramycin
乙酰砷胺	acetarsol
异丙嗪	promethazine
异丙肾上腺素	isoprenaline
异丙托溴铵	ipratropium bromide
异波帕胺	ibopamide
异维 A 酸	isotretinoin
异戊巴比妥	amobarbital
异烟肼	isoniazid
吲达帕胺	indapamide
吲哚洛尔	pindolol
吲哚美辛(消炎痛)	indometacin
英地那韦	indinavir

尤卡托品	eucatropine
右美沙芬	dextromethorphan
右旋糖酐	dextran
右旋糖酐铁	iron dextran
鱼肝油丸	fish liver oil

Z

胰岛素	regular insulin
佐匹克隆	zopiclone
占诺美林	xanomeline
樟磺咪酚(阿方那特)	trimetaphan camsilate
脂肪乳注射液	fat emulsion injection
制霉素(制霉菌素)	nystatin
珠蛋白锌胰岛素	globin zinc insulin
紫杉醇	paclitaxel
组织纤溶酶原激活物	tissue plasminogen activator,t-PA
左炔诺孕酮片(毓婷)	levonorgestrel
左西孟旦	levosimendan
左旋多巴	levodopa
左旋咪唑	levamisole
左氧氟沙星	levofloxacin

参考文献

[1] 陈新谦,金有豫,汤光.新编药物学.第17版.北京:人民卫生出版社,2011.

[2] 丁全福.药理学.第4版.北京:人民卫生出版社,2002.

[3] 董志.药理学.第2版.北京:人民卫生出版社,2006.

[4] 葛德元,高国杰.新编心血管药物手册.第3版.北京:中国医药科技出版社,2007.

[5] 国家基本药物处方集编委会.国家基本药物处方集.北京:人民卫生出版社,2009.

[6] 国家药典委员会.临床用药须知.2005年版.北京:人民卫生出版社,2005.

[7] 何月光,薛明.护理药理学.北京:高等教育出版社,2011.

[8] 库宝善.内分泌与免疫药理学.第1版.北京:北京大学医学出版社,2009.

[9] 李兵晖,马学玉,吕宏宇.临床用药护理.第1版.北京:人民军医出版社,2009.

[10] 李兵晖,马学玉,吕宏宇.临床用药护理.第1版.北京:人民军医出版社,2009.

[11] 李常虹,刘莉娜,谢立旗. Wernicke脑病1例.医学影像学杂志,2012,22(7):1082.

[12] 廖明.干扰素治愈青少年面部扁平疣2例.皮肤病与性病,2003,25(3):40.

[13] 林志彬主译.郎—戴尔药理学.第6版.北京:北京大学医学出版社,2010.

[14] 刘克辛.药理学.北京:清华大学出版社,2012.

[15] 罗晓星.药理学考点.北京:科技文献出版社,2006.

[16] 弥曼.药理学.第2版.北京:人民卫生出版社,2006.

[17] 牛彦辉,胡继民,袁海玲.临床用药护理手册.第1版.北京:军事医学科学出版社,2011.

[18] 斯威曼.马丁代尔药物大典.第35版.李大魁,金有豫,汤光,等,译.北京:化学工业出版社,2008.

[19] 宋前流,陈群. 用药护理. 北京:人民军医出版社,2014.

[20] 宋前流.用药护理.第1版.北京:人民军医出版社,2011.

[21] 吴基良,等.药理学.第1版.北京:科学出版社,2007.

[22] 吴俊. 护理药理学.第1版.湖南:湖南科学技术出版社,2005.

[23] 吴俊.护理药理学.第1版.长沙:湖南科学技术出版社,2005.

[24] 肖激文.实用护理药物学.第1版.北京:人民军医出版社,2003.

[25] 肖剑文,刘筱梅,于洁,等.坏血病三例.中华儿科杂志,2008,46(7):554.

[26] 肖顺贞.护理药理学.第3版.北京:北京大学医学出版社,2008.

[27] 信长茂.药理学.第1版.合肥:安徽科学技术出版社,2004.

[28] 徐红,张悦,包辉英.用药护理.北京:高等教育出版社,2013.

[29] 徐红.用药护理.第1版.北京:高等教育出版社,2012.

[30] 许启泰,杨新波.护理药理学.第1版.郑州:郑州大学出版社,2004.

[31] 许启泰.护理药理学.第1版.郑州:郑州大学出版社,2004.

[32] 杨宝峰.药理学.第8版.北京:人民卫生出版社,2013.

[33] 杨藻宸. 医用药理学. 第 4 版. 北京：人民卫生出版社，2005.
[34] 叶象权. 药物学基础. 第 1 版. 北京：科学出版社，2003.
[35] 于肯明. 药理学. 第 1 版. 北京：人民卫生出版社，2004.
[36] 张大禄. 药理学. 第 1 版. 北京：人民卫生出版社，2005.
[37] 张洪泉. 新编医用护理药物学. 第 1 版. 北京：人民卫生出版社，2008.
[38] 张家铨，程鹏. 常用药物手册. 第 4 版. 北京：人民卫生出版社，2012.
[39] 张树平，高允生. 药理学. 第 1 版. 北京：科学出版社，2012.
[40] 张远. 药理学. 第 3 版. 北京：北京大学医学出版社，2008.
[41] 赵志刚. 临床安全合理用药案例分析 500 例. 第 1 版. 北京：人民卫生出版社，2009.
[42] 周红宇，陈醒言. 临床药理学与药物治疗学. 第 1 版. 杭州：浙江大学出版社，2010.
[43] 周宏灏. 药理学. 第 2 版. 北京：科学出版社，2008.
[44] Auphan N, DiDonato JA, Rosette C, et al. Immunosuppression by glucocorticoids: Inhibition of NF-κB activity through induction of IκB synthesis. *Science*, 1995, 270(5234):286-290.
[45] Brazelton TR, Morris RE. Molecular mechanisms of action of new xenobiotic immunosuppressive drugs: tacrolimus (FK506), sirolimus (rapamycin), mycophenolate mofetil and leflunomide. *Curr Opi Immunol*, 1996, 8 (5): 710-720.
[46] Calabresi P, Parks RE 1980 In: Gilman AG, Goodman LS, Gilman A (eds). The pharmacological basis of therapeutics, 6th edn. Macmillan, New York.
[47] Cheng-Lai A, Frishman WH. Sirolimus-eluting coronary stents: novel devices for the management of coronary artery disease . *Am J Ther*, 2004, 11 (3):218-228.
[48] Dominguez J, Mahalati K, Kiberd B, et al. Conversion to rapamycin immunosuppression in renal transplant recipients: report of an initial experience. *Transplantation*. 2000, 70 (8):1244-1247.
[49] Fajadet J, Morice M, Bode C, et al. Maintenance of longterm clinical benefit with sirolimuseluting coronary stents: three-year results of the RAVEL trial. *Circulation*, 2005, 111(8):1040-1044.
[50] Fulton B, Markhan A. Mycophenolate mofetil: a review of its pharmacodynamic and pharmacokinetic properties and clinical efficiacy in renal transplantation. *Drugs*, 1996, 51:278.
[51] Marx SO, Marks AR. The development of rapamycin and its application to stent restenosis. *Circulation*, 2001, 104 (7):852-855.
[52] Vignot S, Faivre S, Aguirre D, et al. mTOR-targeted therapy of cancer with rapamycin derivatives. *Ann Oncol*, 2005, 16 (4):525-537.